甘肃省放射卫生检测及放射性实验室安全操作手册

GANSU SHENG FANGSHE WEISHENG JIANCE
JI FANGSHEXING SHIYANSHI ANQUAN
CAOZUO SHOUCE

邬家龙　王 赟　王 芳　陈 琴　王延俊 / 编著

蘭州大學出版社
LANZHOU UNIVERSITY PRESS

图书在版编目（CIP）数据

甘肃省放射卫生检测及放射性实验室安全操作手册 / 邬家龙等编著. -- 兰州 : 兰州大学出版社, 2022.8
ISBN 978-7-311-06359-7

Ⅰ. ①甘… Ⅱ. ①邬… Ⅲ. ①放射卫生－卫生监测－甘肃－手册②放射性－实验室－安全技术－甘肃－手册 Ⅳ. ①R14-62②TL7-33

中国版本图书馆CIP数据核字(2022)第144969号

责任编辑 张 萍 陈红升
封面设计 汪如祥

书　　名 甘肃省放射卫生检测及放射性实验室安全操作手册
作　　者 邬家龙 王 赟 王 芳 陈 琴 王延俊 编著
出版发行 兰州大学出版社 （地址:兰州市天水南路222号 730000）
电　　话 0931-8912613(总编办公室) 0931-8617156(营销中心)
0931-8914298(读者服务部)
网　　址 http://press.lzu.edu.cn
电子信箱 press@lzu.edu.cn
印　　刷 甘肃发展印刷公司
开　　本 787 mm×1092 mm 1/16
印　　张 25.25(插页2)
字　　数 602千
版　　次 2022年8月第1版
印　　次 2022年8月第1次印刷
书　　号 ISBN 978-7-311-06359-7
定　　价 68.00元

（图书若有破损、缺页、掉页可随时与本社联系）

前 言

随着科学技术的进步，核与辐射技术已广泛地应用于工业、农业、国防、医学等行业，极大地促进了社会进步与经济发展。随着社会经济水平和医用放射技术的发展以及公众健康意识的提高，X射线诊断、介入放射学、临床核医学和放射治疗设备应用数量增长迅速，放射诊疗活动中的医疗照射所引起的辐射危害，已经成为公众和医护人员所受人工电离辐射照射的主要来源，并且呈逐年递增的趋势。因此，必须大力加强辐射防护与设备安全管理，以适应放射诊疗事业迅速发展的迫切需要。

当前，全国各省级疾病预防控制中心和职业病防治院设置有专门从事放射卫生的业务部门，承担省内放射卫生检测工作，而市、县级疾病预防控制中心和职业病防治院还未全面设置开展放射卫生工作对应的科室，而且缺少专业检测设备和技术人员。近年来，我国关于放射防护和性能检测方面的标准也在逐年更新，不仅增加了部分设备的检测指标，还变更了检测使用的方法。这使得基层放射卫生检测和评价工作中存在一些问题。相关资料显示，由于检测人员对新标准的理解和学习不足，导致在检测和评价过程中出现众多问题。因此，基层放射卫生检测与评价单位及其相关技术人员需要及时进行放射卫生检测技术知识学习，做到熟悉掌握放射卫生检测技术方法。

目前基层放射卫生技术机构普遍存在检测人员能力层次不齐、理论知识掌握不够、现场实践操作不熟练、专业检测设备短缺等问题。

甘肃是我国重要的核技术应用省份，拥有核原料浓缩、核电站燃料生产与核废料处理、核技术开发研究等方面的核工业企业和研究机构，涉及的人员众多。为进一步做好放射卫生工作，着力落实职业病防治“十四五”发展规划，充分发挥基层放射卫生技术机构技术支撑作用，适应新形势，迎接新挑战，不断推进放射性职业病防治、医用辐射防护、公众照射控制及核与辐射事故应急等工作稳步发展，贯彻实施《中华人民共和国职业病防治法》等国家法律、法规，规范放射卫生检测与评价工作，提高专业技术人员实际工作能力，特编写了《甘肃省放射卫生检测及放射性实验室安全操作手册》一书。

本书主要内容包括放射性实验室安全管理，放射卫生检测仪器和装置的原理、性能、具体操作、注意事项，放射卫生检测方法与放射防护评价等放射卫生专业技术人员工作中所需要掌握的放射防护基础知识等。

本书实用性高，可以帮助市、县级基层疾病预防控制中心和放射卫生检测单位的放射卫生检测人员提高专业理论水平，提升检测能力，更熟练地开展放射卫生检测与评价工作。放射卫生技术人员能力的提高，对于放射卫生检测技术走上持续、快速、健康的发展轨道，具有一定的促进性作用。基层放射卫生技术机构人员的专业技术能力对于推动省、市、县级放射卫生监测体系的建立，加强基层放射卫生技术支撑能力起了关键作用。

本书旨在提高从事放射卫生、放射性实验室检验任务及放射防护评价任务工作者的检验检测及评价能力，推动甘肃省放射性职业病危害因素监测项目“省级指导、市级承担、县级参与”监测体系的建立，加强基层疾病预防控制中心放射卫生检测评价能力，提升甘肃省各级放射卫生技术服务机构能力建设，促进省、市、县各级放射卫生技术服务机构分工合理、互相配合的职业性放射性疾病防控体系的建立。

本书编写分工如下：邬家龙编写第一章、第二章、第六章（第一节、第二节），共12.5万字；王赟编写第八章（第一节至第二节），共12万字；王芳编写第三章、第八章（第三节至第四节），共9.7万字；陈琴编写第五章、第六章（第三节至第十二节），共13万字；王延俊编写第四章、第七章，共13万字。

由于编写时间和水平所限，不足和错误之处在所难免，敬请各位读者批评指正。

编　者

2022年8月

目 录

第一章 概论

第一节 概述

放射卫生学是研究人们生活环境和劳动条件中放射因素与人体健康的关系，揭示放射对人体健康的危害，研究电离辐射防护体标准的制定和执行，研究改善放射卫生条件，预防有害效应对策的一门科学。它是一门综合性的应用学科，是放射医学的重要内容，是预防医学的组成部分。放射卫生是研究电离辐射影响人体健康规律，防治和减少职业人员和公众成员的辐射照射，探索减少放射危害的措施和方法，建立符合健康和卫生要求的工作和生活条件的一门科学。为了解和掌握辐射危害程度，为卫生行政等相关辐射危害监管部门提供技术依据，同时为用户提供是否需要改善防护措施的依据而进行放射卫生检测。放射卫生检测对象包括个人检测（外照射个人剂量、内照射剂量、皮肤表面污染）、环境检测（外照射累积剂量，空气、水、土壤和动植物等介质中放射性核素）、流出物放射性监测、含放射性产品检测、工作场所放射防护检测（外照射剂量率、空气污染、表面污染）、放射诊疗设备质量控制（影响质量分辨率、辐射剂量及其重复性、稳定性、线质、对称性、均整度、机械性能、防护性能）等。

建设项目职业病危害（放射防护）评价是国家预防为主、防治结合职业病防治工作方针的体现，也是从源头预防和控制职业危害的一项重要管理措施。职业病危害（放射防护）评价的意义在于，通过对建设项目可能产生的辐射危害因素、辐射强度、拟采取的保护措施及工作人员可能受到的照射和健康影响，进行预测性分析、评估、论证建设项目的可行性，确认放射防护设施的防护效果和采取的放射防护措施是否符合法律、法规的规定与相关标准的要求，保证项目正常运行时工作场所的辐射水平、工作人员的受照剂量不超过标准规定的限值，降低发生潜在照射的可能性，保障工作人员的健康与安全。

开展放射卫生检测与放射防护评价的组织应具有法人资格或法人授权资格，应当有与其申请技术服务项目相适应的管理、技术和质量控制人员，专业技术人员必须经正规培训系统培训并考核合格。放射性实验室是以放射性本底检验、核辐射检验、核设施放射检验、放射性同位素和射线装置放射检验及放射性物质的物料放射检验为主的实验室。放射性实验室分为放射化学实验室和放射性计量和测试实验室。放射化学实验室是基础实验室，用于放射性样品的前处理；放射性计量和测试实验室是样品测量室，用于环境、生物样品的测量。一般要求仪器灵敏度高，稳定性好，如热释光读出器、低本底测量仪、能谱分析仪等设备。

放射性实验室应具有特殊要求：放射性物质检测场所，应当符合放射卫生有关法规、规章和标准的要求；有使用放射性标准源或标准物质控制检测质量的措施；放射性样品应当与其他样品分开存放，专人保管；废弃的放射性样品和其他放射性废物应当按照有关规定处理；非密封型放射性同位素的实验室应当有通风设备，地面、实验台应便于去除放射性污染。由于放射线无色无味，看不见也摸不着，在检测和实施过程中若处理不当或管理不严，极易使人员遭受过量照射，放射源中的放射性物质还可能转移到非密封工作场所或环境中，造成工作场所放射性污染。因此，必须重视放射卫生检测和放射防护评价的安全管理和操作。本操作手册就放射性实验室安全管理，放射卫生检测计量仪器和装置的原理、性能、具体操作、注意事项，放射卫生检测方法与放射防护评价等做系统阐述。

第二节 基本概念

一、原子

所有的物质都是由若干元素组成的，构成某一元素最基本的单位叫作该元素的原子。原子是由带正电的原子核和围绕核运动的、与核电荷核数相等的电子所组成，原子核带正电，它所带正电荷的数量恰好等于所有绕核运动电子所带负电荷的数量，因此，原子呈中性。不同元素的原子具有不同的平均质量和原子结构。原子的质量几乎全部集中在原子核上。

二、原子核

原子核位于原子的核心部分，由2种质量几乎相等的基本粒子——质子和中子组成。质子和中子统称为核子。质子带正电荷，与电子所带电荷数量相等，符号相反。中子不带电荷。原子核内质子和中子数目之和即为原子质量数，用A表示。原子核内的质子数（即核电荷数）称为原子序数，用Z表示，原子核内的中子数为$A-Z$。

三、放射性衰变的基本类型

原子核自发地发射粒子（如α、β、P、^{14}C、…）或电磁辐射、俘获核外电子，或自发裂变的现象，称为放射性，这种核转变称为放射性衰变或核衰变。通常外界条件不能改变核衰变的性质及速度。衰变前的放射性同位素称为母体，衰变过程中产生的新同位素称为放射成因同位素，或叫作子体。衰变过程中释放的能量称为衰变能。任何放射性核素在核衰变过程中都遵守电荷守恒、质量守恒和能量守恒定律。不同类型放射性核素的衰变方式虽各不相同，但按核衰变时放出射线的性质，主要有以下几种类型，即α衰变、β衰变、γ跃迁和内转换。

（一）α衰变

原子核自发地放射出α粒子而转变成另一种核的过程称为α衰变。如图1–1所示，一个原子核经α衰变后，核的电荷数减少2，即原子序数减少2（在周期表内向前移2格），质量数减少4，α粒子的本质是氦的原子核，它由2个质子和2个中子组成，α衰变的反应式如下：

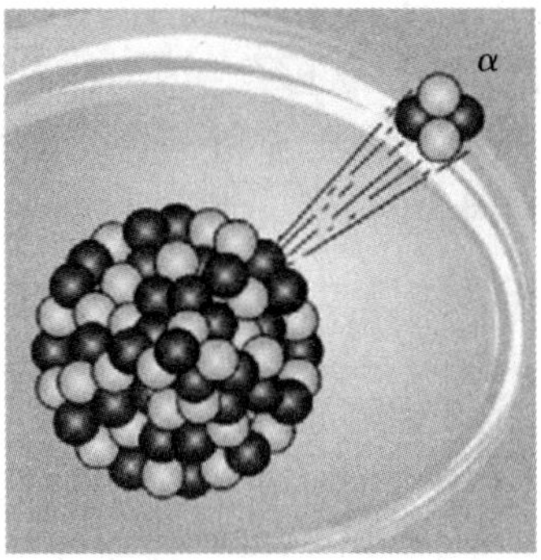

图1–1 α衰变

$$ {}_{Z}^{A}X \rightarrow {}_{Z-2}^{A-4}Y + \alpha + Q \tag{1.1}$$

式中：X表示母核；Y表示子核；Q表示衰变时释放的能量。

由于衰变能等于母核的静止质量减去子核及α粒子静止质量之差所对应的能量，因此，只有母核与子核静止质量之和大于α粒子静止质量时才能保证衰变能大于零，衰变才可能发生。

在α衰变时放出的粒子所具有的能量是单一的、不连续的。对于天然放射性同位素而言，只有质量数A大于140的重原子核才能产生α衰变，特别是原子序数Z大于82和质量数A大于209的放射性同位素，都以α衰变为主。因其射程短，穿透力弱，一般一张纸就可以阻挡它的通过。

（二）β衰变

原子核自发地发射出β粒子或俘获轨道电子的放射性衰变，称为β衰变。如图1–2所示，β衰变是核内核子之间相互转化的过程。原子核的β衰变使原子序数增加或减少，但其质量数不改变。β衰变包括β^-衰变、β^+衰变以及轨道电子俘获（EC）三种方式。相对于β稳定中子过剩的核素发生β^-衰变，质子过剩（即缺中子）的核素发生β^+衰变或轨道电子俘获。

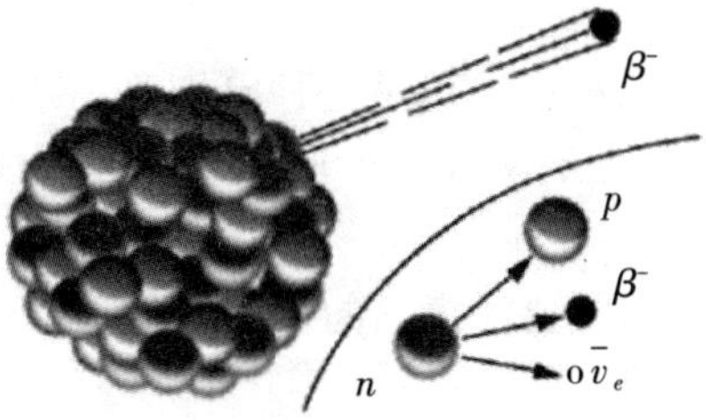

图1–2 β衰变

根据衰变能必须大于零的要求，可推导出发生β衰变必须满足的前提条件分别是：对于β^-衰变，母核的原子质量应大于子核的原子质量；对于β^+衰变，母、子核原子质量之差应大于两个电子的静止质量；对于轨道电子俘获，母、子核原子质量之差所对应的能量应大于轨道电子结合能。

1.β^-衰变

放射性核素的原子核释放β^-粒子转变为原子序数增加1，但质量数不变的子体核素的过程，称为β^-衰变。β^-粒子实质上是电子，因为核内并无电子，所以这类衰变可以看成中子过多，使一个中子转变为一个质子和一个β^-粒子，并将β^-粒子释放出来。这种衰变使子体的质子多了1个，因此原子序数增加1。

β^- 衰变的反应式如下：

$$ {}_{Z}^{A}X \rightarrow {}_{Z+1}^{A}Y + \beta^- + v + Q \tag{1.2}$$

对于一次β^-衰变时所产生的β^-粒子能量来说，只能有从零到全部衰变能中的某一具体的能量值。但在群体发生β^-衰变时，在单位时间内，粒子会出现由零到全部衰变能的各种能量值，从而组成连续能谱。

2.β^+衰变

中子不足的原子核自发发射一个β^+粒子即正电子，生成质量不变而电荷数减1的子核的过程，称为β^+衰变。β^+粒子的本质就是正电子（e^+）。β^+衰变可以看作是母体放射性核素原子核中的1个质子转变为中子的结果。在天然放射性核素中没有发生β^+衰变的原子核，故这种衰变类型的核素都是人工放射性核素。

β^+衰变的反应式如下：

$$ {}_{Z}^{A}X \rightarrow {}_{Z-1}^{A}Y + \beta^+ + v + Q \tag{1.3}$$

在加速器上用p、α、^{3}He等轰击含稳定核素的靶子产生的放射性核素多是β^+或EC放射性的，例如核素经β^+衰变后生成的子核是母核的同质异位素。β^+衰变的实质是缺中子核素中一个质子转变为一个中子的过程。通常β辐射只有一种微弱的外部危害，用薄的铝层就可以屏蔽β辐射。用原子序数低的材料屏蔽β粒子，防止韧致辐射。

（三）γ衰变

有些放射性原子核在发生α或β衰变以后，仍处于不稳定的激发态，它必然要向低能态或基态跃迁，这时就会发生γ衰变。γ射线实质上就是一种波长很短（10^{-11}～10^{-8}）的电磁波，又称γ光子。γ射线是从核内发射出来的，能量是单一的，其数值为两个能级之差。在发生γ衰变时，原子核的原子序数和质量数均不变，故γ衰变亦称为同质异能态的跃迁。

通常遇到的X射线与γ射线相同，也是一种电磁波。韧致辐射产生的X射线，能量为连续谱，而外壳层电子向内壳层跃迁时，所释放的X射线为特征X射线，能谱为单能谱。

γ射线的穿透能力很强，因此要注意它的外照射危害。一般选用原子序数高的材料如铅来屏蔽它。

三种射线的穿透能力，如图1-3所示。

α射线，具有最强的电离作用，穿透本领很小，在云室中留下粗而短的径迹。

β射线，电离作用较弱，穿透本领较强，云室中的径迹细而长。

γ射线，电离作用最弱，穿透本领最强，云室中不留痕迹。

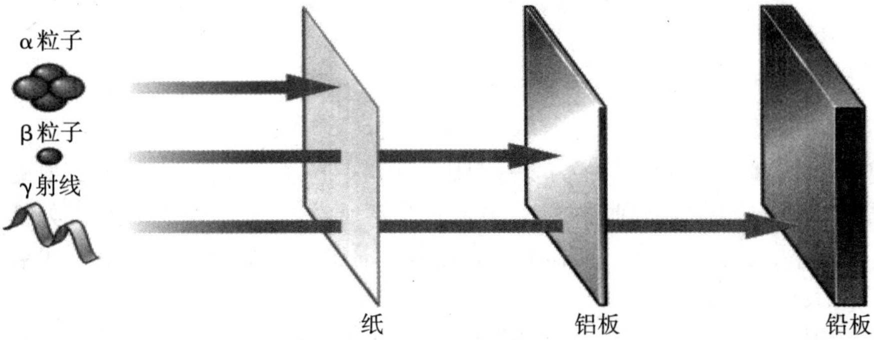

图1-3 三种射线的穿透能力示意图

四、放射性衰变的基本规律

放射性衰变是一种随机事件，各个原子核的衰变彼此独立。每一种放射性核素均有其特征的衰变规律，放出的射线（粒子）种类、能量和衰变速率均不相同，但其衰变动力学遵循共同的规律。大量放射性原子核的衰变从整体上服从指数衰减规律，数学表达式如下：

$$N = N_0 e^{-\lambda t} \tag{1.4}$$

式中：N_0表示时间t=0时，放射性核素的原子核总数；N表示t时刻的原子核数；λ表示衰变常数，它是表征衰变快慢的一个常数，λ大则衰变快，λ小则衰变慢。e表示自然对数的底，其值为2.718281828。

$$\lambda = \frac{0.693}{T_{1/2}} \tag{1.5}$$

式中：$T_{1/2}$表示半衰期，核衰变到原来活度的一半所需要的时间，为该核素的半衰期。

不同的核素，半衰期是不同的，有的时间很长，如10^4年，有的时间很短，如几天，几分钟，甚至更短。

平均寿命：用来量度衰变的快慢，指原子核在衰变前平均经历的时间，简称寿命。用τ来表示，$\tau=1/\lambda=T_{1/2}/\ln 2$。

放射性活度：单位时间内衰变掉的放射性核的数目，称为放射性活度，简称活度，常用A表示。$A=-dN/dt=\lambda N$，或者$A=A_0e^{-\lambda t}$。放射性活度随时间的衰减服从指数规律。放射性活度的SI单位为贝可勒尔，简称贝可，可用Bq表示，1 Bq等于每秒一次衰变：1 Bq=1 s^{-1}。世界上最早用1 g ^{226}Ra（不包括它的子体）的活度为单位，称为居里，记为Ci，1 Ci=3.7×10^{10} Bq=37 GBq。

第三节　电离辐射知识

一、辐射的分类

辐射是指能量以波或粒子的形式从其源发散到空间，包括热、声、光、电磁等辐射形式。自然界本身就存在各种辐射源，在我们生活、学习和工作的环境中到处都存在辐射。也可以说人类的生存离不开辐射，它给我们带来了美好生活的同时，如果使用不当，也会对我们造成伤害。

根据辐射的传播形式分类，辐射可分为粒子辐射和电磁辐射。粒子辐射带有一定质量，如α粒子、β粒子、质子、中子辐射等。电磁辐射是以电磁波的形式在空间向四周传播，具有波的一般特征，一般不带质量。其波谱很宽，如无线电波、微波、红外线、可见光、紫外线、X射线、γ射线等。如图1-4所示。

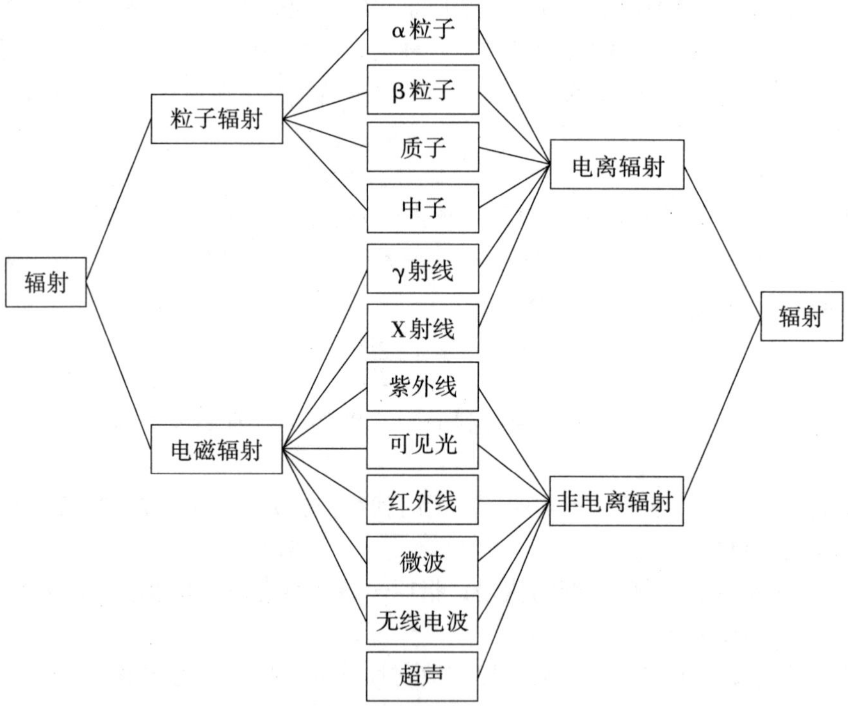

图1-4　辐射的分类

二、电离辐射的基本计量学量

由于物质（原子）的电离、激发能（eV级）相对辐射粒子的能量（0.1～10 MeV）是很小的，辐射粒子与被照物质（靶物质）接触后，会发生化学反应，甚至核反应。虽然不同能量、不同种类的辐射与物质相互作用的机理不尽相同，但辐射粒子往往会在其射程中产生大量的离子对和激发态的原子、分子，这种辐射就称为电离辐射。

在自然界和有放射性物质或电离辐射发生装置的生活和工作环境中，各种生物都受到电离辐射的影响，需要定量地表示某种物质吸收的某放射源的辐射量。电离辐射强度可以用照射量（*X*）或吸收剂量（*D*）来表示，其单位有专用单位和国际单位（及专用名称）两套表示方法。

照射量（*X*）：用γ或X射线在空气中产生的离子对数量来表示射线的强度。其专用单位是伦琴（Roentgen，R）SI单位是库仑/千克（C/kg），没有SI专用名称。用电离室探测器可以测量照射量。

$$1\ \mathrm{R}=2.58\times10^{-4}\ \mathrm{C/kg} \tag{1.6}$$

吸收剂量（*D*）：表示单位质量物质吸收电离辐射的能量。其专用单位是拉德（rad），SI单位是焦耳/千克（J/kg），SI专用名称为戈瑞（Gy）。实际工作中可用毫戈瑞（mGy）或微戈瑞（μGy）为单位。通常情况下所说的“剂量”都是指“吸收剂量”。

$$1\ \mathrm{Gy}=1\ \mathrm{J/kg}=100\ \mathrm{rad} \tag{1.7}$$

吸收剂量率（*D*）：表示单位时间间隔内吸收剂量（*D*）的增量，其专用单位是拉德/秒（rad/s），SI单位是焦耳/(千克·秒)[J/(kg·s)]，SI专用名称是戈瑞/秒（Gy/s）或毫戈瑞/秒（mGy/s）等。

组织（或器官）平均吸收剂量（D_T）：是指单位质量的组织或器官（T）接收电离辐射的总能量，其单位与吸收剂量（*D*）相同。与之相应的，有组织（或器官）平均吸收剂量率（D_T）。

辐射权重因子（*W*）：是根据放射生物学的资料和外部辐射场的类型或体内沉积的放射性核素的辐射类型来确定的（表1.1）。有时它也称作相对生物效应（relative biological effectiveness，简写为RBE）或品质因数（quality factor，简写为Q或QF）。

表1.1 辐射权重因子

辐射类型	能量范围	辐射权重因子(*W*)
光子(γ/X射线)	所有能量	1
电子(β^-和β^+)及介子	所有能量	1
中子(*n*)	能量<10 keV	5
	10～100 keV	10
	100 keV～2 MeV	20
	2～20 MeV	10
	>20 MeV	5
质子(反冲质子除外)	能量>2 MeV	5
α粒子、裂变碎片重核		20

注：引自《电离辐射防护与辐射源安全基本标准》(GB 18871—2002)。

当量剂量（H）：是辐射在组织或器官中产生的吸收剂量（D）与该辐射权重因子（W）的乘积，即

$$H=W\times D \tag{1.8}$$

为与吸收剂量（D）相区别，当量剂量（H）的专用单位是雷姆（radiation equivalent man， rem），SI单位为焦耳/千克（J/kg），SI专用名称是希沃特（Sievert，Sv）。实际工作中可用毫希沃特（mSv）或微希沃特（μSv）为单位，或毫雷姆（mrem）等为单位。

$$1\ \text{Sv}=1\ \text{J/kg}=100\ \text{rem} \tag{1.9}$$

当量剂量率（H）：是单位时间内辐射在组织或器官中产生的当量剂量（H）。其专用单位是雷姆/秒（rem/s），SI单位为焦耳/千克·秒（J/kg·s），SI专用名称是希沃特/秒（Sv/s）或毫希沃特/秒（mSv/s）等。

如果辐射场是一个混合辐射场，如中子和γ辐射场，内照射时的α、β、γ混合辐射场，这时的当量剂量为各辐射（R）在器官或组织中的当量剂量之和，即

$$H_{TR}=\sum_{R}W_R\times D_{TR} \tag{1.10}$$

有效当量剂量（E），是人体各组织（T）加权后的当量剂量之和。

$$E=\sum_{T}W_T\times H_T \tag{1.11}$$

式中：W_T是组织权重因子，它表示组织的辐射随机效应的危险程度与全身受到的均匀照射的总危险程度的比值（表1.2）。

表1.2 国际辐射防护委员会（ICRP）第60号出版物推荐的致癌危险度及W_T

组织	致癌危险度/(10^4·Sv)	组织权重因子（W_T）	组织	致癌危险度/(10^4·Sv)	组织权重因子（W_T）
性腺	100	0.20*	肝	15	0.05
卵巢	10	0.12	食道	30	0.05
红骨髓	20	0.12	甲状腺	8	0.05
结肠	85	0.12	皮肤	2	0.01
肺	85	0.12	骨表面	5	0.01
胃	110	0.12	其余组织	50	0.05
膀胱	30	0.05			
乳腺	20	0.05			

常用辐射单位及换算关系见表1.3。

表 1.3 常用辐射单位及换算关系

名称(符号)	单位(符号)			换算关系	简要描述
	专用单位	SI 单位	SI 专用名称		
活度(A)	Ci	1/s	Bq	1 Ci=3.7×10^{10} Bq	
照射量(X)	R	C/kg		1 R=2.58×10^{-4} C/kg	
照射量率($\dot{X}$)	R/s	C/(kg·s)			
吸收剂量(D)	rad	J/ (kg·s)	Gy		
吸收剂量率($\dot{D}$)	rad/s	J/(kg·s)	Gy/s	1Gy=1 J/kg =100 rad	
当量剂量(H)	rem	J/kg	Sv		
当量剂量率($\dot{H}$)	rem/s	J/(kg·s)	Sv/s	1Sv=1 J/kg =100 rem	$D\times W\times$其他校正因子
权重因子(W)					与辐射类型有关的生物效应

三、电离辐射的测量

不同种类电离辐射有不同特点，其中有带电粒子（α、p、β）和不带电粒子（n），有重粒子（α、p、n）和轻一些的粒子（β），还有各种高能电磁波（X 射线、γ射线）。它们与物质相互作用后，使被照物质发生激发、电离、发光和发热等物理现象，也会发生化学反应。射线与物质相互作用的现象就是辐射测量的基础和手段（表 1.4），其中常用的辐射测量仪器有气体探测器、闪烁探测器和半导体探测器。

表 1.4 射线测量仪器种类

名 称	基本原理
气体探测器、半导体探测器	电离
闪烁探测器、热释光探测器、玻璃探测器、契伦科夫辐射探测器	荧光、热释光、契伦科夫
径迹探测器、核乳胶、化学剂量计	化学变化
中子探测器	核反应、弹性碰撞
验电器、法拉第杯	带电粒子
量热计	热效应

一台辐射测量仪器通常由探头和电子线路两部分组成（图 1-5）。其中电子线路又主要由电源（低压和高压电源）、信号放大器（前置放大和主放大器）、信号甄别器、定时器和定标器（或计数器）等组成。探头根据其使用的材料及测量原理主要分为三种，分别是气体电离室探头、闪烁探头和半导体探头。

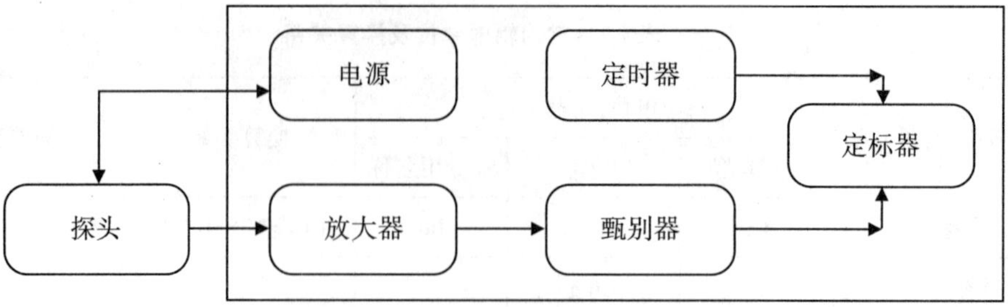

图1-5　辐射探测器的组成

(一) 气体电离室探测器

气体电离室探测器是出现较早的辐射探测器。其原理为：利用射线使气体电离，在电场作用下，电离产生的正、负离子分别向负、正两极移动，从而产生电流或脉冲电压(图1-6)。

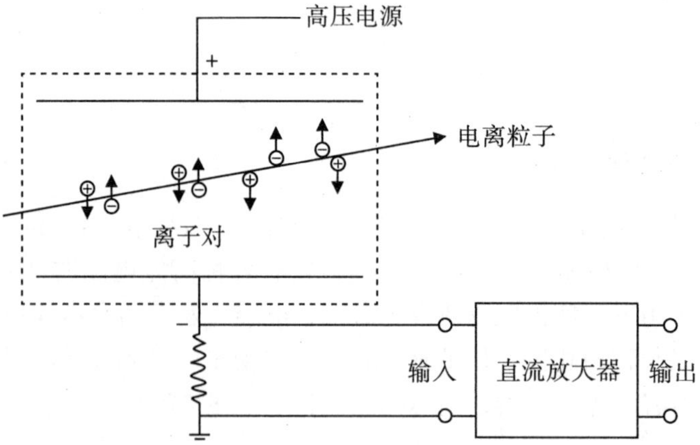

图1-6　电离室探测器原理示意图

这种脉冲电压的强度与电离辐射种类和电离室电场的强弱有关。重带电粒子（如α粒子）电离能力很强，产生出比β粒子高10^4倍的离子对，因此，α粒子脉冲高度也高于β粒子辐射。气体电离室探测器对γ射线的探测效率则很低（<1%）。

最常见的盖革计数器探头（简称G-M管）工作电压较高，它的气体放大作用产生的大量电子和正离子的脉冲信号很大（可达几伏），可不用放大器直接计数测量。但它无法进行射线能量分辨，例如α和β射线往往具有相同脉冲高度。

G-M 管探测器（图1-7）主要用来测量 β 放射性核素（如^{14}C、^{35}S、^{33}P、^{32}P、^{45}Ca和^{36}Cl等)；使用特殊窗口材料制成的G-M 管可以检测α和低能β射线（云母窗1.5～3.0 mg/cm^2)，也可以测量X射线和低能γ射线（如^{125}I、^{51}Cr、^{111}In和^{60}Co)。但测量β射线时会有β射线产生的轫致辐射（bremsstrahlung radiation）干扰存在，一些核素（如^3H和^{63}Ni）发射的低能 β 射线不能穿透它的入射窗而无法被测到。总之，G-M管探测器结构简单，价格便宜，测量便捷，数据可靠，是广泛使用的辐射探测器之一。

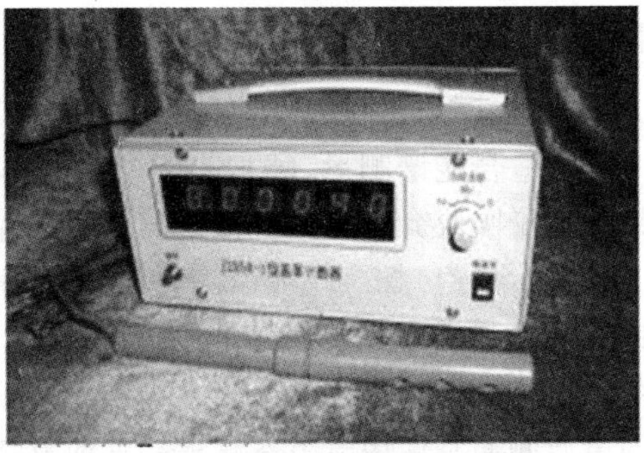

图1-7 一种便携式盖革计数器

（二）闪烁探测器

闪烁探测器由闪烁体、光电倍增管和相应的电子仪器三个主要部分组成。其中闪烁探头根据所用的闪烁材料大致分为液体探头和固体闪烁探头两大类，固体闪烁体又分为无机闪烁体和有机闪烁体两种。无机固体闪烁体的发光原理是：辐射使无机晶体内电子被激发，由价带跃迁至导带，并在晶体内少量激活剂的参与下退激发光。有机固体闪烁体的发光原理与液体闪烁体的发光原理相似：大量存在的溶剂吸收辐射能，并迅速将能量传递给闪烁体分子，处于激发态的闪烁体分子退激发出荧光或磷光。闪烁体发出的微弱可见光经耦合（减少光反射）进入光电倍增管的接收窗。光电倍增管的作用是把光信号转变为电信号并进行放大（10^5～10^7倍），放大后的脉冲信号再由电子仪器分析记录。

液体闪烁探测器（图1-8）需要将待测物质溶解、乳浊或悬浮于专门配置的闪烁液中进行测量，制样和闪烁液的选择是测量的关键。固体闪烁探测器常用的无机固体闪烁体是NaI晶体，其中掺杂少量的Tl作为激活剂。NaI（Tl）晶体通常加工成圆柱状或井形（图1-9），由于NaI易潮解，需要紧密封装。它对γ射线和X射线的本征探测效率可达15%～30%，远远高于气体探测器，井形NaI晶体探头可进行近似4π测量，以提高探测效率。固体闪烁探测器能量分辨率不高，好的NaI（Tl）闪烁探测器对^{137}Cs的0.662 MeV的γ射线的能量分辨率可达8%，用闪烁探测器可以测量γ射线能谱。使用ZnS晶体（表面多晶涂层）近距离测量α射线的探测效率可高达40%，而对β和γ射线的探测效率很低。有机晶体是含有蒽或醌的透明片，主要用来测量β射线。

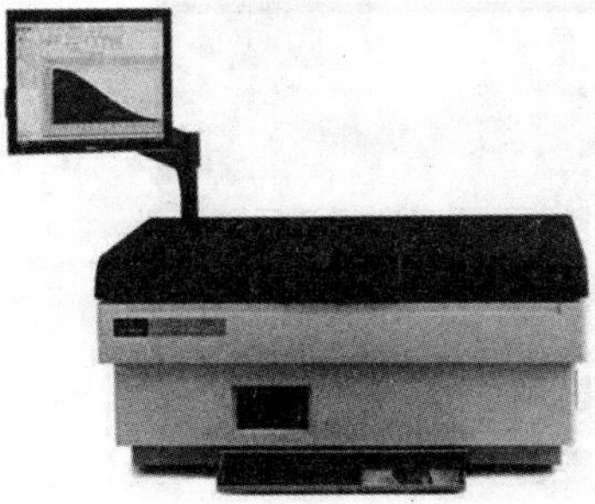

图1-8 一种液体闪烁探测器

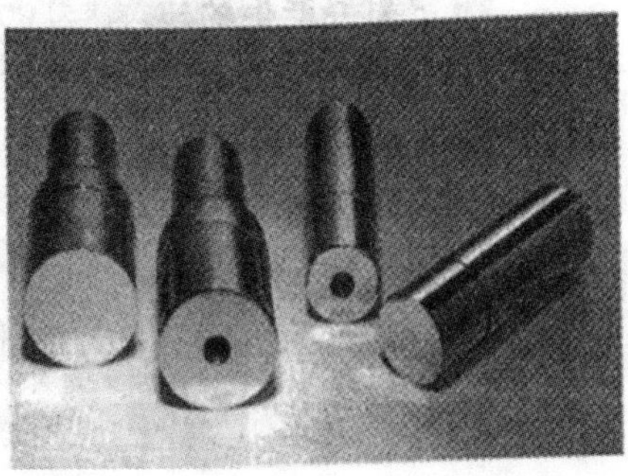

图1-9 不同规格的NaI（TI）探头

（三）半导体探测器

半导体探测器的最大特点是能量分辨率高（^{60}Co 的1.33 MeV γ射线的能量分辨率约为0.1%）、线性范围宽，非常适合能谱测量（图1-10）。半导体探测器的工作原理与气体电离室探测器相似，只是能量吸收介质不是气体，而是半导体材料，应用最多的半导体材料是硅（Si）和锗（Ge）。半导体探头主要有三种类型：高纯锗（HPGe）型、P-N结型和PIN型（图1-11）。为了减少探头中影响测量的漏电流，高纯锗半导体要求每10^{12}个Ge原子中有1个杂原子。

高水平辐射场所的剂量监测通常使用电离室测量。其他复杂的辐射检测设备还有定性定量分析的γ射线能谱仪（多道分析器）、中子探测器、α探测器、宽阵列电子剂量计、区域监测器和出入口检测器等。

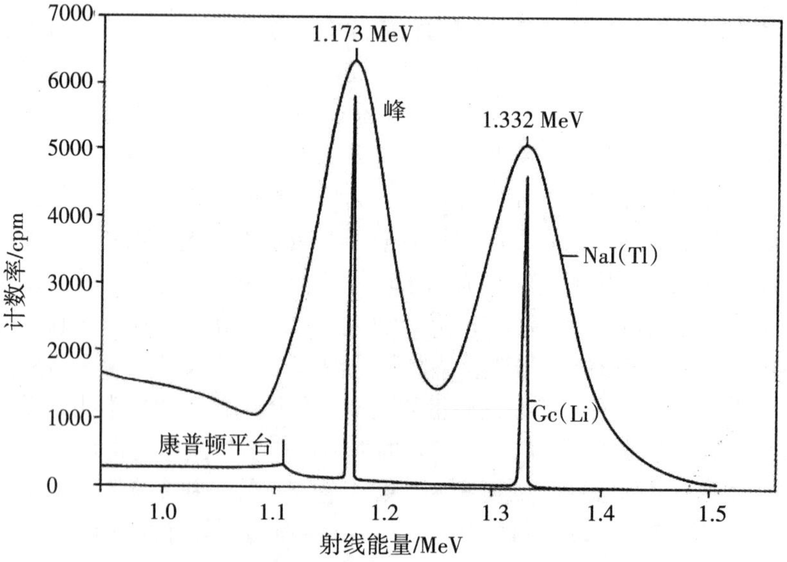

图1-10 半导体Ge(Li)探测器与NaI(TI)闪烁探测器的^{60}Co γ能谱比较

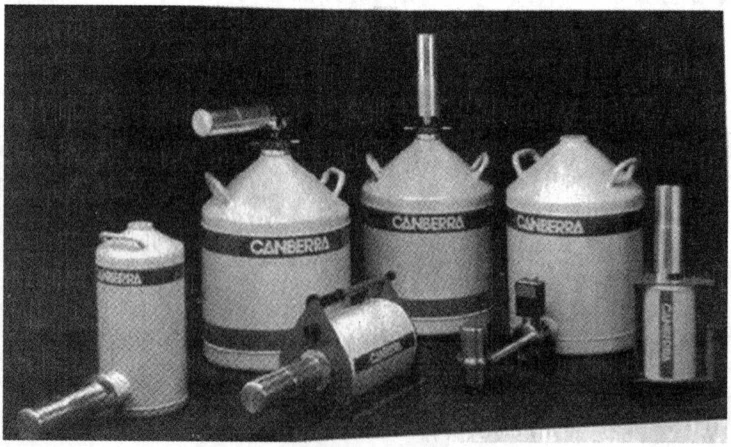

图1-11 不同规格的高纯锗探头

四、电离辐射的生物效应及危害

接触电离辐射源的工作人员存在内照射和外照射两种基本形式。

（一）外照射

外辐照是指辐射源从体外照射人体，并在体内发生电离作用。γ射线、X射线、中子、α粒子和β粒子等都会产生外部辐射，照射量的大小与射线的种类和能量有关。

大多数β粒子不能穿透皮肤或进入皮下深处，但它足以对皮肤或眼睛造成伤害。高能的β粒子（如^{32}P发出的β粒子）可以穿透几毫米的表皮层，所以必须对外部辐射加以屏蔽和阻挡来减少照射量。例如，最大厚度为13 mm的有机玻璃就可有效屏蔽大多数β粒子（图1–12）。

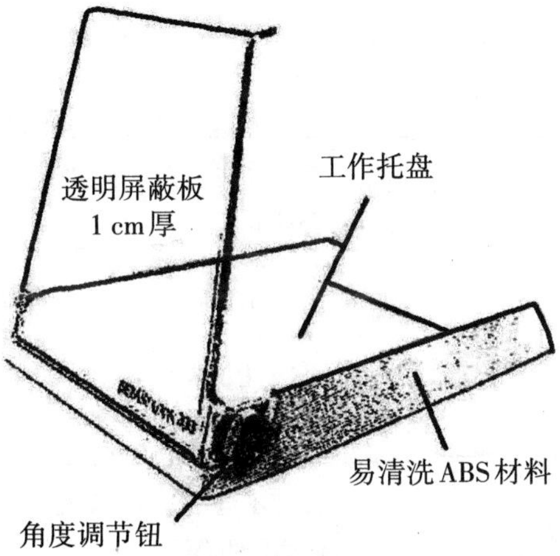

图1–12 有机玻璃材质的粒子屏蔽板

（二）内照射

内辐照是指放射性核素进入体内所引起的照射。造成体内放射性物质沉积的途径包括呼吸、消化和皮肤接触。用放射性沾污的手拿食物或揉眼睛，也会使放射性物质进入体内。

体内的放射性物质的各种辐射都会产生照射剂量，其α粒子的电离能力高，体内又没有角质层来屏蔽它，它所处的脏器和组织容易受到严重伤害。一次大量放射性物质摄入会造成“急性内照射”，而长期体内积累的放射性物质会造成“慢性”内照射。

（三）电离辐射的生物效应

辐射的生物效应是辐射防护的生物学基础。不同种类和能量的电离辐射对不同的生物组织器官的照射，诱发的某种生物效应的发生率以及诱发的某种生物效应的最小辐射剂量都是不同的。电离辐射产生的生物效应分为随机性效应和确定性效应两类。

1.随机性效应

随机性效应是指健康受损是随机产生的，其发生的概率与辐射剂量有关，不存在剂量阈值的生物效应。电离辐射在任何物质中的能量沉积都是随机的，因此，任何小剂量照射于机体组织或器官，都有可能在某一单个细胞中沉积足够的能量，使细胞中DNA受损而致细胞变异。这种细胞变异的辐射能量沉积事件是随机的。辐射所致的癌和遗传疾患属于随机性效应。

2.确定性效应

确定性效应是指健康受损的严重程度与辐射剂量有关，并存在剂量阈值的生物效应。受照的组织或器官中有足够多的细胞被杀死或不能繁殖和发挥正常的功能，而这些细胞又不能由活细胞的增殖来补充，就会发生确定性效应。例如，皮肤红肿、眼晶体混浊（白内障）和智力迟钝等就是确定性效应。辐射防护需要对任何剂量阈值保留一个谨慎的安全余度，并在此基础上制定一个剂量限值，而动物和人类身体的不同部位的阈值是不相同的。表1.5列出了不同形式的大剂量辐射产生的生物确定性效应。

表1.5 人体确定性效应

照射量	生物效用
1000 R，全身一次性照射	受照几小时后死亡：明显的神经和心血管衰竭（脑血管综合征）
500～1200 R，全身一次性照射	受照几天后死亡：带血腹泻，小肠黏膜受损（胃肠综合征）
250～500 R，全身一次性照射	受照几星期后死亡（50 %死亡率）：骨髓受损（造血综合征）
50～250 R，全身一次性照射	程度不同的恶心、呕吐、腹泻、皮肤红斑、脱发、水泡和免疫力降低等
100 R，全身一次性照射	中度辐射病，白细胞计数减少
25 R，全身一次性照射	血液中淋巴细胞计数减少
10 R，全身一次性照射	外周血液中的异常染色体数目增加；无其他可察觉损伤症状
400～500 R，低能X射线局部照射	临时性脱发
600～900 R，眼睛部位	白内障
500～600 R，200 keV 皮肤表面一次照射	红斑产生的阈值7～10天后出现，随后逐步退色
1500～2000 R，200 keV 皮肤表面一次照射	红斑、水痕，并造成光滑、柔软凹状疤

第二章 放射性实验室安全管理

一、放射性实验室的安全要求

（一）放射性实验室分级

放射性实验室按所用放射性核素的日等效最大操作量的不同分为甲、乙、丙三级，各级对应的日等效最大操作量分别为>4×10^9 Bq、2×10^7～4×10^9 Bq和豁免活度值以上约2×10^7 Bq。一般疾病预防控制中心放射化学实验室和放射性计量和测试实验室属于丙级放射性实验室或豁免水平实验室，但在放射性突发事件发生或现场放射性检测时，有可能接触较高水平的辐射。

放射性核素的日等效操作量=（放射性核素的实际日操作量×核素毒性组别修正因子）/操作方式修正因子。

放射性核素的毒性分组可见《电离辐射防护与辐射源安全基本标准》（GB 18871—2002），其毒性分为极毒、高毒、中毒、低毒，其修正因子分别为10、1、0.1和0.01。

（二）工作场所分区

不同工作场所和实验室放射性使用限值有严格的标准，具体见表2.1

表2.1 不同工作场所和实验室放射性使用限值[a]

核素毒性	最小显著用量/μCi	C类场所[b]	B类场所[c]	A类场所[d]
剧毒组	0.1	≤10 μCi	10 μCi～10 mCi	≥10 mCi
高毒组	1.0	≤100 μCi	100 μCi～100 mCi	≥100 mCi
中毒组	10.0	≤1 mCi	1 mCi～1 Ci	≥1 Ci
低毒组	100.0	≤10 mCi	10 mCi～10 Ci	≥10 Ci

注：a.放射性核素安全处理，国际原子能机构安全标准，1973。

b.设备工作状态稳定的化学实验室（良好通风设备和易清洁台面及地面）。

c.表示特殊设计的放射性同位素实验室。

d.表示特殊设计的可操作大量放射性同位素的实验室。

操作放射性物质或有辐射装置的实验室门外都应张贴"小心电离辐射"警示标志，并标明实验室负责人的姓名和电话，以备紧急情况下与之联系。实验室的限制级别（或限制区域）由弱到强分为非限制区、限制区、控制区、辐射区（距辐射源30 cm的吸收当量剂量率≥0.05 mSv/h)、高辐射区（距离辐射源30 cm的吸收剂量≥1 Gy）和强辐射区（距离辐射源1 m的吸收剂量≥5 Gy）。大多数使用辐射源的实验室都应该属于限制区，只有经过培训、获得实验许可的人员才可入内。

限制区内的辐射剂量水平要严格监测，包括放射性污染情况、空气污染程度和外照射剂量等。限制区内每个工作人员也应对放射性物质的安全负责。辐射区、高辐射区和强辐射区应设置较少，也不允许公众进入其中。

（三）放射性实验室的设计、选址及总平面布置

（1）一般甲级和乙级放射性实验室不得建于市区（经有关领导部门会同放射卫生防护及环保主管部门审批者例外），丙级放射性实验室可设于市区。

（2）甲级实验室的工作场所、乙级实验室从事干式发尘操作的工作场所应设在单独的建筑物内。乙级、丙级实验室的工作场所可设在一般建筑物内，但应集中在建筑物的同一层或一端，与非放射性工作场所隔开。

（3）根据实验室的性质、规模和当地的环境条件，应在实验室周围划定适当大小的非居住区及限制区。

（4）实验室选址时，必须调查研究当地的自然条件、社会环境，实验室可能产生的污染源项，以及放射性物质和放射性废物的贮存与运输等因素，进行最优化分析，对预选点进行综合评价，择优选定。

（5）实验室所选地址，必须经有关部门批准后，才能进行实验室设计。

（6）实验室在总平面布置时，一般应将实验室区域分为控制区与非控制区，所有可能从事放射性工作的实验室和房间都应设在控制区内，不得在办公室或其他场所进行实验。

（7）实验室一般应按当地最小或较小频率的风向布置在居民区的上风侧，控制区位于非控制区的上风侧。按照放射性由弱到强来排列设计，即依次为非限制区、限制区、控制区、辐射区、高辐射区和强辐射区。

（8）实验室室外路线设计应合理布置人流和车辆道路，保障放射性工作人员只能按指定路线进入实验室，防止非工作人员进入，避免交叉污染。

（9）放射性实验室应使用光滑、无缝和无吸附性的材料装饰地面、墙面和实验台面等，通风柜排风量应不小于1.0 m/s。易污染的实验区应铺盖实验室用聚合物背膜吸水纸。

（10）较高等级的实验室可用于操作较低等级实验室所对应的放射性活度，但在较低等级实验室中操作较高等级实验室所对应的放射性活度时，必须对该实验室进行改建或扩建，使该实验室的各项辐射防护条件符合相应的较高等级实验室的各项要求。

（四）豁免

如果审管部门确认某项实践是正当的，并确认该实践中的源满足《电离辐射防护与辐射源安全基本标准》（GB 18871—2002）所规定的豁免准则或豁免水平，或满足审管部门根据这些豁免准则所规定的其他豁免水平，则该实践和该实践中的源可以依据标准的要求豁免。豁免的一般准则：

（1）被豁免实践或源对个人造成的辐射危险足够低，以至于再对它们加以管理是不必要的；

（2）被豁免实践或源所引起的群体辐射危险足够低，在通常情况下再对它们进行管理控制是不值得的；

（3）被豁免实践和源具有固有安全性，能确保上述准则始终得到满足。

二、放射性实验室安全操作规则

放射性实验安全操作除了遵守实验室通用安全制度外，还需遵守放射性实验室的专用安全操作规则。

（一）实验室通用安全制度

（1）坚持“安全第一，预防为主”和“谁主管，谁负责”的原则：机构负责人负责制订安全培训计划，并监督实施。实验室主任负责实验室日常安全和管理，各实验室均应指定专人负责安全工作，把实验室的安全工作落实到每个工作人员。

（2）加强防火、防盗、防水、防事故工作：下班前负责检查、督促关门窗，关闭水、电源开关，清除室内外的废物及易燃品。

（3）大型、贵重精密仪器应设专人负责保管：建立以技术岗位为核心的责任管理制度，未经主管部门（单位负责人、实验室主任）批准，不准擅自操作，严禁随意拆卸。安装调试均由专人负责，保证仪器设备运转的准确性和精密度。

（4）有效控制实验室准入：外来人员要登记，与工作无关的外来人员不得进入实验室。经批准的来实验室协作和仪器调试的外来人员，必须由本实验室人员陪同。在实验室实习、进修的人员，必须在实验室工作人员指导下工作。实验室门锁钥匙的配、发和保管使用均应有记录。

（5）严禁在实验室吸烟、用餐和会客。严禁在实验室、准备间、仓库及实验人员办公室住宿。

（6）加强用电的安全管理，不准超负荷用电，不准乱拉私接电源；非工作需要，严禁在实验室内使用电炉、电热器和空调；对电线老化等隐患要定期检查并及时排除。

（7）如果发生盗窃和意外事故，不得隐瞒，应保护好现场，尽快报告保卫部门及主管部门及时进行处理。发生事故的实验室必须写事故报告，递交安全保卫部门和主管部门以及设备管理部门，并接受调查处理。

（二）放射性实验室专用安全操作规则

由于辐射是无形的，很容易被人们忽略。操作使用放射性核素需要特别小心谨慎，如果不具备一定的辐射安全知识，发生事故的概率较大。实验室对操作使用放射性核素或射线装置等各个方面，包括放射性核素的订购、接收、运输、使用、存储、处理及射线仪器操作等，都要有严格、具体的程序和规定。

1.订购放射性核素

购买放射性核素要先上报辐射安全主管部门批准。使用者提出的申请中需说明实验的基本内容，包括负责人姓名、核素名称、化学形态、活度和生产厂商等信息。购买带有放射源和产生辐射的仪器设备，也应上报辐射安全主管部门批准并备案。

2.收发放射性核素

放射性核素到货以及课题组间放射性核素转移，都要及时通知辐射安全主管部门，征得同意后方可执行，必要时还须辐射安全主管部门现场监督。运送的放射性物品应有完备的包装和清晰的标签，并应检测包装物的辐射剂量。检测合格后再由专用运输工具或专业运输部门负责运送，不得私自搭乘公共交通工具运送。

3.操作使用放射性物质

永久放射性工作场所要有放射性标志（图2-1），临时使用放射性物质的场所可暂时设立放射性标志。使用放射性物质的实验室门外除应贴有放射性标志外，还应标明负责人的姓名和联系电话。

图2-1 电离辐射的三叶图标志

实验室内所有存放的放射性物品、有辐射发生的设备或受到放射性沾污的地点和物品，包括仪器设备、推车、托盘、容器及大范围区域等，即高出本底的地点和器物，都应张贴放射性标志，即放射性标签或胶条，并标明所包含的放射性核素、日期、活度（dpm 或 Ci）。

（1）工作人员应针对所从事的放射性工作的性质，拟订详细的工作计划，工作前检查仪器设备是否正常，通风是否良好，是否配备个人防护用品，并检查个人防护用品是否无损。

（2）如果进行难度较大的操作、新项目的操作或处理事故及检修，应提前进行训练和预演，提高操作技巧和熟练程度，缩短操作时间。

（3）从事放射性液体的开瓶分装、煮沸、烘干、蒸发等产生开放性气体、气溶胶和粉尘的操作，必须在有通风设备的通风橱或手套箱内进行。

（4）进行操作时工作台面上应铺有不锈钢、玻璃板、塑料等，盛装开放性放射性物质的容器应置于铺有吸水纸的搪瓷盘内，防治污染扩散和便于清洗去污。

（5）存储和转移放射性物质的容器应密封良好，使用双层容器封装以防止容器破裂而发生遗洒，并使用托盘和手推车运输。

（6）用移液管移取放射性液体时，应使用橡皮球等移液器具吸取，严禁用口吸取。

（7）操作使用γ射线和高能γ射线核素，应使用有机玻璃防护屏，戴普通玻璃或有机玻璃防护眼镜，以防面部和眼睛受照射。

（8）使用γ放射性物质的工作场所，应使用铅、钢、铁或混凝土等制作的移动式或固定式的防护屏，尽可能使用远距离操作器械进行远距离操作。

（9）开放型工作场所应每天进行湿式清扫，清扫工具专用，不得带出放射性实验室。操作开放型放射性物质时，思想要集中，防止和减少洒落等事故的发生。

（10）实验者应确保放射性样品的安全，随时防止此类物品失控。平时要锁好容器和实验室，避免未经许可的使用和转移。丢失放射性物品应立即报告辐射安全主管部门。

（11）实验室应有放射性物品存量清单和使用记录，要及时更新并打印存档。记录要真实、完整、可靠，应包括放射性物质的用量、日期和使用者，日后作为辐射安全主管部门的调查依据。密封源应定期进行泄漏检查，例如β射线和γ射线放射源每6个月检查一次，α射线放射源每3个月检查一次。

（12）工作中产生的放射性废物，要放入专门的放射性废物容器中，放射性污物也应贴上放射性标签，污物桶标签应有放射性废物的列表。

（13）离开工作区前，放射性操作人员必须进行全身放射性污染检测，检测合格后方可离开。

4.放射性污染处理

在非指定区域或地点的放射性物质称为污染。这些污染地点可能是地面、设备、工作台面、人员和其他非辐射实验室，污染程度见表2.2 。

表2.2　放射性污染最高限值

区域	射线（dpm/100 cm^2）	高危险的β或γ射线[a]（dpm/100 cm^2）	中低危险的β或γ射线[b]（dpm/100 cm^2）
非限制区	22	220	2 200
控制区	22	220	2 200
限制区[c]	220	2 200	22 000
衣物(限制区外)	22	220	2 200
皮肤	22	220	2 200

注：a.包括^{45}Ca、^{22}Na和^{60}Co等。

b.包括^{32}P、^{3}H、^{14}C、^{35}S、^{125}I、^{51}Cr和^{111}In等。

c.高校的放射性实验室都应属于限制区。

发生污染往往是不可避免的。一般的轻微污染，即那些放射毒性较低、污染量较小的事件，在一定的时间和条件支持下，多数放射性物质都会清洗至本底；如果污染情况较重，特别是有人员受伤等情况发生，应属于放射性事故，还应参照事故处理程序处理。常规的放射性污染清理方法如下：

（1）使用稀释后的高浓度放射性专用去污剂，通过擦拭、刮抹可轻易去除大部分放射性污染物。

（2）放射性专用泡沫去污剂及其他用途泡沫去污剂都可以使用，将去污剂喷洒在污染处，几分钟后用吸水纸收集即可。

（3）有些污染区不能使用上述去污剂，应询问专家，具体分析污染内容再做处理。

（4）皮肤受到放射性污染，应使用温和的中性去污剂，如用肥皂和温水自上而下清洗，避免剧烈摩擦而损伤皮肤表面。水干后再用仪器检测，如还有污染，可再使用不含摩擦剂的洗手液清洗。

三、放射性实验室人员安全培训制度

定期对实验室工作人员进行安全知识教育和培训，增强他们的安全意识，确保每个实验工作人员都熟悉和遵守安全操作程序。

（一）制订计划

制订年度安全知识培训计划，并组织实施。当有关部门新颁发、修订相关法律、法规、规范、标准等，实验室安全手册进行修改后，应组织开展相关内容的培训。进入实验室的外单位人员，包括实习和进修等工作人员，应进行必要的放射安全知识培训。

（二）培训内容

（1）实验室安全相关法律、法规、办法、标准等实验室安全管理的各项规章制度等。

（2）安全防范技能、紧急处理的知识技能、消防设施的性能、灭火器材的使用方法及自救逃生的知识和技能等。

（3）专业安全知识，实验室的安全操作规范，仪器设备的使用、保养和维护，个人防护用品的正确使用，危险品的管理，实验室废物的处置等内容。

参加实验室安全培训的人员，包括实验室管理人员、技术人员、新入职职工和实习、进修人员等。培训后应对参加培训的人员进行考核，建立并保存实验工作人员的培训、考核档案。

四、放射性标准源和标准物质的管理

超出豁免水平的放射性标准源和标准物质根据《中华人民共和国放射性污染防治法》《放射性同位素与射线装置放射防护条例》及有关规定进行管理。

（1）放射性物质使用必须具备安全措施和保护器具。

（2）放射性物质使用人员上岗必须经专业培训，经体检合格，取得相关部门的资质证书。

（3）建立放射性物质使用记录，详细记载使用人员、使用时间、适用范围、用量、操作运转情况、产生废弃物的种类与数量等。

（4）依据放射性物质的多少，选择专用房间或保险柜存放，放射性物质存放处应有明显的“电离辐射”警告标志。

（5）放射性物质存放处要建立安全保卫制度，采取有效的防火、防盗、放射线泄露的安全防护措施，实行双人双锁管理。

（6）放射性物质存放处要建立库存保管账和出入库制度，定期清点库存量，定期检查放射性物质的消耗去向及盘存情况，做好记录；领用放射性物质需经部门负责人同意，领用人、领用放射性物质的种类及性状、领用量、领用时间、批准人、归还量、归还时间均需登记备查；核对账目和实物，严格计量管理，严密程序和手续。

五、放射性实验室电离辐射的防护准则

（一）电离辐射防护准则

辐射防护标准是进行辐射防护的基本依据。辐射防护的主要目的是为人们提供一个适宜的防护标准，而不致过分地限制有益的辐照。因此，辐射防护标准的制定是为了保护工作人员、广大居民和他们的后代，免受或少受电离辐射的危害，并促进原子能有关事业的发展。

国际辐射防护委员会（ICRP）提出的成年职业性人员和公众的辐射剂量限值见表2.3。

表2.3 ICRP第60号出版物建议的辐射剂量限值[a]

应用	辐射剂量限值	
	成年职业者	成年公众
连续5年的有效剂量[b]	20 mSv/a	1 mSv/a[c]
眼晶体	150 mSv（15 000 mrem）	15 mSv（1 500 mrem）
皮肤[d]	500 mSv（50 000 mrem）	50 mSv（5 000 mrem）
手足	500 mSv（50 000 mrem）	

注：a.限值用于规定期间有关的外照射及该期间摄入量的50年（对儿童算到70岁）的待积剂量之和。

b.在任一年内有效剂量不得超过50 mSv的附加条件。对孕妇职业性照射也做了限制：只要该妇女已经怀孕或可能怀孕，为了保护未出生儿童，在孕期余下的时间内应施加补充的当量剂量的限值，对腹部表面（下躯干）的有效剂量不超过2 mSv。

c.在特殊情况下，假如5年内平均有效剂量不超过1 mSv/a，在单独一年内有效剂量可允许大一些。

d.对有效剂量的限制足以防止皮肤的随机性效应。

未成年人（≤18岁）使用放射性物质，其最大剂量限值应为成年职业者的1/10，且也要进行放射性操作培训，并严格管理；妇女怀孕期间胎儿（特别是四个月前的胎儿）很容易受到辐射的伤害，所以孕期妇女应听从专家指导，剂量限值不得高于0.5 mSv/月，以避免辐照伤害胎儿。

公众应包括那些在实验室工作，但不从事与辐射相关的工作，也没有经过放射性操作培训的人员，以及到实验室参观的人员。他们的最大辐射剂量限值是0.02 mSv/h或

1 mSv/a。

各类人员（包括职业性放射工作人员和公众）所受的照射，只要将表2.3的剂量限值控制作为剂量的约束值，就足以防止有害的确定性效应的发生，并降低随机性效应的发生率在可以接受的水平。此可接受的水平是与最安全的行业相比而言。表2.3的剂量限值并不应认为是一个目标，它仅代表经常、持续、有意识的职业性照射，可以合理地视为刚好达到可忍受的程度。另外，必须通过辐射防护的最优化原则，使剂量达到尽可能低的水平。

（二）电离辐射防护原则

剂量限值只是ICRP防护体系的重要部分，但不应忽视那些低于最大剂量限值的照射，要尽量避免不必要的照射。为了达到辐射防护的目的，要遵守辐射防护的基本原则，即辐射防护最优化原则：使用放射性物质或接受的照射量，应处于可以达到的，而且是合理的尽可能低的水平。最优化原则又称ALARA（As Low As Reasonably Achievable）。在放射实践活动中，首先要权衡实践带来的利益与相关人员付出的健康损害的代价、环境破坏的代价之间的利弊，选择合适、合理的防护方法，用最小的代价获取最大的净利益。最优化原则具体包括三条，又称辐射防护三原则。

1.辐射实践的正当性

任何伴随有辐射危害的实践，都要进行代价与利益的分析。只有当社会和个人从中获得的利益超过所付出的代价（包括防护费用的代价和健康损害的代价）时，才能进行该项实践，这称辐射实践的正当性，又称合理化判断。

2.辐射防护的最优化

只要一项实践被判断为正当的，并已采纳，就需要考虑如何最好地使用资源来降低对个人与公众的辐射危害。辐射防护的最优化就是在考虑了经济和社会因素后，保护人辐射剂量的大小、受照人数及不一定受到但可能遭受的照射，全部保持在可以合理做到的尽量低的水平。

3.个人剂量限值

在实施上述两项原则时，要同时保证个人所受辐射的当量剂量不超过规定的相应值。也就是隐含着，把职业性照射20 mSv/a和公众的1 mSv/a的限值作为最优化的剂量约束值。

以上三原则构成一体，不可分割。

（三）电离辐射防护实践

“时间、距离和屏蔽”三变量是辐射工作者将外照射减至最低所需的最常用的措施，它部分概括了防止放射性摄入的防护。考虑各行各业人们对辐射防护的理解和采取的措施不同，需要一些具体的、指导性的意见。在此总结出辐射防护的十条原则和注意事项（表2.4）。

表2.4　辐射防护的原则和注意事项

原 则	注意事项	
	通俗表述	技术表述
(1)时间	动作敏捷	使照射/摄入时间减至最短
(2)距离	增大距离	使距离最大
(3)分散	分散稀释	使浓度达到最低、稀释度最高
(4)减源	减少用量	使辐射和放射性材料的生产和使用减至最小
(5)源屏蔽	加大屏蔽	使吸收达到最大屏蔽，使释放减至最小
(6)个人屏蔽	避免摄入	使进入身体的辐射和放射性材料减至最小
(7)促排	努力清除	使放射性物质最大限度地从体内排出，或最大限度地阻止其进入体内(摄入或皮肤污染)
(8)减轻效应	限制损伤	使照射最优化地分布于整个事件和各个人员之间，以清除自由基，引起修复
(9)最优技术	技术优选	使危险/利益/代价值最优
(10)限制受到其他因子的作用	降低危险	使所受到的可与辐射协同作用的其他因子(如遗传毒性因子或可引致肿瘤始发、促发和进展的因子)的作用减至最小

保护环境、保障放射性工作人员与一般人员的健康和安全是辐射防护的基本任务之一，其目的在于防止有害的确定性效应，限制随机性效应的发生率，使之达到被认可和可接受的水平。下面重点介绍时间、距离、减源、促排和屏障等几个方面的内容。

1.缩短操作时间

在恒定剂量率、恒定污染物浓度和呼吸率的条件下，辐射剂量和摄入量都与时间一次幂成正比。使用辐射仪器装置时，要考虑每个人的使用率（操作时间）和占有率（所处方位）的合理性；在进行放射源操作或放射性药物制备等工作时，应通过预演和“空白实验”练习，即不使用有害物的实验（也称为“冷实验”），提高工作效率，从而尽量减少实际操作放射性物质的时间。

2.增加操作距离

从几何位置上考虑，在真空中，点源外辐射剂量率与距离的平方成反比；无限线源的辐射剂量率与距离的一次幂成反比；无限面源的辐射剂量率与距离无关。控制源和受照者之间的距离，使源与受照者之间的距离最大，在职业环境下可使剂量降低1～4个数量级（表2.5）。但也不可无限制地增加距离，因为随着距离的增加，例如使用镊子、遥控机械手或机器人等，会使操作的准确性和灵活性降低。设置限制区、粘贴放射性标签、开启红色警示灯、使用连锁门和大型包装等是增加公众辐照距离的常用做法。

表2.5 接受1 μCi不同β源辐照的组织剂量率（rad/h）与距离的关系*

距离		^{14}C	^{90}Sr–^{90}Y	^{32}P
μm	mm			
10	0.01	2000	766400	380000
100	0.1	1500	7380	3700
200	0.2	40	1 705	930
400	0.4	0.03	340	230
600	0.6	0	130	100
1 000	1.0	0	34	30
10 000	10.0	0	0.02	0

注：北大西洋公约组织 AmedP-6（B）第一部分，1996。组织中的射程为1～10 mm。

3.减少辐射源

需要减少的辐射源包括两部分：所产生和使用的放射源；仪器设备所产生的辐照量。减源就是将放射性材料的生产和使用减至最小，减少可能受到的辐射剂量。常用β放射性核素的辐射如表2.6所示。事先减源往往要比事后减源（废物处理、环境清除）的费用低得多。放置衰变是最经济的减源方法，即通过放射性核素及其子体的半衰期管理，可以把短半衰期的放射性物质存储起来，当放射性减弱（冷却）后再做处理。反应堆辐照、核燃料后处理、短寿命废物处理等常采用放置衰变法。

表2.6 常用β放射性核素性质[a]

性质	^{3}H	^{14}C	^{45}Ca	^{32}P	^{90}Sr
半衰期	12.3[a]	5730[a]	163[d]	14.3[d]	28.1[a]
β射线最大能量/ MeV	0.0186	0.156	0.257	1.71	2.27[b]
β射线平均能量/MeV	0.006	0.049	0.077	0.70	1.13[c]
单位密度射程/cm	0.00052	0.029	0.06	0.8	1.1
单位密度半吸收厚度/cm	—	0.0022	0.0048	0.10	0.14
吸收剂量率 / (mrad/h)/[100β粒子/cm²·s)]	—	56	33	11	11
皮肤角质层(0.007 cm)穿透分数	—	0.11	0.37	0.95	0.97
上皮基细胞[e]吸收剂量率 / (mrad/h)/(mCi/cm²)	—	1400	4000	9200	17000[f]

a. J.Shaprio， Radiation Protection-A Guide for Scientists and Physicians.（科学家和医生辐射防护指南）

b.来自子体^{90}Y-^{90}Sr发射β射线最大能量是0.55 MeV。

c.^{90}Sr（0.196 MeV）+^{90}Y（0.93 MeV）。

d.平行粒子束［100β粒子/(cm²·s)］。

e.近似于皮肤表面污染造成的不同方向的辐照，基细胞指表面下0.007 cm的细胞。

f.^{90}Sr的吸收剂量率中包含^{90}Y的贡献。

4.促进体内排出（简称“促排”）

促排是指将摄入体内的放射性物质从体内清除或阻断体内某器官吸收放射性物质的措施，但辐射造成的体内组织损伤或能量沉积是无法挽回的。所以，应采取必要的措施，防止放射性物质通过呼吸、进食和皮肤接触进入体内而产生内照射，特别要注意气溶性放射性物质的产生和预防。

摄入或黏附了放射性物质后，可能需要简单地清洗，或在医生的指导下进行清创和促排。药物洗涤和促排常使用螯合剂（例如DTPA）、浓度竞争试剂及大量饮水，必要时还需外科手术。

5.设置屏障

使物质或能量流动减慢或停止叫作屏蔽，减弱辐射的屏蔽体称为屏障。对辐射的吸收是所有屏障的主要功能。首先要考虑使用屏障将辐射源的辐射最大限度地吸收，因为屏蔽源要比屏蔽人容易。可使用不同的材料作为容器、滤器和屏蔽体。经常用于屏蔽高能射线（电磁波）的固体屏蔽体有铁、铅、混凝土、土壤、钨、贫化铀和铅玻璃等，液体屏蔽体有水、汞和溴化物溶液。屏蔽快中子的有聚乙烯和石蜡；屏蔽热中子的有硼、镉和铟，并可用水吸收中子；β射线及电子流需要用低原子序数元素的材料屏蔽，尽量减少轫致辐射；α射线一般不需要屏蔽。对源密封或使用多重容器（包括手套箱、通风柜、热室）等（图2-2），可阻止有害物的摄入。

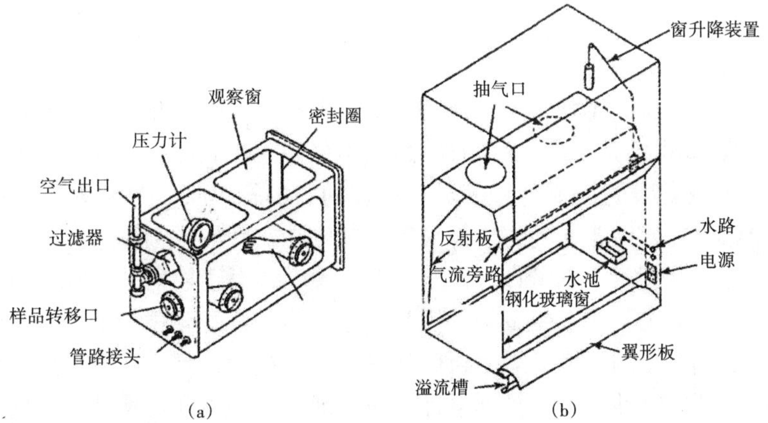

图2-2　手套箱（a）和通风柜（b）

六、放射性实验室人员放射防护管理

根据《中华人民共和国职业病防治法》和《放射性同位素和射线装置放射防护条例》，放射工作单位应当设置或者指定放射卫生防护管理机构或者组织，配备专职或者兼职的放射防护人员，负责本单位的放射防护工作。建立、健全放射卫生管理制度和操作规程；建立、健全放射卫生场所档案和放射工作人员健康监护档案和个人剂量档案；建立、健全工作场所放射危害因素监测及评价制度；建立、健全职业病危害事故应急救援预案。

放射人员所在工作单位必须采取有效的放射防护设施，并为放射性实验室人员提供个人防护用品，并应当进行经常性的维护、检修，定期检测其性能和效果，确保其处于正常状态，不得擅自拆除或者停止使用。

在醒目位置设置公告栏，公布放射防护规章制度、操作规程、应急救援措施和工作场所检测结果。

对放射工作场所和放射性同位素的运输、贮存，用人单位必须配置防护设备和报警装置，保证接触放射线的工作人员佩戴个人剂量计。

（一）放射防护知识培训

国家相关法规和标准规定所有从事或涉及放射工作的人员必须接受放射防护培训。各地卫生行政部门指定的放射防护培训机构应负责督促并协助各有关单位做好放射防护培训工作，上岗前应当接受放射防护和相关法律知识的培训，并经考核合格后方可参加相应的工作。培训时间不少于4天，在岗期间应定期接受再培训，再次培训的时间间隔不超过2年，每次培训时间不少于2天。医学院校学生进入与放射工作有关的专业实习前，应接受放射防护基本知识的培训。

（二）个人剂量监测和档案

国家相关法律、法规和标准规定，所有从事或涉及放射工作的个人或单位必须接受个人剂量监测并建立个人剂量监测档案。个人剂量监测分为职业性外照射个人监测和职业性内照射个人监测。

外照射个人监测类型分为常规监测、任务相关监测和特殊监测。常规监测的周期应综合考虑放射工作人员的工作性质、所受剂量的大小、剂量变化程度及剂量计的性能等诸多因素。常规监测周期一般为1个月，最长不应超过3个月。任务相关监测和特殊监测应根据辐射监测实践的需要进行。对于比较均匀的辐射场，当辐射主要来自正前方时，剂量计应佩戴在人体躯干前方中部位置，一般在左胸前或锁骨对应的领口位置；当辐射主要来自人体背面时，剂量计应佩戴在背部中间。对于放射药物分装与注射等全身受照不均匀的工作情况，应在铅围裙外锁骨对应的领口位置佩戴剂量计，并建议采用双剂量计监测方法，在铅围裙内躯干上再佩戴另一个剂量计，且宜在身体可能受到较大照射的部位佩戴局部剂量计，如头箍剂量计、腕部剂量计、指环剂量计等。进入放射工作控制区以及参加应急处置的放射人员，除须佩戴个人剂量计外还须佩戴个人剂量报警仪。

对于在辐射控制区内工作并可能有放射性核素摄入的职业人员，应进行常规内照射个人监测；如有可能，对所有受到职业照射的人员均应进行内照射个人监测，如果放射性核素年摄入量产生的累积有效剂量不可能超过1 mSv时，可适当减少监测频度，但应进行工作场所监测。内照射个人监测类型分为常规监测、任务相关监测和特殊监测。伤口监测和医学应急监测均属于特殊监测。对接受内照射个人监测的人员，应根据具体情况确定常规监测的周期。空气中存在^{131}I的工作场所，至少每个月用体外测量方法监测甲状腺一次；其他有职业内照射的情况，可3～6个月监测一次。

个人剂量档案除了包括放射工作人员正常工作期间的个人剂量记录外，还包括其在异常情况（事故或应急）下受到的过量照射记录。放射工作单位应当将个人剂量监测结果及时记录在放射工作人员证中。职业照射个人剂量档案终生保存，允许放射工作人员查阅、复印本人的个人剂量监测档案。

（三）职业健康监护和档案

放射工作人员上岗前，应当进行上岗前职业健康检查，符合放射工作人员健康标准的，方可参加相应的放射工作。对需要复查确定其放射工作适应性的，应当予以及时安排复查。不得安排未经职业健康检查或者不符合放射工作人员职业健康标准的人员从事放射工作。放射工作人员在岗期间职业健康检查的周期为1～2年，但不得超过2年。如发现异常，应根据实际情况，适当增加检查频度和必要的检查项目。需要复查时可根据复查要求增加相应的检查项目。放射工作单位应当在收到职业健康检查报告的7日内，如实告知放射工作人员检查结论，并将检查结论记录在放射工作人员证中。

放射工作人员所在单位对职业健康检查机构认定不宜继续从事放射工作的人员，应及时调离放射工作岗位，并安排合适的非放射工作岗位；对需要复查和医学观察的放射工作人员，应当及时予以安排。放射工作人员所在单位不得安排怀孕的妇女参与核或放射应急处理和有可能造成职业性内照射的工作，哺乳期妇女在其哺乳期间应避免接受职业性内照射。放射工作人员脱离放射工作岗位时，放射工作人员所在单位应当及时安排其进行离岗时的职业健康检查，以评价其停止放射工作时的健康状况。对受到应急照射或事故照射的放射工作人员，放射工作人员所在单位应当及时组织健康检查和必要的医学处理。

放射工作人员所在单位应当为放射工作人员建立并终生保存职业健康监护档案。放射工作人员职业健康监护档案应由专人负责管理，妥善保存。放射工作人员有权查阅、复印本人的职业健康监护档案，放射工作人员所在单位不得拒绝或者提供虚假档案材料。放射工作人员在离开工作单位时，有权向工作单位索取本人的职业健康监护档案的复印件，放射工作人员所在单位应当如实、无偿提供，并在所提供的复印件上签章。

（四）个人防护用品

个人防护用品的基本要求是：防护性能好，表面光滑不易被污染，且易于去污；耐腐蚀，化学稳定性高；结构简单，穿脱方便，使用舒适等。

根据工作场所涉及射线的种类、能量和强度的差异选用不同类型和铅当量的防护材料及用品。使用中的个人防护材料及用品每年应至少自行检查2次，防止因老化、断裂或损伤而降低防护质量。个人防护材料及用品的正常使用年限为5年，经检查并符合防护要求时可延至6年。

在丙级实验室里一般穿戴致密的棉布白大衣、帽子、工作鞋、乳胶手套、防尘口罩、围裙、套袖即可。个人防护用品的应用效果，在很大程度上取决于防护用品保管得好坏。防护用品使用后应及时清洗去污，并进行监测。去污后的个人防护用品晾干后应存放在专用的橱柜内。

七、放射性突发事件处理

放射事故（辐射事故），是指放射源丢失、被盗、失控，或者放射性同位素和射线装置失控导致人员受到意外的异常照射，也用来指操作失误所致的异常照射事件。

（一）辐射事故分级

根据辐射事故的性质、严重程度、可控性和影响范围等因素，从重到轻将辐射事故分为特别重大辐射事故、重大辐射事故、较大辐射事故和一般辐射事故四个等级。

特别重大辐射事故，是指Ⅰ类、Ⅱ类放射源丢失、被盗、失控造成大范围严重辐射污染后果，或者放射性同位素和射线装置失控导致3人以上（含3人）急性死亡。

重大辐射事故，是指Ⅰ类、Ⅱ类放射源丢失、被盗、失控，或者放射性同位素和射线装置失控导致2人以下（含2人）急性死亡或者10人以上（含10人）急性重度放射病、局部器官残疾。

较大辐射事故，是指Ⅲ类放射源丢失、被盗、失控，或者放射性同位素和射线装置失控导致9人以下（含9人）急性重度放射病、局部器官残疾。

一般辐射事故，是指Ⅳ类、Ⅴ类放射源丢失、被盗、失控，或者放射性同位素和射线装置失控导致人员受到超过年剂量限值的照射。

（二）辐射事故的应急处理

根据《放射性同位素与射线装置安全和防护条例》（2019年3月2日第二次修订），发生辐射事故时，生产、销售、使用放射性同位素和射线装置的单位应当立即启动本单位的应急方案，采取应急措施，并立即向当地生态环境主管部门、公安部门、卫生主管部门报告。生态环境主管部门、公安部门、卫生主管部门接到辐射事故报告后，应当立即派人赶赴现场，进行现场调查，采取有效措施，控制并消除事故影响，同时将辐射事故信息报告本级人民政府和上级人民政府生态环境主管部门、公安部门、卫生主管部门。县级以上地方人民政府及其有关部门接到辐射事故报告后，应当按照事故分级报告的规定及时将辐射事故信息报告上级人民政府及其有关部门。发生特别重大辐射事故和重大辐射事故后，事故发生地省、自治区、直辖市人民政府和国务院有关部门应当在4小时内报告国务院；特殊情况下，事故发生地人民政府及其有关部门可以直接向国务院报告，并同时报告上级人民政府及其有关部门。禁止缓报、瞒报、谎报或者漏报辐射事故。

发生辐射事故的单位应当立即将可能受到辐射伤害的人员送至当地卫生主管部门指定的医院或者有条件救治辐射损伤病人的医院，进行检查和治疗，或者请求医院立即派人赶赴事故现场，采取救治措施。

发生放射源丢失、被盗事故时，发生辐射事故的单位应当保护好现场，并积极配合公安机关、卫生行政部门进行调查、侦破。

发生污染时，依据具体情况采取各种必要的紧急措施，防止污染扩散和减少伤害。主要紧急措施如下：

1.控制污染扩散

（1）保护好事故现场，阻断一切扩散污染的可能途径。如暂时关闭通风系统或控制含有放射性核素的液体外溢，活用物体吸附或遮盖密封，防止污染再扩散。

（2）隔离控制区，禁止无关人员和车辆随意出入现场。用路障或明显线条标记出污染的边界区域及其污染程度。由隔离区进入清洁区，要通过监督区，以确保清洁区不受放射性污染。

（3）进入污染区必须穿戴个人防护用品，通过缓冲区进入污染区。从污染区出来的人员，要进行个人监测。从污染区携出的物品、设备，必须在缓冲区经过检查和去污处理，达到去污标准后才能带到清洁区。

（4）对可能受到放射性污染或者放射性损伤的人员，立即采取暂时隔离或应急救援措施。在采取有效个人安全防护措施的情况下组织人员彻底清除污染，并根据需要实施医学救治及处理措施。皮肤或伤口受到污染时，应立即清洗；眼睛受到污染时，应立即用水冲洗；放射性物质有可能进入体内的应及时采取促排措施。污染的衣服应脱掉留在污染区。

（5）受过严重放射性污染的车辆或设备，其表面虽然经除污达到了许可水平，但是当检修、拆卸内部结构时，仍要谨慎，要防止结构内部污染的扩散，要进行污染监测和控制。

（6）污染现场尚未达到安全水平之前，不得解除封锁。

2.减少放射性核素的吸收

当放射性核素由消化道进入体内停留在消化道时，应尽快采用以下措施减少放射性核素吸收：

（1）催吐和洗胃：在食入放射性核素的最初1～2小时内可进行催吐和洗胃，可用清洁钝器刺激咽部，或口服催吐医药，如硫酸铜（1%溶液25 mL）、硫酸锌（1～2 g）、胆矾（0.12～0.75 g），或皮下注射阿扑吗啡（5～10 mg）。催吐及早实施，可使刚进入胃内的放射性物质排出80%～90%。

在催吐效果不佳时，可用温生理盐水或弱碱性溶液（2%碳酸氢钠或10%活性炭混悬液）洗胃。

（2）口服吸附剂、沉淀剂：残留在胃内和肠道内的放射性物质，可通过吸附剂、沉淀剂的作用将其吸附、沉淀下来。吸附剂有活性炭、磷酸钙、骨粉、硫酸钡等。沉淀剂褐藻酸钠（10 g）、凝胶磷酸铝（100 mL）用于锶、钡等元素；普鲁士蓝（10 g）配成糖水服用，可减少^{137}Cs的吸收率；鸡蛋清可用于重金属元素，抗酸剂用于能溶于酸性液体的元素。

（3）服用缓泻剂：放射性核素摄入后已超过4 h，服用缓泻剂，可缩短放射性核素停留时间，减少吸收。

由呼吸道进入的放射性核素，应清洗鼻腔、在鼻咽部喷入血管收缩剂（如：1%麻黄素或0.1%肾上腺素），然后口服祛痰剂（如氯化铵0.3 g，碘化钾0.25 g），促使其随痰咳出。

当伤口受沾染时，要尽快用生理盐水冲洗伤口，同时用消毒纱布或棉签擦拭创面。

八、放射性废物的管理

放射性废物是指来自实践活动、预期不再利用的废弃物（不管其物理形态如何），它含有放射性物质或被放射性物质所污染，其活度或活度浓度大于规定的清洁解控水平，并且它所引起的照射未被排除。根据放射性废物的活度水平及其对人体健康和环境的潜在危害程度，将放射性废物分为豁免废物、低水平放射性废物、中水平放射性废物和高水平放射性废物；根据放射性废物的物理性状，将放射性废物分为放射性气载废物、放射性液体废物、放射性固体废物三类。

（一）放射性废物的分级

1.放射性气载废物分级

放射性气载废物分两级：浓度小于或等于4×10^{7} Bq/m^{3}为第Ⅰ级（低放废气）；浓度大于4×10^{7} Bq/m^{3}为第Ⅱ级（中放废气）。

2.放射性液体废物分级

放射性液体废物分为三级：浓度小于或等于4×10^{6} Bq/L为第Ⅰ级（低放废液）；浓度4×10^{6}～4×10^{10} Bq/L为第Ⅱ级（中放废液）；浓度大于4×10^{10} Bq/L为第Ⅲ级（高放废液）。

3.放射性固体废物分级

（1）放射性气载废物分级：放射性气载废物分两级，浓度小于或等于4×10^{7} Bq/m^{3}为第Ⅰ级（低放废气），浓度大于4×10^{7} Bq/m^{3}为第Ⅱ级（中放废气）。

（2）放射性液体废物分级：放射性液体废物分为三级，浓度小于或等于4×10^{6} Bq/L为第Ⅰ级（低放废液），浓度在4×10^{6}～4×10^{10} Bq/L之间为第Ⅱ级（中放废液），浓度大于4×10^{10} Bq/L为第Ⅲ级（高放废液）。

（3）放射性固体废物分级：放射性固体废物中半衰期大于30 a的α发射体核素的放射性比活度在单个包装中大于4×10^{6} Bq/kg的为α废物。

除α废物外，放射性固体废物按其所含寿命最长的放射性核素的半衰期长短分为四种。

含有半衰期小于等于60 d（包含核素^{125}I）的放射性核素的废物，按其放射性比活度水平分为两级：比活度小于或等于4×10^{6} Bq/kg为第Ⅰ级（低放废物）；比活度大于4×10^{6} Bq/kg为第Ⅱ级（中放废物）。

含有半衰期大于60 d、小于或等于5 a（包含核素^{60}Co）的放射性核素的废物，按其放射性比活度分为两级：比活度小于或等于4×10^{6} Bq/kg为第Ⅰ级（低放废物）；比活度大于4×10^{6} Bq/kg为第Ⅱ级（中放废物）。

含有半衰期大于5 a、小于或等于30 a（包含核素^{137}Cs）的放射性核素的废物，按其放射性比活度分为三级：比活度小于或等于4×10^{6} Bq/kg为第Ⅰ级（低放废物）；比活度4×10^{6}～4×10^{10} Bq/kg，且释热率小于或等于2 kW/m^{3}为第Ⅱ级（中放废物）；释热率大于2 kW/m^{3}，或比活度大于4×10^{6} Bq/kg为第Ⅲ级（高放废物）。

含有半衰期大于30 a的放射性核素的废物（不包括α废物），按其放射性比活度水平分为三级：比活度小于或等于4×10^6 Bq/kg为第Ⅰ级（低放废物）；比活度大于4×10^6 Bq/kg，且释热率小于或等于2 kW/m³为第Ⅱ级（中放废物）；比活度大于4×10^6 Bq/kg，或释热率大于2 kW/m³为第Ⅲ级（高放废物）。

4.豁免废物

对公众成员照射所造成的年剂量小于0.01 mSv，对公众的集体剂量不超过1人·Sv/a的含极少放射性核素的废物。

（二）建立放射性废物管理制度

（1）应配备专（或兼）职人员负责管理废物的分类或收集、存放和处理。废物管理人员应熟悉国家有关放射性废物管理的法律法规，具备掌握放射防护和剂量监测专业技术的安全文化素养。

（2）具有预防发生废物丢失、被盗、容器破损和灾害事故的安全措施。贮存室的显著位置应设电离辐射警示标志，并建立废物档案和出入贮存室登记与双人双锁管理制度。

（3）设废物贮存登记卡，废物主要特性和处理过程应记录在卡片上，并存档备案。

（4）接触放射性废物的工作人员必须使用个人防护用具或屏蔽防护措施，并佩戴个人剂量计。

（三）放射性废物的管理

1.液体废物的管理

（1）使用放射性核素其日等效最大操作量等于或大于2×10^7 Bq的医学科研机构，应设置放射性污水池以存放放射性废水，直至其符合排放要求时方可排放。放射性污水池应合理选址，池底和池壁应坚固、耐酸碱腐蚀和无渗透性，应有防泄漏措施。

（2）产生放射性废液而可不设置放射性污水池的单位，应将仅含短半衰期的废液注入专用容器中，通常存放10个半衰期后，经审管部门审核准许，可作为普通废液处理。对含长半衰期核素的废液，应专门收集存放。

（3）经审管部门确认的下列低放废液可直接排入流量大于10倍排放流量的普通下水道：每月排放总活度或每一次排放活度不超过GB 18871—2002中规定的限制要求，且每次排放后用不少于3倍排放量的水进行冲洗，每次排放应记录并存档。

（4）含放射性核素的有机闪烁废液，应存放在不锈钢或玻璃钢容器内。含放射性核素的有机闪烁液，其放射性活度浓度大于或等于37 Bq/L，应按放射性废液处理。

2.固体废物的管理

（1）按放射性废物的分类和废物的可燃与不可燃、可压实与不可压实、有无病原体毒性，分开收集。

（2）供收集废物的污物桶应具有外防护层和电离辐射警示标志。污物桶放置点应避开工作人员工作和经常走动的区域。

（3）污物桶内应放置专用塑料袋直接收纳废物，装满后的废物袋应密封，无破漏，并及时转送贮存室，并放入专用容器内贮存。

（4）注射器和碎玻璃器皿等含尖刺及棱角的放射性废物，应先装入硬纸盒或其他包装材料中，然后再装入专用塑料袋内。

（5）每袋废物的表面剂量率应不超过0.1 Sv/h，重量不超过20 kg。

3.废物临时贮存

（1）产生少量放射性废物的非密封型放射性核素应用单位，经审管部门批准可以将其废物临时贮存在有许可证的场所和专门容器中。贮存时间和总活度不得超过审管部门批准的限制要求。

（2）贮存室建造结构应符合放射卫生防护要求，且具有自然通风或安装通风设备，出入处设电离辐射警示标志。

（3）废物袋、废物桶及其他存放废物的容器必须安全可靠，并应在显著位置标有废物类型、核素种类、比活度水平和存放日期等说明。

（4）废物包装体外表面的污染控制水平：$\alpha<0.04\ Bq/cm^2$；$\beta<0.4\ Bq/cm^2$。

（5）应在临时贮存期满前及时把废物送往城市废物贮存库或废物处置单位。

4.废物处理

（1）焚烧可燃性固体废物必须在具备焚烧放射性废物条件的焚化炉内进行。

（2）有病原体污染的固体废弃物，如可以焚烧的，直接焚烧处理；不可以焚烧的，应当消毒、灭菌后处理或处置。

（3）未知核素的废物在其活度浓度小于或者等于$2\times10^4\ Bq/kg$时，或废物中的核素已知且其活度浓度符合《医用放射性废物的卫生防护管理》（GBZ 133—2009）所规定的浓度时，可作为免管固体废物处理。

5.气载废物的管理

操作放射性碘化物等具有挥发性的放射性物质时，应在具备活性炭过滤或其他专用过滤装置的通风橱内进行。

第三章 热释光剂量测量系统

根据《职业病防治法》《放射性同位素与射线装置安全和防护条例》《放射工作人员职业健康管理办法》等法律、法规的规定，为加强放射工作人员剂量监测管理工作，提高监测质量，实施放射工作人员外照射个人剂量监测工作。外照射个人剂量监测不仅可以保护放射工作人员的健康权益，也可以保护用人单位的正当利益。

目前国内开展的外照射个人剂量监测均采用热释光剂量测量系统。该系统主要由热释光剂量计（剂量盒和探测器，简称剂量计）、热释光剂量测量读出器（简称读出器）及其他附加设备等组成。本操作手册就热释光剂量测量系统的组成部分和实现个人剂量监测的每个环节、技术要求，对甘肃省疾病预防控制中心放射卫生科实验室使用的热释光剂量计、退火炉、RE2000A热释光读出器、Harshaw3500热释光读出器及其他附属设备的技术指标、参数设置、具体操作、注意事项等关键技术进行系统阐述。

第一节 热释光剂量测量相关技术

一、个人剂量监测的工作流程

实验室在进行个人剂量监测前，应具备足够数量的剂量计及与探测器类型相匹配的读出器等设备，并根据购置的剂量测量系统的特点进行校准。一般先对系统进行自校，再将剂量计送中国计量科学研究院或中国原子能科学研究院（国防科工局辐射计量一级站）进行年度检定。在仪器的日常使用中依据作业指导书，对仪器进行日常维护及期间核查。

监测工作的大致流程为：签订监测委托协议/合同→热释光探测器（元件）退火、准备剂量计→发放剂量计→工作人员佩戴一定周期（3个月）→剂量计换发→测量→数据处理→出具检测报告。

（一）剂量计的准备、发放和回收

1.剂量计的准备

（1）分装，将2片经退火后的元件用真空镊子放入带有编号的剂量计内卡。

（2）将装有元件的剂量计内卡装入剂量计外壳。

（3）在每个剂量计上标明佩带人员姓名、剂量计编号、医院等标识。

（4）扫码录入并保存每个剂量计的内卡编码、剂量计编号、佩戴周期等信息。

2.发放

将兰州市外的被监测单位剂量计（包括跟踪本底）按单位分别放入信封邮寄（封口前注意检查核对人员名单），并及时通知兰州市内的被监测单位领取剂量计，做好邮寄和领取记录。

3.回收

剂量计佩戴周期为3个月，第3个月月底前寄发新剂量计给用户。要求用户单位在收到新剂量计后及时更换，并将已佩带3个月的剂量计寄回热释光实验室检测。

热释光实验室在收到被监测单位返回的剂量计后，妥善放置于待检区并及时进行检测。

（二）剂量计检测

（1）剂量计检测状态标识。回收的待检测剂量计统一放置在待检区，待检测标识为剂量计外壳未打开；已检测标识为已检测的剂量计外壳和内卡分别放置于实验室专用的储物柜内保存、待用。

（2）使用专门工具开启待检区的剂量计，取出带有编号的剂量卡，放入卡夹内，准备测量；剂量计外壳放入贴有被监测单位名称的储存柜内。

（3）采用RE2000A全自动个人剂量读出仪进行测读。

（4）完成测读后取出剂量计内卡的元件，将元件倒入专用的容器内保存，待退火；完成测读后的剂量计内卡放置于实验室专用的储物柜内保存、待用。

（三）检测结果评价

1.剂量评价一般原则

当放射工作人员单周期的受照剂量小于1.25 mSv时，只需记录个人监测的剂量结果；

当放射工作人员单周期的受照剂量大于或者等于1.25 mSv时，除记录个人监测的剂量结果外，还应进一步核查。

2.剂量评价

在职业外照射个人监测中，由一系列测量直接得到仪器响应进而经校准和计算获得的个人剂量当量$H_p(d)$是实用量，为用于辐射安全评价，应将$H_p(d)$转换为防护量。

对于γ或X射线的监测，当人员的年受照剂量（4个周期累积）低于限值20 mSv时，$H_p(d)$值直接用于评价。

3.出具检测报告

个人剂量监测技术服务机构在完成一个监测周期的监测任务后，1个月内出具检测报告。

二、热释光探测器的实验操作技术

热释光探测器的实验技术主要包括筛选、退火、保管和清洗处理等。

（一）探测材料的选择

要求材料具有灵敏度高，组织等效性好，剂量响应范围宽，分散性小，重复使用周期长，特别是长期稳定性好，适应能力强，对白炽灯、日光灯和室内散射日光不敏感等特点。目前，应用较广泛的热释光元件为LiF系列，特别是LiF（Mg，Cu，P）元件，它的有效原子序数为8.2，与软组织很接近，而且具有剂量数据完整、对紫外线不敏感、不易潮解、产品形式多样、灵敏度高等优点，是最常用的热释光材料。探测器的技术指标见表3.1。

表3.1 探测器的技术指标

有效原子序数	8.2	角响应	约11%
密 度	2.5 g/cm^3	重复性	<2%
发光波长	385 nm	能量响应	<20%（30 keV～1.3 MeV）
灵敏度	65（相对于^{100}Tl）	批次同性	<5%（1 SD）
峰值加热温度	210 ℃	衰退（室温）	<5%/a
零剂量读数	1 μGy	光照影响	灯照无影响，太阳光照有影响
探测阈值	1 μGy	使用次数	>100次
线性范围	0.1 μGy～12 Gy	剂量率影响	无

（二）探测器的筛选

同一批探测器的分散性实际上是由探测器的制作工艺、退火条件、照射的均匀性、使用条件和读出器的稳定性等因素造成的。在使用中应对探测器进行筛选，探测器的分散性可根据不同测量目的和要求确定。一般对于个人剂量监测，5% ～ 10%的分散性筛选探测器是适宜的。使用1～2年后应重新筛选一次探测器。选用^{137}Cs和^{60}Co参考源，筛选时辐射剂量一般为1～2 mGy。当辐射剂量太小时，探测器分散性随着剂量的减少而迅速增大；当辐射剂量太大时，会增加探测器的残余本底。

（三）探测器的筛选方法原则

根据统计学原理，标准误差σ与算术平均差δ的关系为σ=0.8δ，其中$\delta = \sum_{i=1}^{n} \frac{|x_{i} - x|}{n}$，根据σ=0.8δ确定探测器的筛选区间。从待筛选的探测器中随机抽出若干个（例如50个），用这些探测器的平均读出值（X）作为所有待筛选探测器的平均读出值，将读出值为［X（1−δ），X（1+δ）］区间内的探测器录用。当δ值很小时，录用的数目很少，这时可再按［X（1+δ），X（1+2δ）］和［X（1−2δ），X（1−δ）］区间分2组录用。

（四）退火技术

退火的主要作用是消除探测器的本底剂量和上一次测读后的残余剂量信号。退火与快速冷却能保持探测器的灵敏度不变，正确和标准的退火可保持发光曲线形状不发生畸变，提高测量的重复性，降低分散度；退火温度和退火时间由热释光探测器（TLD）本身决定。热释光实验室使用的为LiF（Mg，Cu，P）探测器，表3.2列出了几种常用的热释光探测器（TLD）的退火温度和退火时间。

表3.2 常见热释光探测器的测量参数

探测器	高温退火温度/℃	高温退火时间/min	低温退火温度/℃	低温退火时间/min
LiF(Mg,Ti)	400	60	100	120
LiF(Mg,Ti-M)	283	30	120	10
LiF(Mg,Cu,P)	240	10	140	4
$CaSO_4$:Tm/Dy	380	30	140	4
CaF_2:Mn	400	30	120	10
$MgSiO_4$(Tb)	500	30	120	10

退火具体操作步骤：

（1）详细阅读退火炉的使用说明书。热释光实验室使用美国热电的F47920-80型退火炉。

（2）探测器的摆放：将需要退火的探测器单层平放在退火盘内，探测器尽量集中。

（3）设定探测器退火的程序，根据探测器所要求的退火程序对退火炉的温度和时间参数进行设定，如LiF（Mg，Cu，P）探测器是240 ℃/10 min。退火时先将炉膛升至所设定的温度，待温度恒定后再将盛有探测器的退火盘放入炉内中心，这时炉温会有一个小幅度的下降，待炉膛温度恢复到设定温度时开始计时。

（4）探测器的冷却：当退火完成后应立即迅速稳妥地将退火盘从炉内取出，放置在冷却的位置速冷。

退火炉应通电加热一段时间达到热平衡，才能达到真正的恒温状态，当再次打开炉门时，由于热惯性的作用，炉内温度会有很大波动，可采取如下方法减小热惯性：

①在退火炉预热前将空的样品盘放入炉中，关好炉门，然后接通电源，设定好退火温度，直到退火炉内的温度稳定在（240±2）℃，将样品迅速均匀地放入预热好的样品盘中。

②在取出和放入样品盘时，尽量缩短炉门打开的时间。

严格控制探测器的退火条件是保证探测器测量精度和准确度的一个非常重要的环节。因此，在使用中要注意以下几方面的问题：

a.要使用经过温度标定的退火炉对探测器进行退火，并定期对退火炉的温度进行标定。

b.将探测器摆放在退火盘时，对能够区分正反面的探测器，应正面（无编号的面或凸面）朝上摆放。摆放探测器时不要重叠，在探测器之间要留一定的间隙，以保证退火质量。

c.退火炉恒温后，将摆放好探测器的退火盘小心放入炉内，这时退火炉炉温有所下降，待其再次达到设置温度时开始计时。

d.探测器从炉中取出，要直接将退火盘放在冷却板（10～20 mm厚的金属板）上冷却，同时用小风扇吹，以加快冷却速度，冷却的关键在于快速、均匀、一致。

e.为保证探测器的冷却速率，放置探测器的加热盘不宜太厚，以减少加热盘热容量对探测器冷却速率的影响。

f.放置探测器的退火盘的材料，严格来讲，对探测器的灵敏度有一定影响，采用铝和不锈钢托盘退火，效果基本一致。但采用不锈钢托盘退火，易使探测器变黄；采用紫铜和陶瓷托盘退火，探测器的灵敏度要比用铝和不锈钢托盘退火的灵敏度低一些。因此，探测器退火托盘最好采用铝合金材料。

g.放置探测器的容器、器具要保持清洁。

（五）探测器的保管

为减少探测器的"假荧光"现象，探测器主要放在干燥清洁的环境中保存，最好放置在铅室中，尽量避免外部辐射源（包括天然本底辐射）和较强的光线照射。平时不要使探测器受压或撞击，要用清洁、光滑、不起毛的纸或小塑料瓶（袋）包装，放在垫泡沫塑料的盒子里保存。

（六）探测器的清洗

探测器表面被污染时应及时用乙醇进行清洗（勿用乙醇棉球擦洗），清洗后的探测器经退火后方可使用。如不经清洗就退火，可能将脏物烧结在探测器表面，造成永久的污点。使用多次的探测器本底增高时，可用乙醇浸泡2 h，然后用蒸馏水浸泡片刻，再用蒸馏水漂洗3～4遍，干燥后退火处理即可降低本底。也可将探测器放在稀酸溶液中浸泡清洗。经过处理的探测器的灵敏度和一致性将会发生变化，因此，在使用前应重新进行探测器筛选。

三、剂量计的选择和佩戴

在仅有光子辐照，而且光子能量≥15 keV时，宜使用常规光子个人剂量计监测 $H_p(10)$；在强贯穿辐射和弱贯穿辐射的混合辐射场，弱贯穿辐射的剂量贡献≤10%时，一般可只监测 $H_p(10)$；弱贯穿辐射的剂量贡献＞10%时，宜使用能识别两者的鉴别式个人剂量计，或用躯体剂量计和肢端剂量计分别测量 $H_p(10)$、$H_p(0.07)$。

中子和γ射线混合辐射场，当中子剂量与γ剂量的比值不超过10%时，可只用光子剂量计测定光子剂量，然后根据光子剂量监测结果和两者粗略比值计算总剂量。中子和γ射线混合辐射场，当中子剂量与γ剂量的比值超过10%时，原则上应使用能分别测量中子剂量和光子剂量的鉴别式个人剂量计（中子剂量测量可使用：固体核径迹探测器、热释光探测器反照率剂量计等），分别测定中子和光子的个人剂量当量，然后计算总剂量。

对于介入放射学、核医学放射药物分装与注射等全身受照不均匀的工作，GBZ 128—2019建议采用双剂量计监测方法，在铅围裙外锁骨对应的领口位置佩戴一个剂量计，在铅围裙内躯干上再佩戴另一个剂量计。还应在身体可能受到较大照射的部位佩戴局部剂量计（如头箍剂量计、腕部剂量计、指环剂量计或足踝剂量计等），例如在工作人员近距离进行密封源操作时，需在手指上另外佩戴指环剂量计。在预期外照射剂量有可能超过剂量限值的情况下（例如从事有可能发生临界事故的操作或应急操作时），工作人员除应佩戴常规个人剂量计外，还应佩戴报警式个人剂量计或事故剂量计。

四、常用剂量计介绍

（一）常用热释光剂量计

国产热释光剂量盒与各种规格的探测元件组成热释光剂量计，用于放射工作人员的个人剂量监测。剂量盒的材质为ABS塑料，采用全密封结构，具有防尘、防水的功能（图3-1）。一般情况下，剂量卡、滑片和热释光探测元件共同构成一个剂量计（图3-2）。

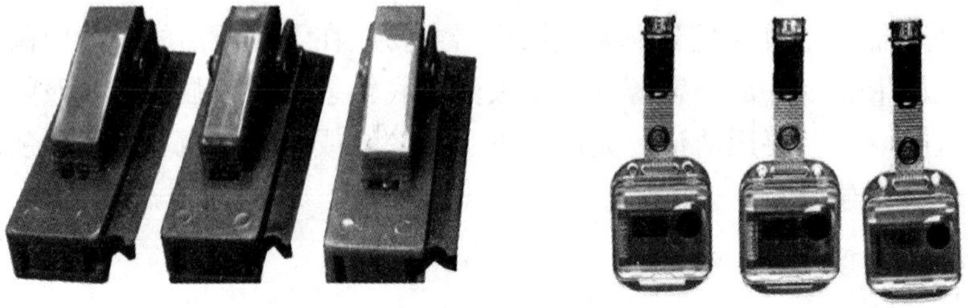

图3-1 常用热释光剂量盒

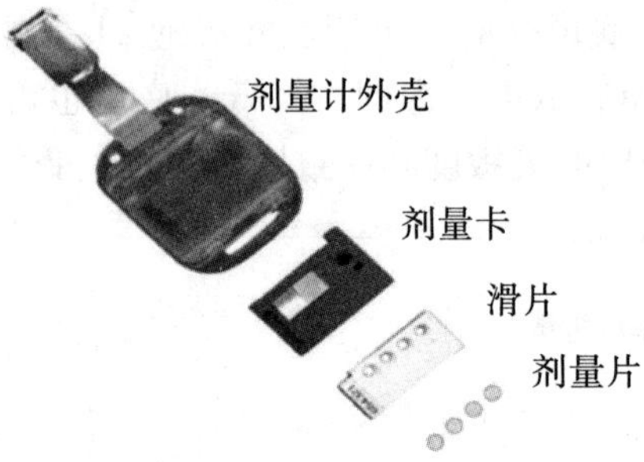

图3-2 剂量计示意图

（二）EYE-D眼晶体剂量计（图3-3）

EYE-D眼晶体剂量计用于精准测量眼晶体受到的辐射剂量，可给出个人剂量当量H_p（3），并且在佩戴防护眼镜时也可使用。EYE-D眼晶体剂量计使用了高灵敏度的热释光探测元件LiF（Mg，Cu，P），具备良好的能量响应和较宽的测量范围（表3.3）。

表3.3 眼晶体探测器技术指标

探测器	LiF(Mg,Cu,P)
探测器尺寸	圆片：ϕ4.5 mm×0.9 mm
计量范围	10 μSv～10 Sv
能量响应	<20%(30 keV～1.3 MeV)
角响应	<20%(±60 ℃)

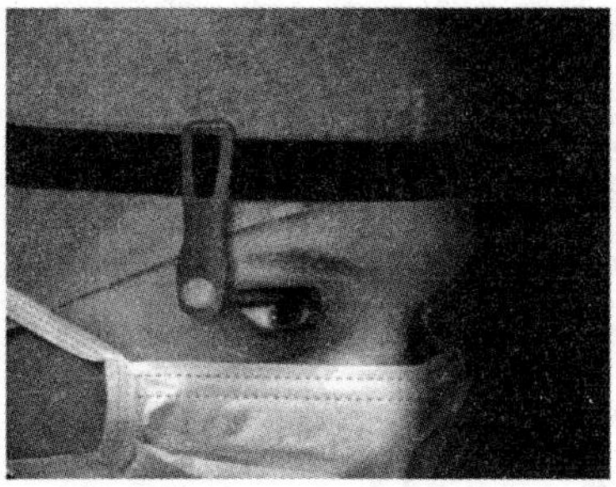

图3-3 眼晶体剂量计

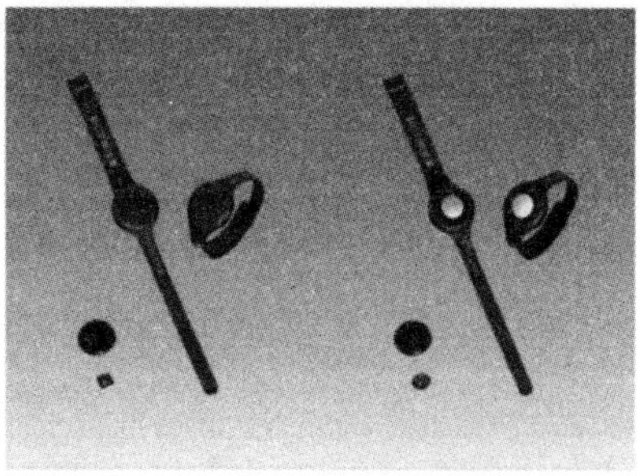

图3.4 并指环剂量计

（三）BG/G型指环剂量计（图3-4）

BG/G型指环剂量计应用于β或光子辐射场中放射工作人员肢端（手部皮肤）剂量监测，带自锁系统的软塑料指环穿戴舒适，并可与外科手套搭配使用。

剂量计上印有条形码和编码。可放置圆片（4.5 mm×0.9 mm）或方片（3.2 mm×3.2 mm）探测元件。BG型配置薄层LiF（Mg，Cu，P），适用于光子和β辐射场；G型配置LiF（Mg，Ti），适用于光子辐射场。

（四）手腕剂量计（图3-5）

手腕剂量计用于监测人体腕部所受剂量，属于肢端剂量监测的一部分。当手部接触辐射源项而无法设置有效的屏蔽时，应佩戴指环及手腕剂量计监测手部剂量。

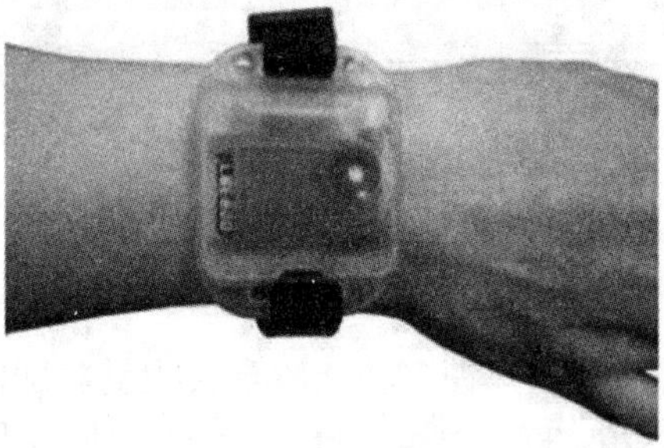

图3-5 手腕剂量计

（五）Gamma-Sphere环境剂量计（图3-6）

Gamma-Sphere环境剂量计用于监测环境的周围剂量当量$H^*(10)$，需热释光探测元件LiF(Mg，Ti)，可以累积光子能量大于15 keV的辐射剂量。

表3.4 环境剂量计技术指标

辐射类型	γ或X射线	能量范围	15 keV～7 MeV
材质	PMMA	剂量范围	0.05 mSv～10 Sv
直径	35 mm	线性偏差	<5%
探测器	LiF(Mg,Ti)	监测周期	最长1年

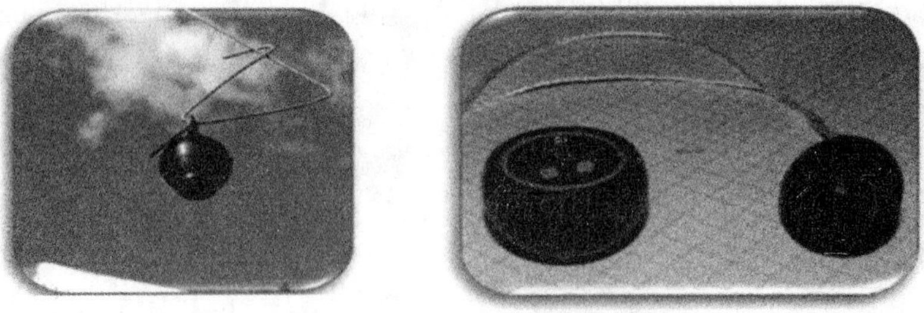

图3-6 环境剂量计

（六）反照中子剂量计（图3-7）

反照中子剂量计是利用热释光技术来测量人体所受的中子剂量。由于中子辐射场是n-γ混合场，反照中子剂量计包含了热释光元件^{6}LiF和^{7}LiF，其中^{6}LiF可探测经人体慢化反射回来的中子，^{6}LiF和^{7}LiF同时对光子灵敏，而^{7}LiF对中子不灵敏，由^{6}LiF和^{7}LiF的响应差扣除光子剂量而得到中子剂量。此外，利用含硼的塑料封装探测器可同时探测β剂量、γ剂量以及中子剂量。

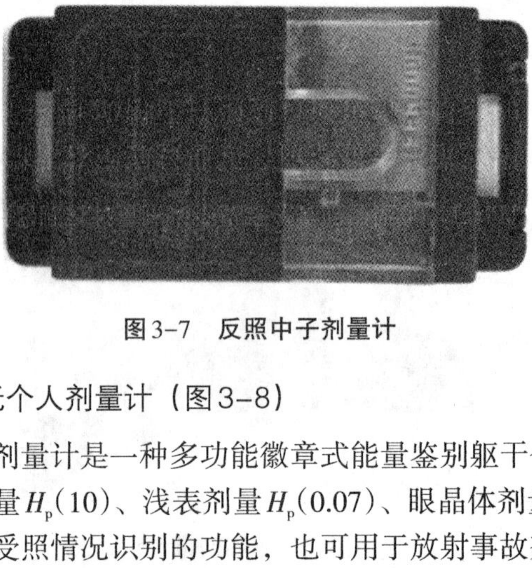

图3-7 反照中子剂量计

（七）鉴别式热释光个人剂量计（图3-8）

鉴别式热释光个人剂量计是一种多功能徽章式能量鉴别躯干个人剂量计，可用于放射性工作人员的深部剂量$H_p(10)$、浅表剂量$H_p(0.07)$、眼晶体剂量$H_p(3)$的监测和光子射线能量的辨别，具有受照情况识别的功能，也可用于放射事故剂量的测量。剂量计采用全密封结构，具有防水、防潮、防尘的功能，可放在恶劣环境中或水中使用。剂量计佩戴采用吊卡结构，编号采用不干胶条形码。

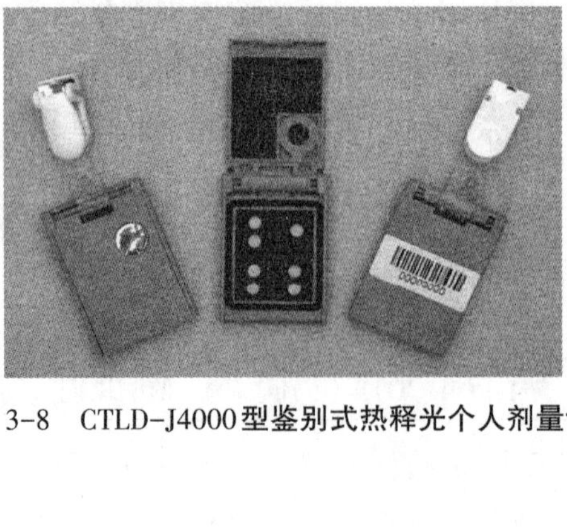

图3-8 CTLD-J4000型鉴别式热释光个人剂量计

剂量计内部设有四个槽，左下、右上、左上和右下（图3-9），分别用于测量深部剂量$H_p(10)$、浅表计量$H_p(0.07)$、眼晶体剂量$H_p(3)$的监测和光子的能量鉴别。剂量计底座配置三种内衬：两片槽、四片槽、两管槽。片状槽用于放置片状探测器，管状槽用于放置玻管或长条形探测器。剂量计底座左下槽用于个人贯穿性剂量的监测$H_p(10)$；剂量计底座右上槽用于浅表剂量的监测$H_p(0.07)$；剂量计底座左上槽用于眼晶体剂量的监测。如不要求眼晶体剂量，底座左上侧可不放置探测器。

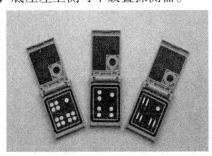

图3-9　CTLD-J4000型鉴别式热释光个人剂量计探测器放置示意图

剂量计底座右下槽用于光子能量鉴别，可通过底座右上槽/底座右下槽中的探测器读出值的比值确定光子的能量，也可通过底座右上槽/底座左下槽中的探测器读出值的比值鉴别光子的能量。

五、个人剂量监测相关技术

（一）最低探测水平（MDL）

最低探测水平是用于评价测量仪器探测能力的统计量值，在给定的置信度下，一种测量方法能够探测出的区别于本底值的最小量值。

取一致性控制在5%以内的剂量计（或探测器）10个，放置于无附加辐射场的天然本底环境中，作为跟随本底。探测器的放置周期与个人剂量监测周期一致。采用式(3.1)（GBZ 207—2016附录E）的方法计算测度值的$\mu_A(x_i)$

$$\mu_A\left(x_i\right)=\delta\left(x_i\right)=\sqrt{\frac{\sum_{i=1}^{n}\left(x_i-\bar{x}\right)^2}{n-1}} \tag{3.1}$$

式中：$\mu_A\left(x_i\right)$为本底测量结果的检验标准差。

按式（3.2）计算最低探测水平MDL：

$$\mathrm{MDL}=3\times\mu_A\left(x_i\right) \tag{3.2}$$

式中：MDL表示在辐射监测中，用于评价探测能力的一种统计值，指在给定的置信水平下，一种测量方法能够探测出区别零值的最小样品贡献；$\mu_A\left(x_i\right)$为本底测量结果的检验标准差。

一般情况下，应对最低探测水平变化大于10%的个人剂量系统实施状态复检，查明原因，并在个人剂量系统修复后方可开展相关工作。

（二）数据处理与计算

1.数据处理

$$H_p(10)=C_f(X_i-X_{bg}) \tag{3.3}$$

式中：C_f表示刻度因子；X_i表示监测元件的热释光发光值的均值；X_{bg}表示本底元件的热释光发光值的均值；X_{bg}表示退火后残余剂量+天然本底+安检等运输剂量；X_i=退火后残余剂量+天然本底+安检等运输剂量+照射剂量。

2.数据计算

（1）单剂量计的计算

佩戴铅围裙外单剂量计时，使用单剂量计公式计算：

$$E=0.1H_o \tag{3.4}$$

式中：E表示有效剂量中的外照射剂量，单位为毫希沃特（mSv）；H_o表示铅围裙外锁骨对应的领口位置佩戴的个人剂量计测得的$H_p(10)$，单位为毫希沃特（mSv）；

（2）双剂量计的计算

佩戴铅围裙内、外两个剂量计时，使用双剂量计公式计算：

$$E=\alpha H_\mu+\beta H_o \tag{3.5}$$

式中：E表示有效剂量中的外照射剂量，单位为毫希沃特（mSv）；α表示系数，有甲状腺屏蔽时，取0.79，无屏蔽时，取0.84；H_μ表示铅围裙内佩戴的个人剂量计测得的$H_p(10)$，单位为毫希沃特（mSv）；β表示系数，有甲状腺屏蔽时，取0.051，无屏蔽时，取0.100；H_o表示铅围裙外锁骨对应的衣领位置佩戴的个人剂量计测得的$H_p(10)$，单位为毫希沃特（mSv）。

（三）调查水平与异常剂量

当职业照射受照剂量大于调查水平时，除记录个人监测的剂量结果外，并做进一步调查。GBZ 128—2019建议的年剂量调查水平为5 mSv，单周期的调查水平为5 mSv/(年监测周期数)。

放射工作单位在接到调查登记表后2周内反馈处理意见，个人剂量监测技术服务机构负责检测结果的解释，检测结果确属超剂量照射或未能按时反馈处理意见的，个人剂量监测技术服务机构按照相关要求上报至相关监管部门。

职业性外照射个人监测剂量调查登记表至少包含以下要素：

（1）剂量调查登记表。

（2）用人单位（盖章），编号。

（3）人员姓名、职业类别、本次测量剂量值、剂量计佩戴起止日期。

（4）个人剂量计佩戴位置：胸部、头部、手部、其他部位。

（5）评价结论，检测报告专用章，用章日期。

（6）确定在佩戴个人剂量计期间，是否发生过以下情况：个人剂量计曾经被打开，个人剂量计曾经被水浸泡，个人剂量计曾经被滞留于放射工作场所内，曾经佩戴个人剂量计接受过放射性检查，曾经佩戴个人剂量计扶持接受放射性检查的受检者/患者，曾经维修含源装置，铅围裙内外剂量计混淆佩戴；如果是正常佩戴，是否发生过以下情况：佩戴期间工作量较前期明显增加、其他原因。

（7）本人及负责人签字，签字日期。

（8）处理意见（检测单位填写），签字及签字日期。

（四）外照射个人剂量监测评价

1.剂量评价一般原则

当放射工作人员的年个人剂量当量小于20 mSv时，一般只需将个人剂量当量$H_p(10)$视为有效剂量进行评价，否则，估算人员的有效剂量；当人员的眼晶体、皮肤和四肢的剂量有可能超过相应的年当量剂量限值时，给出年有效剂量的同时估算其年当量剂量。

2.剂量评价方法

职业性外照射个人监测，一般应依据测得的个人剂量当量$H_p(d)$进行个人剂量评价。

当放射工作人员的年受照剂量低于相应限值时，职业性外照射个人监测得到的个人剂量当量$H_p(d)$可直接视为有效剂量。当接近相关限值时，如果需要，可按式（3.6）估算有效剂量：

$$E=C_{PE}H_p(d) \tag{3.6}$$

式中：E表示有效剂量中的外照射剂量，单位为毫希沃特（mSv）；$H_p(d)$表示职业性外照射个人监测得到的个人剂量当量；C_{PE}表示个人剂量当量得到的有效剂量的转换系数。

当人员接受的剂量很大时，如果需要，也可用模体模拟测量的方法，估算出主要受照器官或组织的当量剂量H_T，再按式（3.7）估算有效剂量：

$$E_{外}=\sum W_T \cdot H_T \tag{3.7}$$

式中：$E_{外}$表示有效剂量E中的外照射剂量，单位为毫希沃特（mSv）；H_T表示主要受照器官或组织的当量剂量，单位为毫希沃特（mSv）；W_T表示受照器官或组织的组织权重因子。

（五）记录

1.名义剂量的确定

当剂量计丢失、损坏、因故得不到读数或所得读数不能正确反映工作人员所接受的剂量时，确定其名义剂量，并将名义剂量及其确定方法记入监测记录。

根据具体情况合理选择以下方法之一确定名义剂量：

（1）用同时间佩戴的即时剂量计记录的即时剂量估算剂量；

（2）用同时间同场所监测的结果推算剂量；

（3）用同一监测周期内从事相同工作的工作人员接受的平均剂量；

（4）用工作人员前一年度受到的平均剂量，即名义剂量=前一年度剂量×监测周期（d）/365；

佩戴周期超过3个月的剂量计的记录：其剂量用名义剂量给出，并给出适当说明；报告中可给出实际结果，但必须说明此结果不符合本标准规范。

2.监测结果小于最低探测水平的记录

当工作人员的外照射个人监测结果小于最低探测水平（MDL）值时，报告中的监测结果表述为<MDL。为便于职业照射统计，在相应的剂量档案中记录为MDL值的一半。

（六）职业性外照射个人检测报告

个人剂量监测技术服务机构在完成一个监测周期的监测任务后，1个月内出具检测/检验报告。个人剂量监测技术服务机构及时按照相关监管部门要求上报监测结果。

1.职业性外照射个人检测报告存档版

职业性外照射个人检测报告（存档版）至少包含以下要素：

（1）个人剂量监测技术服务机构名称。

（2）检测报告，样品受理编号，检测报告页码。

（3）检测项目、检测方法，用人单位/委托单位，检测/评价依据，检测类别/目的，检测仪器名称/型号/编号，探测器名称。

（4）检测结果：编号，姓名、身份证号、性别、职业类别，剂量计佩戴起止日期，佩戴天数，监测的量。

（5）签发人及签发日期，存档版还应包括检测人、校核人、审核人。

（6）本周期的调查水平、最低探测水平。

2.职业性外照射年剂量检测评价报告

职业性外照射年剂量检测评价报告至少包含以下要素：

（1）检测单位名称。

（2）年剂量检测评价报告，报告编号，报告页码。

（3）检测项目、检测方法，用人单位/委托单位，检测/评价依据，检测室名称，检测类别/目的，检测仪器名称/型号/编号，探测器，监测起止日期。

（4）评价结论，检测报告专用章，用章日期。

（5）检测结果：编号，姓名、身份证号、性别、职业类别，本年度监测次数、监测的剂量。

（6）检测人、校核人、审核人、签发人，签字日期。

（七）档案

个人剂量档案除了包括放射工作人员正常工作期间的个人剂量记录外，还包括其在异常情况（事故或应急）下受到的过量照射记录。

职业照射个人剂量档案终生保存。

第二节　RE2000A热释光读出器

一、基本理论和原理

（一）热释光理论

热释光是指在辐照场中暴露一定时间的热释光材料（如LiF：Mg，Ti，或者LiF：

Mg，Cu，P）加热后会以光子的形式连续地释放出能量。受辐照的热释光材料会释放出电子，该电子会被捕获到热释光材料的结构中。更特殊的是，电子会被热释光材料中的杂质和陷阱捕获，产生能量-电荷。这些电荷可在热释光材料中保存相当长的时间（时间长短与材料有关，比如LiF材料中，剂量的半衰期是80 a），一旦热释光材料受热，能量-电子会以光子的形式释放能量，光子的数目可通过光电倍增管进行统计。探测器材料不同，发出的光的波长也不尽相同。

（二）热释光发光曲线

热释光是一种自然现象，热释光元件受到一定能量和剂量的射线照射，其射线能量沉积于热释光材料中，通过读出仪对热释光元件加热使其发光，发光强度与受照剂量成正比。当按一定升温规律加热，热释光的发光强度与加热温度的关系曲线即为热释光发光曲线。发光曲线描述的是发光强度与温度或者时间的函数关系。大部分情况下，发光强度都是时间的函数，因为其更能反映测读时间（包括预热时间、测读时间以及退火时间）这一特性。LiF（Mg，Cu，P）具有3个发光峰，其峰温度分别为135、240和350 ℃。如果受照的热释光材料在测读前没有进行预退火处理，第1个低能峰在发光曲线上就会清晰可见，可通过预退火的方式或者手动调整测量起始时间的方式来消除。第2个峰为剂量监测峰，峰温度为200～300 ℃。实验选用峰温度240 ℃作为剂量测量温度。

（三）操作原理

读出器的所有操作和控制都是通过安装在电脑上的WinTLD软件进行的。测量过程是通过测读热释光元件进行的，热释光元件需要放到随机带来的有编号的剂量卡中。

如图3-10所示，每一个滑片可放置4个探测元件，滑片插在剂量卡内，剂量卡按顺序插入卡夹内，一个卡夹可放置20个剂量卡。卡夹本身自带一个剂量卡，该卡内的滑片编号就是卡夹的编号。

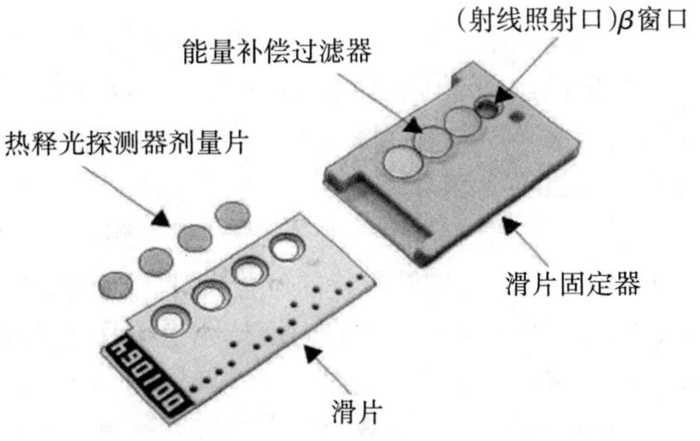

图3-10 计量卡示意图

当卡夹插入RE2000A TLD读出器，并通过PC上的WinTLD软件界面发布开始命令后，读出器开始识别卡夹编码，然后把第一个剂量卡中的滑片（含探测元件）推送到读出器中。每个探测元件都是单独测量的，通过真空顶针升降装置把探测元件送入读出器的测量室内，测量室内充满了加热的氮气。使用热氮气对探测元件进行加热，氮气通过后面板上电源开关下方的一根管子（图3-11）通入到读出器内。标准的氮气压力是5 bar（0.5 MPa）。

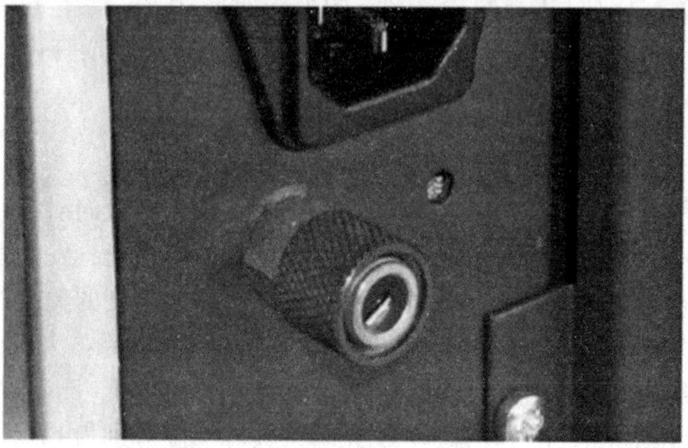

图3-11　氮气连接管

加热参数在WinTLD软件操作中进行定义，包括加热氮气温度、预热时间、测读时间以及测读后的退火时间。

探测元件受热开始发光，发出的光通过光导进入光电倍增管从而被测量。从光电倍增管出来的信号会被继续放大，最后以电子信号的形式进行测量。

加热过程结束后，真空顶针通过下降的方式把探测元件从测量室内移除，在等待探测元件充分冷却后，会将其放回滑片初始位置。之后滑片会被再次向前推进一点，下一个探测元件会通过真空顶针被送入测量室。当滑片内的所有探测元件都测量完毕后，读出器会将滑片送回卡夹中的剂量卡内，之后卡夹会下降一个位置，下一个滑片会被送入仪器内进行测读。

当所有的探测元件都测读完毕，最后一个滑片也回到剂量卡内之后，读出器会弹出卡夹。此时所有的测读数据已经自动传送到WinTLD的浏览器数据库中。

读出器有一个可选的卡夹传送装置（图3-12），配备该装置可实现10个卡夹的连续测读，每个卡夹最多可装载20个剂量计。

RE2000A TLD读出器内的光探测系统（图3-13）用于测量较小的辐射剂量（可提供稳定可靠的灵敏度）。因为光电倍增管的特殊位置设计，测量室内产生的热量不会对光电倍增管产生影响，这样可保证光电倍增管温度持续稳定及高灵敏度。光电倍增管有其独立的温度控制附件，可保证极高的稳定性。

光电倍增管采用脉冲甄别式的光子计数，可有效区分热噪声和实际有用信号。这种测量方式可保证极高的信噪比，能够满足低剂量的测量要求。

所有的测量过程都会通过一个极其稳定的LED参考光源进行监控，该光源发出光的波长与热释光材料发出光的波长相近。

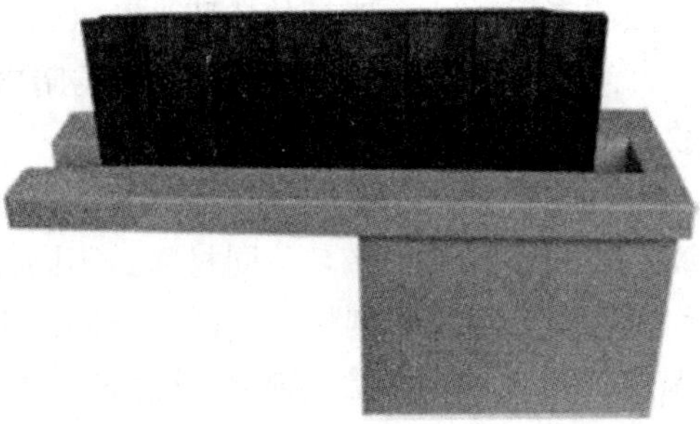

图3-12 RE2000A读出器卡夹传送装置示意图

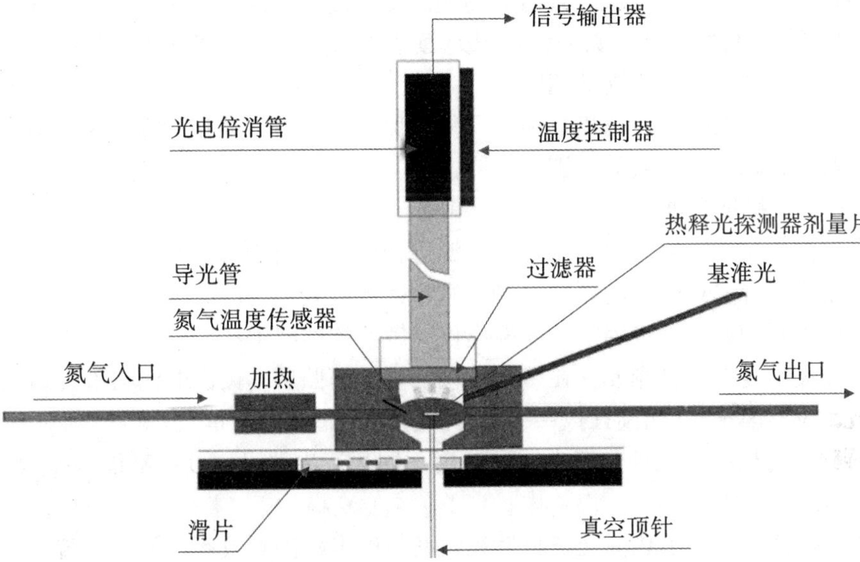

图3-13 RE2000A TLD读出器光测系统示意图

（四）RE2000A校准

RE2000是一款热释光剂量测量系统，配套使用的探测元件应为热释光材料。其在正式使用前，应进行校准。仪器校准流程见图3-14。

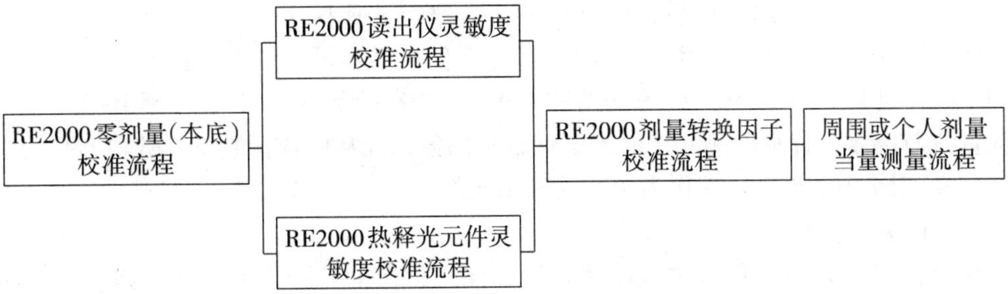

图3-14 仪器校准流程图

1.零剂量校准

热释光剂量元件未经辐照或者退火，测读时的残留计数来自热释光晶体的“热辐射发光”和“光测量系统的电子学噪声”，以及“光电倍增管的暗电流”等，这部分计数称为热释光元件的本底计数。

零剂量校准是整个校准流程的第一步。零剂量校准时要测读退火后的元件。零剂量校准的目的是记录材料和读出器的零剂量水平。不同材料、不同元件及元件受到的热处理方式、次数、接受的总剂量等都会造成零剂量的不同。不同读出器或即使同一台读出器，但因为维修、污染、温度变化等原因都会造成零剂量的不同。应经常检查零剂量，尤其是将要测量大批剂量计时。

平均零剂量（AZD）等于用同一台读出器、同种材料且同一批次，测读元件退火后的均值。在产生零剂量时还应考虑剂量卡中4个位置的使用目的及使用情况。

平均零剂量对材料、批次、读出器的不同组合方式都需要分别定义。即平均零剂量校准因子的个数=材料种类个数×批次个数×读出器个数。一般将同种材料不同批次的元件在剂量计类型中定义为不同的范围。

在完成零剂量校准后，读出器测读元件的原始计数将自动扣除零剂量计数。应注意零剂量计数与运输本底计数的区别。

2.读出器灵敏度校准

读出器的稳定性可以通过内置参考光源进行监测，由于热释光测量系统易受到灰尘沉积、设备维护等多种因素的影响而导致测量效率的衰退。因此，有必要建立一个热释光材料与读出器相关的修正因子，即读出仪灵敏度校准因子。

读出器灵敏度是热释光元件在接受单位剂量的辐照后，读出器测得的计数值。即读出器灵敏度校准因子=（测读计数-零剂量）的均值/辐照的剂量值。

不同材料的热释光元件，读出器灵敏度不同。读出器灵敏度校准因子个数=材料种类个数×读出器个数。

读出器灵敏度表征了热释光材料发光效率与读出器探测效率（即光电转换效率）的关系。

读出器探测效率随测量条件的变化而不同，从而引起读出器灵敏度不稳定。为保证结果的准确度，应在测读前或大批量剂量计测读后对读出器灵敏度重新进行校准，并考虑其引入的B类不确定度。

应采用分散性非常小的专用元件进行读出器灵敏度校准，平均发光效率应等于或非常接近于同一批次使用的剂量计的平均发光效率。选择程序：在标准辐射场（^{137}Cs或NS80光子窄谱规范）中，对同一批次热释光元件（零剂量校准后）进行辐照，一般应照射1 mGy或1 mSv，以其对应的发光量为基准，单位为纳库伦（nC）。利用读出器对上述元件进行测读，计算所测元件的光子计数平均值，并从中选择光子计数值与平均值偏差在±1%范围内的20个元件作为校准的专用元件。

3.元件灵敏度校准

每个热释光元件都具有物理性能差异，同一批次的热释光元件发光效率也不尽相同。元件灵敏度校准因子表示的是每个热释光元件与同批次内的校准剂量元件的相对灵敏度，无量纲。

对热释光元件的灵敏度进行校准时，采用每个剂量元件对“校准剂量元件”的相对灵敏度，而其平均效率只能近似地代表同一分组剂量计的平均值。为进一步减小误差，可通过限制热释光元件分散性的方法进行筛选。

热释光元件的分散性是指热释光元件与校准专用的热释光元件之间的灵敏度差异，RE2000A热释光系统中可设定分散性的范围为± 30%。经过筛选的剂量计分组，热释光元件的灵敏度校准因子应该在1左右。

元件的灵敏度校准因子个数=材料种类个数×次个数。

4.剂量转换系数

校准零剂量灵敏度、读数器灵敏度以及热释光元件灵敏度后，RE2000A测得的计数值转换成以发光量为单位［例如纳库伦(nC)］的值。校准的最终结果是建立热释光测量系统的计数值（发光量）和个人剂量当量或周围剂量当量（即nC与mSv）之间的关系，称为校准剂量转换系数（刻度因子）。

5.剂量转换系数（刻度因子）校准程序

将经过零剂量校准和热释光元件灵敏度校准的同一批次剂量元件装盒，并分为3组：

一组用于产生本底辐照器数据（local irradiator data），元件数为n，计数值定义为P_i，照射量表征为R_1。ISO标准充水板模，照射1 mSv。

一组用于照射个人当量剂量，元件数为m，计数值定义为P_j，照射量表征为R_2。为便于剂量线性检验，可分别采用0.3、1、2、3、5 mSv等个人剂量当量值照射，并计算其平均校准因子；按相关国家标准的要求，应送中国计量科学研究院或中国原子能科学研究院（国防科工局辐射计量一级站）进行照射，年度检定1次。

二、仪器安装调试

（一）仪器安装

（1）RE2000A TLD读出器应安装在干净的实验室环境中，实验室温度应保持在20～25 ℃，湿度应保持在50%～70%。

（2）读出器需要安装在一个坚固的平台上，周围不应有其他仪器，不应有强的光源或者热源。不要将读出器安装在靠近窗户或者辐照器的位置，需保证仪器四周有20 cm的空间，以便于空气流通。禁止在仪器顶部放置其他物体。

（3）顺时针方向旋转读出器前面板上的锁紧螺丝，可打开读出器的顶盖。去掉所有在运输过程中使用的锁紧装置。

（4）安装弹夹挡板。

（5）通过仪器配套的数据线、电源线分别将仪器连接至电脑和电源。购置安装UPS不间断电源，以防止突然断电造成工作中的仪器出现故障。

（6）连接氮气。通过仪器后面板下方的气孔连接外部氮气瓶。连接好氮气，通过在电脑上操作配套软件来控制仪器通氮气，点击软件界面的气泵图标，在通过氮气时调节气压阀至0.5 MPa，此时氮气流量指数应为1800～2000。

（二）软件安装

一般情况下读出器通过一台安装有WinTLD软件的电脑进行操作。读出器本身没有单机运行模式。所有的操作命令都需要从WinTLD Server的界面上发出。

（1）按照软件安装方法安装即可。在软件安装过程中会出现填写公司名称和序列号的界面。注意公司名称的首字母要大写，其余小写；序列号全部大写，且不要省略中间的“-”。

（2）软件安装完成后，出现安装数据库界面，输入一个数据库名称，定义连接名称，连接软件与仪器，选择数据库。

（三）设置状态参数

启动TLD Server，在顶部菜单点击“Set-up（设置）”的子菜单中的“Reader settings（读出器设置）”选项，或点击界面中部的黄色门铃快捷键，会弹出设置界面，将“Photomultiplier temperature（光电倍增管温度）”中的“Operating ℃（工作温度）”设为25，勾选“Alarm enable”后将“Range ± ℃（温度变化范围）”设为8，勾选“Alarm enable”后将“Reference k-counts（参考光计数）”设为190，勾选“Alarm enable”后将“Dark counts（暗计数）”设为500，在“When nitrogen temperate is too high or too low（当氮气温度过高或过低时）”中选择“Wait to allow reader to adjust（等待读出器调整）”选项。

三、操作步骤

（1）确认220 V交流电源供电正常、UPS工作正常后，接通系统电源总开关。打开RE2000A热释光读出仪电源开关，预热至少30 min。

（2）记录和保持探测器元件与剂量计编号的一一对应关系；将现场测量或个人佩戴后的剂量元件装入弹夹，插入读出仪中。

①把探测元件装到滑片内。使用镊子或者其他合适的工具处理探测元件，避免污染探测元件。在处理探测元件时，不要用力。用力挤压探测元件可能会导致摩擦发光。

②从β窗口端将滑片插入剂量卡内。先把滑片编码一端推入剂量卡内，前三个探测元件会放在过滤器位置（图3-15）。

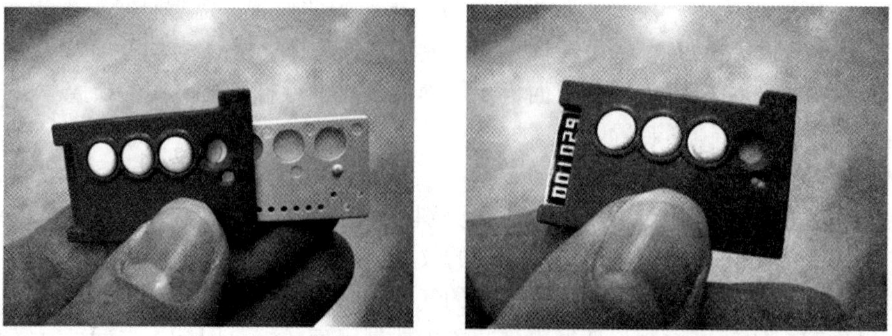

图3-15　滑片安装示意图

③确保滑片编码端在β窗口的另一端。确保滑片推入剂量卡时不会受到任何阻力。如果推入时感到明显的摩擦，须检查剂量卡或者滑片是否受损，然后更换受损的剂量卡或者滑片。

④把剂量卡装入卡夹（图3-16）。一般会按顺序从底部（卡夹号码之后）开始装载。不要在两个剂量卡之间留空白位置。确保滑片能够推进剂量卡中，而剂量卡可以在卡夹内前后移动。剂量卡和卡夹之间不应太紧。如果太紧的话，检查滑片、剂量卡和卡夹是否受损，替换损坏的部分。

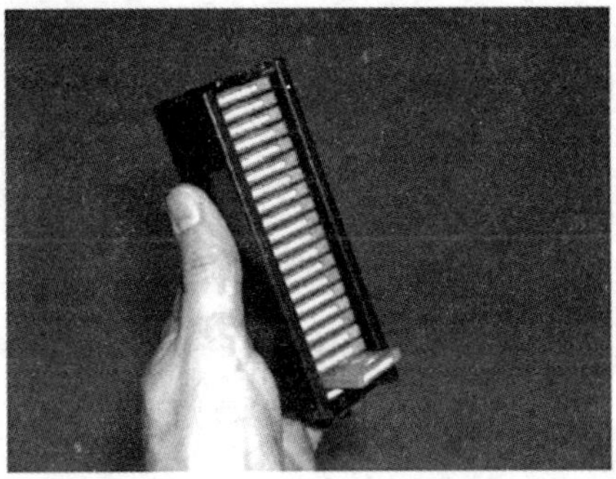

图3-16 卡夹示意图

⑤最后，确保卡夹在放入读出器之前是关闭的。当卡夹插入读出器时卡夹上的Logo应在正面的右上角的位置。

（3）打开Win TLD软件，显示界面如图3-17：

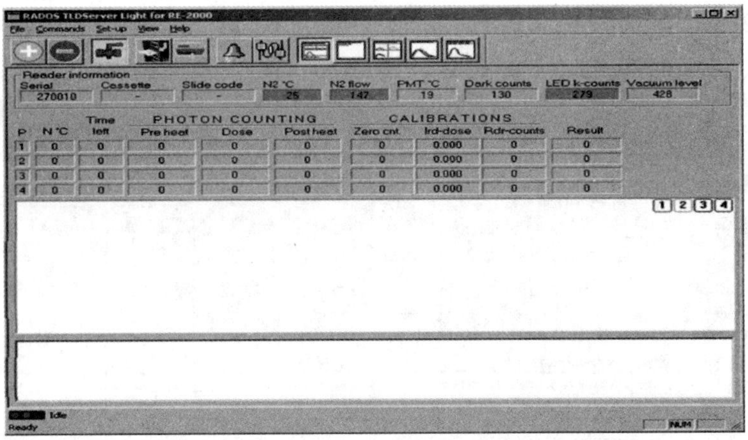

图3-17 Win TLD软件界面

（4）检查所有的接口是否都已经连接紧固，需要检查的接口包括串口/LAN线缆和氮气管。打开氮气阀门，调节入口压力至5 bar（约合0.5 MPa），可在±10%范围内变动。

（5）点击TLD Server软件界面中部的“Nitrogen and Pump（氮气和泵）”快捷键。

图案即为“Nitrogen and Pump（氮气和泵）”。

（6）点击“Set-up（设置）”中“Saving of results（保存结果）”选项，弹出图3-18所示界面：

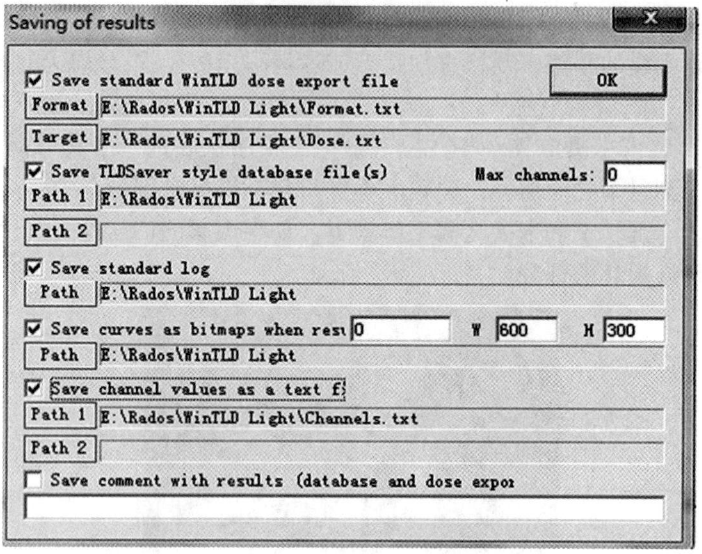

图3-18 保存结果界面

除最后的“Save comment with results（database and dose export）［保存结果的注释（数据库和出口剂量）］”不勾选外，其余5项全部勾选。Target（目标路径）可以修改文件保存的路径。点击“OK”键即保存设置。检测结束后，数据将以txt文档自动保存到电脑中。

（7）点击TLD Server软件界面中部的绿色加号（开始测量快捷键），出现参数设置界面，如图3-19。勾选剂量计对应的位置，一般为1、2，即勾选前两项。

• 图案即为“Run Local（开始测量）”。

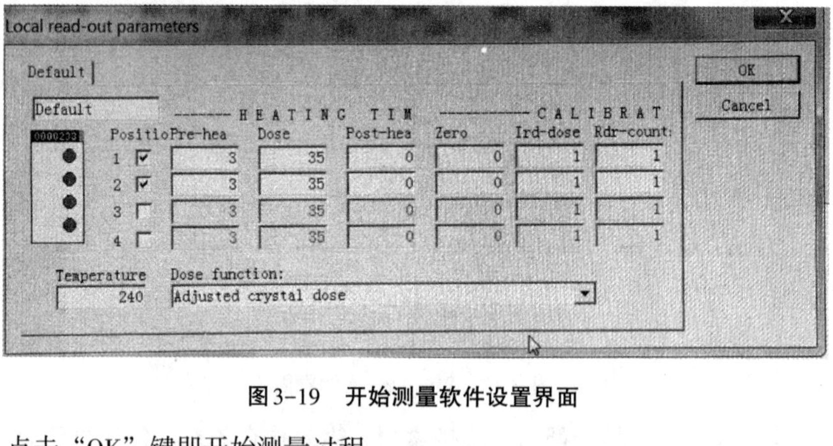

图3-19 开始测量软件设置界面

（8）点击“OK”键即开始测量过程。

一旦发布开始命令，探测元件的测读就会自动开始。当初次测读完成以后，如果不需要继续测读，应关闭氮气。卡夹传送装置上最多可承载10个卡夹。在任何测量开始前，检查剩余氮气量，确保有足够的氮气完成所有探测元件的测量。

（9）完成所有的探测器元件的测读后，关机。

关机的顺序：首先点击TLD Server软件界面中部的“Nitrogen and Pump（氮气和

泵）”快捷键，并手动关闭氮气供气阀门；然后关闭RE2000A热释光读出仪电源开关；最后关闭Win TLD Light软件。

四、日常维护

操作人员应严格按照规定及使用手册操作，操作后应做好使用登记，保持设备清洁，并搞好仪器周边卫生。

仪器设备期间核查：每3个月进行一次期间核查，查看RE2000A全自动个人剂量读出仪的稳定性和重复性。核查方法：按照RE2000A全自动个人剂量读出仪操作规程，定期测量20片固定放置于无附加辐射场的天然本底环境的个人剂量计，放置周期90 d，与个人剂量监测周期一致。检查仪器工作状态是否正常，并记录仪器设备工作情况。当本次期间核查的测读值与上一周期比较，分散性在±10%以内，说明读出器的稳定性符合要求。

定期机械维护：RE2000A读数仪有7个机械部分需要定期维护——剂量计滑片推进器、剂量计滑片驱动螺杆、热释光晶体顶针驱动螺杆、热释光晶体顶针的清洁、真空泵过滤器、测量时内部的红外过滤器的清洁、光电倍增管冷却风扇。

注意：在进行任何一项维护之前，一定要确定关闭设备电源，一定要确定关闭光电倍增管的保护装置，防止光线泄漏毁坏光电倍增管（光线过强会影响光电倍增管的灵敏度）。

1.滑片推进器

滑片推进器用于推动滑片沿着轨道移动，应该每3个月清洁一次，新仪器可半年清洁一次。主要操作步骤如下（图3-20）：

（1）关闭电源，然后顺时针转动面板前的锁定螺丝，打开面板。

（2）松开如图3个螺丝，取下卡带传送器。

（3）小心拉动卡夹传送器并从凹槽上取下，同时拔下连接线。

（4）在打开测量室光电倍增管的高剂量过滤开关（光电倍增管保护装置），防止光电倍增管受到强光损坏。把插销推到底部（filter位置）。

（5）取下顶部的6个固定螺丝。

（6）小心抬起面板。手动转动滑片推进器的螺杆，移动推进器，直到推进器一侧的凹口到达同侧的光纤传感器位置。

（7）从轨道小心抬起滑片推进器，注意不要碰坏光线传感器。

（8）检查轨道上是否残留热释光晶体的碎片或粉末，仔细擦干净。

（9）在安装顶部的面板复位之前，确认其他所有部件恢复到位，特别是滑片推进器的止动弹簧。

（10）安装顶部面板，安装好固定螺丝。

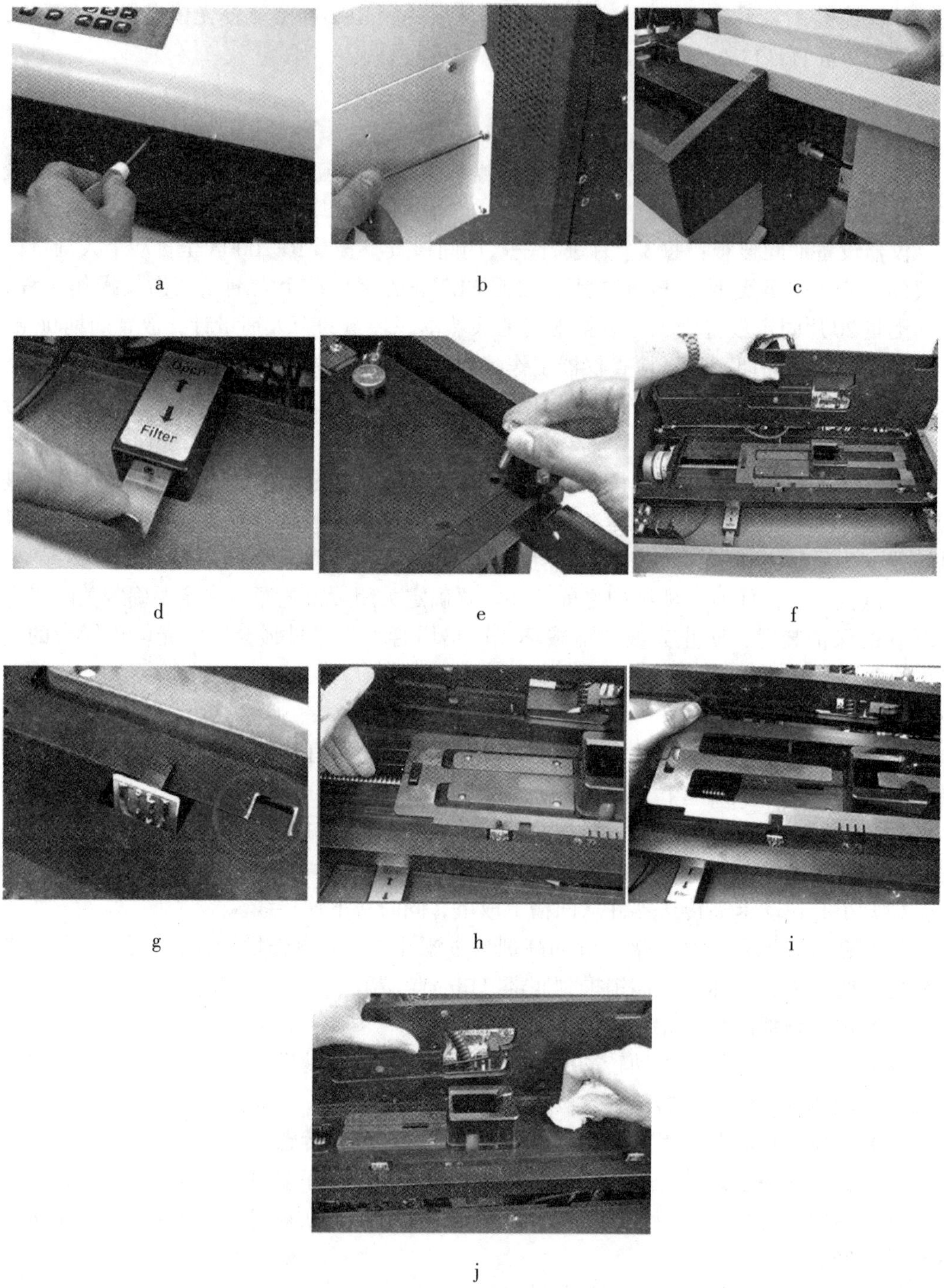

图3-20　滑片推进器操作步骤示意图

2.滑片驱动螺杆

电机通过驱动螺杆来移动热释光滑片推进器，驱动螺杆应该每3个月涂抹一次润滑油。如果读数仪使用频繁，涂抹润滑油的工作应该每2个月进行一次。主要步骤如下：

打开顶部的盖子［同滑片推进器中的步骤（1）～（4）］；取下顶部的6个固定螺丝，小心抬起面板；将Molykote 111 硅油树脂润滑油均匀涂抹在外露的驱动螺杆上。

完成后安装顶部面板，固定好螺丝。

3.晶体顶针驱动螺杆

电机通过螺杆来驱动热释光晶体顶针，驱动螺杆需要每3个月润滑一次，如果读数仪使用频繁，润滑工作需要每2个月执行一次，具体步骤如下（图3-21）：

（1）取下读数仪底部的卡夹存放面板，轻轻一拉就可以取下。

（2）拧下左侧面板的2个固定螺丝。

（3）取下左侧面板。

（4）用润滑油（Molykote 111硅油树脂“Molykote 111 silicone grease”）涂抹外露的驱动螺杆。完成后，安装顶部面板，固定好螺丝。

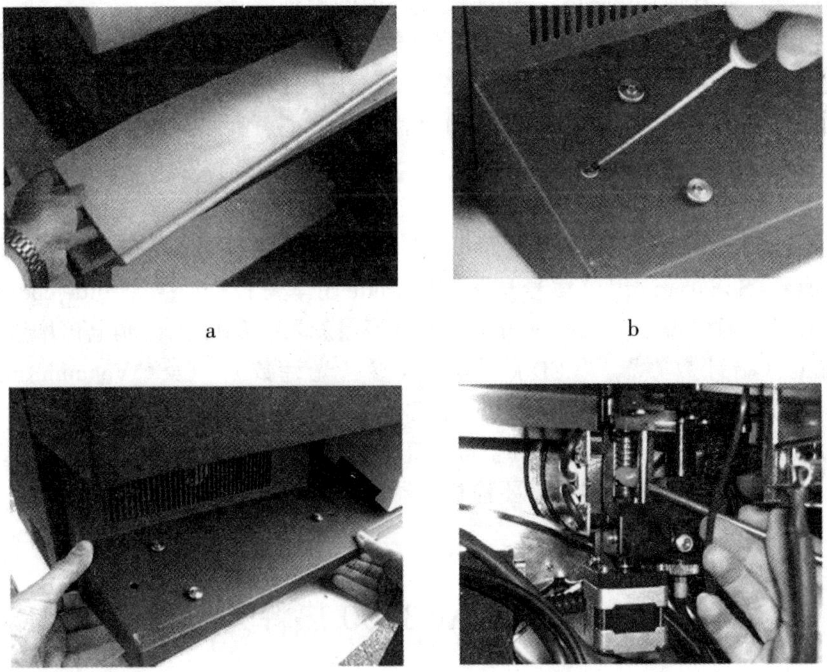

a　　b　　c　　d

图3-21　晶体顶针驱动操作步骤示意图

4.晶体顶针的清洁（图3-22）

如果在读取过程中发生错误，例如热释光晶体丢落在测量室，用户需要停止读取工作，从测量室、氮气排气管、滑片轨道或热释光晶体顶针中找到并清除热释光晶体或其碎片。清理步骤同滑片推进器中的步骤（1）～（4），同时需要取下卡夹传送器。

万一有晶体碎片堵塞真空顶针，需要取下顶针。顶针通过一个翼形螺钉固定，旋动螺钉即可取下顶针。

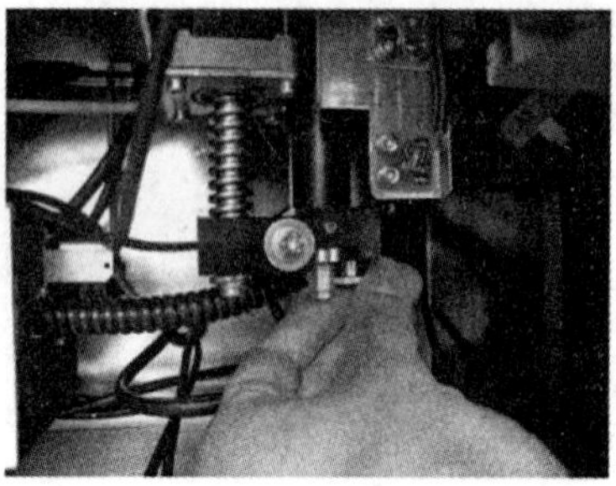

a

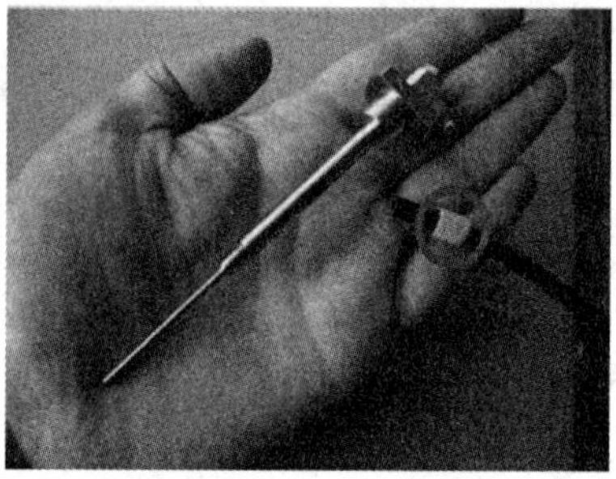

b

图3-22　晶体顶针的清洁示意图

旋转顶针底座的固定环，取下与之相连的橡胶软管；敲一下真空顶针，去掉里面可能有的晶体碎片或其他堵塞物，或更换已经坏掉的顶针。

注意：读数仪的电子学部分需要用风扇冷却，因此要经常仔细检查风扇是否运转正常，日常工作中可用干抹布清理风扇表层的灰尘，如有停止转动或其他异常，需及时联系厂家维修。真空泵过滤器和红外过滤器也不可自行拆开，如有异常，应及时联系厂家维修。

五、仪器工作时的注意事项

仪器工作时，“Main display（主面板）”界面“Reader information（读出器信息）”的子菜单有：“Serial（读出器编号）”，“Cassette（弹夹1，2）”，“Slide code（滑片编号）”，“N_2 ℃（氮气温度）”，“N_2 flow（氮气流量）”，“PMT ℃（光电倍增管温度）”，“Dark counts（暗计数）”，“LED k-counts（参考光计数）”及“Vacuum level（真空度）”等选项；其中N_2 ℃（氮气温度）正常值为240 ℃，N_2 flow（氮气流量）正常值范围为1600～2400，Vacuum level（真空度）正常值范围为500～700。如果上述参数值有红色标记，提示仪器状态异常，需要检查仪器状态。

第三节　Harshaw 3500热释光读出器

一、仪器简介

（一）性能简介

Harshaw3500型TLD阅读器广泛应用于辐射防护、放射医学、辐射研究、大剂量测量，尤其适用于科研及中小规模的剂量测量。

本系统采用电阻加热方式。电阻热盘加热方式用于阅读片状、杆状、粉末状的探测元件。阅读器经由RS232串口连接PC，其操作软件提供先进完善的剂量算法、发光曲线分析、加热方式设定、时间温度控制、维护连锁和保健物理记录系统。

该读出器的优势在于：

（1）剂量算法满足或超过DOELAP和NVLAP认证要求；

（2）发光曲线分析决定发光曲线特性；

（3）完善的记录系统和剂量数据管理，剂量元件清单随时掌握；

（4）样品室里充满惰性气体，样品就会被导热的气体介质所包围，因而可在一定程度上受到各向加热；

（5）气体在进入样品室以前，通过一个有效的凝水器使之成为极干燥的气体（99.995%），因此无需常用的真空环境。

（二）系统配置

包括Harshaw 3500双通道热释光测量系统一套、热释光元件、WinREMS 3500 UP TLD 3500操作软件、氮气瓶、氮气减压阀（国产）、退火炉、真空镊子（选配，用于移动热释光剂量片）、元件承载盘、退火托盘、标准热释光元件（片状或圆状），UPS不间断电源（选配），电源线、中英文说明书、氮气管等。

（三）仪器指标

1.发光探测系统

性能：每次装1个剂量元件。

周期：用标准TTP，每片阅读时间20 s。

预热时间：30 min。

线性：小于1% 偏差。

稳定性：连续读10次，标准偏差小于1.0 μGy。

暗电流：相对小于50 μGy，^{137}Cs。

2.参考光源

测量范围：10 μGy～1 Gy（1 mrad～100 rad）线性；1 Gy～20 Gy（100 rad～2000 rad）超线性。

射线测量：光子能量>5 keV，中子、热中子-100 MeV，电子/β能量>70 keV。

剂量元件加热系统方法：接触加热线性升温（TTP），温度稳定性：±1 ℃。

3.TTP 参数

预加热温度：15～400 ℃

预热时间：0～999 s。

探测温度：15～400 ℃（可选600 ℃）。

探测时间：3～400 s。

探测升温率：1～50 ℃/s。

退火温度：15～400 ℃。

退火时间：0～999 s。

高压：范围为500 ～1200 V，稳定性为+0.005%。

单位：nC、gU、mrad、mrem、mGy、Gy、μSv、mSv、Sv。

4可靠性

平均故障间隔时间（MTBF）：500 h或25 000个循环周期内置自测和诊断功能。

（四）外部影响

1.电磁干扰

EEC发光工业标准：EN 50081-1（散热）和EN 50082-1（感应系数）。

漏电：适合医学UL 544需求。

2.环境要求

电源：100/120/220/240 V AC，50/60 Hz。

气罐：N_2压力2 bar（200 kPa）±20%，5.6 L/min。

操作温度范围：15～35 ℃。

贮存温度范围：-10～60 ℃。

存储温度：-10～60 ℃。

环境光照：可抗1 000 lx（已覆盖阅读器）。

重量：25 kg。

3.氮气

纯度：97%。

压力：3.0～7.5 kg/cm^3。

流速：（内调大约要求）。

PMT：28 L/h。

Planchet：140 L/h。

最大：850 L/h。

二、操作说明

（一）软件操作说明

打开WinREMS软件，从File菜单里面选择打开上面建立的Workspace或者重新建立一个Workspace（图3-23）。

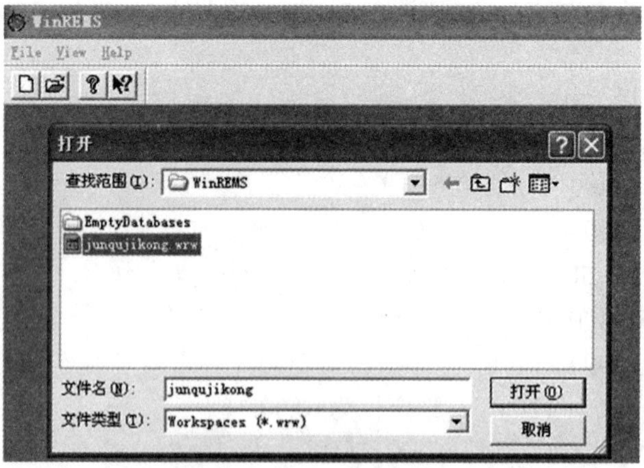

图3-23 WinREMS软件界面

打开工作组后的软件界面，上面一栏为菜单栏，下面一栏为快捷菜单。

（二）剂量元件刻度与读取

1.打开测量界面

光电倍增管噪音读取，单击“GO”，激活测量对话框，选择“Start”开始测量。出现图3-24所示光电倍增管测量窗口，将读出器的读出口拉出一半，按下“Read”按钮，开始读取（图3-25）。测量值在1～400 nC范围内时为正常情况。

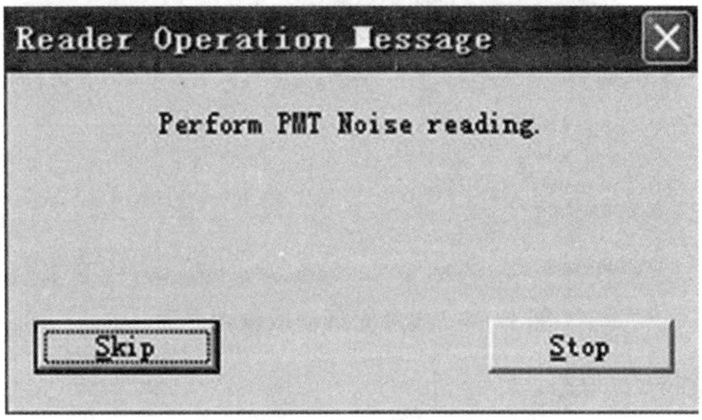

图3-24　光电倍增管测量软件界面

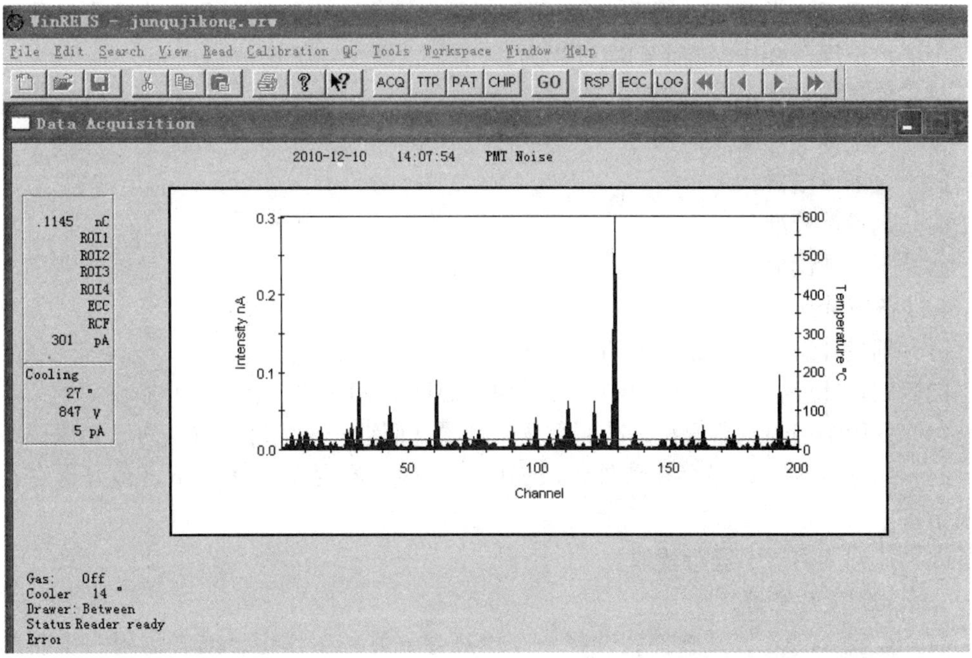

图3-25　数据测量软件界面

2.参考光源读取

光电倍增管的噪音读取之后，会出现如图3-26所示的参考光源对话窗。此时将测量托盘全部拉出，按下“Read”按钮，进行测量。

结果如图3-26所示，电量测量值在1～1500 nC范围内是正常的测量状态。

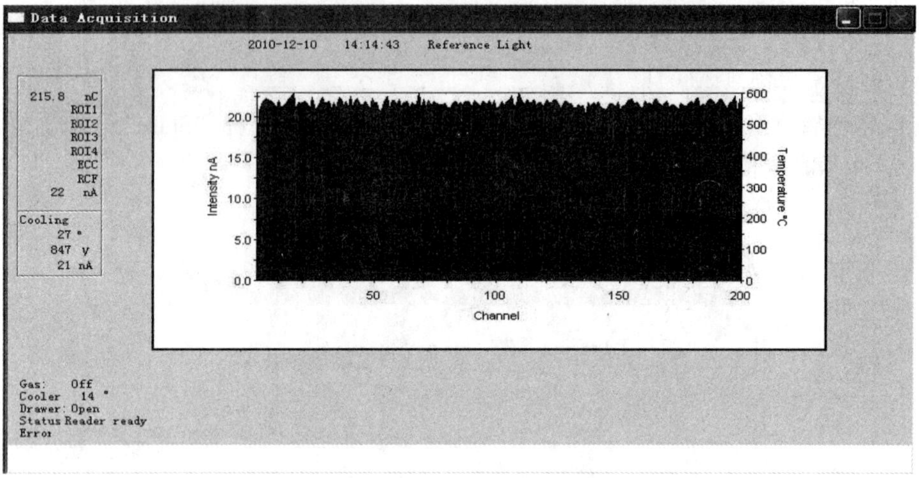

图3-26 参考光源读取软件界面

3.读出器和剂量片的刻度

由于剂量计的个体差异，如材料和物理尺寸等不同，探测器之间会有一定的区别，每个剂量计都有一个刻度系数，我们称为剂量计元件校准系数（ECC）。

测量结果是电荷强度，单位为nC，与剂量之间有一个转换，我们称这个转换因子为读出器校准因子RCF。整个刻度过程为：

（1）准备剂量片；

（2）产生标准刻度片；

（3）校准读出器；

（4）剂量计校准；

（5）剂量计读取。

4.准备剂量计

（1）剂量计退火，清除残留TL信号；

（2）剂量计保存在紫外线较弱的环境中，温度在30 ℃以下；

（3）使用小型辐照器或在标准照射场给剂量计照射一个标准剂量，为已知值；

（4）照好的剂量计保存在紫外线较弱的环境中，温度在30 ℃以下（最好保存在低本底铅室中）；

（5）放到读出器中进行读取。

5.标准刻度片筛选

（1）设置ACQ。打开软件，选择一个已经建立好的工作组，或者创建一个新的工作组。单击“Read”菜单，在下拉菜单中单击“Acquisition Setup”，输入用户名和密码“system”或单击快捷菜单中的“ACQ”，然后在下面对话框中进行设置（图3-27）。在“Mode”中选取“Generate Calibration Dosimeter”，然后在Titl中命名，便于识别所选取的工作模式，建议Titl采用与工作模式意思相同的名字，其名字不超过16个字符。设置完成后，单击“OK”，完成设置。

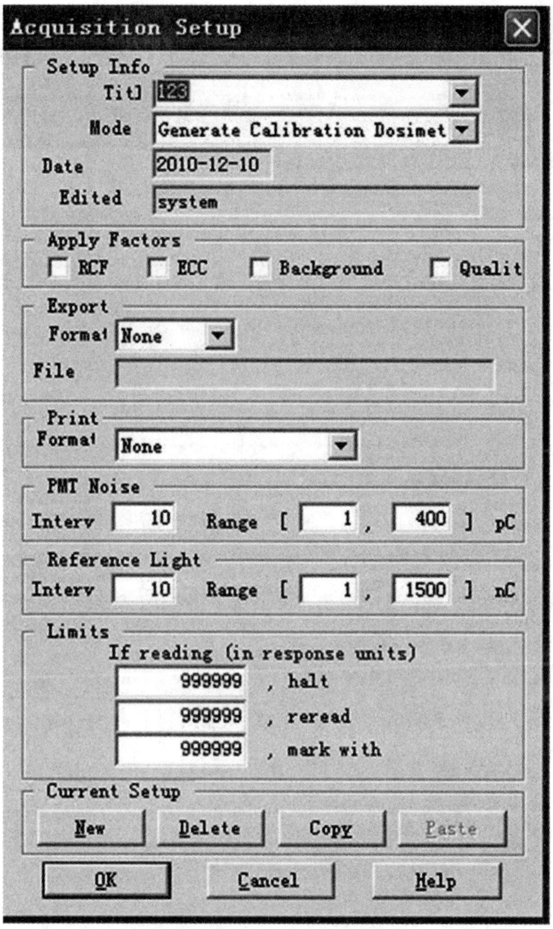

图3-27　ACQ设置界面

（2）TTP设置。单击Read主菜单，在下拉菜单中单击“TTP Setup”或单击快捷菜单“TTP”，输入用户名和密码“system”。然后在下面对话框中进行设置（图3-28）。

.tle：代表此次设置的时间温度参数的名称。

Regions：可以将测量结果分为四个区域，总范围是1～200。

Preheat：预热过程，设置预热温度和预热温度的保持时间。

Acquire：读取过程，设置升温速率和最大温度及其最大温度的恒温时间。

Anneal：退火过程，设置退火温度和退火时间。

Calibration：RCF在此步骤中为空，还没有刻度仪器，转换因子未知。

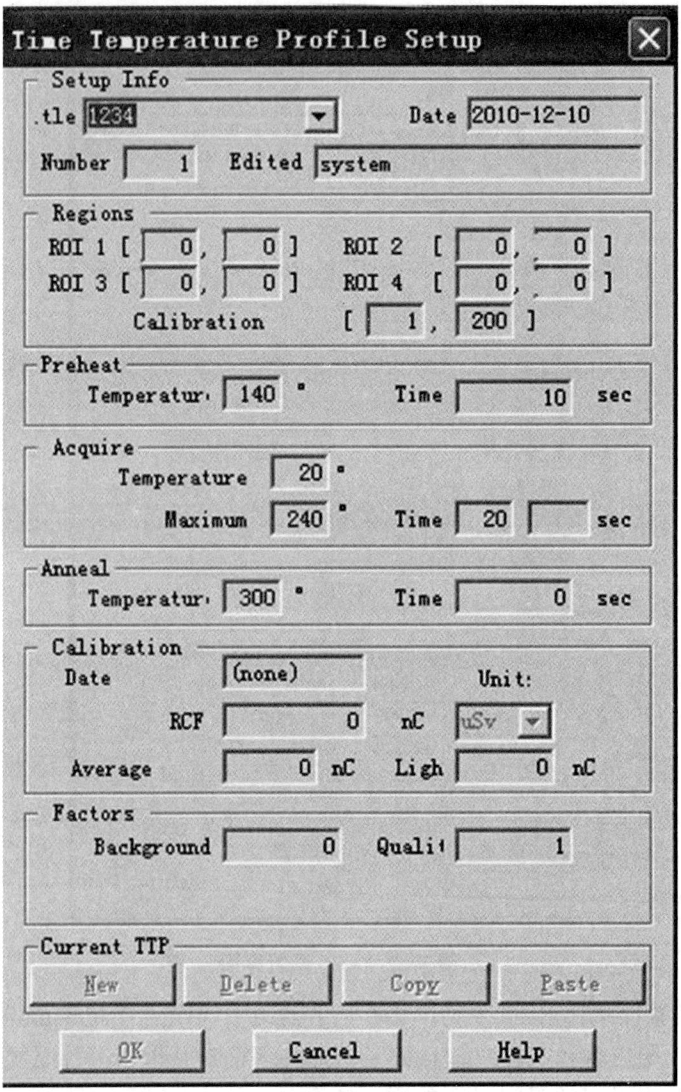

图3-28 TTP设置界面

（3）CHIP（样品编号）设置。单击Read主菜单，在下拉菜单中单击“Chipset Setup”或单击快捷菜单“CHIP”，输入用户名和密码“system”。然后在下面对话框中进行设置（图3-29）。该设置是为测量时自动测量提前做一个存储的数据表格库。

Dosimeter ID可以选择应用条形码扫描仪，对徽章的条形ID号码进行扫描输入，以减少工作量。TTP可以根据自己的需要选择先前设置好的满足此次测量元件片的时间温度参数。

（4）测量。用真空镊子把剂量计放在测量托盘中，然后把测量托盘推入样品抽屉中，单击“Read”主菜单，下拉菜单中单击“Start”或单击快捷菜单中“GO”，在“Group”中命名，可以用字母、数字命名，不超过16个字符。在“Acquisition”中选择之前在ACQ中设置“Generate Calibration Dosimeter”时Titl中的命名，然后单击“Start”

开始测量。等到测量全部结束后，单击“Done”，完成测量。（注意所有测量完的剂量计必须要按顺序放在剂量计承载托盘中，以便于识别和筛选）

（5）选择标准刻度片。单击RSP，或选择Search下拉菜单中的“Search Response Database”，选择上述测量步骤中设置好的组名，选择“标准数据报告”（Standard Report，Computed Exposure）数据显示类型，出现如图3-29窗口。按照Excel操作方式选择测量的结果。选中的数据单元格会由白色变为蓝色。对所选中的结果进行刻度筛选，根据实际的工作情况需要进行计算。

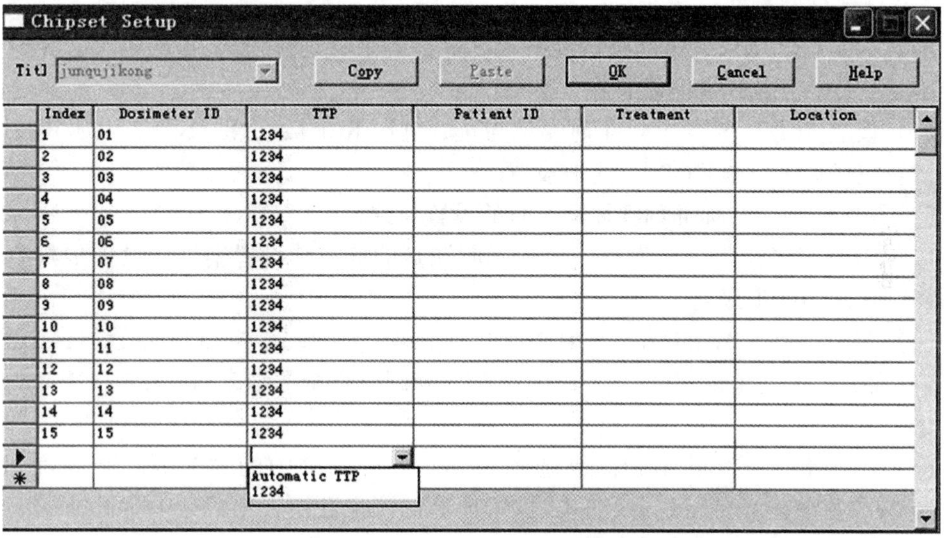

图3-29　样品编号设置软件界面

6.读出器校准刻度

筛选5～10个标准刻度片来校准读出器，退火，在辐射标准场照射一个已知剂量，然后设置程序，开始测量。

（1）设置ACQ。进入快捷菜单中的“ACQ”界面，在Mode中选取“Calibrate Reader”，然后在Titl中命名，如Cal Reader。此时ECC被选择（☑），说明ECC数据库已经应用。设置完成后，单击“OK”，完成设置。

（2）TTP选择。与标准刻度片筛选时的设置一致。

（3）CHIP（样品编号）设置。与标准刻度片筛选时的设置一致。需要注意的是，用来校准读出器的剂量计编号一定要与产生标准刻度片时设置的ID号一致。

（4）测量。测量过程同标准刻度片的筛选。推荐测量时，选择手动测量模式。如果在设置CHIP时，按照接受的剂量元件编号创建数据库表，则可以选择自动测量，首选手动测量。手动测量时，输入的编号一定要和元件对应起来，不可混淆，同时，必须输入接受的元件编号，如果输入被拒绝编号，按下“Read”按钮，则读出器不会工作。

按照正确的读出步骤，测量筛选出来的剂量元件。

（5）刻度RCF。单击RSP，或选择Search下拉菜单中的“Search Response Database”，设置好查询条件，选择出该步骤中所有的测量数据，具体操作可参照标准刻度片筛选有关步骤。此时ECC已被应用。

在Irradiat中输入剂量计照射的剂量，注意单位之间的转换。

单击“Compute”，计算出RCF。

Total：进行刻度的总元件数目。

Mean：测量的电量平均值。

Pending：计算所得RCF数值。单击Accept软件就可自动把RCF存入到数据库中。

7.探测元件的刻度

准备剂量计（可以是之前筛选标准刻度片后剩余的剂量计），重新退火，照射一个已知剂量，然后开始设置测量程序，准备测量。

（1）设置ACQ。步骤同标准刻度片筛选，此时RCF被选择（☑），说明RCF已产生。设置完成后，单击“OK”，完成设置。

（2）TTP选择。与标准刻度片筛选时的设置一致。

（3）CHIP（样品编号）设置。根据实际测量的剂量计设置编号。设置步骤参照读出器和剂量片刻度步骤。

（4）测量。在“Acquisition”中选择之前在ACQ中设置“Calibrate Dosimeters”时Titl中的命名，然后单击“Start”，开始测量。等到测量全部结束后，单击“Done”，完成测量。

（5）产生ECC。单击RSP，或选择Search下拉菜单中的“Search Response Database”，设置好查询条件，选择出该步骤中所有的测量数据，然后选中全部数据。此时RCF值已经被应用。测量结果单位用mSv表示。

选择Calibration下拉菜单中的“Dosimeters Calibration”，在“Mark”中选择“Field”用作现场剂量计。根据《个人和环境监测用热释光剂量测量规范》（GB/T 10264），现场剂量计的批均匀性不大于30%，所以就在上限（Upper）输入框中输入1.2，在下限（Lower）输入框中输入0.8，在Irradiat处输入照射剂量。单击“Compute”。在窗口中显示可以用现场剂量计的个数及剂量计ID，如果对结果不满意，还可以修改上下限范围，重新输入Upper和Lower值进行计算，直到满意为止。

结果满意后，点击“Accept”接受，同时软件自动把测量结果存入数据库中。所有接受的剂量计，都会被当作现场剂量计而存入ECC数据库中（图3-30）。

8.现场剂量计读取

剂量元件退火，发给辐射工作人员佩戴。一段时间后（一般为3个月）再次收集读取。

（1）设置ACQ。此时RCF和ECC都被选择（☑），说明RCF和ECC已产生。设置完成后，单击“OK”，完成设置。

（2）TTP选择。TTP不需要再设置，选择与产生标准刻度片相同的TTP。TTP已经被应用。

Element Correction Coefficient

Dosimeter ID	Date	Time	Reads Since First	Reads Since Last ECC	TTP	Dosimeter Usage	(i)	(ii)	(iii)	(iv)
05	2010-12-	15:19:36	0	0	1	Bad Dosimeter	1.473			
07	2010-12-	15:23:06	1	1	1	Calibration Dosimet	0.971			
08	2010-12-	15:25:21	0	0	1	Bad Dosimeter	1.077			
1	2010-12-	16:56:27	0	0	1	Field Dosimeter	0.974			
11	2010-12-	15:30:59	3	3	1	Calibration Dosimet	0.985			
12	2010-12-	15:32:43	4	4	1	Calibration Dosimet	0.994			
2	2010-12-	16:57:56	0	0	1	Field Dosimeter	1.070			
3	2010-12-	16:59:24	0	0	1	Bad Dosimeter	0.105			
4	2010-12-	17:01:09	0	0	1	Bad Dosimeter	0.011			
5	2010-12-	17:02:41	0	0	1	Bad Dosimeter	0.053			
6	2010-12-	17:04:12	0	0	1	Field Dosimeter	0.985			
7	2010-12-	17:05:41	0	0	1	Field Dosimeter	1.021			

图3-30 ECC数据库软件界面

（3）CHIP（样品编号）设置。设置新的样品编号数据库。根据探测器刻度所得的结果，选择可以用于现场测量的元件片。Dosimeter ID可以应用条形码扫描仪进行扫描，必须保证所有的元件片不混淆。ECC与元件片一一对应。

（4）测量。在“Acquisition”中选择之前在ACQ中设置“Read Dosimeters”时Titl中的命名，然后单击“Start”，开始测量。等到测量全部结束后，单击“Done”，完成测量。单击RSP对测量结果进行查看。

第四节 个人剂量监测的质量控制措施

按照《职业性外照射个人监测规范》（GBZ 128—2019）要求，对个人剂量监测的全过程进行质量控制措施。该标准规定了质量控制是职业外照射个人监测的重要组成部分，应将质量保证始终贯穿于从监测计划制订到结果评价的全过程。质量保证至少达到以下要求：

（1）使用合格的读出仪、剂量计和其他辅助设备，定期进行仪器的检定、校准和维护，采用全国个人剂量监测统一的热释光个人剂量测量系统，按照GBZ 207—2016的要求进行外照射个人剂量系统性能质量控制。

（2）使用能提供本底信息的对照剂量计。

（3）为控制使用的个人剂量探测器的分散性，进行适当筛选。

（4）积极参加中国疾病预防控制中心辐射防护与核安全医学安全所组织的实验室间比对，发现本实验室自己难以发现的误差或问题，及时调整，交流经验，不断改进测量系统的性能，提高个人剂量监测的质量。

（5）定期比对选用的测量方法。

（6）按照GBZ 128 —2019的要求记录和保存监测数据。

（7）对相关人员进行技术培训，由培训合格的人员进行监测工作；每年参加由中国疾病预防控制中心辐射防护与核安全医学安全所举办的全国外照射计量检测技术培训班，有计划、有步骤地对从事个人剂量监测的技术人员进行定期培训，掌握个人剂量计的原理、结果、性能以及有关监测规定、实施细则等知识，切实掌握方法，熟练操作技术。

实施监测过程的质量保证措施有：

（1）制定和严格遵守剂量计发放、佩戴、运输、回收和保存等环节的操作规程。

（2）个人剂量计在非工作期间避免受到任何人工辐射的照射。

（3）采用双计量监测时，采取相应措施以保证两个剂量计的正确佩戴。

（4）在个人监测中，按下述要求进行数据处理：

①使用适宜的统计方法，以尽量减少数据处理过程中可能产生和积累的测量误差；

②注意测量数据有效数字的正确表示，数据有效数字的位数能恰当反映该测量值的准确度；

③在现场用复查的方法，或使用适宜的统计学方法剔除异常数据。在剔除异常数据的同时，还应检查和分析其产生的原因，并记录在案。

第四章　低本底α、β测量系统

随着放射性同位素在各个领域的广泛应用，以及人们对生存环境、食品、饮用水及健康关注程度的逐步提高，越来越多微弱的放射性测量问题，摆在了人们面前。在食品卫生、商品检验、辐射保护、矿物分析、核医学、环境监测、农业科学以及考古等多个领域中的放射性问题在某种程度上已经涉及人类的健康和生存，迫切需要我们认真研究，同时放射性监测也引起了人们的普遍关注，这也是微弱放射性测量增多的一个重要方面。

通常我们把这种微弱放射性的测量称为低本底测量或低水平测量。

第一节　低水平α、β的测量术语

（1）放射性衰变：一种自发的核跃迁过程，在此过程中放出粒子或γ射线。

（2）放射性半衰期（$T_{1/2}$）：由于放射性衰变，其活度减到原来一半时所经过的时间。

（3）衰变常数（λ）：放射性核素在单位时间内进行自发衰变的概率。

（4）放射性活度：一定量放射性核素在时间间隔内发生自发核变化的次数与此时间间隔的比值。

（5）比活度：某物质的放射性活度（A）除以该放射性核素所在物质的质量（m）所得的商，即$a_M=A/m$。亦即单位质量的某种物质的活度。

（6）活度浓度：某物质的放射性活度（A）除以该放射性核素所在液体或气体的体积V所得的商，即C（Bq/L）$=A/V$。亦即单位体积的某种物质的活度。

（7）贝可（Bq）：放射性活度的国际单位。

（8）放射性标准源：性质和活度在某一个确定的时间内都是准确已知的，并有相应的证书可以作为标准的放射源，它可以是液体、气体或固体。

（9）本底计数：在没有被测样品和放射源存在的条件下，测量装置的固有计数。

（10）本底计数率：单位时间内的本底计数。每秒、分、小时的计数分别用cps、cpm、cph表示。在观察分析计数率大小时，不能只看它的数值大小，还要注意它的单位，如每平方厘米每分钟计数值用n/(min·cm^2)表示。

（11）表面发射率：对于一个给定的放射源，在单位时间内该表面向上2π主体角发射出给定类型的粒子数。例如：^{239}Pu α源的表面发射率为10^3/(2π·min)，表示^{239}Pu核素每分钟向上方2π主体角发射α粒子数为1000。

（12）探测效率：在一定的探测条件下，探测到的粒子数与在同一时间间隔内辐射源发出的该种粒子数的比值。

（13）探测器效率：探测器探测到的粒子数与在同一时间间隔内入射到探测器上该种粒子数的比值。

（14）几何因子：是一定几何条件下探测效率的极限值。

$$G = 1 - \frac{1}{\left(1+\beta^2\right)^{\frac{1}{2}}} - \frac{3}{8}\frac{\alpha^2\beta^2}{\left(1+\beta^2\right)^{\frac{3}{2}}} + \cdots \tag{4.15}$$

式中：$\alpha = \frac{a}{h}$，a表示辐射源半径，不能太大；$\beta = \frac{b}{h}$，b表示探测器半径；h表示辐射源与探测器之间的距离。

（15）效率比：探测效率与几何因子之比。

（16）α对β的交叉混道：在测量α时，记录到β道的粒子数与总α粒子数之比；β对α的交叉混道：在测量β时，记录到α道的粒子数与总β粒子数之比。

（17）饱和吸收层厚度：α样品源厚度为横坐标，计数率为纵坐标，测得一条不同样品源厚度下的计数曲线，此曲线的斜线段与水平线段延长线的交点所对应的厚度为饱和吸收层的厚度。

（18）优质因子：在低水平测量中，通常用优质因子（Q）来衡量测量装置的水平，$Q=\varepsilon^2/B$，ε为该装置的探测效率，B通常为单位面积上的本底计数率，如n/(min·cm²)。Q越高，表示装置的水平越高，可测的最小活度越小。

（19）判断限：在低水平α、β测量中，仪器本底的标准偏差为σ_b，若样品的净计数大于3倍的本底标准偏差，即净计数$>3\sigma_b$，则判定样品中有高于本底的放射性存在，$3\sigma_b$为判断有无放射性的判断限。

（20）最小可测活度：仪器可探测到的最小放射性活度，也称灵敏度或最小可测下限。

（21）最小可测放射性活度（浓度）：表示一个测量装置和选定的测试方法，在一定置信水平下（95%）能正常探测样品中存在的最小放射性活度，对饮用水总放射性分析，最小可测活度（浓度）的计算公式如式（4.16）：

$$A(\text{Bq/L}) = \frac{4.66 \times \left(\frac{n_0}{T}\right)^{\frac{1}{2}} \times W_t}{\varepsilon_m \times m \times Y} \tag{4.16}$$

式中：A表示最小可探测放射性活度；ε_m表示m克样品源的探测效率，m表示样品源的质量，mg；n_0表示本底计数率（计数/s）；T表示样品源的测量时间，s；W_t表示1 L水样浓缩后的总残渣物质量，mg；Y表示回收率，可取100%。

举例说明：1 L水样总残渣量400 mg，取200 mg样品进行测量，对于放射性为0.1 Bq/L的水样，用于测量的样品的活度为0.05 Bq/L。若仪器的α本底为0.01 cpm，样品源的探测效率为7%，样品源的测量时间为500 min，则

$$A\text{（500 min）}=4.66\times\sqrt{\frac{0.01}{500}} \div 60 \div 0.07 \times 2 \approx 0.01(\text{Bq/L})$$

计算结果表明，此时的最小可测活度小于被测样品的活度，此测量是可行的。若总残渣量多，而直接用于测量的样品量少，最小可测放射性活度就高。

第二节　低水平测量装置

低水平γ放射性测量装置是用低本底反康普仪，其主探测器可以是NaI（Tl）、Ge（Li）和HPGe探测器。反符合探测器可以用塑料闪烁体，凹型NaI（Tl）、BGO、BaF_2等，配有铅屏蔽系统可以得到本底很低的精细γ谱。

目前，国内外使用的低水平α、β测量仪，根据探测器材料不同分为三种：第一种是使用流气式正比计数管为探测元件；第二种是使用塑料闪烁体上喷涂ZnS（Ag）做探测元件；第三种是使用半导体探测器做探测元件。根据可同时测量样品数量分单路、双路、四路和六路类低水平α、β测量仪。下面简要介绍这几类低水平α、β测量仪的特点。

一、流气式正比计数管低水平α、β测量仪

流气式正比计数管低水平α、β测量仪是一种测量低水平α、β放射性强度的样品分析测量的精密仪器，可用于水、土壤、建材、矿石、气溶胶、食品等的总α、总β放射性测量；适用于辐射防护，环境保护部门，医疗、生物、农业、科研院所和高等院校等进行的低水平α、β放射性强度测量，优于半导体、闪烁体为探头的同类低本底测量仪，尤其对水中放射性α、β活度测量与分析效果特别好，常用于环境、食品样品的测量。

（一）流气式低本底α、β测量仪测量原理

流气式正比计数器总α、总β测量仪是工作于正比区的气体探测器，在离子收集过程中将出现气体放大现象，即被加速的原电离电子在电离碰撞过程中逐次倍增，因此该探测器灵敏度较高，原则上只要有一对电离离子出现就可被分辨，因此流气式正比计数器总α、总β测量仪对于β粒子的探测效率高于低本底α、β测量仪。

（二）流气式低本底α、β测量仪的主要组成

流气式低本底α、β测量仪由检测仪主机、专用计算机和专用气源组成。检测仪主机是仪器的核心部分，包括双导轨抽屉式样品托架、测量计数管、屏蔽计数管、铅屏蔽室和核电子学单元等五个部分。

1.双导轨抽屉式样品托架

导轨抽屉式样品托架包括样品盘、盘托架、导轨等。其选用材料全部是低本底材料。其设计、加工精细，使用方便。

2.测量计数管

测量计数管为圆饼状薄窗流气式正比计数管，它是核辐射传感器（探测器），能将不可直接测量的辐射信息转化为可以直接测量的电脉冲信号。因其输出脉冲信号的幅度与入射粒子的能量成正比，所以被称作“正比”计数管。计数管的窗材料为镀铝聚酯薄

膜。窗口有效直径为60 mm，薄窗厚约2 μm，薄窗有利于α、β等穿透能力弱的粒了进入计数管。

3.屏蔽计数管

屏蔽计数管也是一只流气式正比计数管。它包围在测量计数管的四周和上部。本底辐射（包括宇宙射线和周围环境的γ射线）将会同时在两个计数管上产生脉冲，经反符合后不产生计数。

4.铅屏蔽室

屏蔽室由低放射性水平的铅制成，平均厚度大于10 cm。其中心部位是由计数管和样品托架构成的测量室。

5.核电子线路

核电子线路包括脉冲放大器、脉冲甄别器、高压电源、α/β脉冲计数器和反符合计数器。为降低本底计数，采用反符合方法。凡是外界本底辐射同时在两个计数管上产生的脉冲，经过反符合单元将被消除，不会在β道产生输出计数。β射线在测量计数管上产生的脉冲幅度很低，因而也不会在α道产生计数。α粒子与β粒子的能量差别很大，在测量计数管上产生的脉冲高度差别也很大，经过脉冲甄别，理论上可以完全区分α粒子与β粒子。经过α与β反符合可以扣除α粒子对β道产生的脉冲。但是由于空气、计数管窗口和源本身的吸收和散射，使得α粒子产生能量损失，以致部分α粒子在β道产生计数。α粒子与β粒子的串道将通过软件进行校正。

6.专用计算机

专用计算机中插有数字I/O接口和ADC接口，通过电缆与核电子学单元连接。系统在Windows系统上开发了控制和数据处理软件。运行参数设置、技术数据采集与处理、高压控制等都通过计算机进行操作。

（三）流气式正比计数管低水平α、β测量仪的优缺点

1.流气式正比计数管低水平α、β测量仪的优点

（1）辐射源与计数管灵敏体积之间无窗，或极薄窗；

（2）灵敏体积大；

（3）常用于测量低能β，如考古部门测量^{3}H或^{14}C的低能β。

（4）数据微机化，软件较完善。

2.流气式正比计数管低水平α、β测量仪的缺点

（1）流气式正比计数管低水平α、β测量仪必须备有一个较笨重的供气系统，如果气体是“一次通过”型的，则要不定期地更换气瓶。如果气体是“循环”型的，要备有一套较复杂的气体纯化器。

（2）仪器所用气体是氩与甲烷按照一定比例混合而成的，仪器对所用气体的质量要求较高，气体的成分、纯度和压力均对测量结果有着明显的影响。

（3）计数管的工作电压在既能测量α粒子又能测量β粒子的“β坪”上，“β坪”较短且斜率较大，故对高压要求较高。

（4）进口设备LB770的样品盘很深（8～10 mm），不适合对水样进行测量，想要测

量水样，须改进样品盘。

（5）串道比大。

（6）前窗膜薄，易损坏。

二、ZnS(Ag)探测器低水平α、β测量仪

塑料闪烁体［ZnS(Ag)］探测器是利用核辐射与某些透明物质相互作用，使其电离和激发而发射荧光的原理来探测核辐射的，是目前应用非常广泛的核辐射探测器之一，主要用于核医学诊断、工业探伤、辐射剂量学及高能物理学领域等。在核化学及放射化学中，闪烁体探测器在能谱、活度、半衰期（寿命）及符合测量方面发挥着重要作用。

（一）ZnS(Ag)探测器低水平α、β测量仪的原理

核辐射进入闪烁体，使闪烁体分子电离和激发而产生荧光。荧光通过光导打到光电倍增管的光阴极上产生光电子，电子在光电倍增管内倍增，在阳极回路形成脉冲信号，再经前置放大器和线性放大器放大后输入到多道脉冲幅度分析器进行记录和分析。

（二）ZnS(Ag)探测器低水平α、β测量仪的主要组成

闪烁体探测器主要包括：闪烁体、光导和光电倍增管（或光电二级管）三部分。

（三）ZnS(Ag)探测器低水平α、β测量仪的优缺点

1. ZnS(Ag)探测器低水平α、β测量仪的优点

（1）探测元件面积较大，造价较低，表面可擦洗。

（2）β效率较高，≥50%。

（3）仪器坚固、耐用，受环境影响较小。

（4）探测器信号输出幅度较大，电子学系统较简单。

（5）备有单路、双路和四路多种类型，可供实验室人员选择。

2. ZnS(Ag) 探测器低水平α、β测量仪的缺点

（1）串道比流气式要好，比半导体式要稍差一些。

（2）铅室体积较大，笨重，造价较高。

（3）高压及光电倍增管的稳定性要求较高。

三、半导体探测器低水平α、β测量仪

半导体探测器是以半导体材料为探测介质的固体探测器，广泛应用于带电粒子、X射线和γ射线能谱的精细测量。同其他探测器相比，半导体探测器具有灵敏面积大、效率高、本底低、混道小、稳定性好、微机控制、外形美观、操作简便等优点，可用于环境放射性样品（沉降物、空气、水、土壤及生物试样等）的测定，也可广泛用于商品检验。

半导体探测器也有一些缺点，如抗辐射本领差，温度效应大，常需要在低温（如液氮温度）下工作，价格和使用成本高等。

（一）半导体探测器低水平α、β测量仪的基本原理

半导体探测器低水平α、β测量仪选用了对带电粒子特别灵敏的能量线性和能量分辨率均优的大面积晶-硅面垒探测器为探测元件，具有良好的屏蔽室，在其电子学线路上还使用了反符合技术。

（二）半导体探测器低水平α、β测量仪的主要组成

半导体探测器低水平α、β测量仪的电子学线路由抗干扰器、电源、放大器（包括电荷灵敏放大器、预主放大器及主放大器）、反符合器、微机等部分组成。

（三）半导体探测器低水平α、β测量仪的优缺点

1.半导体探测器低水平α、β测量仪的优点

（1）仪器α本底低，测量效率高，有利于微小量α的测量。

（2）半导体探测器的能量分辨率高，能量线性好，串道性能优于其他类型的α、β测量仪。特别是β对α的串道为零，这也有利于测量微弱α的放射性，α测量的准确度高。

（3）对γ不灵敏，铅室可做得小巧、轻便。

（4）数据管理微机化。

（5）稳定性较好。

2.半导体探测器低水平α、β测量仪的缺点

（1）主探测器不能做得很大。

（2）β效率较底（≥40%），但由于β计数高，测量效率低。

（3）探测器不能划、碰，对实验室的环境包括交流电源和地线要求较高。

四、多道低水平α、β测量仪

（一）单路低本底α、β测量仪

单路低本底α、β测量仪只有一个主探测器，单次测量一个样品，具有灵敏度高、本底低、结构简单、操作方便、稳定可靠等特点。此类仪器含测量软件，测量程序汉化，操作过程有中文提示，自动完成测量过程并可以打印测量结果。

（二）二路低本底α、β测量仪

二路低本底α、β测量仪有两个独立的主探测器，可同时测量两个样品。

（三）四路低本底α、β测量仪

四路低本底α、β测量仪有四个独立的主探测器，可同时测量四个样品。

（四）六路低本底α、β测量仪

六路低本底α、β测量仪有六个独立的低本底α、β主探测器，可同时测量六个样品，分别给出六个样品的总α、总β活度浓度。具有灵敏度高、本底低、结构简单、操作方便、稳定可靠等特点。

此类仪器即可用于辐射防护，环境样品，食用水，医药卫生，农业科学，核电站，反应堆，同位素生产，地质勘探等领域中α、β的总活度测量，也可用于核战场中和核爆现场的污染水、空气、粮食、土壤中的总α、总β放射性比活度的测量。

第三节　低水平α、β样品的测量

一、低水平测量的过程

低水平测量一般分为三步来完成：第一步是采样，在所关注的地点采集待测样品。第二步是制样，制样分为标准源制样和样品源制样。将所采集的样品，用物理和化学方法进行处理，制成待测样品；标准源制样，按照相关标准制成与样品源几何形状相同且与之相比较的标准源待测样品。第三步是测量，包括标准源样品及样品源的测量，最后对测量结果进行计算，给出测量结果。

二、降低本底的方法

想要对微弱α 、β进行测量，要求测量仪的本底尽量低，而对α 、β的探测效率要尽量高。降低仪器的本底通常有两个方法，第一个是增加屏蔽层厚度，第二个是利用反符合技术。

（一）增加屏蔽层厚度

在探测器的四周加有一定厚度的屏蔽层，靠近探测器部分要用放射性很低的不锈钢或黄铜做内屏蔽，这一点不能够疏忽大意，因为靠近探测器部分的材料不纯，可能会产生过大的α、β本底。外面再用铅（至少要经过^{210}Pb的一个半衰期）做外屏蔽，铅的厚度应在10 cm以上，以使外面的辐射对测量的影响最小。

（二）反符合技术

宇宙射线的主要成分产生的本底是无法用屏蔽的方法消除的，但是可以用反符合电子学技术来消除此类本底。在主探测器的周围及顶部放上反符合探测器，当宇宙射线穿过主探测器时，必然要先穿过反符合探测器，此时两个探测器均有信号输出，把两个信号同时送至反符合线路中，把主探测器信号反符合掉，从而达到降低本底的目的。

反符合探测器一般选用G-M计数管、流气式正比计数管、液体闪烁计数器、塑料闪烁体、NaI晶体、BGO、BaF_2及半导体探测器。

第四节　测量数据检验

测量的数据是否正确可信，这需要实验室人员对测量的数据进行检验。通过检验，可以确定测量数据的可靠性，同时也可间接检查仪器工作是否正常和稳定。通过数据的检验可以分析和判断测量过程中除统计偏差以外，是否还存在其他误差，如系统误差等。

首先，假定测量数据遵从某个统计分布，分析数据与该理论分布之间的差异，如果测量结果与理论分布一致，说明测量数据是可信的，仪器工作是正常的，否则是不可信的，仪器工作可能有问题。

一、3σ 准则

假定测量数据不含系统误差，服从高斯分布。在一组数据中，某次测量的残余误差的绝对值$\left|N_i-\overline{N}\right|$大于3倍标准偏差时，即$\left|N_i-\overline{N}\right|>3\sigma$时，则认为此次测量的误差为粗大误差，此次测量值为异常值，应舍去。对于高斯分布，残余误差落在（-3σ，$+3\sigma$）范围内的概率为99.73%，而在（-3σ，$+3\sigma$）以外的概率仅为0.27%，这说明3σ准则是合理的。具体方法如下：

（1）先求得$\overline{N}$，$\overline{N}=\dfrac{\sum_{i=1}^{K}N_i}{K}$；

（2）计算σ值，$\sigma=\sqrt{\dfrac{\sum_{1}^{K}\left(N_i-\overline{N}\right)^2}{K-1}}$；

（3）求得3σ值；

（4）与数据$\left|N_i-\overline{N}\right|$比较；

（5）舍去$\left|N_i-\overline{N}\right|>3\sigma$的数据。

【例1】表4.1内列出了某台仪器100 min内测得的β本底值，用3σ准则检验此数据，看是否存在粗大误差。

表4.1

K(次数)	N_i	$N_i-\overline{N}$	$\lvert N_i-\overline{N}\rvert$	$(N_i-\overline{N})^2$
1	82	−17.7	17.7	313.29
2	107	+7.3	7.3	53.29
3	84	−15.7	15.7	246.49
4	93	−6.7	6.7	44.89

续表

K(次数)	N_i	$N_i-\overline{N}$	$\lvert N_i-\overline{N}\rvert$	$(N_i-\overline{N})^2$
5	101	+1.3	1.3	1.69
6	107	+7.3	7.3	53.29
7	109	+9.3	9.3	86.49
8	104	+4.3	4.3	18.49
9	106	+6.3	6.3	39.69
10	93	−6.7	6.7	44.89
11	105	+5.3	5.3	28.09
12	98	−1.7	1.7	2.89
13	104	+4.3	4.3	18.49
14	101	+1.3	1.3	1.69
15	102	+2.3	2.3	5.29

$\overline{N}$=99.73≈100；

$\sum = 8.3$；

3σ =24.9；

相对误差 $L=\frac{\sigma}{\overline{N}} \approx 8.3\%$。

用3σ与表4.1中的$\left|N_i - \overline{N}\right|$逐个比较，发现表中的$\left|N_i - \overline{N}\right|$都比$3\sigma$大，所以这组数据不存在粗大误差，15个数据均予以保留。注意，在使用3σ准则时，测量次数K应大于10才可以使用。

二、戈罗贝斯准则

$\overline{N} = \frac{1}{k}\sum_{i=1}^{k} N_i$对某一个物理量测量$K$次，得到$N_1$、$N_2$、$N_3$…$N_K$个数据，假定此测量值不含系统误差，且服从高斯分布，用戈罗贝斯准则检查是否有异常值。具体检验步骤如下：

（1）$\overline{N} = \frac{1}{k}\sum_{i=1}^{k} = N_i$；

（2）$\sigma = \sqrt{\frac{\sum_{i=1}^{k}\left(N_i - \overline{N}\right)^2}{k-1}}$；

（3）计算偏差绝对值的最大值与σ的比值$\left|N_i - \overline{N}\right|_{max}/\sigma$；

（4）选择显著水平 a=0.05，由表4.2查得 $g(n, a)=g(n, 0.05)$ 的相应值。若 $\frac{\left|N_i - \overline{N}\right|_{max}}{\sigma} \geqslant g(n,0.05)$，则该数据异常，应舍弃，否则予以保留。

表4.2 g（n，a）

序号	0.05	0.01	序号	0.05	0.01
1	1.15	1.16	15	2.48	2.78
2	1.46	1.49	16	2.50	2.82
3	1.67	1.75	17	2.53	2.85
4	1.82	1.94	18	2.56	2.88
5	1.94	2.10	19	2.58	2.91
6	2.03	2.22	20	2.60	2.94
7	2.11	2.32	21	2.64	2.99
8	2.18	2.41	22	2.64	2.99
9	2.23	2.48	23	2.66	3.01
10	2.28	2.55	24	2.74	3.10
11	2.33	2.61	25	2.81	3.18
12	2.37	2.66	26	2.87	3.24
13	2.41	2.70	27	2.96	3.34
14	2.44	2.75	28	3.17	3.59

【例2】用戈罗贝斯准则判断下列一组用BH1216低本底测量仪获得的数据中是否有异常值。

表4.3

n	N_i	$N_i-\overline{N}$	$(N_i-\overline{N})^2$	n	N_i	$N_i-\overline{N}$	$(N_i-\overline{N})^2$
1	3320	−65	4225	11	3489	+104	10816
2	3339	−46	2116	12	3340	−45	2025
3	3312	−73	5329	13	3347	−38	1444
4	3368	−17	289	14	3411	+26	676
5	3381	−4	16	15	3449	+64	4096
6	3406	+21	441	16	3489	+104	10816
7	3354	−31	961	17	3430	+45	2025
8	3424	+39	1521	18	3376	−9	81
9	3317	−68	4624	19	3332	−53	2809
10	3416	+31	961	20	3406	+21	441

（1）求得算数平均值$\overline{N}=\frac{1}{k}\sum_{i=1}^{k}N_i=\frac{1}{20}\sum_{i=1}^{20}N_i=3385$。

（2）求出标准偏差σ。

$$\sigma = \sqrt{\frac{\sum_{i=1}^{k}\left(N_i - \overline{N}\right)^2}{K-1}} = \sqrt{\frac{55712}{19}} = 54$$

（3）找出偏差绝对值的最大值$\left|N_i - \overline{N}\right|_{max}$=104。

（4）求出偏差绝对值最大值与σ的比值：$\frac{\left|N_i - \overline{N}\right|_{max}}{\sigma}=\frac{104}{54}=1.93$。

（5）选a=0.05，查表2得g(20，0.05）=2.56。

（6）$\frac{\left|N_i - \overline{N}\right|_{max}}{\sigma}=1.93< g(20，0.05)=2.56$。

所以此数据组无粗大误差，无异常值，均可选用。

三、χ^2检验

该方法适合检查一个数据组是否符合高斯分布。用此方法可检查α、β低水平测量仪器本底测量、效率测量、样品活度测量等数据是否服从高斯分布。若不符合，说明此数据组是有问题的，亦可以说明该仪器可能是有问题的。具体方法如下：

（1）设有一组测量数据N_1、N_2、$N_3\cdots N_k$，并假定它服从高斯分布，计算其算数平均值。

$$\overline{N} = \frac{1}{k}\sum_{i=1}^{k}N_i \text{（}k\text{为测量次数）}$$

（2）计算χ^2值：

$$\chi^2 = \frac{\sum_{i=1}^{k}\left(N_i - \overline{N}\right)^2}{\overline{N}}$$

（3）自由度f=K−1，显著水平a_1=0.05，a_2=0.95。

由χ^2值表查得相应的χ^2值：

$$\chi_{a1}^2 = \chi_{a1}^2\text{（}0.05，f\text{）}$$
$$\chi_{a2}^2 = \chi_{a2}^2\text{（}0.95，f\text{）}$$

若$\chi_{a2}^2 \leqslant \chi^2 \leqslant \chi_{a1}^2$，则数据可靠，可判定$N_1$、$N_2$、$N_3\cdots N_k$数据组服从高斯分布，仪器无系统误差，也是稳定可靠的。

【例3】用1217B型弱α、β测量仪对^{239}Pu α源及^{90}Sr−^{90}Y β源进行重复测量，其数据见表4.4、表4.5。

表4.4 对^{239}Pu α源重复测量数据

测量序号	2 min计数	单次计数与平均值偏差	偏差平方	测量序号	2 min计数	单次计数与平均值偏差	偏差平方
1	2263	−33.4	1115.6	16	2268	−28.4	806.6
2	2311	14.6	213.2	17	2326	29.6	876.2
3	2374	77.6	6021.7	18	2403	106.6	11363.6

续表

测量序号	2 min计数	单次计数与平均值偏差	偏差平方	测量序号	2 min计数	单次计数与平均值偏差	偏差平方
4	2197	−99.4	9880.4	19	2300	3.6	12.9
5	2320	23.6	556.9	20	2260	−36.4	1325.0
6	2267	−29.4	864.4	21	2333	36.6	1339.6
7	2226	−70.4	4956.4	22	2244	−52.4	2745.8
8	2332	35.6	1267.3	23	2303	6.6	43.6
9	2319	22.6	510.8	24	2304	7.6	57.8
10	2365	68.6	4733.4	25	2301	4.6	21.2
11	2267	−29.4	864.4	26	2313	16.6	275.6
12	2271	−25.4	645.2	27	2258	−38.4	1474.6
13	2343	46.6	2171.5	28	2306	9.6	92.2
14	2308	11.6	134.5	29	2288	−8.4	70.6
15	2299	2.6	6.7	30	2223	−73.4	5387.6

（1）计算算数平均值：

$$\overline{N}=2296.4$$

（2）计算χ^2值：

$$\chi^2=\frac{\sum_{i=1}^{k}\left(N_i-\overline{N}\right)^2}{\overline{N}}=\frac{59807.2}{2296.4}=26.0$$

（3）自由度$f=K-1=30-1=29$。

取$a_1=0.05$，查表得χ_{a1}^2（0.05，29）=42.6；

$a_2=0.95$，查表得χ_{a2}^2（0.95，29）=17.7。

满足χ_{a2}^2（0.95，29）$\leqslant\chi^2\leqslant\chi_{a1}^2$（0.05，29），故以上数据组服从高斯分布。

表4.5 对$^{90}Sr-^{90}Y$β源重复测量数据

测量序号	2 min计数	单次计数与平均值偏差	偏差平方	测量序号	2 min计数	单次计数与平均值偏差	偏差平方
1	807	−54.1	2926.8	16	890	28.9	835.2
2	893	31.9	1017.6	17	881	19.9	296.0
3	859	−2.1	4.41	18	886	24.9	620.0
4	862	0.9	0.81	19	832	−29.1	846.8
5	907	45.9	2106.8	20	898	36.9	1361.6
6	828	−33.1	1095.6	21	900	38.9	1513.2
7	895	33.9	1149.2	22	844	−17.1	292.4

续表

测量序号	2 min计数	单次计数与平均值偏差	偏差平方	测量序号	2 min计数	单次计数与平均值偏差	偏差平方
8	852	−9.1	82.8	23	831	−30.1	906.0
9	868	6.9	47.6	24	838	−23.1	533.6
10	897	35.9	1288.8	25	852	−9.1	82.8
11	867	5.9	34.8	26	858	−3.1	9.6
12	866	4.9	24.0	27	862	0.9	0.8
13	870	8.9	79.2	28	823	−38.1	1451.6
14	730	−31.1	967.2	29	838	−23.1	533.6
15	850	−11.1	123.2	30	848	−13.1	171.6

（1）计算算数平均值：

$$\overline{N} = \frac{1}{k}\sum_{i=1}^{k} N_i = 861.1$$

（2）计算χ^2值：

$$\chi^2 = \frac{\sum_{i=1}^{k}\left(N_i - \overline{N}\right)^2}{\overline{N}} = \frac{20503.6}{861.1} = 23.8\text{（自由度}f=K-1=30-1=29\text{）}$$

取a_1=0.05，查表得χ^2_{a1}（0.05，29）=42.6；

a_2=0.95，查表得χ^2_{a2}（0.95，29）=17.7。

满足χ^2_{a2}（0.95，29）$\leqslant\chi^2\leqslant\chi^2_{a1}$（0.05，29），故以上数据组也服从高斯分布。

第五节　饮用水中总α、总β放射性体积活度的测量

α射线的内照射对人体危害很大，所以人们非常关心饮用水中α射线的活度浓度。饮用水中α含量很低（0.1 Bq/L），这样一个微小量给人们对它的测定带来一定的难度，《生活饮用水标准检验法 放射性指标》（GB/T 5750.13—2006）规定了三种检测α的方法。方法一：用电镀源测定测量系统的仪器计数效率，再用实验测定有效厚度的厚样法；方法二：通过待测样品源与含有已知量标准物质的标准源在相同条件下制样测量的比较测量法；方法三：用已知质量活度的标准物质粉末制备成一系列不同质量厚度的标准源，测量给出标准源的计数效率与标准源质量厚度的关系，绘制α计数效率曲线的标准曲线法。检测单位根据自身的条件，可任选其一。

一、标准样品的制备

（1）取出一定量的标准源粉末放于钵中，先在红外灯下将其烘干，取出后置于干燥

器中至室温，然后用杵把粉末研细。注：处理α、β标准粉末的实验用具要严格分开。

（2）称取一定量的标准源粉末置于测量盘中。

（3）在测量盘中滴入少量的无水乙醇，借助环形针把粉末搅成粥状，并在实验台面上不断地摇晃和磕打样品盘，使标准粉在样品盘内平铺均匀。

（4）待测量盘内无水乙醇挥发至无液体时，将测量盘放置在红外干燥器中烘干溶剂。

（5）将测量盘放置于干燥器中冷却至室温待用。

二、水样的浓缩与制备

为了保证总α、总β测量数据的准确度，提高监测工作的质量，减少因方法引入的误差，中国疾病预防控制中心辐射防护与核安全医学所自2007年以来，组织全国开展水样总放射性监测的疾控机构、职防院以及第三方民营机构参加全国总α、总β的比对工作，样品的制备和数据处理参照国际原子能机构有关考核工作和国家实验室认可的有关规定进行。根据历年汇总分析结果，各参比实验室总β测量数值比较接近，但是总α测量数值相差较大。除去水样本身含有的放射性核素外在处理过程的衰变影响外，实验人员的操作方法、仪器的稳定性以及α的自吸收对其结果都有影响，尤其是铺样不均匀导致的α的自吸收贡献最大。

建议使用把水倒在聚丙烯吹塑薄膜上进行蒸干浓缩的办法。此方法的残渣回收率可达100%。其具体方法步骤如下：

（一）水样蒸干

（1）按每升水样加20mL硝酸的比例，将相应量的硝酸加入塑料桶中，再采集水样，可防止放射性物质吸附桶壁，水样低温保存，并尽快分析。

（2）待测水样的无机盐含量确定之后，取能产生10～30 mg残渣量的水样。

（3）在搪瓷盘内铺上双层聚丙烯薄膜，薄膜略高于搪瓷盘的上边缘。用1 L量筒取得水样，倒入铺有薄膜的搪瓷盘中，倒时要慢一些，防止水样溅到盘外。为转换盐分，加1 mL硫酸与水样混合，将搪瓷盘放在红外灯/PTC制样箱离灯最近的档上。

（4）置开关于“暖风/换气”端，打开两个灯暖及换气按钮，关闭其他按钮，并开启电源。设烘烤时间为80 min，随时观察水样蒸干的情况，若盘子中间已无水，露出薄膜，而盘子四周仍略有一些水的状态，要立即停止灯暖烘烤。如果定时到了，水样仍未出现上述中间无水而四周略有水的状态，可适当地增加烘烤时间，直至出现上面要求的那种状态。

（5）出现中间无水而四周略有水的状态后，换风暖继续蒸干。开关置于“吹风/风暖”端，打开风暖及照明，关闭其他按钮。此时4个PTC同时吹热风蒸干水样，一直到把盘中四周围的水彻底蒸干为止。注意：要打开制样箱的门，使热气能够泄出，否则易损坏制样箱。

（二）水样蒸干后的处理

（1）从制样箱中取出盛有薄膜和水样残渣的搪瓷盘，把多余的薄膜边缘用剪刀剪掉。

（2）从搪瓷盘中取出存有残渣的薄膜，注意薄膜要包着残渣，残渣不要丢失。在盘内将有残渣的薄膜多次对折，形成一个宽约20 mm的薄膜带，并把它卷成一个圆柱形，用剪下的薄膜条捆着它，放入称量过的蒸发皿中。

（三）碳化

把盛有薄膜卷的蒸发皿放到电炉子上进行灼烧碳化。在灼烧的过程中可用玻璃棒轻轻搅动未烧焦的薄膜卷，尽量使它烧焦，烧透。注意玻璃棒不要沾附烧焦物，以防止水样残渣丢失，直到把它烧成黑色碳化物为止。整个碳化过程一定要在通风橱内进行。

（四）灰化

碳化后的水样残渣连同蒸发皿一起放入高温炉内灰化。选450 ℃、2 h灰化。样品直到没有黑色为止，然后取出，置于干燥器中冷却至室温，再准确称量存有残渣的蒸发皿的质量，用差减法得到水样固体残渣的总质量。

（五）制作样品源

用样品勺将灰化后称量过的固体残渣刮下，用玻璃棒在钵内研细，称取10～30 mg的残渣粉末放入样品盘中，在粉末上滴入体积比为1∶1的酒精丙酮混合溶液，在桌上不断轻轻地磕打摇晃样品盘，借助于溶液的水平面把固体粉末铺平整、均匀。在红外灯下烘样品后，置于干燥器中冷却，即可进行放射性的测量。

三、本底测量

环境样品的测量时间一般不少于1000 min，可根据实验室的实际情况，设定测量时间和测量周期。为了减少计算和测量引入的误差，样品的测量时间和本底的测量时间应一致，比如，设定10个周期，每个周期100 min，或者设定4个周期，每个周期250 min。在实际测量过程中，一般建议长时间累积本底，比如，100 min测量10次，存盘后待用，在一段时间内（3个月或半年）没有发现仪器异常，不必每次测量样品均测量本底，只要用上面累积的本底平均值即可参加计算。也可以把长时间累积的本底测量结果起个文件名储存起来，用时可以随时调用。

四、标准源的测量

从干燥器中取出已经制备好的α粉末标准源，送入仪器进行测定，建议测量4个周期，每个周期60 min，测量后存盘。β标准源建议测量4个周期，每个周期30 min，测量后存盘。不必每次测水样时均测量标准样品。

五、输入相关参数

待测水样体积（L），浓缩水样后得到的残渣质量（mg）；化学回收率（100%）；α粉末源比活度（Bq/mg）；α粉末源的质量（mg）；β粉末源的比活度（Bq/mg）；样品源的固体粉末质量（mg）等。把这些相关数据一一输入计算机。

六、样品源的测量

从干燥器中取出已经制备好的样品源，放入仪器内进行测量，共测量4个周期，每个周期100 min，共400 min。

注意：以上建议的测量时间和次数只是推荐值，实验室工作人员可根据实际情况自行选定测量时间；粉末标准源的累积计数要大于样品源的累积计数，是从减少误差考虑的。

七、数据处理

实验室人员在完成本底、标准源、样品源的采集以后，再把相关系数输入计算机，查看处理参数，包括选择处理方法（即国际标准法）；然后输入水样的特征信息，包括结果报表中所需要的信息。

八、处理结果打印

可打印出根据系统当前的各种参数计算结果的报表。

第六节　饮用水中总α、总β放射性体积活度C及其误差的国际标准表达式

一、饮用水中总α放射性活度浓度C（Bq/L）及其误差的国际标准表达式

饮用水中总α放射性活度浓度C（Bq/L）的表达式：

$$C = \frac{R_b - R_0}{R_s - R_0} \times \frac{a_s}{1000} \times \frac{m}{V} \times 1.02 \tag{4.17}$$

式中：C表示样品中α放射性活度浓度（Bq/L）；R_b表示测量得到的样品计数率（n/s）；R_0表示仪器的本底计数率（n/s）；R_s表示测量得到的标准源计数率（n/s）；a_s表示α标准物质的比活度（Bq/g），转换单位为Bq/mg，故出现1000；V表示水样的总体积（L）；m表示体积V的水样浓缩后残渣总质量（mg）；1.02表示每升水中加20 mL硝酸的修正系数。

忽略了标准源计数的统计偏差后，由样品源计数和本底计数造成的统计误差，由式（4.18）给出：

$$s_c(\alpha) = \sqrt{\frac{R_b}{t_b} + \frac{R_0}{t_0}} \times \frac{a_s \times m \times 1.02}{\left(R_s - R_0\right) \times 1000 \times V} \tag{4.18}$$

式中：s_c表示水样总放射性比活度的标准偏差；R_b表示测量得到的样品计数率（n/s）；R_0表示仪器的本底计数率（n/s）；R_s表示测量得到的标准源计数率（n/s）；a_s表示标准物质的比活度（Bq/g），转换单位为Bq/mg，故出现1000；V表示水样的总体积（L）；

m表示体积V的水样浓缩后残渣总质量（mg）；1.02表示每升水中加20 mL硝酸的修正系数。

二、饮用水中总β放射性活度浓度C（Bq/L）及其统计偏差的国际标准表达式

饮用水中总β放射性活度浓度C的表达式。

$$C = \frac{R_b - R_0}{R_s - R_0} \times \frac{a_s}{1000} \times \frac{m}{V} \times 1.02 \tag{4.19}$$

式中：C表示样品中β放射性活度浓度（Bq/L）；R_b表示测量得到的样品计数率（n/s）；R_0表示仪器的本底计数率（n/s）；R_s表示测量得到的标准源计数率（n/s）；a_s表示β标准物质的比活度（Bq/g），转换单位为Bq/mg，故出现1000；V表示水样的总体积（L）；m表示体积V的水样浓缩后残渣总质量（mg）；1.02表示每升水中加20 mL硝酸的修正系数。

统计偏差：

$$s_c(\beta) = \sqrt{\frac{R_b}{t_b} + \frac{R_0}{t_0}} \times \frac{a_s \times \mathrm{m} \times 1.02}{(R_s - R_0) \times 1000 \times \mathrm{V}} \tag{4.20}$$

式中：s_c表示水样总放射性比活度的标准偏差；R_b表示测量得到的样品计数率（n/s）；R_0表示仪器的本底计数率（n/s）；R_s表示测量得到的标准源计数率（n/s）；a_s表示β标准物质的比活度（Bq/g），转换单位为Bq/mg，故出现1000；V表示水样的总体积（L）；m表示体积V的水样浓缩后残渣总质量（mg）；1.02每L水中加20 mL硝酸的修正系数。

第七节 实验室中常用低本底α、β测量仪

一、BH系列低本底α、β测量仪

（一）用途

BH1216、BH1227型仪器可用于辐射防护、环境样品、饮用水、医药卫生、农业科学、核电站、反应堆、同位素生产、地质勘探等领域中α、β的总活度测量。

（二）组成

1.主探测器

BH1216Ⅱ、BH1216Ⅲ型的主探测器分别由一个、两个探头组成，BH1227型仪器的主探测器由四个独立的探头组成。

BH1216、BH1227型仪器的每个探头是由ST-1221型低本底α、β闪烁体和CR105

型低噪声光电倍增管组成。ST-1221型闪烁体不怕污染，表面可以擦洗。每只CR105型光电倍增管由高压电源提供正高压。每个探测器可以选配三种规格的闪烁体，闪烁体的规格尺寸见表4.6，表4.6中带▲的项目为厂家提供的标配。

表4.6 闪烁体尺寸

闪烁体承托板直径/mm	40	▲50	55
闪烁体有效直径/mm	30	▲45	52
闪烁体承托板厚度/mm	6	▲6	6

样品盘是由不锈钢材料做成，其相应尺寸见表4.7，表4.7中带▲的项目为厂家提供的标配。

表4.7 样品盘尺寸

样品盘直径/mm	30	▲45	52

在实际应用时，所使用的样品盘要与所使用的闪烁体的大小相对应。

2.反符合探测器

反符合探测器主要是为了降低宇宙射线中μ介子产生的本底，也可部分地减少环境辐射产生的本底。

BH1216、BH1227型仪器的反符合探测器分别是由200 mm×30 mm、300 mm×50 mm的ST-401型平行板塑料闪烁体和CR119型光电倍增管组成。CR119型光电倍增管由高压电源提供正高压，CR119产生的信号作为反符合信号。ST-401型平行板塑料闪烁体除与CR119型光电倍增管的耦合面外，其余部分均涂有约0.5 mm的二氧化钛做的反射层，以提高反符合效率。

3.铅室

BH1216、BH1227型仪器的铅室是由7.5 cm的铅和1.5 cm的钢壳做屏蔽物质，BH1216Ⅱ型铅室总质量200 kg，BH1216Ⅲ型铅室总质量约500 kg，BH1227型铅室总质量700 kg。铅室分为上铅室和下铅室，上铅室可以拆卸，安装和维修十分方便。铅室顶部和底部的铅厚10 cm。

4.电子学线路

BH1216、BH1227型仪器的电子学线路由放大、甄别、成形、符合反符合、高低压电源、数据采集及计算机接口和打印机等组成。BH1216Ⅱ型接口板插在计算机扩展槽中，BH1216Ⅲ、BH1227型仪器的电子学部分组装在核仪器模块（NIM）机箱中。

5.计算机

BH1216、BH1227型仪器可以配置任何型号计算机。

二、使用环境

（1）电源电压：交流电220 V，50 Hz；（2）环境温度：（+5±2）～（+35±2）℃；（3）最大湿度：85%（+30 ℃）。实验室湿度、温度过高均会影响仪器的稳定性；设备应远离反应堆、加速器、强放射源及大型机电设备；实验室内220 V电源应接有良好的地线。

三、技术性能

（一）主要技术指标

（1）仪器对于$^{90}Sr-^{90}Y$ β源的2π探测效率比≥50%时，本底≤0.15/(cm^2·min)；

（2）仪器对于^{239}Pu α源的2π探测效率比≥80%时，本底≤0.005/(cm^2·min)；

（3）α/β交叉性能：α进入β道≤3%，β进入α道≤0.5%；

（4）长期稳定性：

效率稳定性：仪器连续通电8 h，各路探测器效率变化小于±10%；

本底稳定性：在1000 min的测量时间内，本底计数变化应在（$\overline{N_b}$±3σ）的范围内，其中$\overline{N_b}$为本底计数的平均值，σ为本底计数的标准误差。

（二）仪器功能

（1）可以同时测量α、β，也可单独测量α或β；

（2）测量过程和测量结果可在显示器上显示，并可打印结果；

（3）测量时间、每个探测器的α阈（α_L）、β低阈（β_L）、β高阈（β_H）和反符合阈（C_L）都可根据要求，通过计算机调节。

四、仪器工作原理

（一）闪烁体探测器的低本底设备工作原理

1.仪器探测器工作原理

BH1216、BH1227型仪器的主探测器所使用的闪烁体是ST-1221型低本底α、β闪烁体。该闪烁体是由α闪烁物质和β闪烁物质喷涂在5～6 mm的有机玻璃板上，经特殊工艺制成。α闪烁物质在外层，β闪烁物质在内层。由于α粒子的射程小，当α粒子进入α闪烁物质时，将全部能量损失在ZnS（Ag）材料上，引起闪烁发光，产生α信号。β粒子由于穿透能力较强，穿过ZnS（Ag）材料进入β闪烁物质，产生β信号。由于β闪烁材料半透明，α粒子的闪光通过β闪烁材料进入光电倍增管，β粒子穿过Zns（Ag）材料进入β闪烁物质，产生β闪光，进入光电倍增管产生β信号。

2.仪器线路工作原理

来自主探测器的信号，包括α、β和宇宙射线产生的本底。这三种信号分两路，即一路进入α道，一路进入β道。在α道中，阈值一般选在2～5 V之间，β信号和低幅度的噪声信号很难通过，只有α粒子产生的较大幅度的信号和宇宙射线产生的大幅度的信号C通过，然后进入反符合单元，经反符合去除宇宙射线，输出α信号。进入β道的α、β和C信号，由于进入一个窗甄别器，即只有大于β_L（低阈）和小于β_H（高阈）的信号及落在β道内的宇宙射线经成形进入反符合单元，经反符合去除宇宙射线产生的信号C，输出β信号。α道和β道输出信号，经计算机控制并处理，由打印机打印出结果。

由于α粒子在ZnS(Ag)和β粒子在对联三苯中产生的脉冲幅度相差30～50倍，因此很容易用幅度甄别的方法将α、β粒子区分开。但是由于α粒子产生的脉冲谱分辨率很低，因此，仍有约3%的α粒子进入β道；而β粒子产生的脉冲幅度很小，α道的阈值选得较高，因此，β信号不会进入α道。这里要指出的是，3%的α粒子进入β道并不重要，因为在环境样品中α和β粒子的比是量级的比，也就是说是（1∶100）～（10:100），3%的或更多的α粒子进入β道并不会影响β粒子的测量精度，重要的是β粒子进入α道，但该仪器β粒子进入α道的计数为0.5%～0.1%或根本没有。

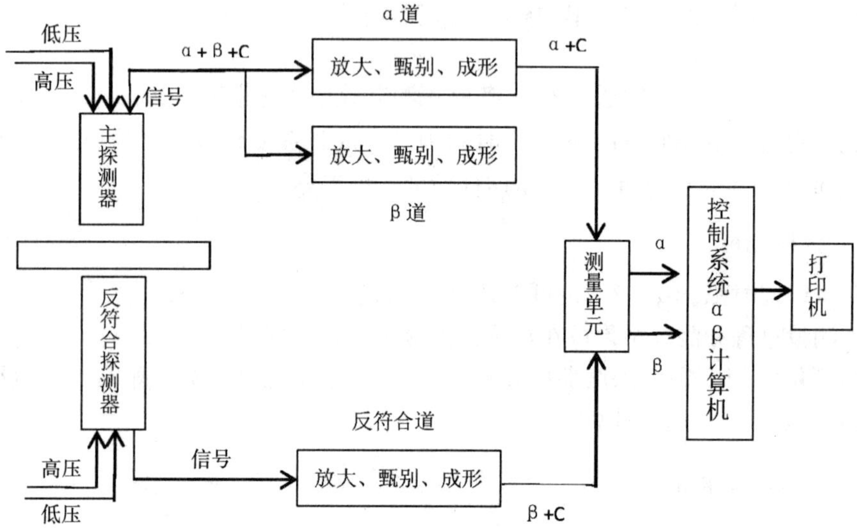

图4-1 仪器线路工作原理方框图

（二）安装和调试

1.线路连接

电缆线标志：P.H.V表示主探测器高压线；AN.H.V表示反符合探测器高压线；P.L.V表示主探测器低压线；AN.L.V表示反符合探测器低压线；P—S表示主探测器信号线；AN—S.表示符合探测器信号线。

用上面的高压、低压、信号线分别将探头与操作台后面板上的相应的高压、低压、信号相连接，然后将操作台与计算机和打印机分别用专用线连接。BH1216Ⅲ型仪器线路连接图见图4-2，BH1227型仪器线路连接见图4-3。

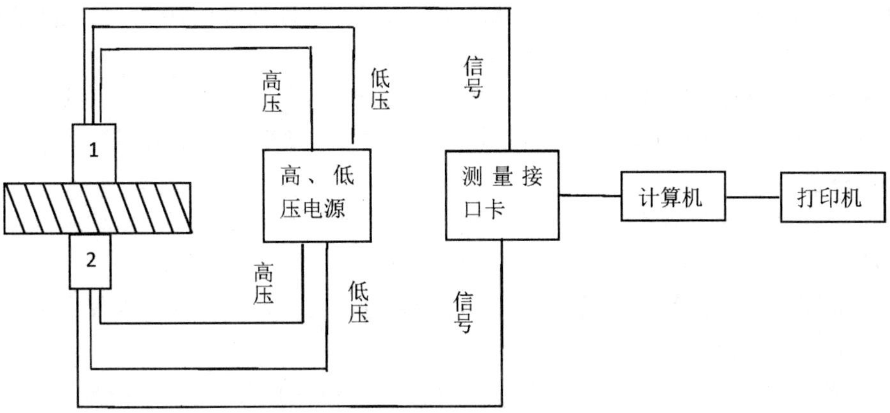

图4-2 BH1216Ⅲ型仪器线路连接图

注：1为主探测器；2为反符合探测器。

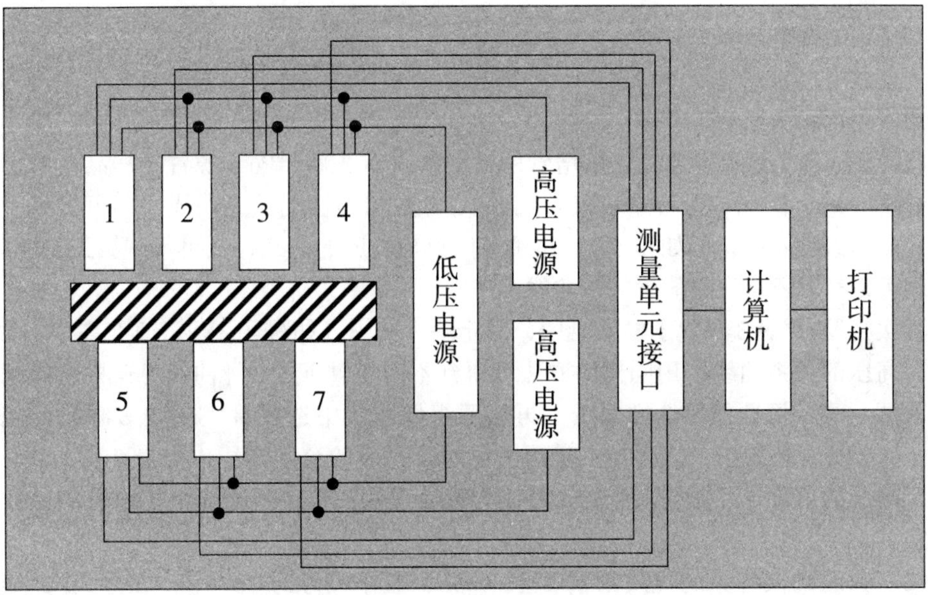

图4-3 BH1227型仪器线路连接图

注：1、2、3、4为主探测器；5、6、7为反符合探测器。

2.探测器的安装

主探测器由CR105型光电倍增管和ST-1221型闪烁体组成。安装前先将CR105型光电倍增管擦洗干净，插入探头底座中，装上外筒；然后将ST-1221型闪烁体擦干净，将光导面与光电倍增管相耦合，再将晶体座盖上（注意晶体必须装入晶体座的槽中），装入铅室中。

CR105型光电倍增管分压器采用均匀分压，其电阻采用RJ-1/4W-510 kΩ的金属膜电阻，负载电阻R12为51 kΩ。

BH1216、BH1227型低本底α、β测量仪的主探头的跟随器线路如图4-4，其中T1、

T2为两只3CG14B型三极管，在正常状态下T1、T2的V_{be}为0.6～0.7 V，跟随器电源电压为+12 V。

3.反符合探测器的安装

反符合探测器是由CR119型光电倍增管和ST-401型平行板塑料闪烁体组成，安装方法同主探测器。

反符合探测器的跟随器线路与主探测器一样，如图4-4所示。

4.调试

探测器安装完备，各种连线接好后，仪器通电，打开计算机并进入程序控制，进行各种参数的设置和调试。

设备调试主要是高压和各种阈值［α_L(α阈)、β_L(β低阈)、β_H(β高阈) 和C_L(反符合) 的调节。α_L、β_L、β_H主要是要满足效率和本底的要求，β_L阈不能低于60 mV，β_H阈基本在1～1.5 V之间，α_L阈在2～5 V之间。

（三）整机调试方法

1.高压的调整

为使仪器能在最佳状态下工作，各路光电倍增管的高压必须选在坪区。高压的选择可采用下列两种方法：

（1）用α源、β源测量光电倍增管的坪曲线。首先将^{239}Pu α源置于样品盘中，固定一个α阈（α），例如4 V，改变高压，测量α计数与高压的关系曲线，即可得到一条坪曲线；然后改变α阈，例如α=5 V，再测α计数与高压的曲线，则可得到第二条坪曲线。这样就可以得到不同α阈值下的坪曲线。

其次将^{90}Sr-^{90}Y β源置于样品盘中，固定一个β阈（如β_L=0.3V），改变高压，测量β计数与高压的关系曲线，用同样的方法可得到不同β_L阈下的β坪曲线。这样就得到了两组坪曲线，即α坪曲线和β坪曲线。再从两组坪曲线中选取对^{90}Sr-^{90}Y β源的2π效率≥60%、对^{239}Pu α源的2π效率≥70%时两条坪曲线对应的公共高压作为最佳高压，β坪曲线对应的β_L的值和α坪曲线对应的α值作为最佳工作阈值。这样光电倍增管的最佳高压就选定了。

（2）用测量仪各路的优质因子Q（$Q=\eta^2/\beta$，其中η为2π探测率，β为平均计数率）和β低阈（β_L）的关系曲线，选取最佳高压和β_L值。

具体方法是：先固定一个高压值（如750 V），改变β_L值，测量在不同β_L时的β探测效率η(β)，可得到一条η(β) 与β_L的关系曲线；然后在这个高压下测不同η(β) 对应的本底β值，则可得到一条η(β) 与β的关系曲线。从这两条关系曲线就可以得到一条Q与β_L的关系曲线。另选一个高压（如800 V），用同样的方法可得到第二条、第三条Q与β_L的关系曲线，选取Q值最大的那条，则这时对应的高压和β_L值为最佳值。

选定了高压和β_L后，将测量单元的各路高压和β_L调至所选取的高压值，便可以进行测量了。

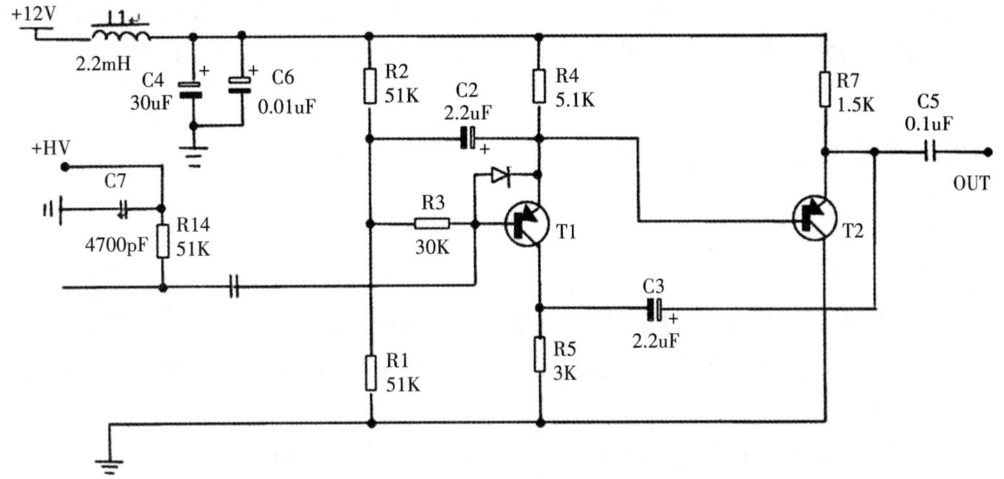

图4-4 主探测器、反符合探测器跟随器线路原理图

2. β_L、β_H、α_L、C_L的调整

在确定的高压下，每路主探头的输出信号如图4-6所示。

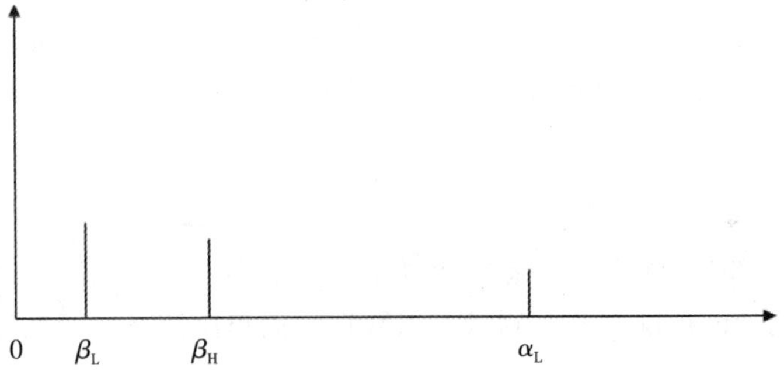

图 4-5 主探头的输出信号

（1）β_L(β低阈）的设置原则

β_L的设置应能有效地将噪声消除。由于β峰前沿较陡，如果β_L过高，将使β效率大大降低。在保持β效率的前提下，要尽可能提高β_L，以最大限度地消除噪声的影响。

（2）β_H(β高阈）的设置原则

β_H越高，β的效率就越高，但α粒子进入β道的概率就增大。但β_H过高对β效率的贡献不明显，因此，在保证β效率的前提下，尽可能降低β_H，以使窗宽度变小，从而降低β本底。

（3）α_L(α阈）的设置

α_L越低，α的效率就越高，但α_L太低时，β粒子进入α道的计数会增加，α的本底会增大，因此，在保证α的效率的前提下，尽可能提高α_L的值，使其β粒子串入α道的计数减小，α的本底降低。

（4）C_L(反符合阈）的设置

反符合阈值C_L从道理上来说越低越好，因为C_L越低能使更多的宇宙射线所产生的计数参加反符合，以便降低本底，但反符合计数很大时，可能会影响反符合线路的正常工作。一般C_L的值在500～3000 mV之间。反符合计数要根据每台仪器具体情况进行测量选取。

五、操使用方法

（一）仪器的检查

1.α效率检查

（1）将仪器所带的^{239}Pu α电镀工作源置于测量盘中，输入测量日期、测量时间、α工作源强度I(α)，仔细调节各路探测器的α阈值，使其2π探测效率比≥80%，然后进行α效率检查。

（2）工作源效率比计算。α工作源效率比按式（4.22）计算：

$$\eta(\alpha)=\frac{\overline{n_s}-\overline{n_b}}{I(\alpha)G}\times 100\% \tag{4.22}$$

式中：η(α）表示仪器对于α工作源的2π探测效率；$\overline{n_s}$表示仪器对于工作源的平均计数率（cps）；$\overline{n_b}$表示仪器本底平均计数率（cps）；I(α）表示工作源2π表面粒子数（cpm）；G表示几何因子。

在测量时，如果相对误差控制在5%，则每次测量的计数应大于400。

（3）求算数平均值。在测量效率和本底时，其结果的算数平均值按式（4.23）求得。

$$N=\frac{1}{n}\left(N_1+N_2+\cdots+N_n\right)=\frac{1}{n}\sum_{i=1}^{n}N_i \tag{4.23}$$

式中：n表示测量次数；N_i表示第i次测量的计数。

（4）单次测量的标准误差。测量一组数据，而单次测量的标准误差按式（4.24）计算：

$$\sigma=\sqrt{\frac{\sum_{i=1}^{n}\left(N_i-\overline{N}\right)^2}{n-1}} \tag{4.24}$$

式中：N_i表示第i次的测量值；$\overline{N}$表示第n次测量的算术平均值；n表示测量次数。

2.β工作源效率测量

（1）将β工作源置于测量盘中，输入测量日期、测量时间和测量次数（周期），将测量类型调至β效率测量，输入β源强度I(β)，确认后进行测量。测量时仔细调节测量单元的β低阈（β_L）和β高阈（β_H），使其探测效率比≥50%，然后进行测量。

（2）β工作源效率计算。β工作源效率按式（4.25）进行计算：

$$\eta(\beta)=\frac{\overline{n_s}-\overline{n_b}}{I(\beta)G}\times 100\% \tag{4.25}$$

式中：η(β）表示仪器对β工作源的2π效率；$\overline{n_s}$表示仪器对于工作源的计数率（cps）；$\overline{n_b}$表示β道的本底平均计数率（n/s）；I(β）表示工作源2π表面发射率（cpm）；

G表示几何因子。

3.本底测量

在低水平的测量中，仪器的本底起着很重要的作用，当确定好仪器的探测效率后，就必须测量在该效率下的本底值，并对测量结果进行数据处理，去除不合理的数据。

一般来说，在测一批样品后再进行一次测量，看是否有变化。

测量时间一般取1000 min，对于BH1216、BH1227型仪器，可测量时间100 min，共测10次，与一次性测完1000 min的效果是一样的。

4.α、β交叉性能（串道比）

在测量α工作源效率时，β道的计数平均值比α道的计数平均值，即α进入β道的串道比例；在测量β工作源效率时，α道的计数平均值比β道的计数平均值，即为β粒子进入α道的串道比例。

在环境样品中，α放射性与β放射性的比是量级的比，即α：β为（1：100）～（10：100），因此，α粒子对β粒子的干扰并不重要，重要的是β粒子对α粒子的干扰。一般来说，α粒子和β粒子的能量相差很大，因而α粒子产生的脉冲幅度比β粒子产生的脉冲幅度要大得多，所以提高α道的阈值，完全可以将β粒子对α粒子的干扰降至最小，直至为0。

（二）制作标准源和水样品的过程

1.原理

本方法是将一定体积的水样蒸干且灼烧后，称取定量（如200 mg）的残渣，测量水样α和β放射性活度，根据残渣的放射性活度，计算得到水中总α、总β放射性比活度（Bg/L）。

2.主要仪器设备

（1）一台BH1216或BH1227或BH1217型低本底α、β测量仪；

（2）电子分析天平、马弗炉、红外灯；

（3）瓷蒸发皿、量筒、移液管、胶头滴管、烧杯、干燥器、培养皿、牛角勺、玻璃棒等；

（4）制样工具：研杵、研体、环形针等；

（5）盐酸、硫酸、乙醇、丙酮（化学纯或优级纯）；

（6）标准源：已知比活度的^{241}Am标准源、氯化钾标准源（含量99.5%～99.8%）。

3.水样采集

（1）采集容器。采集容器（玻璃瓶或塑料瓶）要事先刷洗干净，并确保没有放射性污染，其采集方法与一般理化检验所需水样的采集方法相同。

（2）加酸。采集的水样必须及时用盐酸调pH值至2～4，即每升水样加浓盐酸0.8～1.0 mL。

（3）清洗容器。采样容器用过后要及时清洗，以免造成样品间相互污染。可先用适当的稀硫酸清洗后再用蒸馏水或去离子水冲洗干净。

4.水样品处理

（1）蒸干。用电炉或电热板、烧杯及其他蒸干设备处理水样，待水样蒸发到50 mL左右后冷却。将已浓缩的溶液转移到经350 ℃预先恒重的瓷蒸发皿中。用少量的蒸馏水仔细地清洗烧杯，并将洗液也一并转移至蒸发皿中。

将蒸发皿中的浓缩溶液冷却到室温后，加1mL的浓硫酸，并搅拌均匀。把蒸发皿放在红外灯下小心蒸干，直到硫酸冒烟后，取出蒸发皿放置在加热板上，继续加热到无烟雾为止。

（2）灰化。将蒸干后的样品残渣放入马弗炉内灰化，灰化温度为500～600 ℃，时间为1～2 h，直至把样品残渣灰化到白色为止。

灰化一定时间后，打开马弗炉，取出样品残渣检查灰化情况，若发现仍有黑色碳状物存在，可加几滴浓硝酸于样品的黑核上，以加快其灰化速度。但要注意，加入硝酸的样品必须再加热，使酸完全挥发掉，即不冒烟后再放入马弗炉内继续灰化，直至样品全部灰化到白色为止。

5.α标准源、β标准源、水样品的准备

分别取一定量的^{241}Am α标准源、KCl β标准源及灰化后的水样品粉末，仔细研磨以上三种粉末，使之小于100目。严格取等量的（如200 mg）三种粉末，分别铺于清洁的样品盘内，每盘滴入少量的体积比为1∶1的酒精丙酮混合液，用环形针把三个样品盘内的粉末弄平整、均匀，再用红外灯把有机溶剂彻底烘干，放入干燥器内待测量使用。

6.测量

（1）本底测量。开启仪器预热30 min后，连续测量其本底，每次100 min，连续测量10次，打印，存盘后关机。

在一段时间内（如3个月或半年），不必每次测量样品时均测量本底，只要用此本底平均值即可参加运算。也可把此10次100 min的本底测量结果起个文件名储存，需要时调用即可。

（2）α标准源的测量。从干燥器中取出制备好的^{241}Am α标准源，送入仪器内进行测量，每次100 min，测量4次，共400 min，打印，存盘。

（3）β标准源的测量。从干燥器中取出制备好的KCl β标准源，送入仪器内进行测量，每次30 min，测量4次，共120 min，打印，存盘。

（4）水样品的测量。从干燥器中取出制备好的样品源，送入仪器内进行测量，每次100 min，测量4次，共400 min。

7.注意事项

（1）以上所给的测量时间和次数只作为推荐值，实验室人员可根据实际情况自行选择测量时间和次数。

（2）标准源的累积计数要大于样品源的累积计数。

（3）三种粉末的量、颗粒的大小及平整情况应尽量保持一致。

（4）制备好的^{241}Am标准源和KCl标准源可分别放入培养皿内，再收入干燥器内长期备用。

（三）一般故障与排除

1.注意事项

（1）仪器的安放

仪器应安放在远离反应堆、加速器、强放射源及大型机电设备（如大型电机、冰箱等）的实验室内，环境清洁。实验室内若环境温度过高，则应备有空调设备；若湿度过大，则应备有除湿设备。该仪器为低本底设备，仪器主机的探头部分较重，可借助机柜下面的轮子缓慢推动，安放稳妥后，一定要支起轮子旁边的四个千斤顶，整个机柜不能倾斜。探头部分禁止自行拆卸。

（2）仪器工作时的注意事项

① 仪器用于弱α、β粒子放射性的测量，灵敏度较高，因此实验室、铅室及送样板、样品盘、放射源的托盘及相关的用具都必须保持高度清洁，且应专用。定期对送样板进行清洁处理，即用酒精棉擦洗送样板，待酒精完全挥发后，才可推入探测器室进行测量。

② 仪器主机部分低压电源的AC 220V插头与微机部分及其配件的AC 220V插头均应插在同一个接线板上。仪器所用220V电源应有良好的地线。

③ 仪器调整好后，只需开启低压电源、高压电源、微机即可正常工作，各插件部分的旋钮和连接线禁止调动和拆卸。

④ 仪器在工作时，主机的机柜部分不能移动、敲打、按压，否则会引起“乱跳数”现象，从而影响测量结果，严重时可损坏仪器。

⑤ 仪器是专门用于测量弱α、β粒子放射性的，强α、β粒子放射性的样品不能用它测量。否则，极易污染屏蔽室，致使仪器的本底升高，不利于测量弱α、β粒子的放射性。

⑥ 用放射源（包括工作源、标准源）标定仪器或测量样品时，放射源及样品盘内灰样的上端面不能高出送样板的上端面，只有这样才能推入送样板。否则，放射源或灰样会污染屏蔽室及探测器，严重时还会碰伤探测器。

⑦ 用放射源（包括工作源、标准源）标定仪器或测量水样后，一定要及时把放射源或样品取出探测器室，而不能久置于其内。

⑧ 送检样品中的酸及有机溶剂，必须要在制备样品的过程中灼烧干净，否则对探测器有损害。

⑨在比较潮湿的季节，仪器在一周内至少要工作2～3天，即使没有样品需要测量也要开启仪器，防止仪器受潮。

（3）选用“标准”

在仪器的软件系统中，引用了水中总α、总β放射性活度浓度测量的国际标准的内容，即水样与中国计量科学研究院提供的固体粉末标准物质（^{241}Am粉末、KCL粉末）进行比较，采用国际标准处理数据。若水样与国家标准中采用的液体样品加天然铀标准溶液制备的标准物质进行比较，则采用国家标准处理数据。推荐使用国际标准法的原因是：①测量结果可与国际接轨，便于与其他国家进行比对；②仪器配套提供的比较源是由中国计量科学研究院制备的标准源；③方法简单，不需要进行放射性溶液的操作，只需制备样品。

2.常见故障与排除方法

（1）主机低压电源不工作。在测量过程中如果发现低压电源故障，可按下列步骤进行检查：

①插线板及所用电源是否开启，低压电源的开关是否开启；

②低压电源的AC 220V电源插头是否插紧；

③低压电源的AC 220V电源线是否断头；

④低压电源的保险丝是否烧断；

⑤低压电源内所用电源模块是否损坏。

（2）主机高压电源不工作。在测量过程中如果发现高压电源故障，可按下列步骤进行检查：

①高压电源的开关是否开启；

②高压电源内所用元器件是否损坏。

（3）主探头或反符合探头不工作，可按下列步骤进行检查：

①高压、低压是否加上（用万用表检查主探头或反符合探头的高压、低压线输出端是否有高压、低压输出），高压、低压线是否断线；

②跟随器的工作点是否正常，即V_{be}是否为0.7 V。

（4）仪器本底升高。在测量中如果发现仪器本底升高，可按下列步骤进行检查：

①主探头所用的闪烁体、送样板、样品盘是否被污染。如果被污染，可对闪烁体、送样板、样品盘进行清洁处理。注意：闪烁体表面一定要用清水棉擦洗，禁用酒精等有机溶剂擦洗；送样板、样品盘则可用酒精棉擦洗。

②反符合信号是否加上，如果β本底计数为10 / m左右，很可能是反符合信号没有加上，这时需要进一步检查反符合探头是否工作正常。

③仪器所用的220 V电源是否接有良好的地线。

（5）如果发现插件部分的线路、测量单元、计算机等出现问题，无法自行排除，可与厂家联系进行维修。

六、CLB系列低本底α、β测量仪

（一）概述

CLB系列仪器产品，有多种型号规格：（1）CLB-101单路低本底α、β检测仪；（2）CLB-102双路低本底α、β检测仪；（3）CLB-104四路低本底α、β检测仪。

CLB系列检测仪性能稳定，设计紧凑，使用操作方便。以大面积薄窗流气式正比计数管为探测器，用专门设计的屏蔽计数管与测量计数管进行反符合，以降低周围环境放射性和宇宙射线对测量的干扰。用精选“老铅”作成厚铅室屏蔽外来辐射。因此，该仪器检测灵敏度高、本底低。对低能^{14}C射线的探测效率≥40%（2π），优于半导体、闪烁体的同类检测仪。

CLB系列检测仪采用计算机操控，不设开关旋钮就可以对计数管进行自动测坪、设定计数管的工作点、自行检测仪器本底计数率，并在样品的检测过程中自行扣除本底（计数），对结果进行修正。结合使用标准源，可以自行校准仪器的探测效率。自动处理检测结果，可以直接得到被测样品的放射性比活度（Bq/L或Bq/kg或Bq/cm^3等）。

（二）主要性能指标

（1）本底计数率

α≤0.0017 / m·cm^2；

β≤0.0354 /m·cm^2。

（2）探测效率

α源：^{241}Am≥78%（2π）；

β源：^{90}Sr–^{90}Y≥50%（2π）；

^{14}C≥ 40%（2π）。

（3）影响量（串道率）

α对β：<1%　^{210}Po源（≈40% ^{241}Am）；

β对α：< 0.1%　^{90}Sr–^{90}Y源；

（4）功耗：≤0.25 kW。

（5）体积：主机 550 mm×500 mm×300 mm。

（6）质量：0～680 kg。

（三）系统简介

1.仪器的构成

仪器由检测仪主机、专用计算机和专用气源三部分组成。检测仪主机是仪器的核心部分，包括双导轨抽屉式样品托架、测量计数管、屏蔽计数管、铅屏蔽室和核电子学单元等五部分。专用气源包括气瓶、减压阀、稳压阀、稳流阀以及管道。

2.双导轨抽屉式样品托架

双导轨抽屉式样品托架包括样品盘、盘托架、导轨等。其材料均是低本底材料。

3.测量计数管

测量计数管为圆饼状薄窗流气式正比计数管，能将不可直接测量的辐射信息转化为可以直接测量的电脉冲信号。因其输出脉冲信号的幅度与入射粒子的能量成正比，而称为正比计数管。计数管的窗材料为镀铝 Mylar 薄膜。窗口有效直径 60 mm，窗厚约 2 μm，薄窗便于α粒子、β粒子等穿透能力弱的粒子进入计数管。样品托架推到测量位置后，样品盘的中心（即待测样品的中心）正好对着计数管的窗口中心。窗薄、样品窗口距离近、测量立体角大这三点保证了样品测量的高探测效率。

4.屏蔽计数管

屏蔽计数管也是一只流气式正比计数管。它包围在测量计数管的四周和上部。

5.核电子学单元

电子学线路包括脉冲放大器、脉冲甄别器、脉冲的成形与延迟单元、高压电源、脉冲的正常计数单元和反符合计数单元。在线路设计上采用高集成度的表面安装技术，使主机的体积和质量大大减小，可靠性显著提高。它能将屏蔽计数管的计数、测量计数管的α计数和β计数分别处理后送入与之相连的计算机。

为降低本底计数，采用反符合方法。凡是外界本底辐射同时在两个计数管上产生的脉冲，经过反符合单元将被消除，不会在β道产生计数。γ射线在测量计数管上产生的脉冲幅度很低，因而也不会在α道产生计数。α粒子与β粒子的能量差别很大，在测量计数管上产生的脉冲高度差别也很大，经过脉冲幅度甄别，理论上可以完全区分α粒子与β粒子。经过α与β反符合可以扣除α粒子对β道产生的脉冲。但是由于空气、计数管窗口和源本身的吸收和散射，使α粒子产生能量损失，以致部分α粒子会在β道产生计数。α脉冲与β脉冲的串道将通过软件进行校正。α脉冲与β脉冲的甄别阈电压以及α脉冲对β脉冲的反符合电压全部由软件设定并通过DAC电路实现。

6.铅屏蔽室

屏蔽室由低放射性水平的铅制成，平均厚度大于10 cm，其中心部位是由计数管和样品托架构成的测量室。

7.计算机

采用通用台式或便携式计算机，通过RS232串口电缆与核电子学单元连接。若计算机无RS232串口，可通过USB-RS232转换器连接。系统在Windows平台上开发了控制和数据处理软件，适用于WindowsXP、Windows7等操作系统。通过计算机可对运行参数进行设置，对技术数据进行采集与处理，对高压进行控制。通过计算机的操作界面，可以对样品进行种类、测量次数和测量时间选择；同时，在突发断电时，可保存已经测量完成的数据。

（四）系统安装

1.系统安装环境要求

（1）系统应设置在无灰尘的标准室温环境中。

（2）仪器应有良好的接地（入地电阻需小于1 Ω）。

（3）配置能安放主机、计算机的工作台，还应留有气源的放置位置。

（4）由于主机质量高达600 kg，系统必须设置在坚固的基座或桌面上。

2.安装步骤

主机可置放在桌面的左方，计算机在其右方。

3.铅室安装

在机箱底板上先垒砌两层铅砖，左右各三块铅砖，中间四块铅砖。在两层铅砖上安放中底板作为基准面。在基准面的中心部位安放测量计数管、屏蔽计数管、双导轨抽屉式样品托盘架的组合体。垒砌第三层铅砖，左面三块铅砖，中间前侧一块桥形铅砖，中间后侧一块铅砖，右面三块标准铅砖。理顺电缆和气管，经右侧槽口连接至核电子学单元，拉出地线。垒砌第四层铅砖，左右各三块铅砖，中间四块铅砖。垒砌第五层铅砖，左右各三块铅砖，中间四块铅砖。铅室安装注意事项：

（1）安放铅砖时，应按铅砖上的层次编号准确安装。

（2）严禁损坏组合体、电缆和通气管。

（3）集中接地，地线连接牢固可靠，室外地线须符合技术要求。

4.气路安装

（1）计数管采用氩甲烷（Ar–CH_4）混合气，Ar：CH_4（体积比）为9：1。

（2）Ar–CH_4 混合气用钢瓶储存、运输。

（3）Ar–CH_4 混合气从气瓶经减压阀、稳压阀、稳流阀流入导气管，导气管从后面板引入上流量计下接口，再由此流量计上接口接入测量管和屏蔽管。

（4）气流由屏蔽管出气口接入下流量计下接口，再从此流量计上接口排出。

（5）Ar–CH_4 混合气正常流量为50 mL/min，最大不超过100 mL/min。

铅室安装注意事项：

（1）防止气流过大，否则探测计数管的薄窗将被胀破。

（2）排出气体用管道通向室外，一定要保持此管道的畅通，否则探测计数管的薄窗将胀破。

（3）工作间应保持适当通风，防止CH_4在室内聚集。

第八节　低本底α、β测量系统软件说明

一、测量常规操作

在计算机屏幕上点击“低本底测量”图标，即刻出现低本底α、β测量系统的主界面。桌面显示各个通道的数据，包括：（1）样品的种类；（2）α计数及对应的计数率；（3）β计数和对应的计数率；（4）已测和预定测量次数；（5）“已测时间”和“剩余时间”。每个通道都有“开始/停止”“清除”“设置”和“打印”4个按钮，可以独立定时和输出报告。主界面右上端为高压显示与高压开关。主界面右侧为屏蔽道的数据显示：“计数”“计数率”“测量时间”和复位键。主界面右面还设有5个功能键，“全部开始”“全部停止”“全部清零”“测坪”和“退出”。主界面下部设计了数据仿真记录仪，动态显示各个通道的α计数率和β计数率的变化曲线。各部分功能和操作详述于下：

（一）高压

仪器的正比计数管和屏蔽计数管须加载一定的高压才能正常工作，它们的数值需预先设置。鼠标点击“开”或“关”功能键可加载或关闭计数管上的高压。当高压打开后，计算机将自动调节高压，使其稳定在设定值。由于计算机采用数字式控制，高压与设定值间略有差别（<1V），此差别对分析结果的影响可以忽略。

（二）样品类型

每个通道的样品类型可以在测量前或测量中指定。用鼠标点击样品类型框中的θ处，即可列出常规的样品类型。“α标准粉末样”“β标准粉末样”“空白本底”“自来水样”“空气采样”“生物样品”“土壤样品”“α标准电镀源”“β标准电镀源”，其中“标准粉末样”用以标定实际样品测量的效率。

（三）测量次数和每次测量时间

测量次数和每次测量时间由参数设置功能设定。开始测量后，已测时间和剩余时间将分别按秒增减。当已测时间达到预定时间后，测量次数加一，已测时间和剩余时间将复位（分别置为零和预定时间），然后开始下一时间段的测量。每完成一个时间段的测量，数据将被保存。当由于停电等原因中止了测量进程时，以前几个时间段所测得的数据不会丢失。当恢复运行后（不要清除已测的数据），可以接着完成剩余几个时间段的测量。

（四）查看已测数据和上次样品的测量数据

当鼠标移到α计数或β计数框，即可显示前几个时间段所测得的数据。

在主界面上双击右键即可通过Windows的“记事本”功能调出上次样品的测量数据，进而通过Windows的“记事本”打开历次样品的测量数据。

（五）功能键

“测坪”键用于启动坪曲线测量功能。

“设置”键用于启动参数设置功能。

“开始/停止”键用于开始或停止测量。开始测量后，各显示框内的数据将按秒更新，此键由“开始”变为“停止”。点击“停止”键即可中止测量，此键由“停止”变为“开始”。

“清除”键用于清除测量数据，同时时间和次数也被清零。

“退出”键用于退出此测量系统。

二、测量参数设置

点击“设置”键即可启动参数设置功能，根据第一通道的样品类型，出现不同的参数设置对话框，概括起来，主要分为五种不同的样品类型：水样、气溶胶样品、生物样品、土壤样品、标准源和其他样品。

（一）水样

取水样以升（L）为单位，蒸干后须称量残渣总质量（mg），再称取一定质量（mg）的残渣均匀平铺在样品盘中进行测量。蒸发和制样过程中放射性物质会有损失，需要填写回收率。各个样品的采样时间、样品种类和编号也可填入对应的表格中。测量完成以后将按照所填入的参数进行计算和打印报表，最后结果以Bq/L为单位。

（二）气溶胶样品

空气取样体积以立方米（m^3）为单位。气溶胶在滤纸上有自吸收，α、β测量的自吸收校正因子需要填入。采样时间、采样回收率和采样误差须分别填入各自表格中。气溶胶的α、β本底值也须填入对应的表格，测量完成后将按照填入的数据扣除本底，按照所填入的参数进行计算和打印报表，最后结果以Bq/m^3为单位。

（三）生物样品

生物样品采样以千克（kg）为单位。生物样品需要灰化以后进行测量，需填入总灰和被测量灰的质量。炭化、灰化和制样过程中样品中的放射性物质会有损失，需要填写回收率。各个样品的采样时间、样品种类和编号也可填入对应的表格中。测量完成以后将按照所填入的参数进行计算和打印报表，最后结果以Bq/kg为单位。

（四）土壤样品

土壤样品采样以毫克（mg）为单位。土壤样品取样后直接进行测量。由于样品有较强的自吸收，应取与样品相同质量的标准物质进行α、β测量效率标定和α、β道之间串道率的标定。各个样品的采样时间、样品种类和编号也可填入对应的表格中。测量完成以后将按照所填入的参数进行计算和打印报表。最后结果以Bq/kg为单位。

（五）标准源和其他样品

参数设置包括测量时间和次数的设置，计数管高压的设置；α和β标准源强度和误差的设置；计数管α和β测量效率和相互干扰系数的输入，各道α和β本底值的输入；有关样品的参数数据输入。

测量时间、次数的设置和计数管高压的设置对所有各类样品都有效，而其他参数仅对本类样品有效。即各种样品将按照自己的参数（本底、效率、回收率、误差等）进行计算和输出报表，允许各个通道测量不同种类的样品。现将各类参数的输入说明如下：

（1）测量时间和次数的设置：通常低水平样品需要长时间测量。为避免偶然事件造成数据损失，通常测量分为若干时间段进行。当某一时间段的数据出现异常时，程序可以自动将其删除。如果出现雷击、停电等事件，也不至于丢失已经测得的数据。

（2）高压设置：屏蔽管和测量计数管的工作电压可以通过坪曲线测量功能自动设定，也可以在此处直接输入。“限差”意义为容许高压的波动范围。屏蔽管和测量计数管的工作电压将按照设定值自动调节，当电压超过设定的范围时，红灯将亮起以示警告。

（3）设置α和β标准粉末样品活度及其不确定度：每台仪器需要配备α和β标准粉末样品各一个，α标准粉末样品常采用^{241}Am α粉末样品，β标准粉末样品常采用^{90}Sr–^{90}Y粉末样品；可将α和β标准粉末样品活度及其不确定度在此输入。当指定被测量样品为标准粉末样品时，按照此数据计算出探测效率。对于厚样样品不能采用电镀源标定效率和串道率，必须用标准物质进行标定。

（4）计数管的α和β探测效率、相互干扰系数的输入：测量效率可以由测量标准源得到，也可以在此处直接输入或修改。α粒子和β粒子的区分是通过它们的能量差别，产生的脉冲高度不同而进行甄别。由于空气和薄膜的吸收和散射引起α粒子损失一些能量，使其在β道产生计数，α粒子对β道的干扰系数和β粒子对α道的干扰系数分别通过α和β标准源来测定。干扰系数可在标准源测定后自动保存，也可以在此处输入。样品测量中将根据此系数自动进行校正。厚样品必须用标准物质进行干扰系数（串道率）标定。

（5）各道α和β本底值的输入：各道α和β本底值可以通过测量空白样品盘取得，也可在此处直接输入。

（6）样品参数的输入：此仪器主要用于测量自来水中的总α和总β放射性强度，此项目仅对自来水样有效。样品参数包括“取样体积”、“残渣总质量”、“残渣质量”（用于测量的残渣质量）、“取样时间”、“回收率”和“取样误差”。在“取样时间”一栏中可以直接填入数字，也可以通过点击框中的θ处，弹出一日历来选定。

（7）坪曲线测量：在设备仪器的主屏上点击“测坪”键即可启动坪曲线测量功能。坪曲线测量预置的参数包含“起点电压”“高压上限”“每步电压增量”“计数率上限”“每点测量时间”“计数管选择”“检测点数”7个项目。前5项可直接填写数字。第6项有两个选择：“测量计数管”和“屏蔽计数管”。最后一项“检测点数”不能设置只能显示，其数值根据前三项的设置得出。设置完成后点击“确认”键则启动坪曲线测量程序。测量完成后显示坪曲线。在设备仪器上以不同的颜色显示各个通道的α和β坪曲线，只需用鼠标点击所需的选项即可。如果程序自动检测坪曲线出现错误，可以用鼠标指向你认可的坪区，双击鼠标左键，引导程序在新的区段重新进行坪曲线检测和计算。点击打印键，将启动Windows“画图”功能，坪曲线自动载入，实验室人员可通过Windows“画图”进行编辑和打印。

高压输出曲线测量功能是检验高压输出与DAC数字间的关系。扫描检测完成后，其数据保存在文件“ABC.CFG”中，在以后启动程序时数据将被直接调出使用。

在09型低本底α、β测量系统中增设了α-谱、β-谱以及噪声谱扫描软件，在“坪曲线测量”对话框内增加了“启动测α-谱”、“启动测β-谱”、“启动测噪声谱”三个功能，点击它们立即启动相应的能谱扫描。

第九节　各类样品总放射性测量计算公式

一、水样

（一）水样α放射性浓度（比活度）

$$I_\alpha = \frac{\left(\frac{C_\alpha - C_\beta \cdot k_{\alpha\beta}}{T} - B_\alpha\right) \cdot W_t}{\varepsilon_\alpha \cdot V \cdot W_s \cdot \eta_\alpha}$$

式中：I_α表示水样α放射性浓度（Bq/L）；C_α表示试样的α计数；C_β表示试样的β计数；$k_{\beta\alpha}$表示β射线对α计数的干扰率；T表示测量时间（s）；B_α表示测量装置的α本底计数率（计数/s）；W_t表示水样蒸干后的残渣总质量（mg）；ε_α表示测量装置的α计数效率（计数/s·Bq）；V表示水样的取样体积（L）；W_s表示用于测量的残渣质量（mg）；η_α表示水样蒸干等化学处理α放射性的回收率。

（二）水样α放射性浓度测量结果的不确定度

$$E_{\alpha} = k \cdot \sqrt{\frac{\left(C_{\alpha} + k_{\beta\alpha} \cdot C_{\beta}\right)/T^{2} + B_{\alpha}/T_{b}}{\left[\frac{\left(C_{\alpha} - k_{\beta\alpha} \cdot C_{\beta}\right)}{T} - B_{\alpha}\right]^{2}} + E_{\alpha\varepsilon}^{2} + E_{s}^{2}}$$

式中：E_{α}表示水样α放射性浓度的不确定度（%）；k表示置信因子，即取标准误差的倍数；C_{α}表示试样的α计数；C_{β}表示试样的β计数；$k_{\beta\alpha}$表示β射线对α计数的干扰率；T表示测量时间（s）；B_{α}表示测量装置的α本底计数率（计数/s）；T_{b}表示测量α本底的时间（s）；$E_{\alpha\varepsilon}$表示测量装置的α计数效率的不确定度（%）；E_{s}表示取样、蒸干、称量等化学操作引进的不确定度（%）。

（三）水样β放射性浓度（比活度）

$$I_{\beta} = \frac{\left(\frac{C_{\beta} - C_{\alpha} \cdot k_{\alpha\beta}}{T} - B_{\beta}\right) \cdot W_{t}}{\varepsilon_{\beta} \cdot V \cdot W_{s} \cdot \eta_{\beta}}$$

式中：I_{β}表示水样β放射性浓度（Bq/L）；C_{β}表示试样的β计数；C_{α}表示试样的α计数；$k_{\alpha\beta}$表示α射线对β计数的干扰率；T表示测量时间（s）；B_{β}表示测量装置的β本底计数率（计数/s）；W_{t}表示水样蒸干后的残渣总质量（mg）；ε_{β}表示测量装置的β计数效率（计数/s·Bq）；V表示水样的取样体积（L）；W_{s}表示用于测量的残渣质量（mg）；η_{β}表示水样蒸干等化学处理β放射性的回收率。

（四）水样β放射性浓度测量结果的不确定度

$$E_{\beta} = k \cdot \sqrt{\frac{\left(C_{\beta} + k_{\alpha\beta} \cdot C_{\alpha}\right)/T^{2} + B_{\beta}/T_{b}}{\left[\frac{\left(C_{\beta} - k_{\alpha\beta} \cdot C_{\alpha}\right)}{T} - B_{\beta}\right]^{2}} + E_{\beta\varepsilon}^{2} + E_{s}^{2}}$$

式中：E_{β}表示水样β放射性强度的不确定度（%）；k表示置信因子，即取标准误差的倍数；C_{β}表示试样的β计数；C_{α}表示试样的α计数；$k_{\alpha\beta}$表示α射线对β计数的干扰率，由于C_{α}比C_{β}小很多，系数$k_{\alpha\beta}$本身的不确定度不予考虑；T表示测量时间（s）；B_{β}表示测量装置的β本底计数率（计数/s）；T_{b}表示测量β本底的时间（s）；$E_{\beta\varepsilon}$表示测量装置的β计数效率的不确定度（%）；E_{s}表示取样、蒸干、称量等化学操作引起的不确定度（%）。

二、生物样品

（一）生物样品α放射性浓度

$$I_{\alpha} = \frac{\left(\frac{C_{\alpha} - C_{\beta} \cdot k_{\beta\alpha}}{T} - B_{\alpha}\right) \cdot W_{t}}{\varepsilon_{\alpha} \cdot V \cdot W_{s} \cdot \eta_{\alpha}}$$

式中：I_α表示生物样品α放射性浓度（Bq/kg）；C_α表示试样的α计数；C_β表示试样的β计数；$k_{\beta\alpha}$表示β射线对α计数的干扰率；T表示测量时间（s）；B_α表示测量装置的α本底计数率（计数/s）；W_t表示生物样品灰化后的灰渣总质量（mg）；ε_α表示测量装置的α计数效率（计数/s·Bq）；V表示生物样品的取样质量（kg）；W_s表示用于测量的灰渣质量（mg）；η_α表示生物样品灰化等化学处理α放射性的回收率。

（二）生物样品α放射性浓度测量结果的不确定度

$$E_\alpha = k\cdot\sqrt{\frac{\left(C_\alpha + k_{\beta\alpha}\cdot C_\beta\right)/T^2 + B_\alpha/T_b}{\left[\frac{\left(C_\alpha - k_{\beta\alpha}\cdot C_\beta\right)}{T} - B_\alpha\right]^2} + E_{\alpha\varepsilon}^2 + E_s^2}$$

式中：E_α表示生物样品α放射性浓度的不确定度（%）；k表示置信因子，即取标准误差的倍数；C_α表示试样的α计数；C_β表示试样的β计数；$k_{\beta\alpha}$表示β射线对α计数的干扰率；T表示测量时间（s）；B_α表示测量装置的α本底计数率（计数/s）；T_b表示测量α本底的时间（s）；$E_{\alpha\varepsilon}$表示测量装置的α计数效率的不确定度（%）；E_s表示取样、灰化、称量等化学操作引进的不确定度（%）。

（三）生物样品β放射性浓度

$$I_\beta = \frac{\left(\frac{C_\beta - C_\alpha\cdot k_{\alpha\beta}}{T} - B_\beta\right)\cdot W_t}{\varepsilon_\beta\cdot V\cdot W_s\cdot \eta_\beta}$$

式中：I_β表示生物样品β放射性浓度（Bq/kg）；C_β表示试样的β计数；C_α表示试样的α计数；$k_{\alpha\beta}$表示α射线对β计数的干扰率；T表示测量时间（s）；B_β表示测量装置的β本底计数率（计数/s）；W_t表示生物样品灰化后的灰渣总质量（mg）；ε_β表示测量装置的β计数效率（计数/s·Bq）；V表示生物样品的取样质量（kg）；W_s表示用于测量的灰渣质量（mg）；η_β表示生物样品灰化等化学处理β放射性的回收率。

（四）生物样品β放射性浓度的不确定度

$$E_\beta = k\cdot\sqrt{\frac{\left(C_\beta + k_{\alpha\beta}\cdot C_\alpha\right)/T^2 + B_\beta/T_b}{\left[\frac{\left(C_\beta - k_{\alpha\beta}\cdot C_\alpha\right)}{T} - B_\beta\right]^2} + E_{\beta\varepsilon}^2 + E_s^2}$$

式中：E_β表示生物样品β放射性强度的不确定度（%）；k表示置信因子，即取标准误差的倍数；C_β表示试样的β计数；C_α表示试样的α计数；$k_{\alpha\beta}$表示α射线对β计数的干扰率，由于C_α比C_β小很多，系数$k_{\alpha\beta}$本身的不确定度不予考虑；T表示测量时间（s）；B_β表示测量装置的β本底计数率（计数/s）；T_b表示测量β本底的时间（s）；$E_{\beta\varepsilon}$表示测量装置的β计数效率的不确定度（%）；E_s表示取样、灰化、称量等化学操作引起的不确定度（%）。

三、土壤样品

（一）土壤样品α放射性浓度

$$I_\alpha = \frac{\left(\frac{C_\alpha - C_\beta \cdot k_{\beta\alpha}}{T} - B_\alpha\right) \cdot 1000000}{\varepsilon_\alpha \cdot V}$$

式中：I_α表示土壤样品α放射性浓度（Bq/kg）；C_α表示试样的α计数；C_β表示试样的β计数；$k_{\beta\alpha}$表示β射线对α计数的干扰率；T表示测量时间（s）；B_α表示测量装置的α本底计数率（计数/s）；ε_α表示测量装置的α计数效率（计数/s·Bq）；V表示土壤样品的取样质量（mg）。

（二）土壤样品α放射性浓度测量结果的不确定度

$$E_\alpha = k \cdot \sqrt{\frac{\left(C_\alpha + k_{\beta\alpha} \cdot C_\beta\right)/T^2 + B_\alpha/T_b}{\left[\frac{\left(C_\alpha - k_{\alpha\beta} \cdot C_\beta\right)}{T} - B_\alpha\right]^2} + E_{\alpha\varepsilon}^2 + E_s^2}$$

式中：E_α表示土壤样品α放射性浓度的不确定度（%）；k表示置信因子，即取标准误差的倍数；C_α表示试样的α计数；C_β表示试样的β计数；$k_{\beta\alpha}$表示β射线对α计数的干扰率；T表示测量时间（s）；B_α表示测量装置的α本底计数率（计数/s）；T_b表示测量α本底的时间（s）；$E_{\alpha\varepsilon}$表示测量装置的α计数效率的不确定度（%）；E_s表示取样操作引进的不确定度（%）。

（三）土壤样品β放射性浓度

$$I_\beta = \frac{\left(\frac{C_\beta - C_\alpha \cdot k_{\alpha\beta}}{T} - B_\beta\right) \cdot 1000000}{\varepsilon_\beta \cdot V}$$

式中：I_β表示土壤样品β放射性浓度（Bq/kg）；C_β表示试样的β计数；C_α表示试样的α计数；$k_{\alpha\beta}$表示α射线对β计数的干扰率；T表示测量时间（s）；B_β表示测量装置的β本底计数率（计数/s）；ε_β表示测量装置的β计数效率（计数/s·Bq）；V表示土壤样品的取样质量（mg）。

（四）土壤样品β放射性浓度的不确定度

$$E_\beta = k \cdot \sqrt{\frac{\left(C_\beta + k_{\alpha\beta} \cdot C_\alpha\right)/T^2 + B_\beta/T_b}{\left[\frac{\left(C_\beta - k_{\alpha\beta} \cdot C_\alpha\right)}{T} - B_\beta\right]^2} + E_{\beta\varepsilon}^2 + E_s^2}$$

式中：E_β表示土壤样品β放射性强度的不确定度（%）；k表示置信因子，即取标准误差的倍数。C_β表示试样的β计数；C_α表示试样的α计数；$k_{\alpha\beta}$表示α射线对β计数的干扰率，由于C_α比C_β小很多，系数$k_{\alpha\beta}$本身的不确定度不予考虑；T表示测量时间（s）；

B_β表示测量装置的β本底计数率（计数/s）；T_b表示测量β本底的时间（s）；$E_{\beta\varepsilon}$表示测量装置的β计数效率的不确定度（%）；E_s表示取样、灰化、称量等化学操作引起的不确定度（%）。

四、气溶胶样品

（一）气溶胶样品α放射性浓度

$$I_\alpha = \frac{\left(\dfrac{C_\alpha - C_\beta \cdot k_{\beta\alpha}}{T} - B_\alpha\right)}{\varepsilon_\alpha \cdot V \cdot \eta_\alpha}$$

式中：I_α表示气溶胶样品α放射性浓度（Bq/m³）；C_α表示试样的α计数；C_β表示试样的β计数；$k_{\beta\alpha}$表示β射线对α计数的干扰率；T表示测量时间（s）；B_α表示测量装置的α本底计数率（cps）；ε_α表示测量装置的α计数效率（计数/s·Bq）；V表示气溶胶样品的取样体积（m³）；η_α表示滤纸的α自吸收修正因子。

（二）气溶胶样品α放射性浓度测量结果的不确定度

$$E_a = k \cdot \sqrt{\frac{\left(C_\alpha + k_{\beta\alpha} \cdot C_\beta\right)/T^2 + B_\alpha/T_b}{\left[\dfrac{\left(C_\alpha - k_{\beta\alpha} \cdot C_\beta\right)}{T} - B_\alpha\right]^2} + E_{\alpha\varepsilon}^2 + E_s^2}$$

式中：k表示置信因子，即取标准误差的倍数；E_α表示气溶胶样品α放射性浓度的不确定度（%）；C_α表示试样的α计数；C_β表示试样的β计数；$k_{\beta\alpha}$表示β射线对α计数的干扰率；T表示测量时间（s）；B_α表示测量装置的α本底计数率（计数/s）；T_b表示测量α本底的时间（s）；$E_{\alpha\varepsilon}$表示测量装置的α计数效率的不确定度（%）；E_s取样、灰化、称量等化学操作引进的不确定度（%）。

（三）气溶胶样品β放射性浓度

$$I_\beta = \frac{\left(\dfrac{C_\beta - C_\alpha \cdot k_{\alpha\beta}}{T} - B_\beta\right)}{\varepsilon_\beta \cdot V \cdot \eta_\beta}$$

式中：I_β表示气溶胶样品β放射性浓度（Bq/m³）；C_β表示试样的β计数；C_α表示试样的α计数；$k_{\alpha\beta}$表示α射线对β计数的干扰率；T表示测量时间（s）；B_β表示测量装置的β本底计数率（计数/s）；ε_β表示测量装置的β计数效率（计数/s·Bq）；V表示气溶胶样品的取样质量（m³）；η_β表示β放射性的自吸收校正因子。

（四）气溶胶样品β放射性浓度的不确定度

$$E_\beta = k \cdot \sqrt{\frac{\left(C_\beta + k_{\alpha\beta} \cdot C_\alpha\right)/T^2 + B_\beta/T_b}{\left[\dfrac{\left(C_\beta - k_{\alpha\beta} \cdot C_\alpha\right)}{T} - B_\beta\right]^2} + E_{\beta\varepsilon}^2 + E_s^2}$$

式中：E_β表示气溶胶样品β放射性强度的不确定度（%）；k表示置信因子，即取标准误差的倍数；C_β表示试样的β计数；C_α表示试样的α计数；$k_{\alpha\beta}$表示α射线对β计数的干扰率，由于C_α比C_β小很多，系数$k_{\alpha\beta}$本身的不确定度不予考虑；T表示测量时间（s）；B_β表示测量装置的β本底计数率（计数/s）；T_b表示测量β本底的时间（s）；$E_{\beta\varepsilon}$示测量装置的β计数效率的不确定度（%）；E_s表示取样、灰化、称量等化学操作引起的不确定度（%）。

五、α、β放射性强度检出限

（一）仪器α放射性和β放射性强度的检出限

如果仪器的空白本底长时间准确测量，其本底计数率的误差可以忽略，同时也可以忽略串道干扰的影响，仪器α放射性和β放射性强度的检出限可简化为：

$$\mathrm{LLD}_\alpha = \frac{3 \cdot B_\alpha}{\sqrt{B_\alpha \cdot n \cdot T}} = 3 \cdot \sqrt{\frac{B_\alpha}{n \cdot T}}$$

即采用3倍统计误差作为仪器的最低检出限。

式中：LLD_α表示测量装置的α放射性最低检出限（计数/s）；B_α表示测量装置的α本底计数率（计数/s）；T表示每次测量时间（s）；n为测量次数，$n \cdot T$即为样品测量总时间。

表4.8列出了仪器的最低检出限（LLD），它取决于仪器的空白本底和样品测量的时间长短，当样品的测量结果很接近仪器的空白本底或不够剔除本底时报表中将标注结果小于检出限。

表4.8　不同测量时间样品的检出限

检出限/(计数/min)		本底计数率/(计数/min)													
		0.1	0.2	0.3	0.4	0.5	0.6	0.7	0.8	0.9	1.0	2.0	3.0	4.0	5.0
样品测量时间/h	1	0.122	0.173	0.212	0.245	0.274	0.300	0.324	0.346	0.367	0.387	0.548	0.671	0.775	0.866
	2	0.087	0.122	0.150	0.173	0.194	0.212	0.229	0.245	0.260	0.274	0.387	0.474	0.548	0.612
	3	0.071	0.100	0.122	0.141	0.158	0.173	0.187	0.200	0.212	0.224	0.316	0.387	0.447	0.500
	4	0.061	0.087	0.106	0.122	0.137	0.150	0.162	0.173	0.184	0.194	0.274	0.335	0.387	0.433
	5	0.055	0.077	0.095	0.110	0.122	0.134	0.145	0.155	0.164	0.173	0.245	0.300	0.346	0.387
	6	0.050	0.071	0.087	0.100	0.112	0.122	0.132	0.141	0.150	0.158	0.224	0.274	0.316	0.354
	7	0.046	0.065	0.080	0.093	0.104	0.113	0.122	0.131	0.139	0.146	0.207	0.254	0.293	0.327

续表

检出限/(计数/min)	本底计数率/(计数/min)													
	0.1	0.2	0.3	0.4	0.5	0.6	0.7	0.8	0.9	1.0	2.0	3.0	4.0	5.0
8	0.043	0.061	0.075	0.087	0.097	0.106	0.115	0.122	0.130	0.137	0.194	0.237	0.274	0.306
9	0.041	0.058	0.071	0.082	0.091	0.100	0.108	0.115	0.122	0.129	0.183	0.224	0.258	0.289
10	0.039	0.055	0.067	0.077	0.087	0.095	0.102	0.110	0.116	0.122	0.173	0.212	0.245	0.274
11	0.037	0.052	0.064	0.074	0.083	0.090	0.098	0.104	0.111	0.117	0.165	0.202	0.234	0.261
12	0.035	0.050	0.061	0.071	0.079	0.087	0.094	0.100	0.106	0.112	0.158	0.194	0.224	0.250
14	0.033	0.046	0.057	0.065	0.073	0.080	0.087	0.093	0.098	0.104	0.146	0.179	0.207	0.231
16	0.031	0.043	0.053	0.061	0.068	0.075	0.081	0.087	0.092	0.097	0.137	0.168	0.194	0.217
18	0.029	0.041	0.050	0.058	0.065	0.071	0.076	0.082	0.087	0.091	0.129	0.158	0.183	0.204
20	0.027	0.039	0.047	0.055	0.061	0.067	0.072	0.077	0.082	0.087	0.122	0.150	0.173	0.194
22	0.026	0.037	0.045	0.052	0.058	0.064	0.069	0.074	0.078	0.083	0.117	0.143	0.165	0.185
24	0.025	0.035	0.043	0.050	0.056	0.061	0.066	0.071	0.075	0.079	0.112	0.137	0.158	0.177

（二）仪器α、β放射性比活度的检出限

测量装置的α、β放射性比活度检出限（单位：Bq/L）由下式计算：

$$L_\alpha = \frac{\mathrm{LLD}_\alpha \cdot W_t}{\varepsilon_\alpha \cdot V \cdot W_s \cdot \eta_\alpha}$$

$$L_\beta = \frac{\mathrm{LLD}_\beta \cdot W_t}{\varepsilon_\beta \cdot V \cdot W_s \cdot \eta_\beta}$$

式中：L_α表示α放射性浓度检出限（水样单位：Bq/L，气溶胶单位Bq/m^3，生物样品和土壤单位Bq/kg，其他样品单位Bq）；L_β表示β放射性浓度检出限（水样单位Bq/L，气溶胶单位Bq/m^3，生物样品和土壤样单位Bq/kg，其他样品单位Bq）；ε_α表示测量装置的α计数效率（计数/s·Bq）；ε_β表示测量装置的β计数效率（计数/s·Bq）；V表示取样量，水样体积（L），空气体积（m^3），生物样重量（kg），土壤样质量（mg）；W_t表示蒸干或灰化后的残渣总质量（mg）；W_s表示用于测量的残渣质量（mg）；η_α表示蒸干或灰化等化学处理α放射性的回收率；η_β表示蒸干或灰化等化学处理β放射性的回收率；k表示α射线对β计数的干扰率。

六、测量中的误差分析和数据取舍

在水样测量中通常分10个时段进行，最后取10次测量的平均值。当其中某次测量

的数据远离平均值，其可信度小于0.27%时，此数据将自动被舍弃。如果其中出现两个以上的异常数据时，建议重新测量10次。

当计数大于25时，按高斯分布计算统计误差和可信度，当$N-N_0>3\sigma$时，其可信度小于0.27%，当N_0为10次测量的平均值，单次测量的标准误差$\sigma=\sqrt{N}$；N为单次测得的计数值，当计数小于25时，按泊松分布计算可信度，并将可信度小于0.27%的数据舍弃。

$$\rho\left(N,N_0\right)=1-\sum_{n=0}^{N}\frac{e^{-N_0\cdot N_0^n}}{n!}$$

式中：$\rho(N,N_0)$表示平均值为N_0时单次测量计数值大于N的概率；N表示单次测得的计数值；N_0表示10次测量的平均值。

七、坪曲线的测量和计数管高压的设定

此系统具有自动化坪曲线的测量功能。放入$^{90}Sr-^{90}Y$、^{241}Am、^{14}C和^{55}Fe放射源后，启动坪曲线测量程序，坪曲线测量将按照设定的参数自动进行。最后可得出各个计数管的α、β坪曲线图像，显示在设备仪器的屏幕上。实验人员可以在屏幕上，综合各个计数管的α、β坪特性，选定计数管的工作电压。屏蔽计数管坪曲线是在无放射源条件下测量的，每点数据需测60 min以上（美国LB770-PC给出的屏蔽计数管坪曲线是用了大约3 d的时间得到的）。设置好参数后启动坪曲线测量程序，屏蔽计数管坪曲线测量将按照设定的参数自动进行。为检验屏蔽计数管的效能，可比较屏蔽计数管高压打开和关闭的各道本底计数，其差别应在5倍以上。屏蔽计数管坪曲线通常不会改变，且坪区很长，因此无须经常测量。

八、八通道α、β检测仪

两个四通道α、β检测仪拼接即构成八通道α、β检测仪，其操作方法与四通道α、β检测仪完全相同。首先运行CD盘中的abc2011_ Setup.exe安装四通道α、β检测软件，再运行abc8Setup.exe则安装八通道α、β检测仪软件，其中1～4道工作在“\ABC”目录，而5～8通道工作在“\ABC8”目录。

九、安装指南

测量系统包括测量装置和计算机两大部分，二者通过串口RS232连接。

（一）气路连接

氩甲烷气路的连接顺序为：气瓶→稳压稳流阀→流量计1→测量计数管1→屏蔽计数管1→测量计数管2→屏蔽计数管2→测量计数管3→屏蔽计数管3→测量计数管4→屏蔽计数管4→流量计2。如果流量计2和流量计1的指示接近，说明气路连接正确，没有中途漏气。测量时氩甲烷气的流量应调节到100 mL/min。

（二）电路连接

测量装置的电路连接：测量计数管1～4的4条电缆分别接到输入插座1～4。屏蔽

计数管1～4的4条电缆用3个三通接头合并为一条电缆后连接到屏蔽计数输入插座。电路盒上有1条信号电缆与计算机相连。计算机本身的连线参照计算机的使用手册。电路盒中有2个高压电源模块，分别为测量计数管和屏蔽计数管提供高压（信号和高压共用一电缆）。电路盒中有脉冲放大、脉冲甄别、反符合、计数器、数字通信接口、高压调控等电路。全部功能由计算机程序控制实现。

十、低本底α、β计数器电路原理

为了降低本底，测量计数管和屏蔽计数管采用了嵌套式结构，测量计数管嵌入屏蔽计数管中。外界射入的宇宙射线和周围环境的γ射线将会同时在两个计数管上产生脉冲。经过反符合，不会在β道产生计数。γ射线在测量计数管上产生的脉冲幅度很低，因而也不会在α道产生计数。α粒子与β粒子的能量差别很大，在正比计数管上产生的脉冲高度差别也很大，经过脉冲甄别理论可以完全区分α粒子与β粒子，经过α与β反符合可以扣除α粒子对β道产生的脉冲。但是由于空气，计数管窗口和源本身的吸收和散射，使得α粒子产生能量损失，以致部分α粒子在β道产生计数。例如 ^{241}Am 的α粒子在β道产生的计数大约占1/3，α粒子与β粒子的串道将通过软件进行校正。电路原理和脉冲波形见仪器设备显示屏幕。由于α粒子在样品中占的比例比β粒子占的比例小很多，对结果的影响很小。

电子学电路包括：

（1）放大器：采用LM837 低噪声运算放大器担任α和β脉冲的主放大器，α脉冲经过1级放大，β脉冲经过2级放大，分别输入电压比较器进行甄别。

（2）电压比较器：采用LM311芯片进行脉冲高度甄别，有四种电压在不同地方参与电压比较：α甄别阈电压；α-β反符合阈电压；β甄别阈电压；屏蔽道反符合甄别阈电压。四种阈电压由软件设置和单片机的 DAC 输出。

（3）逻辑电路：采用 74HC4538 承担，其功能有脉冲成形、脉冲延迟、脉冲反符合等。大于β甄别阈并且不被反符合（α-β反符合和屏蔽道反符合）的脉冲在β通道产生计数，大于α甄别阈电压的脉冲在α通道产生计数；输入α和β计数器的脉冲宽度为5μs方波。

（4）计数电路：采用74HC590芯片组成9路计数器。分别记录4个α通道、4个β通道和屏蔽道的脉冲计数，每秒按指令将数据传送到上位机，然后全部计数器清0，并开始新的计数，仪器最大可达65535 cps。

（5）高压模块：采用2 kV两只高压模块给各个计数管供电，4个正比管的计数高压采用同一高压模块，4个正比管的屏蔽高压采用另一高压模块。2个高压模块的输出电压由软件设置并由单片机的DAC输出控制。

（6）单片机：采用Silicon Lab的C8051F020芯片通过 SP3223 串口芯片与上位机连接，RS232 串口的波特率为115200。

第十节　各种射线测量的样品制备

样品测量的要求是要获得合适、可重复的几何条件，且尽可能消除（或能扣除）辐射在样品及其支撑物中的散射和吸收。在放射化学分析实验中，常见的分析方法有相对测量法和绝对测量法。由于绝对测量法制样复杂，所以实验室常采用相对测量法。

一、α测量

对α测量源的制备有厚源和薄源两种。正比计数器或电离室测量的α源，通常制成薄的沉积层形状，最好用电沉积法或蒸馏法制样，将其放入探测器内部或紧贴固体探测器。薄源的制备一般采用电化学法，有电镀法、电解法、电置换法等，用不锈钢、铝等做衬底。通常厚度为几到几十微米。

在相对测量中常用厚源法。厚源的制备是先将欲测量的核素沉淀，然后用特定的抽滤装置制成固定面积的测量源（圆盘状），烘干后进行厚源测量。加速器轰击产生的短寿命超铀元素还有一种特殊的方法制备薄源。利用反冲能使子体冲出母体而被带到捕集片上制成薄源。

二、β测量

软β发射体（低能β射线、X射线、转换电子或俄歇电子）测量，可将它们制成充气管计数器中的某种气体混合物进行测量。如用液闪测量，可将样品溶解于有机闪烁体（甲苯、二甲苯、聚二醇、卡必醇等）中，如果样品是固体，则可将其研磨成细状粉末，将其均匀分散于液体闪烁液中，加入凝胶剂，增加其均匀性。如用低本底α、β测量仪，在实际工作中进行相对测量时，制样方法同α厚样法。

第十一节　放射性物质在不同状态物质中的行为

一、放射性物质在溶液中的状态和行为

在高度稀释的溶液中，放射性核素除了以离子（分子）状态存在外，能以胶体分散状态存在。它们的行为除了遵守真溶液或胶体溶液的一般物理化学规律外，还常常表现出一些特殊的规律性。

（一）共沉淀

放射性核素由于在溶液中的浓度太低，常常不能独立成相。为了将微量的放射性核

素从它所在的溶液中分离出来，可向溶液中加入某种常量元素的化合物，然后利用化学或其他方法使常量元素沉淀，当它形成沉淀的同时也会将微量的放射性核素从溶液中载带下来，这个过程称为共沉淀。

共沉淀对微量的化学组成而言，共沉淀结晶法是一种有效的分离手段。按被分离物质在物质中分配方式的不同，分为体积分配的共结晶沉淀法、表面分配的吸附共沉法。同晶、反常混晶比较反常，有的存在混合下限，有的不存在。

1.同晶和同二晶

化学性质相近的物质的混合物在溶液中结晶时，如能形成混合晶体，并且其组成任意可变，则这种混合晶体称为类质同晶（简称同晶），它属于真正的混晶。同晶现象的特点是微量物质和常量物质可以以任意比例混合而形成同晶。

$BaSO_4$-$RaSO_4$-H_2O共晶体系就满足这三个条件：Ba和Ra都是IIA族元素，化学性质相似；$BaSO_4$和$RaSO_4$的化学构型相同，Ba：S：O=Ra：S：O=1：1：4；Ba和Ra的离子半径相近，而且$BaSO_4$和$RaSO_4$均属正交晶系，晶格参数相近。因此，在$BaSO_4$结晶形成时，微量的$RaSO_4$与它形成同晶。又如NaCl和CsCl两种物质，虽然符合前两个条件，但它们属于不同的晶系，不符合第三个条件，所以不能形成同晶。

不仅类型同晶能形成真正的混晶，某些化学组成类似但晶体结构不同的物质，在一定条件下也能形成真正的混晶。此结晶为一强制同晶。又称同二晶。同二晶的特点是存在混合上限（微量物质的量不得超过某一限度），超过混合上限晶体将成为两相。同晶和同二晶是真正的混晶，它们的共同特点是没有混合下限，也就是不论微量物质的浓度有多低，只要常量物质的浓度足以形成结晶，那么，微量物质的离子、原子或分子就能取代晶格中常量物质相应的离子、原子或分子而形成混晶。

硫酸锰在温度高于8.6 ℃时能形成$MnSO_4·5H_2O$三斜晶系的结晶，硫酸亚铁在温度低于56 ℃时能形成$FeSO_4·7H_2O$单斜晶系的结晶。因此，在20 ℃时，两种物质单独结晶时具有不同的结晶形式，但是它们的混合物在结晶时却能形成真正的混晶。当硫酸亚铁过量时，可得到单斜晶系的混晶$FeSO_4·7H_2O$-$MnSO_4·7H_2O$；当硫酸锰过量时，可得到三斜晶系的混晶$MnSO_4·5H_2O$-$FeSO_4·5H_2O$。表明这两种物质可以形成两种类型的混晶。在第一种情况下，硫酸锰的结晶不以它自身稳定的结晶形式存在；在第二种情况下，硫酸亚铁的结晶也不以自身的稳定结晶形式存在，这是一种强制同晶的现象，又称同二晶现象。形成同二晶的原因是，纯的常量物质和微量物质的稳定结构虽然不同，可是微量物质在一定条件下能形成一种介稳态变体$MnSO_4·7H_2O$以适应$FeSO_4·7H_2O$的结构。

根据实验条件，同晶和同二晶的共结晶过程可以导致微量物质在结晶固体内的均匀分配或非均匀分配。

2.新类型混晶

除了真正的混晶，还有些化合物也能形成混晶，它们不是化学类似物，但它们的正、负离子半径比较相近，因而晶体结构很接近。如$NaNO_3$和$CaCO_3$、$BaSO_4$和$KMnO_4$、$BaSO_4$和KBF_4等也能形成混晶。微量物质不是以离子、原子状态进入晶格，而是以分子或小的晶格单位进入晶体的——新类型混晶。

在含有微量$KMnO_4$的硫酸钡溶液中，$BaSO_4$结晶形成时，在$BaSO_4$晶体表面上，K^+

和MnO_4^-同时被吸附生成$KMnO_4$晶格的小组合体；又因$KMnO_4$和$BaSO_4$晶格的大小相近，因此，两者可以形成混晶。但由于$KMnO_4$必须先形成晶胞（组成晶体的最小单位）而后进入$BaSO_4$晶体，因此，对$KMnO_4$来说，存在混合下限。

3.反常混晶

某些化学性质不相似，而且结晶结构也不相似的两种物质也会形成混晶。这类混晶称为反常混晶。有的反常混晶存在混晶下限，有的不存在。所以反常混晶是几类混晶中发现得最多的一类，微量物质可能是以复杂的络离子形式参加到晶体中，亦可能是由于常量晶体在生长时不断地吸附微量物质，或将母液包入晶体等原因而形成反常混晶的。

NH_4Cl与$MnCl_2$形成混晶时，由于生成了与NH_4Cl晶格相似的$2NH_4Cl\cdot MnCl_2\cdot 2H_2O$络合物而形成混晶的。

NH_4Cl-MCl_3-H_2O（其中M为Fe^{3+}、Cr^{3+}）；MF_3-$M'F_2$-H_2O（其中M为Y^{3+}、La^{3+}，M′为Ca^{2+}、Ba^{2+}、Ra^{2+}）；$M(NO_3)_2$-次甲基蓝-H_2O（其中M为Pb^{2+}、Ba^{2+}）；AmO_2^+-$K_4[UO_2(CO_3)_2]$；Pu^{4+}-$La_2(C_2O_4)_3\cdot 9H_2O$等。

二、放射性物质在气体中的行为

大气中存在少量的放射性物质，其主要来源有：大气中宇宙射线引起的核反应产物^{14}C和^{3}H等；大气层核爆炸带来的放射性散落物；核工业设施排放的放射性废气；铀、钍矿逸出的氡气及其衰变子体；放射化学工作场所内，放射性物质也会通过各种途径进入空气（放射性气体逃逸；加热或蒸发溶液时放射性物质进入空气；粉尘操作；因核衰变过程的反冲效应而使放射性物质进入气相等而造成实验室、车间和环境的污染）。

Po、Pu、Am等强α放射性固体物质具有群体反冲现象——核衰变时反冲原子和夹带的放射性原子同时进入气相。

（一）放射性气溶胶

放射性气溶胶是放射性核素以极小微粒（1～100 nm）形式分散在空气中形成的。气相中的放射性核素可以以分子状态存在，也可以以气溶胶状态存在。放射性核素的分子或原子形成聚集体而悬浮于空气中，放射性核素吸附在气体的杂质微粒上。

（二）气溶胶的特点

放射性气溶胶微粒带有电荷，因此可以用静电场来收集它；气溶胶中的核素会因衰变或核反冲逸出而减少，因此放射性气溶胶粒子随时间增长而逐渐减小。放射性气溶胶具有强的电离效应，当它经呼吸道进入人体时，这些胶粒放射的射线能使体内的水分子或其他分子发生激发电离，引起生物效应而造成伤害。

三、放射性物质在固体上的行为

在固体物质中，由核衰变或核反应生成的放射性子体，因核反冲的缘故，将在固体物质中穿行一定的路程。最后，反冲核可能处于不同的氧化态，在晶体中重新占据晶格结点的位置；或者卡在晶格结点之间。由于它们在晶体中所处环境不同，行为也就不同，离开了结点的原子，处于比较自由的状态，它能扩散到晶体表面或晶体间的缝隙中。

（一）放射性物质在土壤中的化学行为

土壤中的次生矿物和腐殖质多以胶体颗粒的形态存在，具有较大的表面能和吸附性能。而放射性核素在土壤中以交换作用吸附在土壤颗粒表面、与氧化物或氢氧化物的形式沉淀、与土壤中的有机物螯合等三种形式存在。因此交换吸附是影响放射性物质在土壤中迁移的最主要的物理化学过程。黏粒的主要成分次生硅铝酸盐，是一种片状结构的颗粒，其表面带有丰富的负电荷，具有可观的阳离子交换容量。

（二）放射性物质在岩石中的化学行为

原生的天然铀、钍元素可形成独立或共生矿物存在于岩石中，有的被其他矿物吸附，有的以溶解状态存在于矿物包裹或粒间及晶体裂隙的水分中，其中钍在表生带中以机械风化迁移为主。钾是地壳中的主要元素之一，大部分存在于碱性长石中，多与氧、硅或卤族元素结合，主要以钾长石、白榴石等矿物质形式存在。钾极易从矿物质中释放进入水中，具有很强的迁移能力。天然放射性核素镭一般不进入矿物晶格内，不形成独立矿物，但具有很强的迁移能力。

第五章　实验室γ能谱测量与分析

辐射环境监测涉及的放射性核素大多会放出γ射线。通过测量γ射线，不仅可以判断放射性核素的种类，还能得到放射性核素的活度信息。此外，与α或β射线测量相比，γ射线测量技术对样品前处理的要求要简单得多。因此，实验室γ能谱测量就成为辐射环境监测技术中不可缺少的测量手段，在辐射环境质量监测、监督性监测，以及应急监测中都发挥着重要作用。

第一节　基本原理

由于不同核素衰变后放出的γ射线能量不同，因此，通过实验室γ能谱测量与分析，不仅可以确定环境样品中放射性核素的种类，还可以测量出放射性核素的活度情况。实验室γ能谱测量与分析的基础是放射性核素的γ衰变，需要对γ衰变的特点有所了解。

γ射线通常是在原子核进行α衰变或β衰变后伴随发射出来的。γ射线的能量是单能的，它的大小约等于激发核两个核能级之差（忽略反冲核动能）。在衰变过程中，多种核素可能发射不止一种能量的γ射线。此外，虽然不同核素的能级不同，但是其发射的γ射线的能量可能很接近。这种情况下，需要根据实际情况或找到更多的γ射线，来确定核素的种类。

一、γ跃迁

核素在进行α、β^-、β^+或EC等衰变时，产生的子核可能暂时处于较高的激发核能级，之后很快过渡到能量较低的激发态或基态，在这个过渡过程中，多余的能量就以光子，即γ射线的形式发射出来，这种伴有γ射线的核能级跃迁称为γ跃迁，即γ辐射。

二、内转换

有时原子核发生γ跃迁时不发射γ光子，而是把多余的能量交给核外绕行的电子（主要是K层电子），使它脱离原子核的束缚而放射出来，这种现象称为内转换。因此，在环境监测领域测量γ射线时，一般要选择γ射线发射率较高、内转换系数较小的γ射线进行监测。

第二节 高纯锗探测器

目前，实验室分析用的γ能谱主要有高纯锗（HPGe）和碘化钠［NaI（Tl）］谱仪。由于高纯锗探测器采用高纯锗晶体作为γ谱仪的探测器，能量分辨率高，放置于铅等材料组成的屏蔽体内，减少环境本底影响，而且平时在低温下运行，但不需要在低温下保存，因此受到实验室广泛应用。目前，我国辐射环境监测领域的实验室γ谱分析主要以高纯锗γ探测器为主。

一、高纯锗探测器的工作原理

高纯锗探测器属于半导体探测器，其工作原理和气体电离室相似。γ射线在经过半导体时，会与半导体材料发生相互作用，产生电子-空穴对；如果在半导体的两端施加电压，在电场的作用下，电子和空穴分别向两端电极漂移并最后被收集，在外电路中就形成了电信号。通常，把电子和空穴称为载流子。

当半导体晶体材料没有被掺入其他杂质时，称为本征半导体。当半导体被掺入杂质时，半导体就变成非本征半导体。如图5.1所示，当P型和N型半导体紧密结合时，由于在结区内载流子的浓度梯度较大，载流子将进行扩散。在P侧的空穴扩散进入N侧，而N侧的电子则扩散进入P侧。

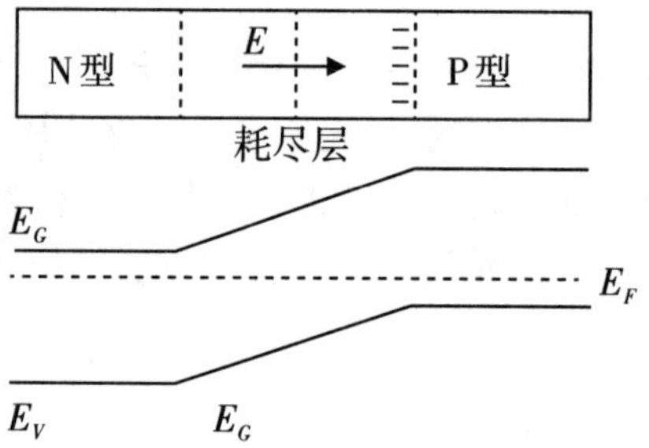

图5-1 P-N结的形成及能带分布

当空穴持续离开P侧时，在结附近的部分受主负离子未能得到补偿；同理，在电子持续离开P侧时，在结附近的部分施主正离子也未能得到补偿。因此，负空间电荷在接近结区P型材料一侧产生，而正空间电荷在接近结区N型材料一侧产生，这样的空间电荷分布将形成一个电场，方向是由正电荷指向负电荷。这个空间电场会阻止载流子继续扩散。在这个空间区域，一旦产生载流子，将立即会被空间电场拉向两边，即电子被拉向N型材料区域，空穴被拉向P型材料区域。于是，在平衡的情况下，P-N结中间将形成一个载流子浓度为零的区域，这个区域被称为耗尽层。耗尽层两边的电压为0.5～1.0 V。

利用上述原理制成的探测器就是PN结型探测器。PN结型探测器适合探测α粒子及其他短程辐射，但由于其耗尽区深度或厚度很难超过3 mm，对于穿透性强的辐射则不是很适合。为了探测到高能 β 粒子和 γ 射线，必须增加耗尽层的深度。采用锂漂移技术在 P 型和 N 型半导体材料之间形成一层本征半导体，可获得厚度大于 10 mm 的灵敏区。这类探测器叫作 PIN 型或锂漂移型半导体探测器。

PIN 型探测器在没有外加电场的情况下，电子浓度依次为P区<I区<N区，空穴浓度则是P区>I区>N区。载流子从高浓度向低浓度扩散，扩散的结果是在P、I和N区界面附近分别形成了负、正空间电荷。这些空间电荷形成的空间电场由N区指向P区，并阻止了P区和N区的多数载流子继续向I区扩散，同时又把I区中所产生的电子和空穴分别拉向P区和N区，于是I区就处于“耗尽”状态了。如果在PIN两端加上一个反向偏压，则和PN结类似，空间电荷层的厚度将会增加。但是这个空间电荷层的厚度和I区的宽度相比可忽略不计，因此，PIN 结区的宽度就是I区的宽度，而且基本上不随外加偏压而变化。当辐射进入I区时，其产生的电子-空穴被电极收集，从而形成电信号输出。

为了实现PIN结构，通常采用锂漂移技术。对Si和Ge而言，目前纯度最高的材料多数是P型的，但是即使是最好的纯化过程也会导致受主杂质在晶体中占优势。因此，通常需要加入施主杂质以补偿。如果基体材料是Ge，当锂离子在Ge中进行漂移之后必须马上降低晶体的温度来保持锂的分布，一般是降到液氮温度（77 K），这种探测器叫作Ge(Li）探测器。Ge(Li）探测器通常是同轴型的，灵敏体积可以达到150 cm^3，主要用于γ能谱测量。但是在实际操作中，它需要在低温下保存和使用，因此十分不方便。

高纯锗（HPGe）是杂质浓度低于10^{10}原子/cm^3的Ge晶体。在这个杂质浓度下，Ge的电阻率就高到足以使反偏压不到1000 V时耗尽深度就可以达至到10 mm。这就完全不需要进行锂漂移，也就保留了Ge(Li）探测器的优点，同时又不需要在低温下保存。因此高纯锗探测器现在几乎取代了Ge(Li）探测器的地位。

二、主要特性

（一）能量响应范围

不同类型的高纯锗（HPGe）探测器的能量响应范围是不一样的。在选择高纯锗（HPGe）探测器的时候，首先要注意选择的高纯锗探测器的能量响应范围要覆盖所有核素的特征峰。根据高纯锗（HPGe）探测器的PN结类型及结构形状，最常用的HPGe探测器的类型特点如下：

1.N 型高纯锗（HPGe）探测器

N 型高纯锗（HPGe）探测器的载流子为电子，所加高压为负高压，入射端死层厚度不到1 μm，最低响应能量为3 keV，最高为10 MeV。它的能量分辨率和探测效率在低能端好于相同形状和体积的 P 型探测器，并且能够承受一定辐射强度的中子辐照，价格比P型高。

2.P型高纯锗（HPGe）探测器

P 型高纯锗（HPGe）探测器的载流子为空穴，所加高压为正高压，入射端死层厚度约几毫米，响应能量最低为40 keV，最高为10 MeV。它的能量分辨率和探测效率在高能端好于相同形状和体积的N型探测器，不适合在中子辐射环境下工作，价格比N型低，但晶体可以做得比较大。

3.宽能型高纯锗（HPGe）探测器

宽能型高纯锗（HPGe）探测器（BEGe）实质上也是一种P型探测器，只不过表面的不灵敏层厚度相当于N型，它的能量响应范围是3 keV～3 MeV，在低能区的分辨率相当于低能锗探测器，在高能区的分辨率相当于高质量的同轴探测器。

4.井型高纯锗（HPGe）探测器

井型高纯锗（HPGe）探测器在测量小样品时能够提供最大的探测效率，因为样品实际上被灵敏的探测器材料所包围。井型探测器并不是一个全通的“井”，“井”的底部至少留有5 mm厚的灵敏探测器材料。因此，测量小样品时的几何立体角近似于4π。恒温器顶盖和井一般是用0.5 mm厚的铝层制造的。

表5.1 常用HPGe探测器的类型和主要指标

探测器类型	几何形状	应用范围	标准大小	能量分辨率	环境监测应用场景
P型HPGe 死层:约0.5 mm	同轴闭形	40 keV～10 MeV	10%～200%	1.7～2.3 keV (1332 keV) 820～1200 eV (122 keV)	能量大于50 keV的核素测量
N型HPGe 死层:约0.3 μm	同轴闭形	3 keV～10 MeV	10%～150%	1.8～2.2 keV (1332 keV) 0.8～1.2 keV (5.9 keV)	低能核素以及中子存在场所
井型HPGe 约0.5 mm(外层) 约0.3 μm(内层)	同轴井形	10 keV～10 MeV	10～15.5mm(井径) 40 mm(井深)	2.1～2.3 keV (1332 keV) 1.2～1.4 keV (122 keV)	少量样品测量(如沉降灰、沉降物、生物灰)
N型HPGe 死层:约0.3 μm	半平面形	0.3 keV～300 keV	50～3800 mm^2(面积) 5～25 mm(厚度)	500～750 eV (122 keV) 145～475 eV (5.9 keV)	低能核素量
低能P型HPGe 死层:约500Å	平面形	3 keV～3 MeV	30～100 mm^2 (面积) 5 mm(厚度)	550 eV (122 keV) 140～160 eV (5.9 keV)	低能核素量和X射线测量
宽能型(P型) HPGe 死层:约0.3 μm(上层)	半平面形	3 keV～3 MeV	2000～6500 mm^2(面积) 20～30 mm(厚度)	2.0～2.2 keV (1332 keV) 650～750 eV (122 keV) 350～500 eV (5.9 keV)	3 MeV以下核素的测量

（二）效率

高纯锗（HPGe）探测器效率一般分为3种：

1.相对探测效率（即标称效率）

按照美国《锗γ射线探测器试验程序》（ANSI/IEEE Std. 325—1996）的定义，探测器的相对探测效率是指当^{60}Co源置于探测器端面正上方25 cm处时，对1.33 MeV的能量峰，半导体探测器与尺寸为ϕ76 mm×76 mm NaI（Tl）探测器的峰计数率的比值，用%表示。

2.绝对探测效率

当^{60}Co源置于探测器端面正上方25 cm处时，对1.33 MeV的能量峰，半导体探测器所产生的实际探测效率［尺寸为ϕ76 mm×76 mm NaI（Tl）探测器的绝对探测效率］为0.12%。

3.实际探测效率

实际探测效率取决于实际中感兴趣的核素的特征峰、探测器结构、实际样品尺寸和形状、谱仪结构布局等因素。

在环境样品监测中，通过提高实际探测效率以提高测量灵敏度是选择探测器的出发点，而实际探测效率与样品形状、核素特征峰、谱仪布局又密切相关。

从样品形状的角度来看，在实验室分析的情况下，环境监测样品一般有柱状样（如土壤样）、薄膜/滤纸等扁平样（如气溶胶样）、点源样品、瓶装样品和马林杯样品（如放射性废液）。对于某一个特定形状的样品，可以找到特定类型的探测器，以得到最佳匹配的探测器。

（三）能量分辨率

能量分辨率体现的是HPGe探测器对不同能量的γ和X射线在探测中的分辨能力。对于高纯锗探测器，一般用半高宽（FWHM）来表示。半高宽定义为全能峰高度一半处所对应的能量宽度。常见HPGe探测器的半高宽（FWHM）与能量之间的关系是FWHM随能量的增加而增加。总体上，能量分辨率变化小于0.1% 。

（四）峰康比

峰康比的定义是对^{60}Co源的1.33 MeV的能量峰，其全能峰的中心道计数与1. 040 MeV至1.096 MeV区间内康普顿坪的平均道计数之比。

在环境监测中，多数情况下环境样品的比活度低于40 Bq/kg，这一数值与周围环境天然放射性核素的比活度为同一量级。因此，必须降低系统的本底，包括宇宙射线本底和康普顿效应带来的本底。峰康比高的谱仪，康普顿坪计数小，从而本底相对较低。随HPGe探测器相对效率的增加，其峰康比也逐渐增加，这是因为相对效率增加的同时，加大了光子吸收，从而抑制了康普顿效应。

（五）峰形

峰形是用来表征全能峰对称性的指标。峰形和峰的分辨率密切相关。原则上，峰形服从泊松分布。但是当峰的计数大于等于20时，全能峰形开始接近高斯分布，可以用高斯分布来描述，分布的最大值在$x=E$处：

$$f(x)=e^{-(x-E)^2}/2\sigma^2$$

实际操作中几乎没有任何探测器的峰形与高斯分布完全一致。通常用FWTH十分之一全高宽，表示为FWTM与FWHM（半高宽）之比。

常用探测器的FWTM/FWHM大于1.9，大体积的探测器比值为2.0比较常见。

表5.2列出了理论的高斯峰宽。

表5.2 理论的高斯峰宽

A=最大值的分数	*B*(在该分数下的宽度)	B/FWHM
1/2(FWHM)	2.35σ	1
1/10（FWTM或 FW.1M）	4.29σ	1.82
1/20	4.9σ	2.08
1/50（FW. 02M）	5.59σ	2.37

三、制冷系统

由于HPGe晶体需要在低温下工作，因此制冷系统成为高纯锗探测器的一个重要组成部分。目前常用的制冷手段包括三种方法：

（1）传统方法是把冷指浸泡在充满液氮的杜瓦瓶中（图5-2），这种办法的优点就是系统简单、可靠，缺点是需要定期填充液氮。

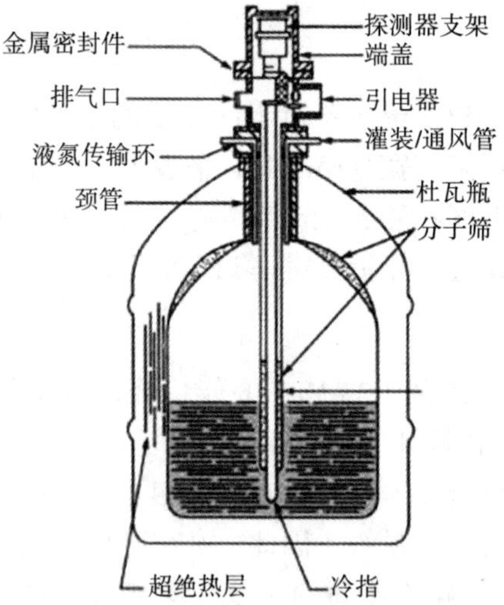

图5-2 垂直冷指的HPGe结构示意图

（2）电制冷系统（图5-3），采用斯特林压缩机对晶体进行冷却。这种方法的优点是只需要有电就可以制冷，不需要定期补充液氮，在液氮补给不便的地方尤为便利；缺点是会对晶体的分辨率造成影响，存在电子学噪声，对低能段测量有一定的影响，并且不能随便关机，尤其不能断电，如果断电，必须等到晶体彻底回温后才可重新制冷。

（3）最新发展的冗余制（图5-4），通过制冷系统对杜瓦瓶中挥发的氮气进行制冷，使其变成液氮，达到循环使用的目的。其优点是断电后可以利用杜瓦瓶中液氮继续工作，不影响测量工作。其缺点是系统噪音较大，存在一定的震动，对使用环境也有要求。

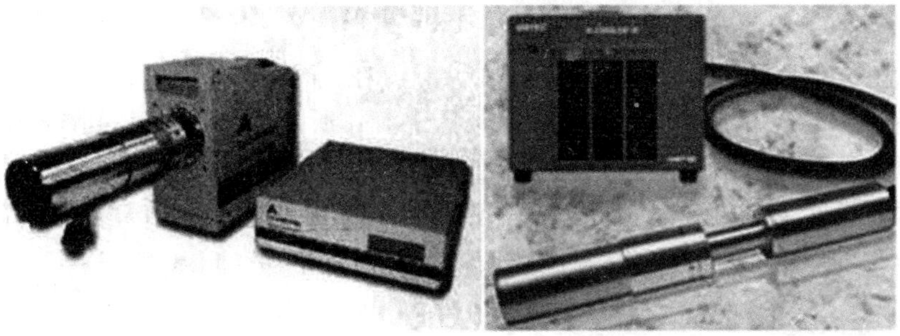

图5-3　Canberra Cryo - Plus 5型电制冷系统及常用电制冷系统

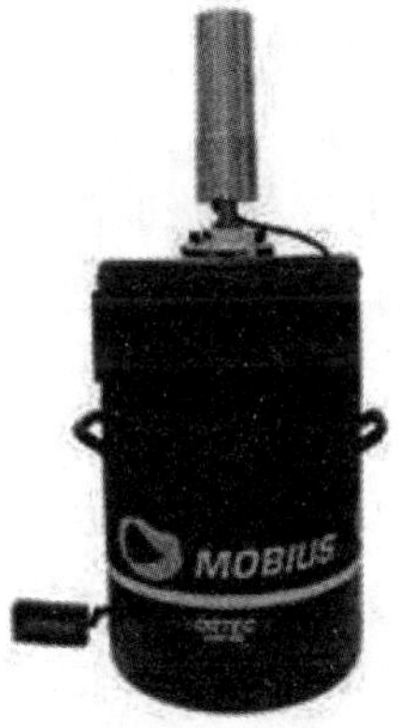

图5-4　Ortec Mòlius压缩液氮循环制冷系统

第三节　低本底HPGe γ谱仪

一、系统组成

低本底HPGe γ谱仪主要由探测器、电子学系统、数据处理系统和铅屏蔽室四部分组成。HPGe探测器用来获得γ射线与晶体作用后产生的信号，电子学系统对探测器输出的信号进行处理，同时接收多道分析器的谱数据并对其进行处理。数据处理系统主要由两部分组成，计算机硬件和软件设备。其中软件设备包括能谱解析用的各种程序，如能量和效率刻度，寻峰、峰面积计算和重峰分析等基本程序。由于环境样品的放射性核素活度一般较低，需要将高纯锗探测器放置于由铅等屏蔽材料组成的屏蔽室内，从而形成低本底测量环境。

二、NIM电子学系统

通常情况下，一个低本底高纯锗γ谱仪的电子学系统包括：前置放大器、放大器和多道分析器。

在低本底HPGe γ谱仪中，前置放大器安放在HPGe探头附近，并置于探测器内部，一般不能对其进行调节；高压电源为探头提供工作所需的偏压，通过NIM高压电源插件提供高压，低压电源为前置放大器提供工作电源，通过NIM机箱或NIM插件提供电源；主放大器安插在NIM机箱内，其放大倍数、成形时间、信号极性等参数均可调；多道分析器安插在NIM机箱内，与计算机连接。

（一）放大器插件

由于探测器直接输出的信号往往很小，一般需要对其进行放大后才能实施测量。为了减小探测器输出端到放大器输入端之间电容分布的影响，减少外界干扰，提高信噪比，并与高频电缆阻抗相匹配，通常将放大器分成前置放大器和主放大器两部分。

根据探测系统和需要选择合适的放大器，一般选择线性好、性噪比高、分辨能力强、电和热稳定性好、倍数可调范围大、成形时间合适的放大器，同时还需要考虑脉冲堆积、死时间对放大器的影响，有时还需要超精细的放大倍数调节。

1.放大倍数

在调试过程中，为了保护设备，不能先将放大倍数调至最大。一般先将放大倍数调在较小的位置，再根据实际情况缓慢调节放大倍数。

2.极零相消

由于探测器的计数率较高时，极零调节对保持探测系统的高分辨率、防止峰形的畸变至关重要。当探测器和脉冲成形时间发生改变时，极零需要重新调节。

3.脉冲成形时间

脉冲成形时间的选择与探测器的性质、前置放大器和辐射强度等因素有关。在一定范围内，脉冲的成形时间越长对探测系统的能量分辨越有利，脉冲的成形时间越短对探测系统的时间分辨越有利。

（二）多道分析器插件

多道分析器的作用就是把信号幅度这一连续分布的模拟量，按照一定的幅度差分成若干类，再统计出各类信号的计数。通常使用的多道分析器（Multichannel Analyzer，MCA）主要由两部分组成，一部分是模一数转换器（ADC），另一部分是按类存储计数的存储器。

（三）高压插件

根据探测器选择合适的电源。一般选择能满足探测器偏压要求、电压范围和极性可调、输出稳定、接口绝缘性能好的高压电源。

高纯锗探测器一般工作在5000 V以下，常用的NIM高压电源有Canberra公司生产的3002 D、3106 D等，以及Ortec公司生产的659、660等。为了保护探测系统，一般

NIM高压电源还需要具有过载和短路保护、高压抑制等功能。

三、数字化多道电子学系统

数字化多道电子学系统是通过把高压、主放大器和多道分析器高度集成，体积缩小，然后通过数字信号处理技术（DSP）实现对信号的数字处理，因此在性能上具有以下优点：（1）极佳的计数率和分辨率性能，在高计数率时，能量分辨率依然稳定；（2）极高的计数通过率，较宽的动态测量范围；（3）极佳的温度稳定性。

四、本底

（一）宇宙线本底

在低本底γ谱仪中，只需要考虑宇宙射线的μ子和中子。电子、光子与质子能直接被低本底γ谱仪的铅屏蔽体吸收或者被建筑物所吸收。

宇宙射线的中子主要通过非弹性碰撞而衰减。μ子在岩石圈中则有更大的衰减尺度(海平面上是大约2 kg/cm^2)，主要通过电离、电子对产生和核反应而衰减，但是μ子可以在铅屏蔽中产生中子，同时，核素的天然裂变反应也可以产生中子。在大质量铅屏蔽中，μ子产生的中子是主要的。只有在几百米深地下，核素自发裂变中子及（α，n）产生的中子才开始显得重要。

1.宇宙线μ子引起的本底

μ子在穿越物质的时候通过电磁相互作用而减速，但由此造成的能量损失只占总能量非常小的一部分，考虑到相对论衰变长度，则μ子能够穿越非常长的距离。当μ子静止时，它能够直接衰变，从而产生一个衰变电子的簇射；而对负μ子而言，则其可能被原子核捕获，从而使靶核Z减1，同时有1个或几个中子发射出来。μ子的电磁相互作用(主要是电离）在探测器中能产生很高的比能量沉积。

由于μ子穿透能力很强，因此很难通过增加屏蔽物的厚度来阻挡。通常减少μ子产生的本底，有两个方法：

（1）把低本底高纯锗γ谱仪放置到很深的地下，通过很厚的岩石来阻挡大部分的μ子；

（2）利用反符合探测器，通过反符合技术，消除μ子的本底。

第一个方法依赖于实际情况，并不是所有地方都有地下实验室；而第二个方法较常见，因此实际中多使用反宇宙线低本底γ谱仪。

2.宇宙放射性核素本底

宇宙射线产生的次级粒子不但直接在探测器里面或者周围发生作用，而且会通过放射性同位素的产生发生间接作用。在低本底高纯锗γ能谱测量实验中，宇宙射线的成分主要是其他靶元素产生的短寿命放射性核素（如$^{56-58}C_0$，$^{60}C_0$）引起的。在测量气溶胶样品中可能会测量到^{7}Be等宇宙放射性核素。

3.宇宙射线中子产生的本底

在低本底HPGe γ谱仪测量过程中，宇宙射线中存在的中子通常以非弹性散射和辐射的形式产生本底。在屏蔽中增加中子吸收剂（如含硼聚乙烯）能减少中子本底影响。

为了有效吸收第三方中子，中子吸收材料应当放在铅屏蔽中间。

（二）环境放射性核素本底

环境中的放射性核素主要有3个来源：原生、宇宙和人工。一般情况下，从土壤释放到大气中的^{222}Rn的量为1300 Bq/(m²·d)。对探测器造成影响的γ辐射主要来自U系和Th系放射性核素以及^{40}K衰变放出的光子。在海平面上方1 m高处的γ辐射强度的典型值是10 photons/(cm²·s)（>50 keV），其中宇宙射线光子通量密度仅占1%不到，而其他原生核素（如锕系）则可以忽略。

（三）屏蔽

由于宇宙射线中的硬成分具有极大的贯穿本领，它对探测器本底的贡献无法用一般的物质屏蔽消除，通常在探测器周围加装屏蔽物减弱环境辐射和宇宙射线中的软成分。在环境监测中，屏蔽材料常用的有混凝土、铅、钢、铜等。混凝土含有较多的氢，能有效屏蔽宇宙射线中的核子成分，但它含有较多的^{226}Ra及其子体和较多的^{40}K，使得γ本底增加。

对于低本底HPGe γ谱仪，最好采用复合屏蔽，即用高原子序数的材料做主屏蔽，在主屏蔽和探测器之间再用含放射性杂质少的材料做内屏蔽。主屏蔽通常用铅和钢，内屏蔽可选用纯净水银、电解铜、锡、镉或有机玻璃等。内屏蔽的主要作用是减少主屏蔽材料本身的辐射和次级辐射的影响。

除了复合屏蔽，也要考虑抑制空气中的 氡气的影响。通过改善实验室的通风环境来减少氡气堆积，或利用液氮蒸发的氮气冲刷屏蔽体内部探测器周围的空间以减少空气中氡气的浓度等，都是有效的手段。

五、反符合技术

符合技术是利用符合电路甄别符合事件的方法，符合事件是指两个或两个以上同时发生的事件；反符合法与符合法是相对的，它是利用反符合电路来消除符合事件的脉冲的方法。反符合电路的两个输入道一个称为分析道，另一个称为反符合道，反符合道的脉冲作为消除事件的信号。采用反符合技术，可以把不需要的本底信号丢弃。如对于反宇宙射线谱仪装置，需要在主探测器周围及顶部安放一组屏蔽探测器，而测量的样品朝向主探测器。宇宙射线进入主探测器前，必先穿过屏蔽探测器，两组探测器同时有信号输出。而样品发出的射线能量低，穿透本领较差，不可能达到屏蔽探测器，所以只有主探测器给出信号。把两个探测器的信号同时送到反符合线路中去，就可以使宇宙射线引起的本底不予记录，而只记录样品产生的计数。屏蔽探测器也常称为反符合屏蔽或者反符合环。

（一）低本底反宇宙射线高纯锗谱仪

γ谱仪本底的重要来源之一是地面的γ辐射，它可以通过复合屏蔽大大减少。具有高穿透性的宇宙射线成分μ介子易穿过屏蔽层，并产生最大能量为200 keV左右的特征连续平台和明显的γ湮没峰。反符合屏蔽方法是降低宇宙射线硬成分μ子的有效方法。宇宙射线的μ子容易在锗晶体和铅屏蔽中被俘获，形成极不稳定的原子核，进而发射出中子。这些中子或在Ge晶体、铅以及探测器周围的材料中发生非弹性散射作用，或引起热中子俘获和瞬发辐射，产生的γ射线将导致本底谱的计数增加。

反宇宙射线γ谱仪（图5-5）包括主探测器、反符合探测器、屏蔽室以及电子学系统。

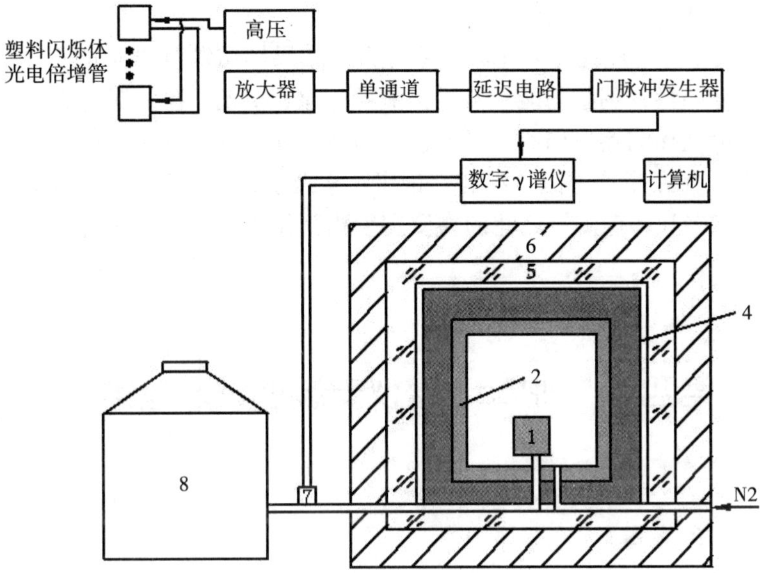

图5-5 反宇宙射线γ谱仪结构示意图

主探测器使用同轴型HPGe或者井型HPGe探测器，并且HPGe探测器采用极低本底设计，即探测器的外壳、支架、低温恒温器采用放射性含量极低的材料制作（如无氧铜、碳纤维或者筛选过的铝材），采用U形冷指、前置放大器外置在铅室（内层）外。反符合探测器采用塑料闪烁体探测器，电子学系统使用NIM电子插件。

反宇宙射线低本底γ谱仪的屏蔽室采用两层设计，分为外层屏蔽室和内层屏蔽室。外层屏蔽室一般厚7～10 cm，采用低本底的钢或者铅制作；内层屏蔽室厚5～10 cm，使用放射性含量极低的铅（$^{210}P\leq 5$ Bq/kg）或者无氧铜制作；为屏蔽热中子，还可在内屏蔽室外加入镉板或者石蜡。内屏蔽室外部的四面及顶部被一定厚度（约7 cm）的塑料闪烁体包裹，每块塑料闪烁体配置一定数量的光电倍增管，内屏蔽室也是样品测量室。塑料闪烁体产生的信号与HPGe主探测器的信号进行反符合，可以有效降低宇宙射线的硬成分（μ子）及其次级效应造成的本底计数。在该过程中，反符合门控信号的宽度直接影响本底抵制效果和样品偶然反符合计数损失，需要针对具体的反符合谱仪专门研究门控信号宽度的最优化。对于两层屏蔽室而言，外屏蔽室用于降低天然放射性核素和次级宇宙射线软成分对塑料闪烁探测器计数率和谱仪本底的影响。通过计算，9.4 cm的铅屏蔽可使^{208}TI的2.6 MeV的γ射线衰减至原来的百分之一；内屏蔽室进一步降低谱仪本底，同时阻止样品发出的γ射线被塑料闪烁探测器探测。内屏蔽室可充入杜瓦瓶内自然蒸发的氮气，驱除样品室中的空气，消除空气中的氧气及其子体对本底的影响。

（二）反康普顿低本底高纯锗γ谱仪

反康普顿γ谱仪主要用于低放射性水平的样品测量，适用于环境样品的分析测量，因为这些样品的放射性水平较低，通常又含有多种未知核素的辐射。反康普顿γ谱仪的低空白本底和低连续谱本底的特性，使它具有很低的探测极限，适用于这种低放射性样品中的核素种类识别和其活度测定。

反康普顿γ谱仪并不能完全阻止康普顿计数。如果样品发射的γ光子与样品本身发生作用，损失部分能量，剩余的能量被主探测器记录；γ光子在主探测器中发生康普顿作用，散射光子沿主探测器方向跑到环探测器以外；γ光子在主探测器中发生康普顿作用，散射光子进入环探测器，但是没有被记录；γ光子在主探测器中发生康普顿作用，散射光子与主探测器和环探测器之间的物质发生相互作用，以上各种情况都会使康普顿计数增加。

第四节　HPGe γ谱仪安装调试及运维

一、安装前的准备

在实际应用中，实验室通常会配置两种以上的放射源，即能量刻度源（一般为点源）和效率刻度源（根据用户实际工作中待测样品的类型决定，如测土壤等团体粉末则需要固体粉末源，测液体样品则需要液体源）。

（一）能量刻度源

γ能谱对样品中的放射性物质进行准确地定性、定量分析的必要条件，就是对系统进行准确的刻度，这里的刻度包括能量刻度和效率刻度。在γ能谱中，全能峰的道址和γ射线的能量成正比，这是进行γ能谱定性分析的基础；而全能峰的净峰面积和对应能量、γ射线与探测器发生相互作用的射线数目成正比，这是进行γ能谱定量分析的基础。不同类型的HPGe探测器对刻度源的要求是不一致的，不一定需要准备如此多的放射源。

（二）效率刻度源

在高纯锗谱仪的使用中，效率刻度是比较复杂的操作。目前γ能谱的效率刻度方法主要有：标准源测量法、效率转换法、基于蒙特卡罗模拟的无源效率刻度法（如使用Labsocs、MCNP、EGS等软件）等。其中标准源测量法需要根据测量的样品制备各种核素、各种几何形状和各种介质的标准源，目前常见的样品类型有岩石样、土壤样、生物样、液体样和气溶胶样，样品的几何形状主要为圆柱体、马林杯、盘状（滤膜）。效率转换法仅需有限的核素或者几何形状源，据此可以换算到不同位置、不同几何形状和不同介质情形下的效率。

γ能谱效率刻度用的标准源是用模拟基质加某种特定核素的标准溶液或标准矿粉均

匀混合后制成，不均匀性应小于±2%。体标准源必须满足均匀性好、核素含量准确、稳定、密封等要求。其制备需要注意以下几点：

（1）选用放射性本底低、容易均匀混合、与待测样品密度相近的物质作为模拟基质。对于填充密度在0.8～1.6 g/cm^{3}的土壤样品的体标准源，以一定比例的氧化铝和二氧化硅作为模拟基质最为合适。

（2）体标准源的活度要适中，一般为被测样品的10～30倍，具体倍数根据样品量的多少及强弱而定。

（3）制备好的铀、镭体标准源应放入样品盒中密封3～4周，使铀、镭和它们的短寿命子体达到平衡后再测量。

（4）体标准源的总不确定度应控制在±5%以内。

二、安装

对于任何生产厂家的低本底HPGe γ谱仪产品，其安装条件大体是一致的，需要注意以下两点：

（1）能量刻度源及效率刻度源的准备，低本底HPGe γ谱仪的型号不同，所需放射源种类也不一样。

（2）电制冷与常规液氮制冷系统先期的准备工作有所区别。

（一）具体的安装条件要求

电源接地：220 V，50 Hz的交流电；要求零线和地线分开；零线、地线电阻无穷大，零线、地线之间交流电压小于3 V。

温度/湿度：温度一般为0～50 ℃；若系统包括X-Cooler Ⅱ，则为5～300 ℃。相对湿度一般为5%～60%。若超过60%，对高纯锗探测器会产生影响，如冷凝结水。建议将实验室分为仪器间与操作间。仪器间配备空调、除湿机，常年温度控制在23 ℃以下，并开启除湿机。

计算机：装备Windows系统的计算机，系统硬盘空间在200 MB以上，内存为128 MB以上，系统包括DSPEC-jr系列数字化谱仪的则要求计算机带有USB接口。

承重/铅室安装：实验室最好选在一楼；若在楼上，则应同时考虑电梯的承重能力，其至少为1200 kg。

（二）电制冷与液氮制冷

电制冷采用的是压缩机制冷原理，利用冷却剂的气/液化传导热能。因此电制冷机的安装条件主要体现在实验室电源的供应上，它要求实验室尽量减少断电的频率。

对于传统液氮制冷，需要做的就是定期补充液氮，因此液氮填充装置是必需的。工作用的液氮罐放置于铅室外部，一般情况下不需要移动。如果用户需要了解液氮消耗、余量，建议配备一个电子台秤，时时显示液氮使用量。电子秤规格可以是55 cm×40 cm×10 cm（长×宽×高），300 kg（可称质量）。

低本底HPGe γ谱仪系统运行期间液氮的消耗量大约为2.0 L/d。为了能及时补充液氮，需要单独配备一个储藏运输罐。

三、系统连接

铅室吊装完成后，在铅室中插入并固定探测器，如有铅塞，在安装铅塞时注意探测器连线不要被压损。探测器定位后，灌满液氮使探测器至少冷却6 h（按照厂家提供的探测器手册提供的要求进行）才可通电加高压。探测器冷却过程中，依次连接电子学线路，包括信号电缆、高压电缆、高压禁止电缆。这里要注意，高压的极性与探测器要求的极性是否一致，如果不一致，需要在多道或者高压模块（NIM 插件）进行跳线，使之极性一致。这里还要注意，高压电缆和高压禁止电缆不要连接错误，厂家在多道和电缆上都有说明。

建议低本底高纯锗γ谱仪系统的调试安装均应由生产公司工程技术人员负责，不建议技术人员自行连接。在硬件安装完成后，就可以安装软件，然后通过软件进行低本底HPGe γ谱仪的操作。

四、验收

在低本底HPGe γ谱仪系统正确连接并成功进入软件系统后，就可以进行性能测试，从而完成系统验收。一般采用^{60}Co、^{137}Cs、^{57}Co、^{152}Eu点源进行测试，推荐活度为$3.7×10^2$～$3.7×10^5$ Bq；放射源的支架，宜选用铝或有机玻璃等材料制成，应满足源到探测器的距离可调，源位置轴向距离重复性好于0.1 mm。

（一）相对效率

将一个已知γ发射率的^{60}Co点源放在探测器轴线上距离探测器表面25cm处测量（注意包括端窗到探测器的距离以及入射窗厚度），直至1332 keV的峰面积有足够计数（>3000），而后按照下式计算探测器相对于76 mm ×76 mm NaI（Tl）晶体的效率：

$$相对效率=\frac{N}{AT\eta}\times\frac{1}{1.2\times10^{-3}}\times100\%$$

式中：N表示1332 keV峰的净面积计数；A表示^{60}Co点源的活度，Bq；T表示测量谱的收集时间，s；η表示^{60}Co点源1332 keV的γ射线的发射率；$1.2×10^{-3}$表示Na(Tl)晶体的探测效率。

（二）能量分辨率

使用谱仪在适当的几何条件下测量^{60}Co，使得全谱计数率小于2000计数/s，峰位计数大于10000，根据1332 keV的峰数据计算FWHM，FWHM两端点的位置可以内插确定。每个道的峰电压可以从1173 keV和1332 keV的峰位计算得到。

FWHM的计算步骤（图5-6）：

（1）估计峰高（C_T）；

（2）扣除峰的本底（C_0）；

（3）得到一半峰高（C_H）：

$$C_H=（C_T-C_0）/2$$

（4）利用内插法计算低能段半峰高对应的道数（H_L）：

$$H_L=A+(C_H-C_A)/(C_B-C_A);$$

（5）利用内插法计算高能段半峰高对应的道数（H_R）：

$$H_R=C+(C_c-C_H)/(C_c-C_D);$$

（6）$FWHM=H_R-H_L$。

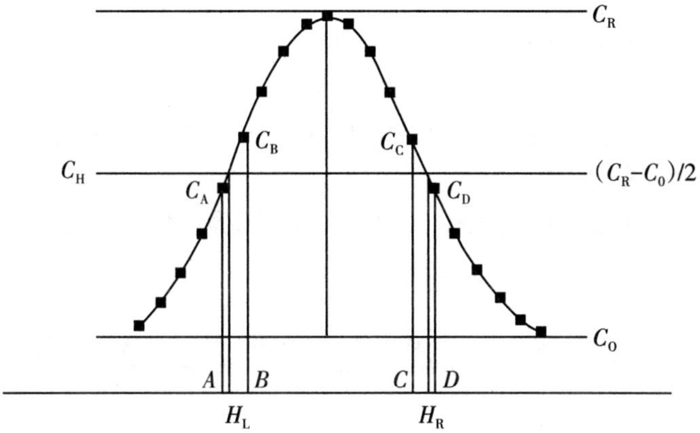

图 5-6　FWHM计算示意图

C_t表示峰高，C_0表示本底，C_H表示峰高，H_L表示低能段半峰高对应的道数，H_R表示高能段半峰高对应的道数。

（三）峰康比

峰康比可以表征γ谱仪在高能γ射线的康普顿连续谱影响下对低能γ射线的探测能力，峰康比越大，这种能力越强。

γ探测器的峰康比用^{60}Co的1.332 MeV射线全能峰的峰高与能量范围为1.04～1.096 MeV的康普顿连续谱的平均高度之比表示，如下式所示：

$$峰康比=\frac{1332\,keV峰最高道计数}{(1040\sim1096)\,keV每道平均计数率}$$

用同种探测介质的探测器，峰康比与探测器的能量分辨率和体积有关。探测器的能量分辨越高，其全能峰的峰高就较高，则峰康比大。探测器的体积大，累积效应对全能峰的计数贡献就大，因而峰康比也大。对于NaI(Tl) γ谱仪，其峰康比仅为7～8；对于Ge(Li) 和HPGe的γ探测器，其值为30～60。

（四）允许计数率

允许计数率是谱仪保持正确工作状态下允许通过的最大计数率，这是谱仪的一个重要指标。允许最大计数率的大小表征谱仪的数据获取速度，允许的计数率越高，数据获取越快，可以大大减少测量的时间。这对于多核素的混合样品和短半衰期的核素测量特别有利。

谱仪允许通过的计数率是由探测器的电荷收集时间、脉冲成形时间、幅度模拟数字时间及数据储存时间等因素决定的。当计数率超过某一范围时，γ谱的峰形畸变，分辨率降低，峰位漂移，脉冲严重堆积，计数大量损失，计数损失的补偿不可靠，甚至系统被阻塞而不能计数。

谱仪允许通过的计数率大小，要以能确保其计数经谱仪的自动补偿修正后不增加也不减少为前提。

五、仪器设备管理和维护

γ能谱实验室仪器设备的管理和维护主要有以下几点：

（1）建立仪器设备台账，指定专人保管；

（2）仪器设备有专人负责维护，使用前后必须严格按照有关要求填写使用记录本，核查记录，出现故障及时维修；

（3）应记录实验室温度和湿度的日常变化，以保证温度和湿度控制在要求的范围内。

第五节　γ谱分析软件基本操作

谱分析软件一般安装在Windows系统下。目前主要的谱分析软件是Ortec公司的Gamma Version和Canberra公司的Genie 2000，其主界面如图5-7所示。

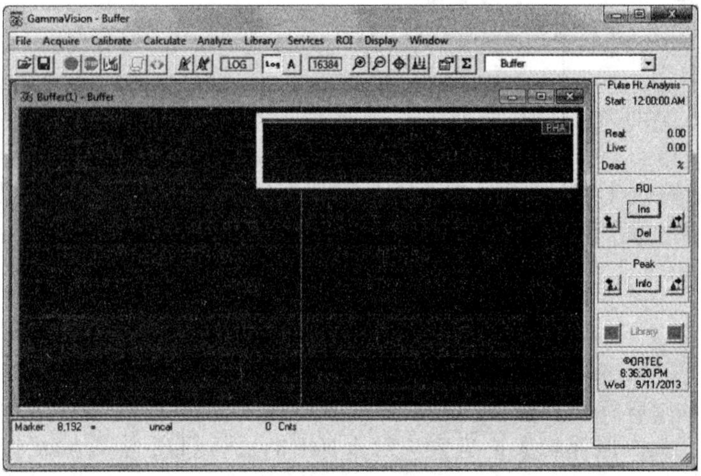

图5-7　常见谱分析软件主界面

通过谱分析软件，操作人员能够控制或改变低本底HPGe γ谱仪的硬件参数，获取γ能谱信息，并利用自带的核数据库，实现核素识别；同时能够根据上述所做的能量刻度与效率刻度，输入刻度曲线，从而自动实现核素活度分析。

一、Gamma Version软件

（一）开关机顺序

打开仪器的顺序是：打开数字化谱仪电源→数字化谱仪自检→打开计算机主机→打开

显示器→进入GammaVision软件→进入MCB Properties→加高压→设置测量时间→测量。

关机的顺序是：关闭高压（降至100 V以下）→退出MCB→关闭GammaVision→关闭计算机主机→关闭显示器→关闭数字化谱仪电源。在长时间的测量过程中，计算机可以关闭，但数字化谱仪切勿关闭。

（二）仪器参数设置

以Ortec产品为例，仪器参数设置：选择Acquire→MCB Properties，弹出对话框，如图5-8所示。

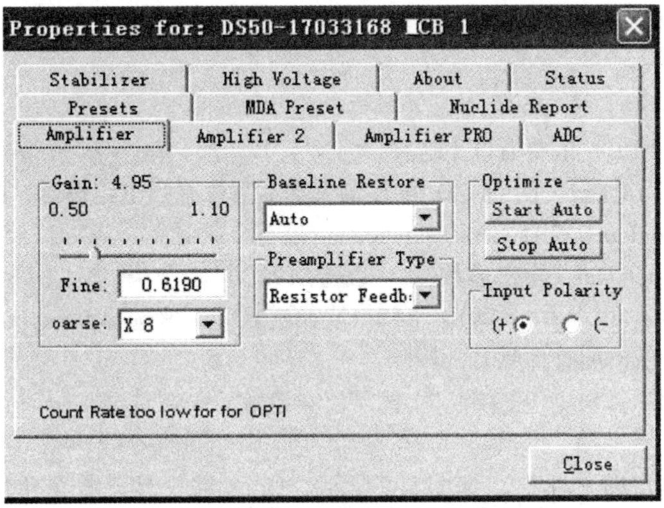

图5-8 仪器参数设置对话框

1.放大器

放大器（Amplifier）标签里面主要有5个参数可以选择。

（1）Gain（增益）

增益（Gain）=Fine（微调）× oarse（粗调）

增益表示信号的放大倍数。放大倍数设置的原则是：将所有的放射性核素的特征峰放大到全道数的70%～80%处。

（2）Baseline Restore（基线恢复）。基线恢复一般选择为自动（Auto），若测量样品活度非常高，则选择FAST为宜；反之，对低活度的样品则选择SLOW。此项设置关机时自动存储。

（3）Preamplifier Type（前置放大器类型）。前置放大器的类别有电阻反馈型（Resistor Feedback）和晶体管恢复型（Transistor recovery type）两种。前置放大器类型依赖探头的配置，257N/257P前置放大器为电阻反馈型（RFP）；232N/232P前置放大器为晶体管恢复型（TRP），259则可能为RFP型，也可能为光脉冲反馈POF型。

（4）Optimize（优化）。优化指的是软件通过调节信号脉冲的上升和成形时间，在通过率和能量分辨之间找到一个最佳的平衡点。在进行优化时，在Amplifier2中会发现Rise Time从0～24变化，Flattop中的参数也在不断变化，声音停止后，Rise Time恢复为12.00，同时给出相应的Tilt和Width。

注意：对于前置放大器类型为Resistor Feedback的，做Optimize就相当于做Amplifier2中的Pole Zero（极零优化）；而对于Transistor Reset类型的前置放大器，无需进行自动极零和优化。

（5）Input Polarity（输入极性）。输入信号的极性根据探测器的类型而定，一般负高压对应信号极性为负，正高压对应为正。

2.放大器2

放大器2（Amplifier2）主要包括Rise Time （上升时间）、Flattop （平顶参数）、In-Sight （内置示波器）、Pole Zero（极零相消）4个参数，这4个参数自动获取，一般不轻易改动。

3.数模转换器

数模转换（ADC）主要有以下选项。

（1）Gate（门电路）。Ortec公司的γ谱仪基本都没有门电路设计，此项选择Off。其他选项有：Coincidence符合，Anticoincidence反符合。

（2）Conversion Gai（全谱道数）。一般选8192道。

（3）Lower Level Disc（下阈）。下阈（起始道数）一般选择50～100，以有效的屏蔽低能端的噪声对能谱的整体噪音的影响。

（4）Upper Level Disc（上阈）。上阈（终止道数）一般选择8191（针对8192全谱）。

4.稳谱

稳谱（ Stabilizer）标签，如图5-9所示。Ortec谱仪具备数字化增益稳谱（ Gain Stabilization Enabled）以及低能稳谱（Zero Stabilization Enabled）特性，可以提供数字化稳定功能。具体实际操作为：在低能和高能端各选择一个峰（选择的这两个峰必须在样品测量时出现），将光标置于峰的中心道，在方框中点选该功能，点击“Suggest Region”。其原理就是以该峰所在区域为标杆，进行道址上的稳谱。如果在能谱线性较好的条件下，不用此项功能。

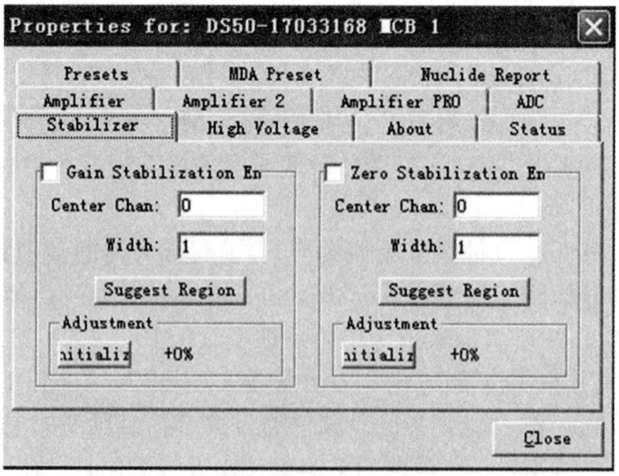

图5-9 稳谱标签下的设置对话框

5.高压

高压（High Voltage）标签如图5-10所示，主要选项如下：

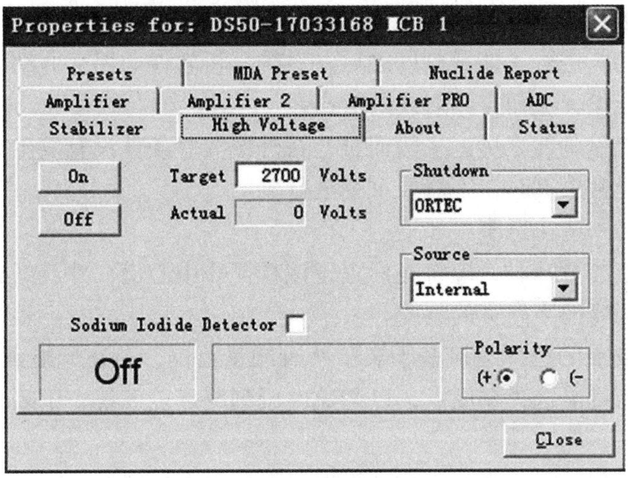

图5-10 高压标签下的设置对话框

（1）谱仪提供的探头实际的高压值以及目标高压值。

（2）Shutdown类型。Ortec公司的谱仪提供高压自锁功能，即一旦探头温度达不到要求，高压将自动闭锁（显示Shutdown），避免探头损伤。

Shutdown选项可做如下设置：

①TTL（屏蔽高压自锁功能）。该功能的作用是在应急状况下，如果电子功能导致高压被锁，可以通过选择TTL添加高压。操作条件是探测器在液氮充足状态下冷却超过6 h。

②Ortec（Ortec大多数探测器选该项）。使用温度保护功能。

③SMART（Ortec SMART探头）。一线通探测器。

④Sodium Iodide Detector。NaI探测器选项。

完成了高压、高压自锁模式、放大器倍数、数模转换器道数以及前置放大器类型和输入信号类型设置之后，可以进行系统的自动最优化，然后即可进行系统工作性能的测试了。

（三）自动最优化极零

核电子中的极零是指通过调节RC反馈电阻来实现调节脉冲的零点。Ortec独创数字化极零功能减小了人工调节的误差。而其现行的所有数字化谱仪都具备自动最优化极零功能。其原理是在放大器中内置一个模拟示波器，通过调节示波器内的脉冲达到极零及峰形最优化。极零状态设置注意事项：

（1）减小系统噪声。最有效的方法是观察“input count rate”，通常情况下，铅室屏蔽下的系统，计数率<200 计数/s。

（2）使用的放射源活度不能太强，最好在有源的状态下，600计数/s <计数率<1500计数/s。

（四）能量刻度

能谱在运行前，首先要进行能量刻度，以便正确识别放射源的核素。能量刻度的原理是谱仪系统中多道分析器的线性放大，即道数的高低对应能量的大小，道数与能量之间的关系是线性的。进行了能量刻度之后，系统分析软件会保存此结果，把初步测量得到的道数转换成能量，进而得到射线的信息。

完成系统的能量刻度之后，一般而言，在外部实验条件没有发生非常大的变化以及采集的能谱没有异常失真时，不需要重复进行刻度。

能量刻度中的一些注意事项如下：

（1）标定特定能量峰时，应将光标置于该特征峰中心道，并最好标定该特征峰，以便更好地进行特征峰的半高宽的刻度。

（2）能量刻度点的选择应该基于实验所有能量范围，若在低能到高能较宽的能区，最好在低能和高能都能选择刻度点，以避免由于刻度点过于集中于某个区域所造成的能量刻度不准确。

（3）选择自动刻度时，需要注意恰当地选择核素库，并最好能够对应谱图中的峰的个数。

（4）能量刻度完成之后，最好保存成文件格式，文件名最好为时间，以备查询。

（五）建立新核素库

能量刻度完成后，仪器已经可以定性测量了。当仪器测到某一能量的峰时，软件会自动调出核素库中与该能量对应的核素，这就是分辨核素的原理。核素库种类齐全，有利于分辨样品中所有的核素种类，但是并非核素越多越好。比如，由于核素库中各核素的能量相差较小，当测量的峰位出现微小偏差时，软件将无法正确识别核素。因此，建立适合实验室的核素库十分重要。

（六）效率刻度

完成能量刻度后，γ谱仪即可甄别出样品中的核素，但无法给出活度值，因此还需要进行效率刻度。效率刻度的原理，是基于高纯锗谱仪探测系统在相同的探测环境下，对相同能量的射线的探测效率是固定的。也就是说，在相同的探测环境下，仪器的探测效率由其射线能量确定，与什么核素无关。因此需要对不同能量区间的射线探测效率进行刻度。

刻度完成后，谱仪获取某一未知放射源的特征能量射线的计数后，根据效率刻度获得的效率值，可以转换成该核素的活度。

二、Genie 2000软件

（一）开关机顺序

打开仪器的顺序是：打开数字化谱分析仪的电源→数字化谱仪自检→打开计算机→打开Gamma Acquisition&Analysis软件→打开需要的探测器（具体步骤：点击主菜单File→点击Open Datasourse→弹出窗口内选择detector→打开需要的探测器）→点击主菜单

MCA→选择Adjust→HVPS→设置高压值→选择“On”加高压→等待“Wait”消失→参数设置→开始测量。

关机的顺序是：打开计算机→打开Gamma Acquisition&Analysis 软件→打开需要的探测器（步骤同上）→点击主菜单MCA→选择Adjust→HVPS→设置高压值→选择“Off”关闭高压→等待“Wait”消失→关闭Gamma Acquisition&Analysis软件→关闭数字化谱仪电源。

测量过程中，计算机可以关闭，但数字化谱分析仪切勿关闭。以上操作步骤是针对数字化谱分析仪的操作顺序，对于模拟谱分析仪，高压的调节直接通过面板上的高压调节旋钮进行。需要注意的是，在升或降高压的过程中，高压不能调得过快，注意旋钮的调节值和实际高压值不能相差太大，以免损坏探测器。

5仪器参数设置

1.电子学参数设置

Canberra 谱仪若配套的为数字化谱分析仪，则可以在Gamma Acquisition&Analysis软件中对谱仪的一些重要参数和采集方式进行设置，如稳谱功能、偏置高压、放大器增益、滤波器参数和进行预设采集。参数设置步骤为：打开Gamma Acquisition&Analysis软件→打开要设置的探测器（具体步骤：点击主菜单File→点击Open Datasourse→弹出窗口内选择detector→打开要设置的探测器）→点击主菜单MCA→选择Adjust，弹出参数设置窗口。

（1）高压设置

在高压设置窗口中可以设置Status 为On/Off来开启或关闭稳高压，并可以对需要的高压值进行调节。

（2）增益设置

增益值的设置影响到能峰对应的道址。增益调节分为三档：粗调节、细调节和超细调节。

（3）滤波设置

滤波设置窗口中Rise Time（上升时间）和Flat Top（平顶时间）一般为自动获取，不需要改动。BLR mode（基线恢复模式）一般设置为Auto模式。

（4）稳谱设置

稳谱设置窗中可以设置Gain mode 为On/Off来开启或关闭稳谱功能，或者设置为Hold模式来关闭自动稳谱，但保持当前的增益修正因子。

2.采集方式设置

在开始谱数据采集之前，除了上述的谱仪的电子学参数外，还需要对谱数据的采集方式进行设置。谱仪采集方式的步骤为：打开Gamma Acquisition&Analysis软件→打开要设置的探测器（具体步骤：点击主菜单File→点击Open Datasourse→弹出窗口内选择detector→打开要设置的探测器）→点击主菜单MCA→选择Acquire Setup，弹出采集功能设置窗口。窗口中可选的采集模式取决于使用的MC，而采集时间预设和计算模式预设功能在不同的采集模式下也不一样。

（1）采集模式

在PHA和LFC模式下支持时间预设功能和计算预设功能，而在MCS模式下只支持MCS预设功能。

（2）时间预设

在此栏中可以预设采集时间，可以选择预设活时间或实际时间，在测量达到预设时间后，谱仪会停止采集。

（3）计算模式预设

计算模式预设可以对特定道址内的谱数据进行预设。需要注意的是，设置了计算模式预设后，时间预设功能仍然是有效的，所以需要把时间预设值设得非常大或者设为0。

（三）建立核素库

对采集的样品谱进行定性和定量分析必须建立所需要分析的核素的核素库。Genie 2000软件提供了核素库编辑程序Nuclide Library Editor和标准核素库，用户可以根据系统自带的标准核素库来新建自定义核素库或修改核素库。下面介绍新建和修改核素库的具体步骤。

首先，顺序选择计算机开始菜单→程序→GENIE-2000→Nuclide Library Editor，打开核素库编辑器，如图5-11所示。

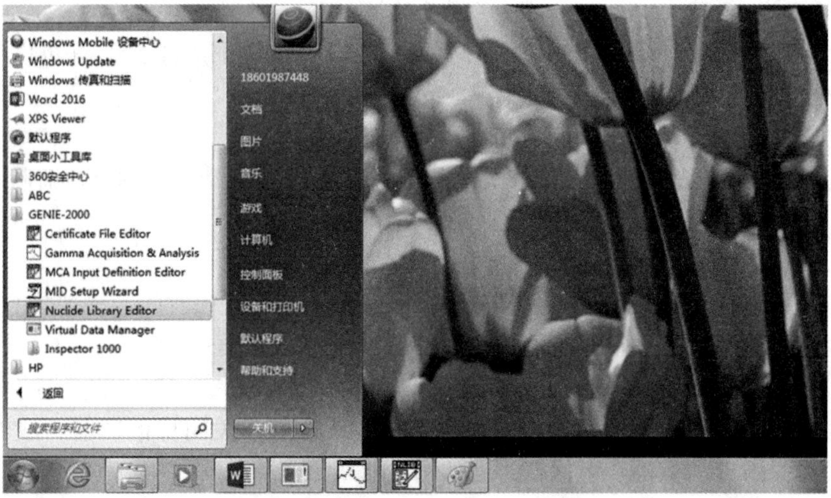

图5-11　核素库编辑器打开顺序

在打开的Nuclide Library Editor界面内选择Option菜单→Extract，弹出选择标准核素库窗口。点击窗口内Open选择核素库，选择要打开的核素库，点击Select打开标准核素库，如图5-12所示。

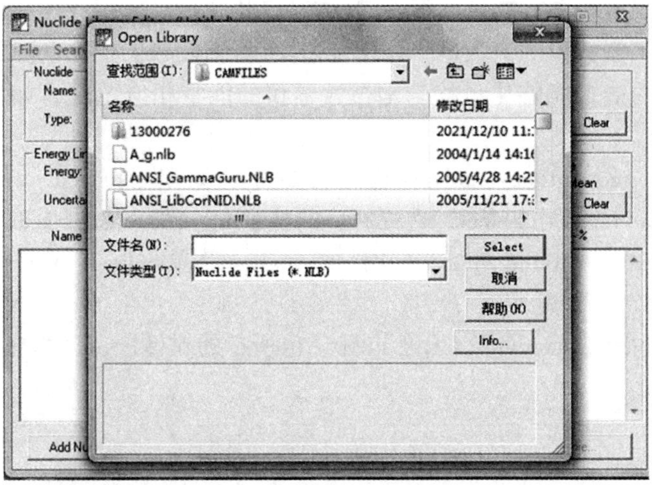

图5-12 核素库选择对话框

继续选择需要的新建自定义核素库的核素，点击Open，弹出新建自定义核素库的信息窗口。在窗口中可以看到新建的自定义核素库内的信息，包括核素种类、半衰期、发射概率等信息。用户也可以根据需要改变相应核素的参数，并点击窗口下方的Change修改。选择File菜单→Save，保存定义好的核素库文件，如图5-13所示。

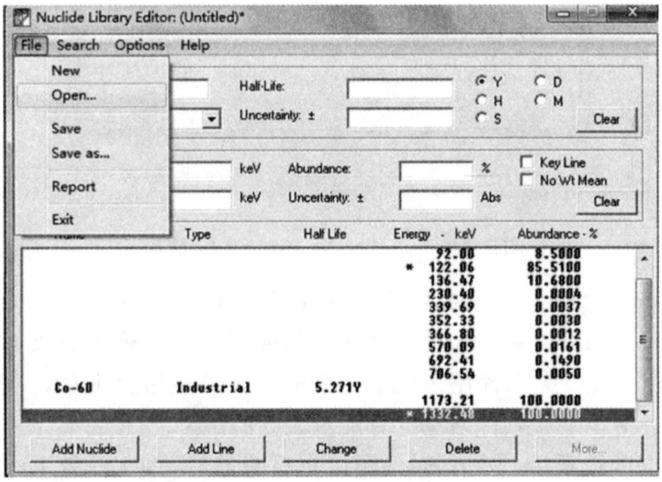

图5-13 新建自定义核素库的信息窗口

（四）能量刻度

在谱仪中γ射线的能量只是对应于一定的道址数。对于没有经过能量刻度谱仪，无法确定采集到的样品谱中全能峰对应的γ射线的能量，因而对样品谱进行定性或定量分析前，需要对谱仪每个道址对应的能量进行标定，也即是谱仪的能量刻度。能量刻度通过采集已知放射源的标准谱，确定谱仪在一定参数和环境下的γ谱的道址和能量的对应关系。经过能量刻度后，如果谱仪的参数和环境发生变化或者测量中发现谱线发生漂移，则需要对谱仪重新进行能量刻度。谱仪能量刻度的步骤如下：

首先，采集已知核素的谱数据。用于能量刻度的核素的选择，主要考虑发射的γ射线强度和γ射线的能量能够尽量均匀地覆盖谱仪的能量相应范围，如^{152}Eu、^{60}Co、^{137}Cs和^{40}K的谱数据。

选择Gamma Acquisition&Analysis软件的Analyze菜单→Peak Locate→Library（Simple）。在弹出的窗口中点击Select，选择相应的核素库。然后点击Execute寻峰。

选择Gamma Acquisition&Analysis软件的Analyze菜单→Peak Area→Sum/Non-Linear LSQ Fit。

在弹出窗口中点击Execute，出现如图5-14所示的对话框，计算峰面积。

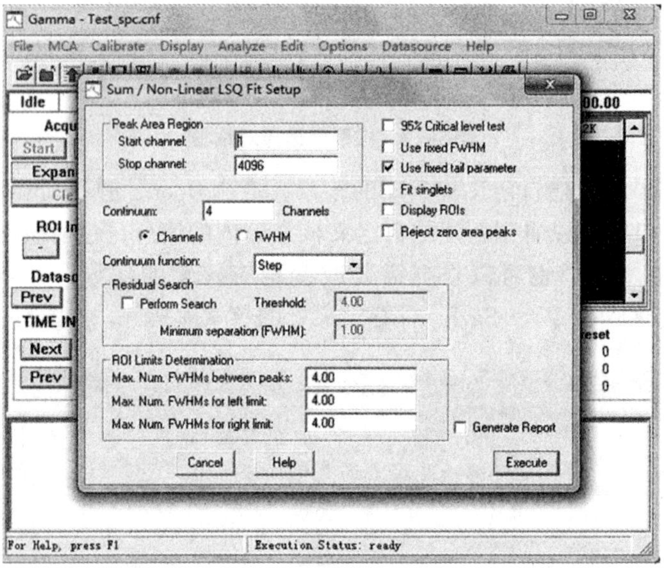

图5-14 Sum/Non-Linear LSQ Fit窗口

继续选择Gamma Acquisition&Analysis软件的Calibrate菜单→Energy Full→By Nuclide List（选择By Calibration File导入已保存的能量刻度文件来刻度）。在弹出的Calibrate By Nuclide List窗口中选择用于能量刻度的核素，然后点击OK。在Energy Calibration-Full窗口中点击Auto，软件自动计算能量刻度的结果。

得到能量刻度的结果后，点击Show可以查看能量刻度曲线。若能量刻度结果较好，则点击OK接受本次能量刻度结果。能量刻度完成后，可以选择Gamma Acquisition&Analysis软件的Calibrate菜单→Store，保存能量刻度结果，以供以后调用。最后出现如图5-15所示的对话框。

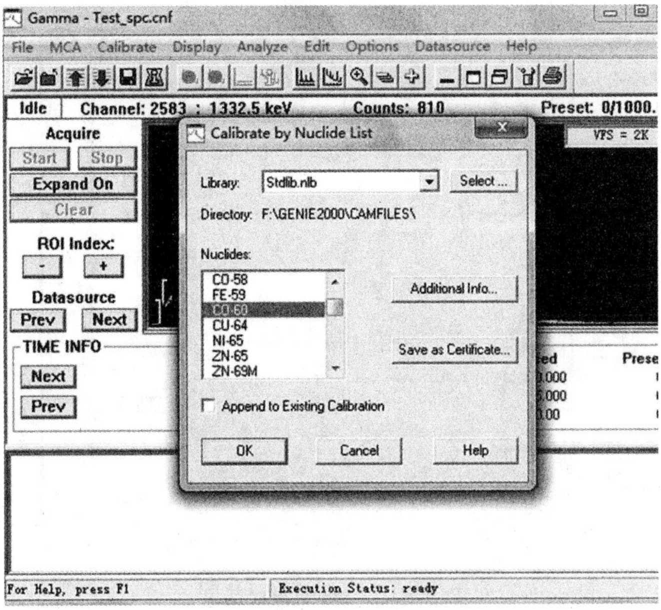

图5-15 Calibrate by Nuclide List窗口

（五）效率刻度

谱仪经能量刻度后，可进行样品的定性分析，但无法对核素的活度进行定量分析，因此需要对谱仪进行效率刻度。效率刻度是通过测量、分析与样品的形状、介质、大小和质量等性质尽可能一致的已知活度的标准源，由标准源所含核素代表性的全能峰的计数与相应核素的活度计算出谱仪对该类型样品的探测效率。同能量刻度一样，在外部条件变化不大时，一般不需要重复进行效率刻度。在Canberra的谱仪系统中效率刻度步骤如下：

首先，顺序选择计算机开始菜单→程序→GENIE-2000→Certificate File Editer。

在弹出的Certificate File Editer 窗口中选择Option→Library Extract。

选择包含效率刻度用标准源的核素库，点击Select打开。在弹出的Extract Library Nuclides 窗口中，修改活度显示单位为“Bq”，依次选择效率刻度所用标准源包含的各个核素，并修改相应核素的总活度及不确定度值，依次点击Change 修改。完成后，点击OK。

在弹出的窗口中，Title 栏描述所用标准源的特征，在Quantity 栏中填“1”，在Assay Date 中填写标准源制样的日期。

完成后点击File→Save 保存为“.CTF”文件，如图5-16所示。

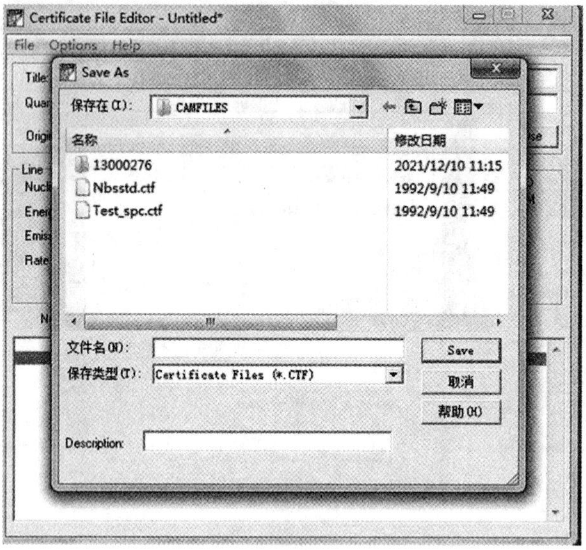

图5-16 文件保存对话框

然后，打开用于效率标定的标准源谱，进行寻峰和峰面积计算（步骤同能量刻度过程）。需要注意的是，寻峰和峰面积计算的核素应包含之前建立的".CTF"文件中含有的所有核素。选择Gamma Acquisition&Analysis软件的Calibrate菜单→Efficiency→By Certificate File。

在弹出的窗口中选择之前建立的".CTF"文件，点击"Open"打开。然后点击对话框中的"Auto"计算各个能量的探测效率，通过"Show"查看效率曲线。点击OK完成效率刻度。如图5-17所示。

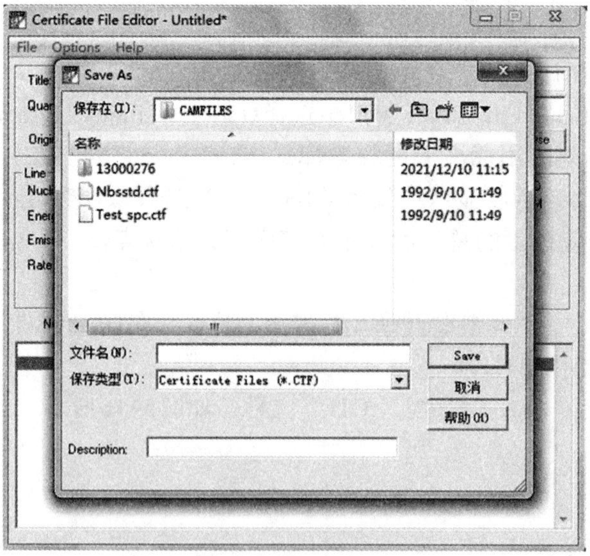

图5-17 选择".CTF"文件窗口

最后，选择Gamma Acquisition&Analysis软件的Calibrate菜单→Store，保存效率刻度文件，供样品定量分析使用。

第六节　实验室γ谱分析基本步骤

一、基本流程

分析样品中既定核素时，并不是其中的每个过程都需要考虑，一般样品简单核素的分析，只需要其中的几个主要过程就可以得到满意的结果。选择既定核素的一条或多条利于分析的γ射线，将这些核素的γ射线制成一个核素库，直接用于寻峰和核素鉴别。

在环境样品测量中，如果使用同一套能谱仪，能峰无漂移，可以将待分析样品的能谱与已知所含核素样品的能谱进行逐峰对比。如果两个能谱中的峰位和峰数量都一样，那么待分析样品中的核素与已知样品中的核素种类相同；如果峰位和峰数量有差异，可对待分析样品中差异部分的峰进行分析，确定核素种类。

一般来说，计算机谱分析过程有下面三个阶段：

（1）建立所需要分析项目的数据库；

（2）根据标准源的谱数据和已建立的数据库生成能量、峰宽及效率刻度文件；

（3）利用数据库和校准文件分析样品谱。

这三个阶段涉及很多具体的操作步骤，下面将依次进行介绍。

二、步骤一：寻峰

（一）核素库

在对γ能谱进行分析之前，建立一个合适的核素库是十分必要的。核素库包含所有核素发射γ射线的数目、能量、发射率、半衰期等参数，在能谱刻度、寻峰、核素鉴别、活度计算等过程中都需要调用核素库。对于环境样品放射性核素测量，针对不同来源、不同环境介质、不同分析目的样品，在分析过程中需要建立的核素库各有特点。下面介绍几个常见样品测量用核素库。

1.核与辐射事故核素库

γ能谱分析放射性核素是依据核素数据库的能量、半衰期、发射率等核参数计算完成的。6个常用核与辐射应急工作的核素库，分别为空爆核试验特征放射性核素参数库、地爆核试验特征放射性核素参数库、反应堆核事故特征放射性核素参数库、核燃料后处理常释放的特征放射性核素参数库、医用核素释放的特征放射性核素参数库和辐射事故释放的特征放射性核素参数库。每个核事件核素参数库较全面地收集了相应核事件释放的特征放射性核素及其对应γ射线的能量、发射率及半衰期，在谱分析过程中是判别相应核事件特征放射性核素的依据。

2.环境测量核素库

γ谱测量在辐射环境监测中应用广泛，在辐射环境质量监测、污染源监督性监测、核设施退役监测中存在大量的固体、水样、气溶胶样品的能谱分析工作，为了快速、准确地测量和分析这些样品，确保核素不缺失，首先应根据监测对象的源项以及相关的标准及规范要求筛选出拟测量的特征核素，建立对应的核素库文件，以用于谱分析工作中的效率刻度、寻峰和活度计算过程。表5.3给出了几个常用场景中包含的核素，相关工作人员可以根据这些核素建立相应的库文件，便于分析测量工作中的快速调用。

表5.3 常用寻峰核素库

应用场景	核素库核素
土壤辐射环境质量监测	^{234}Th、^{228}Ac、^{226}Ra、^{214}Pb、^{214}Bi、^{212}Pb、^{212}Bi、^{208}Tl、^{137}Cs、^{40}K等
辐射环境质量监测中的气溶胶测量	^{234}Th、^{228}Ac、^{226}Ra、^{214}Pb、^{214}Bi、^{212}Pb、^{212}Bi、^{210}Pb、^{208}Tl、^{137}Cs、^{40}K、^{7}Be等
铀矿冶炼监督性监测及退役监测	^{235}U、^{234}Th、^{234m}Pa、^{226}Ra、^{214}Pb、^{214}Bi、^{210}Pb等
伴生矿监测	^{235}U、^{234}Th、^{234m}Pa、^{228}Ac、^{226}Ra、^{219}Rn、^{214}Pb、^{214}Bi、^{212}Pb、^{212}Bi、^{211}Pb、^{211}Bi、^{208}Tl、^{176}Lu、^{138}La、^{40}K等

（二）常见寻峰方法

1.用户自定义寻峰

用户自定义寻峰，即在测得的谱上直接选定用户感兴趣的区（ROI）或者通过调入ROI文件确定峰位，省去了通过各种数学方法对谱进行寻峰的过程。自定义寻峰比较适合只关心一些特定能量区域的情况，但是该方法是根据谱仪的道址而不是谱线的能量选取用户感兴趣的区域，因此只有在谱仪的增益不发生漂移的情况下才能适用。

2.样品核素库法

样品核素库法寻峰通过调入预先建立的样品核素库，根据库中提供的各核素的特征γ射线的能量值进行寻峰。这种方法适用于对样品所含有的核素比较了解，对关注的核素进行分析的情况。

相较于其他自动寻峰方法，样品核素库法寻峰有较高的探测灵敏度，特别适合于处于谱仪最小可探测活度水平的核素的分析。使用该方法寻峰时，谱仪的能量刻度曲线不应有较大变化，否则应先进行能量刻度。在实际工作中需要根据不同监测分析项目的需要，建立相应的文件以方便调用。

3.导数寻峰法

导数寻峰法适合于对样品可能含有的核素未知情况下的寻峰。导数寻峰法根据谱数据的一阶、二阶和三阶导数在峰位处的不同表现形式分别设定峰判定条件，由此分别形成了一阶导数、二阶导数和三阶导数寻峰法。在重峰的分辨能力上，一阶导数法无法分辨重峰；二阶导数法有一定的重峰分辨能力，但是灵敏度较差；三阶导数法的重峰分辨能力最强。

Genie2000、GammaVision和Fitzpeaks三种能谱分析软件都是使用了基于二阶差分的寻峰方法。在具体分辨重峰时，两个峰距离大于1个FWHM时，该方法一般能够分辨出两个峰的位置，否则较弱的峰会因无法分辨被遗漏。

4.协方差寻峰

协方差寻峰也是应用比较广泛的一种自动寻峰方法。通过寻峰函数（类峰型函数，如高斯函数）各点与相应宽度的谱数据分别相乘并求和，将得到的值作为相应谱范周内中心道处相关函数的值。用寻峰函数在全谱范围内依次扫描，即可得到全谱范围内的相关函数值。对得到的相关函数值进行合适的本底补偿后，相关函数值大于零的位置即认为存在一个谱峰。实践证明，该方法有很好的弱峰分辨能力，而且不需要事先做滤波处理。

三、步骤二：能量刻度与峰形刻度

（一）能量与道址刻度

能量刻度就是用已知其特征能量的核素作为刻度源来刻度低本底HPGe γ能谱系统的能量响应，从而把道址转换成能量信息。在环境监测领域，能量刻度范围一般应为50～3000 keV。能量刻度过程一般有下面的三个步骤：

（1）对已知能量的标准源进行测量；

（2）在标准源的能谱上选定用于能量刻度的峰，并测量各个峰的峰位及峰宽信息；

（3）利用标准源的已知准确能量对选定的能峰进行刻度，并得到能量刻度文件。

能量刻度系统通过一系列选定的用于能量刻度的能峰的道址和能量的关系，便可以拟合出该套采集系统的能量刻度函数。能量刻度函数一般为线性函数，有的也会使用二阶多项式甚至更高阶多项式来拟合，以求达到最佳的拟合效果。实际操作中，一般在谱仪的线性比较好且精度要求不高时，可以使用两点法进行线性能量刻度；而精度要求高时，采用分布较均匀的多个能量的特征峰进行多项式拟合或者分段插值。

（二）峰形刻度

峰形刻度与能量刻度同等重要，它关系到谱分析过程中的寻峰和峰面积的拟合计算，精确的能量和道址、FWHM和能量的刻度是能谱分析的重要条件。在获取能量刻度所需γ谱后，首先是要对γ谱进行曲线光滑，然后确定各能量射线的峰位。在一系列峰位（道数）C 和能量 E 的对应点（C_j，E_j）及峰位 C 和峰形 FWHM 的对应点（C_j, FWHM）（j =1，2，⋯，N）确定后，就可以建立FWHM与能量的关系。

实际测得的峰的本底计数在低能侧是高于高能侧的，并呈台阶状分布。这是由于探测器灵敏体积中初级和次级电子的逃逸造成的；另外在峰的两侧还存在高能和低能尾巴影响。在实际工作中，一般采用比较明显的高斯峰型进行峰宽刻度。

同能量刻度和效率刻度一样，峰形刻度也需要一个合适的曲线拟合公式。目前常用于峰形刻度的数学公式主要有以下五种：

（1）线性拟合公式：$\mathrm{FWHM}=\alpha+bE$；

（2）二次多项式拟合公式：$\mathrm{FWHM}=\alpha+bE+cE^2$；

（3）二次多项式的平方根：$\mathrm{FWHM}=\sqrt{a^2+b^2E+c^2E^2}$；

（4）Debertin和Helmer公式：$FWHM=\sqrt{a^2+b^2E}$；

（5）Genie 2000 拟合公式：$FWHM=a+\sqrt[b]{E}b$。

式中：FWHM 为半高宽；E为能量，a、b、c 为拟合参数。

各公式拟合的情况如图5-18所示，拟合情况比较好的为二次多项式拟合、二次多项式平方根拟合和线性拟合。但是目前的谱分析软件还没有一款使用二次多项式的平方根作为峰宽刻度的公式，大部分都是采用多项式拟合公式。

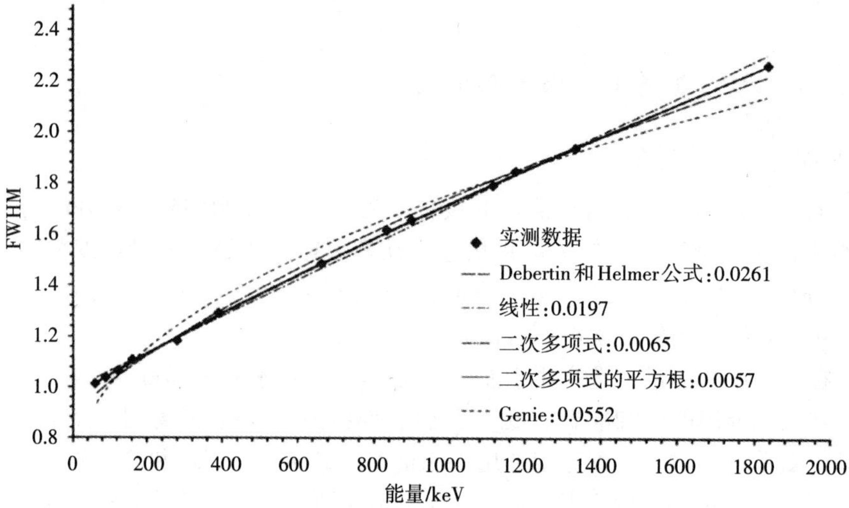

图5-18　各公式对FWHM拟合的情况

四、步骤三：效率刻度

效率刻度是γ能谱分析的基础，效率刻度的好坏直接决定了分析结果的准确程度。基于HPGe谱仪非常高的能量分辨率，通常情况下，实验室全能峰都是可以完全分辨的，在实际应用中，HPGe谱仪的效率刻度只要考虑全能峰效率，而不需要考虑总效率。

全能峰效率的计算公式为：

$$\varepsilon(E)=\frac{N}{TA\eta K}$$

式中：$\varepsilon(E)$表示能量为E的全能峰效率；N表示能量为E的全能峰净面积；T表示测量的活时间；η表示核素放出能量为E的γ射线的发射强度；K表示核素活度的衰变修正因子。

图5-19所示为单核素点源的效率刻度曲线（未经过拟合）。对于效率刻度曲线，在50～3000 keV 范围内用n次对数多项式拟合可达到很好的效果，一般有两种拟合函数：一种采用双对数坐标公式拟合，一种采用线性坐标公式拟合。公式都采用最小二乘法拟合。

双对数坐标拟合公式为：

$$\ln(\varepsilon)\sum_{i=0}^{N}b_i[\ln(E_i)]^i$$

式中：b_i表示拟合参数；E_i表示峰能量（keV）；ε表示能量E处全能峰效率。

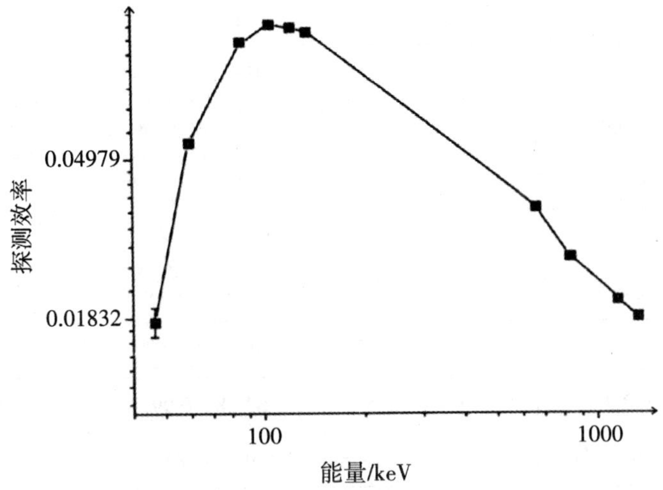

图5-19　单核素点源的效率刻度曲线（未经过拟合）

曲线的拐点一般出现在120～200 keV 范围内。

效率刻度是测量γ谱仪对特定样品（标准样）中核素某γ射线全能峰的探测效率。刻度出探测效率后，在同样的测量条件（几何布置、探测器性能等）下，测量出与该标准样特点（形状、密度、材料、成分等）一致的环境样品中待测核素的全能峰峰面积，就可以算出样品中该核素的活度。

由于只有全能峰能有效地代表核素，因此，在效率刻度中，刻度的都是不同能量的特征γ射线的全能峰效率，也称为全能峰效率刻度。目前，γ能谱全能峰效率刻度方法主要有：

（1）有源效率刻度：利用已知活度的放射源进行刻度。

（2）无源效率刻度：利用蒙特卡罗软件进行任意几何、任意位置的效率计算。

以下对这两类效率刻度方法进行说明。

（一）有源效率刻度

1.标准源实验测量方法

（1）简单核素的标准源刻度

所谓简单核素是指它的衰变纲图比较简单，衰变中只发射一两支γ射线，γ射线的发射强度大且准确度较高。这种核素的活性溶液，其活度容易标定且准确度高。因此，由这种标准溶液配制的刻度源，其活度的不确定度小。由于其γ谱简单，全能峰面积无其他γ的连续谱干扰，净峰面积计数测定的不确定度小，因此用这种核素的标准源刻度的探测效率，可以获得最小的不确定度。常用刻度核素系列见表5.4。

表5.4 简单核素及其参数

核素	半衰期	主要γ射线能量(keV)和分之比
^{241}Am	432 a	59.54(0.357)
^{109}Cd	27.7 d	88.3(0.1008)
^{57}Co	270 d	122.061(0.852),136.471(0.111)
^{139}Ce	137.64 d	165.86(0.799)
^{203}Hg	46.59 d	279.2(0.8148)
^{113}Sn	115.1 d	391.7(0.6494)
^{85}Sr	64.85 d	514(0.985)
^{137}Cs	30.2 a	661.66(0.8521)
^{54}Mn	312 d	834.84(0.9998)
^{88}Y	106.625 d	898.04(0.939),1836.05(0.9938)
^{65}Zn	244 d	1115.55(0.507)
^{60}Co	5.27 a	1173.24(0.999),1332.5(0.9998)

（2）混合标准源的刻度方法

混合标准源可根据希望覆盖的能量范围，选择多种具有不同能量的特征γ射线辐射的简单核素来进行制作。制作混合源时，选取的核素要使其γ射线的能量在对数坐标上有相近的间距，并控制混合源中各种核素的活度比例，使每支特征γ射线的全能峰都有适宜的高度，半衰期短者比例要高一些，使混合标准源能够在一定时期内适用。混合标准源中的核素一般都是从表5.4中所列的核素中选取的。

（3）单核素多γ标准源的刻度

有些具有复杂衰变纲图的核素，衰变中发射出多支不同能量的γ射线。若比较准确地已知它们的强度，源的活度也便于测定，则用这种核素的标准源进行效率刻度，一次测量就可以获得多个效率点，只需选择两三种核素的标准源，就可以获得一条效率刻度的曲线，因此能够减少许多工作量。

这类核素的标准源用于γ谱仪的效率刻度虽然比较简单，但其活度测定和γ辐射强度的不确定度较大，并且有比较复杂的级联效应，因此其刻度结果的不确定度较大，不宜在低几何位置上刻度探测效率的曲线。

（4）相对比较法

利用待测核素直接制作标准源，测量得到该核素特征γ射线的效率，称为相对比较法（或直接核素法）。此方法一般用于半衰期较长的核素，如人工核素^{137}Cs、^{134}Cs及天然核素^{232}Th等。该方法直接获得待测核素的主要γ射线对应能量点的效率，可以直接溯源到计量基准，测量准确度高，并且可以根据待测样品的几何形状和介质情况制作不同的标准源。但是相对比较法使用范围较窄，需要各种对应的核素，时间、经济成本较高，且对短半衰期核素不适用，而相对比较法就是进行效率刻度的另一种选择。

通过实验测量标准源进行刻度时应选取有很明显的全能峰并且知道全能峰准确能量的已知活度放射源。刻度时应注意下面几个问题：

①用于效率刻度的标准源的几何形状、大小和介质成分都要与待分析样品一致或接近。

②测量时，标准源与探测器之间的距离、源的位置必须和待分析样品一致。

③测量时，谱仪的工作状态应保持一致。

④样品分析时峰面积的计算方法应与标准源刻度时相同。

⑤选取的标准源的活度要适当。源太强，不但会使得分辨率变差，而且会产生较强的偶然符合相加效应，甚至使峰发生畸变，同时需要对死时间和堆积效应造成的计数损失进行修正；源太弱，则计数的统计误差大，结果都会影响效率刻度的质量。

⑥对于级联γ射线发射核素，还需考虑符合相加效应的修正，因此，最好选择辐射单能γ射线的放射性核素，或者选择符合相加概率非常小的核素。当然若待分析样品与标准源的核素相同，则不需要考虑这种修正。

实际测量必须对具体问题做具体分析，有时候并不需要在全谱范围内进行刻度，而只需刻度需要分析的核素的特征能量。

2. 相对效率刻度

前面的刻度方法中，刻度源中核素的活度是已知的。如果刻度源的活度未知，也可用它们的峰面积计数作出相对探测效率随能量变化的关系曲线，然后再在曲线的某一两个能量位置，用其他已知活度的简单核素标准源确定其绝对探测效率，最后将相对效率曲线转换成绝对效率曲线，这种方法称为相对效率曲线刻度法。

如果有一个未知活度的γ核素，已知该核素的种类和发射的各个射线的相对强度，设活度为A，第i支γ射线的相对强度为I_i，在γ谱上测量的对应能量的全能峰净计数率为n_i，则：

$$n_i = \varepsilon_{pi} \times I_i \times A_x$$

$$R_i = \frac{n_i}{I_i} = A_x \times \varepsilon_{pi}$$

式中：R_i表示全能峰面积计数的相对探测效率；R_i随能量的变化也代表了绝对探测效率ε_{pi}随能量的变化关系。

如果用发射多支不同能量的核素标准源，刻度相对探测效率R_i随γ射线能量的变化关系，然后再用某种单能核素的标准源刻度某能量点E_γ对应的绝对探测效率为ε_{pi}，而其相对探测效率为R_γ，则其他任意点的绝对探测效率为：

$$\varepsilon_{pi} = (\frac{R_i}{R_\gamma})\varepsilon_{p\gamma}$$

这种刻度方法回避了复杂衰变核放射源的活度标定，方法比较简单实用，^{152}Eu是比较适合这种方法刻度的核素。相对效率刻度方法中也可用几种核素的刻度源，但能量覆盖区域要有相互交叉重叠的部分，这样才能把相对效率曲线相互衔接。

（二）无源效率刻度

现有两种类型的软件包用来进行效率的蒙特卡罗计算，一种类型是普适性的软件包，它们广泛应用于粒子物理的科学研究中，如MCNP、FLUKA、GEANT4、EGS、PELEELOP、MARS等软件包可以模拟各种粒子，具有完整和丰富的截面库，复杂的几何建模能力，以及各种减方差技巧。第二种类型是一些专用的谱仪效率模拟计算软件，它们仅用来计算探测器的效率，具有一定的几何建模能力。

专用无源效率刻度软件和蒙特卡罗软件进行效率刻度的基本过程：

（1）建立探测器几何模型和材料文件；

（2）建立拟解决的样品的几何模型和材料文件；

（3）进行粒子抽样并完成初步计算；

（4）根据计算结果与之前表征的数据（主要是点源数据）调整探测器几何模型，重新计算，最终获得每个需要能量点的效率。

整个刻度过程的关键是建立正确的探测器和源的几何模型，并利用几何模型进行简单源的测量数据的验证。

五、步骤四：峰面积计算

全能峰的峰面积是指全能峰中包含的全能量吸收的脉冲总数，或与之成正比的某一数值，全部脉冲包括光电效应和多次作用累积效应的全吸收所产生的脉冲。由于射线和物质作用产生电离和激发的统计涨落，以及探测设备固有的涨落特性，同一能量的γ射线产生的全能脉冲高度并不完全相同，而是近似地服从高斯分布。峰净面积的计算是能谱定量分析的主要内容之一。在峰区内谱曲线和横轴之间所包围的面积称为峰的总面积A_T；本底曲线之下所包围的面积称为本底面积A；峰的总面积减去本底面积就是峰的净面积A_N，如图5-20所示。

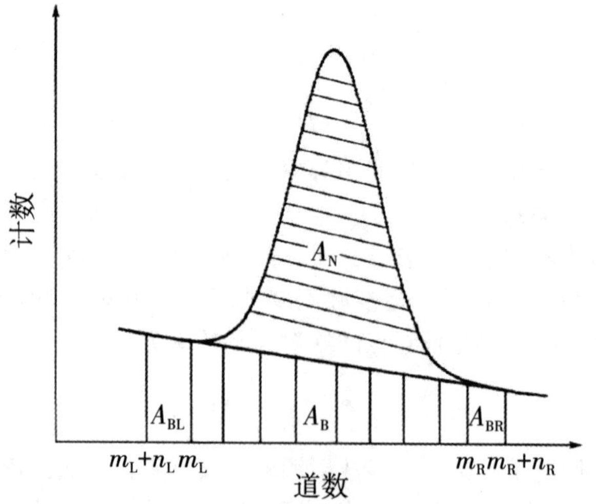

图5-20　峰的净面积和本底面积（线性本底）

（一）本底计算方法

净峰面积的计算准确度很大程度上取决于本底计算方法。常用本底计算方法有两种：一是线性本底计算法；二是台阶本底计算法。

1.线性本底计算法

在全峰面积法中，峰区边界道址选在峰本身的贡献很小的地方，而边界道中的计数基本上反映本底区计数。当谱的能量分辨率较高、峰区较窄时，一般以通过谱数据中峰区边界点的直线来描述本底的分布。由峰区内谱数据各道的计数和减去梯形本底面积得到峰的净面积。

线性本底的计算公式如下：

$$A_{\mathrm{B}} = (y_{\mathrm{mL}} + y_{\mathrm{mR}})(m_{\mathrm{R}} - m_{\mathrm{L}} + 1)/2$$

式中:m_L、m_R表示峰区的左、右边界道址；y_{mL}、y_{mR}表示m_{L}、m_{R}道的谱数据。

2.台阶本底计算法

台阶函数是另外一种描述本底的函数，在重峰条件下，人们认为使用台阶函数描述本底是恰当的。当一个弱峰位于一个强峰的低能侧并和强峰重叠时，引入台阶状本底函数可以大大地提高对弱峰的探测灵敏度和分析精度。台阶本底函数为：

$$B = \sum_{i=1}^{N}\left(\frac{B_1}{n} + \frac{B_2 + B_1}{nG}\sum_{j=1}^{i} y_i\right)$$

式中：y_i表示第j道的计数；B_1表示峰左侧连续n道的总计数；B_2表示峰左侧连续n道的总计数；N表示感兴趣区的道数；n表示峰两侧连续的道数；G表示峰的总面积；B表示本底面积。

（二）净峰面积计算

计算峰净面权的方法有两种：

1.直接计算法

在直接计算法中，首先确定峰区的左、右边界道址m_L、m_R，在m_L、m_R范围内求出谱数据的各道计数和，得到峰的总面积。根据本底分布曲线求出峰区内各道本底的计数和，得到本底面积。由峰总面积减去本底面积就得到峰的净面积。

2.函数拟合法

在拟合法中，通常用一个角解析表达式即谱函数来描述峰区内谱的分布。谱函数可以看成是若干个峰函数和本底函数的叠加。在峰区范围内，用最小二乘法以谱函数拟合谱数据，可以求出峰函数中的各个参数。在峰区范围内计算峰函数的定积分可以求出峰的净面积。

直接法比较简单，运算速度快。在峰的高度比较大、能量分辨率比较高、峰区比较窄的情况下能够得到比较满意的计算精度。

但是一般说来，直接法只适于单峰的净面积计算。在重峰区内不能正确地计算出各个组分峰的净面积。函数拟合法的计算过程比较复杂，其优点是计算精度高。在峰高比较小、本底比较大的情况下也能得到比较满意的计算结果。函数拟合法不仅适合于单峰区，也适合于双峰区，特别是在重峰区内能够计算出几个相互重叠的组分峰各自的净面积。

（三）本底扣除方法

本底扣除方法分为两种，一种是峰区本底的扣除方法，另一种是全谱本底的扣除方法。峰区本底扣除方法是选择一个覆盖要拟合的全能峰的谱段，然后选择直线本底、阶梯本底或者抛物线本底等本底描述方法计算出每道的计数；全谱本底扣除方法是为了直接得到不包含本底的谱数据，通过建立全谱本底模型和一定的算法，将全谱范围内的本底求出，然后从测量谱中减去本底谱。

大体积样品会对探头产生屏蔽作用，屏蔽周围环境对探测器的本底辐射计数，这样获得的本底计数率比铅室中没有样品引起的本底计数要低一些。因此，大体积样品测量时，需要采集与待测样品体积相同、密度相同的"空白"样品谱，这个"空白"样品应该是"不含任何放射性"的，且这个"空白"样品谱的采集时间和待分析样品谱的测量时间相当。"空白"样品本底谱需分析获得能量为E的本底峰计数率$B(E)$。从样品谱的各能峰的净峰面积计数率$n(E)$中扣除各个能峰的"空白"本底峰计数率$B(E)$。通过从样品谱中扣除"空白"样品本底计数率，每个数据的统计性被保留下来，如果可能，应对"空白"本底谱的能峰全部进行分析，使得所有能峰都被识别，并确保没有虚假峰。

（四）重峰分辨

使用软件对一般的γ能谱（无重峰干扰）进行自动分析时，结果一般误差很小，而且可以通过手动方式对分析结果进行检验，但是当感兴趣的γ射线全能峰附近有重峰干扰时，不能使用软件自动分析的方式，而且手动方式检验比较困难。在重峰区域内的每个能峰都可以通过峰面积、峰位和峰形对其进行描述，重峰区域内每个峰的面积都可以通过最小二乘法进行数值拟合计算，但是如果重峰区域内峰之间的距离很近或者两个峰之间的高度相差很大，使用最小二乘法计算得到的峰面积可能误差较大。

在实际γ能谱分析过程中，如果待分析的核素有其他特征γ射线可以选择，尽量避免选择有重峰干扰的γ射线，即使该γ射线的发射概率较有重峰干扰的γ射线的发射率较低，也可以牺牲计数率来换取精确度和准确度。

六、活度计算及修正

在环境样品测量过程中，计算放射性核素活度的方法通常有相对比较法和效率曲线法。

（一）活度计算及修正的方法

1.相对比较法

相对比较法就是把已知某核素活度的标准源γ能谱与待测样品的γ能谱进行比较分析，从而得到样品中某核素的活度。在使用比较法计算样品活度时利用下式进行计算：

$$C_{\text{sam}} = R_{\text{sam}} \times \frac{C_{\text{std}}}{R_{\text{std}}}$$

式中：C_{sam}表示待测样品中某一核素的活度；C_{std}表示标准源中该核素的活度；R_{sam}表示样品γ能谱中该核素发射的γ射线全能峰计算率；R_{std}表示标准源γ能谱中该核素发射的γ射线全能峰计算率。

在标准源和样品的测量条件、几何条件和基质都相同的情况下，使用该方法所得结果的不确定度主要取决于标准源活度和全能峰计数率的不确定度。同时，使用相对比较法，不用考虑符合相加修正和γ射线的发射概率。相对比较法的使用前提是有与待分析样品几何条件、基质和其他吸收介质都一样的标准源，标准源中必须含有样品中待分析的核素。因此，相对比较法适合那些常见样品中经常需要分析的放射性核素的测量。

2.效率曲线法

使用一组或者一个发射不同能量γ射线的标准源，计算探测系统对各能量γ射线的探测效率，再根据得到的不同能量点的效率拟合出全普的效率曲线。根据此曲线理论上可以计算谱内任何能量γ射线的发射率，这就是效率曲线图。使用效率曲线法分析样品活度时，利用下式进行计算：

$$C = \frac{R}{\varepsilon \times P_{\gamma}}$$

式中：C表示待测样品中某一核素的活度；R表示样品γ能谱中该核素发射的γ射线全能峰计算率；ε表示探测系统对拟分析γ射线全能峰的探测效率；P_{γ}表示拟分析γ射线在待分析核素中的发射概率。

在标准源（确定效率曲线）与样品的测量条件、几何条件和基质都相同的情况下，使用该方法所得结果的不确定度主要取决于探测效率、全能峰计数率和γ射线发射概率的不确定度。效率曲线法的最大优势就是可以给出谱内任意能量γ射线的效率。

（二）核素鉴别和活度计算

1.核素鉴别和活度计算

一般来说，核素鉴别与活度的计算无关，但是对于由复杂衰变纲图的核素造成干扰的γ能谱，在核素鉴别时可能依赖于活度计算。这可以通过后面的例子加以说明。解谱软件中常用的核素鉴别方法有：

（1）在全谱范围内，利用待分析核素所发射γ射线中的一个能峰来鉴别核素。

（2）在全谱范围内，利用待分析核素所发射γ射线中的多个能峰来鉴别核素。

（3）当待分析的核素所发射的γ射线能量可能与其他核素发射的γ射线能量相近时，就需要将其他核素在分析能峰上的贡献扣除后再进行核素鉴别，鉴别结果依赖于活度计算。

活度计算公式：

$$N_{\mathrm{E}}^{净}=\int_{t=0}^{t=T_{\mathrm{R}}} A_{t=0}e^{-\lambda t}\eta_{\mathrm{E}}\varepsilon_{\mathrm{E}}\frac{T_{\mathrm{L}}}{T_{\mathrm{R}}}\mathrm{d}t$$

式中：T_{R}表示测量实时间；T_{L}表示测量活时间；A表示样品核素比活度，Bq/kg；λ衰变常数；η核素探测效率；ε表示探测系统对拟分析γ射线全能峰的探测效率。

如果假设在获取时间内死时间为常数，可以解该式得到等式：

$$A_t = \frac{N_E^{净}}{T_L \cdot \varepsilon_E \cdot \eta_E} \times \frac{\lambda T_R}{1 - e^{-\lambda T_R}}$$

式中：$\frac{\lambda T_R}{1 - e^{-\lambda T_R}}$表示测量时间修正。

最后的核素活度计算结果要校回到采集样品时的活度，如果样品采集和放置时间较长，还需要进行采集时间修正和放置时间修正。这些简单独立核素识别算法的最严重的缺陷是谱中存在干扰的情况（如两个或更多核素对一个单峰有贡献）。特别是，这种算法由于干扰核素的存在，往往会产生错误的鉴别和非常不准确的定量计算结果。

一个核素能发射多个γ射线时，谱分析软件将根据每个γ射线的能峰计算核素的活度，这样就会得到与所发射γ射线个数一样多的计算结果。如果每个γ射线能峰都没有干扰，那么可以利用平均值法或加权平均值法计算核素活度。也可以使用关键能峰的方法计算核素活度，但是在选择关键能峰时一定要选择没有干扰的、发射率大的、统计效果较好的能峰来作为计算核素活度的能峰。

2.衰变修正

在使用γ能谱法分析环境样品中放射性核素含量时，经常会遇到一些短寿命放射性核素，如核泄漏事故释放到周围环境中的^{131}I的半衰期为8.03 d，在对此类核素含量分析时就需要进行衰变修正，衰变修正包括采样时间修正、放置时间修正和测量时间修正。下面以^{131}I为例做一个详细的说明。

（1）采样时间修正

假设采集到空气中放射性核素的总活度为A，采样器单位时间内收集到放射性核素的活度为A_0，该放射性核素的衰变常量为λ，$N(t)$为采样开始t时刻后滤膜上该放射性核素的原子核数目（t=0时，N=0），t时刻后滤膜上该放射性核素的活度为A(t)，则N的变化率为：

$$\frac{dN}{dt} = \frac{A_0}{\lambda} - \lambda N$$

解此方程，可得到采集到的该放射性核素原子核数目随时间的变化为：

$$N(t) = \frac{A_0}{\lambda^2}(1 - e^{-\lambda t})$$

$$A = A_0(t)$$

采样时间为t_1时，有：

$$A = A_0(t_1) = \frac{\lambda^2 t_1 N(t_1)}{1 - e^{-\lambda t_1}} = \frac{\lambda t_1 A(t_1)}{1 - e^{-\lambda t_1}} = K_1 A(t_1)$$

定义：

$$K_1 = \frac{\lambda t_1}{1 - e^{-\lambda t_1}}$$

式中：K_1表示采样时间衰变修正因子。

（2）放置时间修正

从采样结束到开始测量的一段时间为t_2，采样结束时滤膜沉积该放射性核素的活度为$A(t_1)$，测量开始时滤膜上该放射性核素的活度为$A(t_2)$，根据放射性核素的指数衰减规律，有：

$$A\left(t_1\right) = \frac{At_2}{e^{-\lambda t_2}} = K_2 A\left(t_2\right)$$

定义：

$$K_2 = \frac{1}{e^{-\lambda t_2}}$$

式中：K_2表示放置时间衰变修正因子。

（3）测量时间修正

样品从开始测量到测量结束的时间为t_3（实际测量时间），在t_3时间内该放射性核素特征能量的全能峰计数率为n，测量开始时刻该放射性核素的活度为$A(t_2)$，测量结束后仪器对该放射性核素活度的分析结果为A_m，该放射性核素特征能量的发射率为γ，探测器对该特征能量的探测效率为ε，则

$$n = \frac{1}{t_3}\int_{t_3}^{0} A(t_2)e^{-\lambda t}\gamma\varepsilon dt = \frac{\gamma\varepsilon A(t_2)(1 - e^{-\lambda t_3})}{\lambda t_3}$$

即

$$A\left(t_2\right) = \frac{\lambda t_3 n}{\gamma\varepsilon(1 - e^{-\lambda t_3})} = K_3\frac{n}{\gamma\varepsilon} = K_3 A_m$$

定义：

$$K_3 = \frac{\lambda t_3}{1 - e^{-\lambda t_3}}$$

式中：K_3表示测量时间衰变修正因子。

因此，当采样体积为V时，空气中该放射性核素的活度浓度为：

$$A = \frac{K_1 K_2 K_3 A_m}{L}$$

特别是采样时间和测量时间较长的样品，必须进行衰变修正。核事故应急监测行动中不同采样时间的沉降灰、气溶胶中^{131}I（半衰期8.03 d）的活度浓度衰变修正如表5.5所列。

表5.5 ^{131}I活度浓度测量值衰变修正

样品	采样时间/d	测量时间/d	衰变修正
沉降灰	7	1	1.39
	10	1	1.55
	15	1	1.86
气溶胶	1	1	1.09
	2	1	1.13
	3	1	1.18

3.符合相加修正

符合相加效应是指在谱仪分辨时间内，核素发射的级联γ光子产生的级联辐射有可能在探测器内同时被探测而记录为一个事件，使实际测量的有关γ射线全能峰面积增加或减少的现象。

（1）符合相加过程

在原子核衰变到子核的激发态后，会通过两个或更多级联的γ射线从激发态跃迁到基态。由于激发态的寿命很短，γ谱仪探测系统不能分辨出两个或多个γ射线各自的能量，而在能谱上形成一个能量为两个或多个光子能量之和的峰，这就是符合相加峰。

由于符合效应的影响，探测器记录的能谱是一个γ射线和另一个或几个γ射线或X射线在探测器上沉积能量之和，这样就会使感兴趣级联发射的γ射线全能峰计数丢失，交叉发射的γ射线全能峰计数增加。因此，在使用效率曲线法来确定样品活度时，需要对结果进行符合效应修正。

如图5-21所示，母核发生衰变到子核激发态1或激发态2。到激发态1后，子核通过发射γ射线γ_1和γ_2（级联发射）或直接发射γ_3（交叉发射）退激到基态；到激发态2后，子核通过发射γ射线γ_2直接退激到基态。对于母核衰变到子核激发态1后，若γ_1和γ_2与晶体相互作用而沉积的能量都被γ谱仪探测系统探测到，由于系统的时间分辨较激发态的寿命长得多，因此在能谱上就会记录γ_1和γ_2与晶体相互作用而沉积能量之和。若两个γ光子的能量全部沉积在探测器内，就会形成符合相加峰，被记录在γ_3全能峰的位置上，使γ_3的全能峰计数增加，γ_1和γ_2的全能峰计数损失。当γ_1全部能量都沉积在探测器中时，若γ_2只有部分能量沉积在探测器中，这个计数就会被记录在γ_1全能峰和符合相加峰之间的连续平台上，使γ_1全能峰计数损失。类似方式也会使γ_2全能峰计数损失。因此，对级联γ射线全能峰计数造成的损失依赖于探测器对另外γ射线的总探测效率。对于原子核本身，符合效应跟γ射线发射概率和级联发射γ射线的角关联有关；对于γ谱仪探测系统，符合效应不仅与探测效率有关，还与样品和探测器之间的距离、探测器本身的几何特点等因素有关，与样品的活度无关。

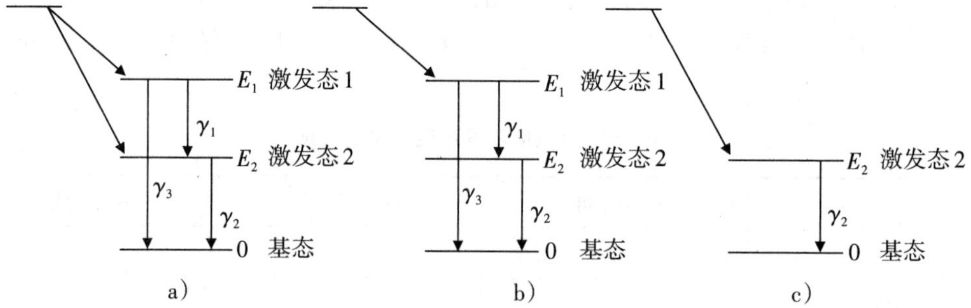

图5-21 级联γ射线相加符合衰变纲图示例

假设原子核发生如图5-21的衰变，源活度为A，若不考虑原子发射光子时的内转换、级联光子之间的角关联等因素，在没有发生符合相加时，γ_1的全能峰计数率为：

$$n_1 = Ap_1\varepsilon_1$$

式中：p_1表示光子的发射概率；ε_1表示 探测器对γ_1光子全能峰探测效率。同样，γ_2

和γ_3的全能峰计数率n_2和n_3分别为：

$$n_2 = Ap_2\varepsilon_2$$

$$n_3 = Ap_3\varepsilon_3$$

γ_1和γ_2发生级联符合后，γ_1全能峰计数率丢失，此时，γ_1全能峰计数率为：

$$n_1' = Ap_1\varepsilon_1 - Ap_1\varepsilon_1\varepsilon_{T2}$$

ε_{T2}为探测器对γ_2光子的总探测效率。$\frac{n_1}{n_1'}$是γ_1由于符合效应使全能峰计数丢失的修正系数。

对于γ_2光子，由于母核有一定的概率衰变到子核的激发态2，子核会通过直接发射γ_2光子退激到基态，因此，并不是子核发射的所有γ_2光子都有可能与γ_1光子发生级联符合。若γ_1和γ_2发生级联符合，则γ_2全能峰计数率为：

$$n_2' = Ap_2\varepsilon_2 - Ap_1\varepsilon_2\varepsilon_{T1}$$

ε_{T1}为探测器对ε_{T1}光子的总探测效率。$\frac{n_2}{n_2'}$是γ_2由于符合效应而使全能峰计数丢失的修正系数。

对于γ_3的情况，级联符合相加会使γ_2的全能峰计数率增加，当γ_1和γ_2把全部能量沉积在探测器中时，会增加γ_3全能峰计数。因此，γ_1和γ_2发生级联符合并均将各自全部能量沉积在探测器中时，γ_3全能峰计数率为：

$$n_3' = Ap_3\varepsilon_3 + Ap_1\varepsilon_1\varepsilon_2$$

$\frac{n_3}{n_3'}$是γ_3由于符合效应而使全能峰计数增加的修正系数。

（2）符合相加修正

符合相加修正的方法有单能效率曲线法、远近源距法、标准实验室传递法以及根据衰变纲图理论计算法。

单能效率曲线法是采用一套单能γ标准源（如^{203}Hg、^{51}Cr、^{198}Au、^{137}Cs、^{54}Mn、^{65}Zn、^{40}K等），对探测系统进行效率刻度，通过拟合得到一条随能量变化认为是无符合效应影响的全能峰效率曲线。再制备一个含有待测核素的标准源（有级联相加符合），该标准源的基质、几何特征、质量等参数要与单能标准源一样，但可以不同于样品或用于刻度的刻度源的基质，在相同的测量条件下，可以获得有符合相加影响的待测核素特征γ射线全能峰效率ε'。通过插值可以从单能效率曲线中得到对应于待测核素特征γ射线全能峰效率ε_0（无符合相加影响）。此时，在样品测量过程中，待测核素特征γ射线全能峰计数率的符合修正因子为：

$$F = \frac{\varepsilon_0}{\varepsilon_0'}$$

对于这种方法，若含有待测核素标准源的基质、几何特征、质量等参数与样品的一致，可以直接用比较法获得无符合相加影响的测量结果，但该方法的真正意义在于测得的符合修正因子F适用于不同基质样品。

单能效率曲线法需要制备一套单能γ标准源和一个含有待测核素的标准源，但是单能γ标准源中几百千电子伏的单能γ源大部分半衰期较短，比较难获得。也可以通过蒙特卡罗方法计算一个没有符合相加影响的效率曲线，与有符合相加影响的效率曲线进行比较，得到符合修正因子。

用此方法的前提是，须知道探测器对所有级联γ射线的总探测效率和全能峰探测效率。待测核素某一级联γ射线全能峰计数率的符合修正因子为：

$$F = \frac{1}{\prod_{i=1}^{m}(1-\varepsilon_{ti}p_i)\times\prod_{j=1}^{n}\left(1+\frac{\prod_{k=1}^{l}\varepsilon_{jk}}{\varepsilon_0}P_j\right)}$$

式中：i表示级联γ射线标识号；m表示与被测γ射线符合相加的级联γ射线数目；ε_{ti}表示第i个级联γ射线的总效率；p_i表示第i个级联γ射线相对于被测γ射线的份额；j表示并联的级联γ射线组的标识号；n表示并联的级联γ射线组数目；k表示并联的级联γ射线组内各γ射线标识号；l表示并联的级联γ射线组内γ射线的数目；ε_{jk}表示第j个并联的级联γ射线组内第k条γ射线全能峰效率；ε_0表示被测γ射线的全能峰效率；P_j表示第j个并联的级联γ射线组相对于被测γ射线的份额。

上式中没有包括角关联因子，因此认为角关联的影响可以忽略。总效率和全能峰效率可以通过实验测定，对于任何一个会发生级联符合相加的核素都可以根据衰变纲图利用上式计算符合修正因子。对于体源可通过对点源的符合修正因子进行积分计算，表5.6是利用相对效率为18%的HPGe谱仪测量得到的ϕ75 mm ×25 mm模拟土壤中一些核素的符合修正因子。

表5.6 一些核素测量中的符合修正因子

样品类型	核素	能量/keV	符合修正因子
ϕ75 mm ×25 mm 模拟土壤	^{60}Co	1173.24	1.056
		1332.5	1.056
	^{88}Y	898.04	1.043
		1836.06	1.052
	^{208}Tl	510.77	1.094
		583.19	1.056
		2614.5	1.085
	^{214}Bi	609.3	1.054
		1120.28	1.062
		1764.52	0.999
	^{228}Ac	338.4	1.011
		911.07	1.012
		968.9	1.012

注：这是一个18%效率HPGe探测器的测量结果。

4. 自吸收修正

环境样品γ能谱测量中的所谓自吸收修正是相对于无介质而言，由于一定能量的γ射线在进入探测器被记录之前与样品介质发生了相互作用而损失部分能量，使探测器计数不在γ能谱的全能峰中，从而使全能峰计数（或面积）受到了损失。在具体实际中往往是刻度条件只有一个，而实际测量的样品类型却很多，这样相对于水溶液刻度条件，其他介质样品的测量就有一个自吸收修正问题。特别是对于低能γ射线（200 keV 以下），自吸收修正显得更为重要。

自吸收因子也可通过理论计算和实验得到。理论计算主要是用蒙特卡罗方法模拟光子从样品发射点进入探测器的路径，计算结果仍需用实验验证。实验是用参考源或参考样品在不同测量条件下进行测量，有各种方法，如直接测定法、半经验公式法、体源效率测定法、几何函数法等。

5. 几何修正

几何修正可以用多种方法来实现。

（1）半经验公式法是基于探测器的全能峰效率$\varepsilon(E,h)$与γ射线能量E和样品高度h的关系，可表示为：

$$\varepsilon(E,h) = f(E) \cdot \varepsilon_s(h)$$

式中：$f(E)$表示以能量E_b的峰效率归一的相对峰效率，只是γ射线能量E的函数，与样品高度和成分无关；$\varepsilon_s(h)$表示刻度源对应于基准能量E_b的全能峰效率，只是样品高度的函数。基准能量E_b的全能峰效率$\varepsilon_s(h)$的倒数和源高度近似为线性关系，故有：

$$\varepsilon_s^{-1}(h) = b_1 + b_2 h$$

式中：b_1、b_2表示拟合系数。

令$b_1 = 1/\varepsilon_0, b_2 = 1/D\varepsilon_0$，得：

$$\varepsilon_s(h) = \frac{D\varepsilon_0}{h + D}$$

式中：ε_0相应于外推法得到高度为零时的基准峰效率，D则相应于探测器灵敏中心与样品底部间的距离。

若待测样品与标准样品的介质不同，其线衰减系数相差较大时，则需考虑自吸收对效率的影响。在h一般小于5 cm时引起的修正值$\Delta\varepsilon(h,\mathrm{E})$为：

$$\Delta\varepsilon(h,E) = \varepsilon_s(h) - \varepsilon_{样}(h,E)$$

式中：$\varepsilon_s(h) = \dfrac{D^2\varepsilon_0}{h} = \displaystyle\int_0^H \frac{\mathrm{e}^{(\mu_s - \mu)h}}{(h + D)^2}\mathrm{d}h$，为标准样品的基准峰效率；$\varepsilon_{样}(h,E) = \dfrac{D^2\varepsilon_0}{h} = \displaystyle\int_0^H \frac{\mathrm{e}^{(\mu_s - \mu)h}}{(h + D)^2}\mathrm{d}h$，为能量为$E$时的待测样品的基准峰效率。

因此：

$$\Delta\varepsilon(h,\mathrm{E}) = \frac{D^2\varepsilon_0}{h}\int_0^H \frac{1 - \mathrm{e}^{(\mu_s - \mu)h}}{(h + D)^2}\mathrm{d}h$$

式中，μ_s、μ分别为标准样品和待测样品对能量为E的γ射线的线衰减系数（$\mu =$

$\mu_m\rho$，单位为cm^{-1}），可按上式用实验方法测量。

上式用辛普森四段法进行数值积分，可得：

$$\Delta\varepsilon(h,E)=\frac{\varepsilon_0}{12}\left[\frac{4\left(1-e^{a\cdot x/4}\right)}{\left(1+\frac{x}{4}\right)^2}+\frac{2\left(1-e^{a\cdot x/2}\right)}{\left(1+\frac{x}{2}\right)^2}+\frac{4\left(1-e^{3a\cdot x/2}\right)}{\left(1+\frac{3}{4}x\right)^2}+\frac{1-e^{a\cdot x}}{(1+x)^2}\right]$$

式中：$a=\Delta\mu_0 D$，$x=H/D$，$\Delta\mu=\mu_s-\mu$。

待测样品的峰效率为：

$$\varepsilon(h,E)=f(E)\left[\varepsilon_s(h)-\Delta\varepsilon(h,E)\right]$$

式中：相对峰效率$f(E)$可由单能点源模拟平行束刻度。

（2）体源效率测定法是对有样品介质和无样品介质情况下，分别用点源模拟测量面源效率，再对不同高度面源的效率积分得到的体源效率。

自吸收因子为：

$$R=\frac{\varepsilon_v}{\varepsilon_{v_0}}$$

式中，ε_v、ε_{v_0}表示有介质和无介质时的体源效率，可用下式计算：

$$\varepsilon_v\text{或}\varepsilon_{v_0}=\frac{1}{(H_2-H_1)}\times\frac{1}{\sqrt{4ac-b^2}}\left[\arctan\left(\frac{2cH_2+b}{\sqrt{4ac-b^2}}\right)-\arctan\left(\frac{2cH_1+b}{\sqrt{4ac+b^2}}\right)\right]$$

式中：a、b、c表示面源效率ε_s的拟合系数；H_2、H_1表示样品容器下底面和上顶面距探测器表面的距离。

（3）几何函数法是基于样品中的放射性活度，其与样品体积和样品成分的关系为：

$$A_E=P_{PE}(F_{VE}+K_{SE})$$

式中：A_E表示样品中能量为E的γ源的比活度；P_{PE}表示能量为E的全吸收峰每单位时间内计数；F_{VE}表示样品体积和γ能量的函数，与样品成分无关；K_{SE}表示对已知样品成分和γ能量是一个常数，与样品的体积无关。

实验上，先改变标准溶液体积测量得到不同的P_{PE}(cpm)和A_E/P_{PE}，再用标准溶液混合待测样品混匀后加入加热水蒸发，改变样品的体积测量P_{PE}，则：

$$\frac{A_E}{P_{PE}}(\text{样})=\frac{A_E}{P_{PE}}(\text{水})+\Delta K_{SE}$$

式中：ΔK_{SE}表示常数，是样品和水（未知的和标准的）K_{SE}之差。

通常情况下用γ能谱分析样品中所含γ核素活度时要求采用固定的几何位置，固定的样品量（包括样品的密度、高度），使之与标准样品一致，然后使用相对测量，可以获得较好的定量分析结果，还能避免一些修正。在实际工作中，由于各种因素导致待测样品与标准样品存在高度的差异，因此如果利用相对比较测量方法，需要准备大量的标准样品，带来繁重的标准源制备工作，花费巨大，要制备介质（基质）相近的同核素的标准刻度源在实践中也经常难以完成。因此需要获得一条样品高度与效率的拟合曲线，以便在样品高度不一致时获得修正系数。因此用蒙特卡罗或者效率转换的方法计算同种基质样品不同高度、不同能量处的效率（计算的模型示意图见5-22），利用这些结果对于需要用到的能量拟合出数条曲线。所有结果都归一化到已标定的源的标准高度的效率。

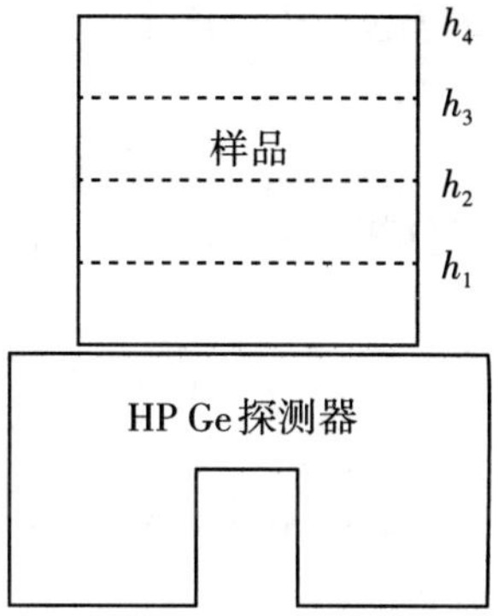

图5-22 高度校正计算示意图

七、步骤六：不确定度与探测限的计算

当γ谱仪对样品测量时，由于结果存在不确定度，所以须考虑测量过程中所有能产生不确定度的源项，确定和定量这些不确定性可以给我们提供一个合理的不确定度分析，以评估测量数据的质量。

（一）活度浓度的计算：

$$A=\frac{N}{\varepsilon\times\gamma\times t_s\times m\times K_1\times K_2\times K_3\times\times K_4\times K_5}$$

式中：N表示修正后的净峰面积，即：

$$N=N_s-\frac{t_s}{t_b}N_b$$

式中：N_s表示样品谱的净峰面积；N_b表示与样品谱相应的本底谱的净峰面积；ε表示全能峰效率；t_s表示样品谱的测量活时间；t_b表示本底谱的测量活时间；m表示测量样品的质量；γ表示对于γ射线能量的发射率；K_4表示脉冲的随机符合修正；K_5表示符合相加修正因子；ε表示全能峰效率；

K_1表示样品从采集到开始测量时间段的衰变修正因子，满足下式：

$$K_1=\exp(-\frac{\ln 2\times\Delta t}{T_{1/2}})$$

式中：Δt表示样品采集到开始测量的时间间隔；$T_{1/2}$表示待测核素的半衰期；K_2表示核素从开始测量到结束测量期间的衰变修正因子，

$$K_2=\frac{T_{1/2}}{\ln 2\times t_r}[1-\exp(\frac{\ln 2\times t_r}{T_{1/2}})]$$

式中：t_r表示样品测量的真时间；K_3表示自吸收修正因子，定义为具有线吸收系数μ的样品的全能峰效率$\varepsilon(\mu, E)$与具有线吸收系数μ_{ref}的参考源的全能峰效率$\varepsilon(\mu_{ref}, E)$的比值，即

$$K_3 = \frac{\varepsilon(\mu,E)}{\varepsilon(\mu_{ref},E)}$$

通常在刻度样品和测量样品的基质一样的情况下，$K_3 = 1$。

K_4表示脉冲的随机符合修正，即：

$$K_4=\exp(-2R_\tau)$$

式中：τ表示测量系统的时间分辨率；R表示平均计数率；K_5表示符合相加修正因子，即：

$$K_5 = \frac{\varepsilon_{ap}(E)}{\varepsilon(E)}$$

式中：$\varepsilon_{ap}(E)$表示表面显示的全能峰效率；$\varepsilon(E)$表示同样能量从单能核素测量的效率曲线获得的效率。

（二）源的不确定度

在放射性分析中高质量数据的一个重要步骤就是识别不确定度源项。许多重要的不确定源项及其在γ谱分析中的贡献大小见表5.7中。

表5.7　γ谱分析中一些重要的不确定度源项

不确定度源项	常用符号	典型不确定度范围/%	典型不确定度值/%
计数	N	0.1～20	5
发射率	γ	0.1～11	<2
吸收修正	K_3	0.1～5	<1
符合相加修正	K_5	1～15	<3
半衰期	$T_{1/2}$	0.01～1	<0.2
探测器效率	ε	1～5	2
放化处理		1～10	3
样品质量	m	0.01～1	<0.5

不确定度的计算公式为：

$$\mu_s\left[y\left(X_1,\cdots,X_n\right)\right] = \sqrt{\sum_{i=1}^{n}\left(\frac{\partial y}{\partial X_i}\right)^2[\mu(x_i)]^2}$$

式中：μ_s表示样品相对标准不确定度；y表示样品的测量值；x_i表示影响测量值的变量i；$\mu(x_i)$表示变量X的相对标准不确定度。

（三）不确定度计算实例

下面以使一个效率为150%的同轴HPGe谱仪测量一个70 g的沉积样品为例来说明计算过程。该谱仪的效率使用一个单能混合核素体源刻度，样品经过干燥、研磨并过筛，封装在样品盒中。本例主要计算沉积物样品中^{40}K、^{60}Co、^{137}Cs的含量及其不确定度，计算中涉及的不确定度源项及其符号见表5.8，最终的计算结果见表5.9～5.11中。

表5.8 不确定度源项及其符号

不确定度组成符号	不确定度组成确认	备注
μ_{10}	样品准备	
	样品质量	
	分析损失或者沾污	非破坏分析,该项可忽略
	样品的不均匀性	
	样品浓缩处理	
μ_{20}	计数	
	探测器效率刻度	
	测量期间的稳定性	
	样品的几何形状与标准的不同	
μ_{31}	采样和开始测量之间的衰变修正	
μ_{32}	计数期间的衰变修正	
μ_{33}	自吸收修正	
μ_{34}	随机符合修正	
μ_{35}	符合相加修正	
μ_{36}	本底谱净峰面积修正	
	核数据	
μ_{40}	发射率	

表5.9 沉积物中 ^{40}K 活度浓度不确定度计算

序号	变量名称	变量符号	数值	不确定度组成符号	不确定度	转化到标准不确定度转化因子	相对标准不确定度(μ)
1	样品质量	m(kg)	0.07	μ_{10}	0.0001	1	0.15
2	探测器效率	ε	0.036	μ_{20}	0.001	1	2.8
3	样品采集到开始测量期间衰变修正	K_1	1.0	μ_{31}	—	1	—
4	计数期间衰变修正	K_2	1.0	μ_{32}	—	1	—
5	自吸收修正	K_3	0.98	μ_{33}	0.0098	1	1.0
6	随机符合修正	K_4	0.999	μ_{34}	—	1	—
7	符合相加修正	K_5	1.0	μ_{35}	—	1	—

续表

序号	变量名称	变量符号	数值	不确定度组成符号	不确定度	转化到标准不确定度转化因子	相对标准不确定度(μ)
8	本底净峰面积修正	N	368	μ_{36}	30	1	8.2
9	发射率	γ	0.1067	μ_{40}	0.001	1	1.0

注：测量值（活度浓度）A=7.1 Bq/kg；相对不确定度$\mu_c(A)$ =4.9%；相对扩展不确定度$U(A)$ = 9.8%（扩展因子=2）；测量值±扩展不确定度=7.1±1.3；效率使用标准混合单核素源的测量数值。

表5.10 沉积物中^{60}CO活度浓度不确定度计算

（效率使用标准混合单核素源的测量数值）

序号	变量名称	变量符号	数值	不确定度组成符号	不确定度	转化到标准不确定度转化因子	相对标准不确定度(μ)
1	样品质量	m(kg)	0.07	μ_{10}	0.0001	1	0.15
2	探测器效率	ε	0.0415	μ_{20}	0.0008	1	2.0
3	样品采集到开始测量期间衰变修正	K_1	0.954	μ_{31}	—	1	—
4	计数期间衰变修正	K_2	0.999	μ_{32}	—	1	—
5	自吸收修正	K_3	0.959	μ_{33}	0.009	1	1.0
6	随机符合修正	K_4	0.999	μ_{34}	—	1	—
7	符合相加修正	K_5	0.844	μ_{35}	0.013	1	15
8	本底净峰面积修正	N	1019	μ_{36}	42	1	4.1
9	发射率	γ	0.9986	μ_{40}	0.002	1	0.022

注：测量值（活度浓度）A=2.3 Bq/kg；相对不确定度$\mu_c(A)$ =4.9%；相对扩展不确定度$U(A)$ = 9.8%（扩展因子=2）；测量值±扩展不确定度=2.3±0.2。

表5.11 沉积物中$^{137}C_s$活度浓度不确定度计算

（效率使用蒙特卡罗计算方法，自吸收和符合修正采用GESPECOR）

序号	变量名称	变量符号	数值	不确定度组成符号	不确定度	转化到标准不确定度转化因子	相对标准不确定度(μ)
1	样品质量	m(kg)	0.07	μ_{10}	0.0001	1	0.15
2	探测器效率	ε	0.015	μ_{20}	0.0009	1	6
3	样品采集到开始测量期间衰变修正	K_1	1	μ_{31}	—	1	—

续表

序号	变量名称	变量符号	数值	不确定度组成符号	不确定度	转化到标准不确定度转化因子	相对标准不确定度(μ)
4	计数期间衰变修正	K_2	1	μ_{32}	—	1	—
5	自吸收修正	K_3	0.985	μ_{33}	0.02	1	2.0
6	随机符合修正	K_4	0.999	μ_{34}	—	1	—
7	符合相加修正	K_5	1	μ_{35}	—	1	—
8	本底净峰面积修正	N	1019	μ_{36}	42	1	3.2
9	发射率	γ	0.851	μ_{40}	0.002	1	0.24

注：测量值（活度浓度）A=16.9 Bq/kg；相对不确定度$\mu_c(A)$ =7.1%；相对扩展不确定度$U(A)$ = 14.2%（扩展因子=2）；测量值±扩展不确定度=16.9±2.4。

八、步骤七：报告

监测报告是对最终结果的描述，监测报告有各种不同格式，但是涉及的内容都是基本一致的，样品分析报告应包括核素活度数据及适当的不确定度项。不确定度推荐使用95%置信度。但是，无论以多大的置信度报告不确定度项，都应用脚注标出并在行文中说明，以免混淆。

低水平放射性测量中，往往计数统计误差是分析结果的总不确定度的主要来源。但是，当有几项误差来源（如计数统计误差、探测效率误差等）可以比拟时，须按误差传递原则进行误差合成，并在报告中予以说明。

报告中应说明所使用的基本核参数（如核素的半衰期、γ发射率等）的文献资料出处，是由于不少基本核参数在当前尚未完全可靠地确定。当用子体来测量母核活度时，应在报告中标注出使用的子体及能量。

在报告低活度样品分析结果时，常遇到两个问题：一是不确定度项大于样品值；二是样品计数率减去本底（或基底）结果为负值。对于第一种情况，通常按常规报告样品值及不确定度项，如（0.5±1.0）Bq/g；对于第二种情况，常见方法是前置“≤”报告不确定度项。通常要在建立数据表时清楚地说明究竟采用了哪一种惯用法。

第七节　γ谱样品分析

一、测量准备

（一）测量设备选择

低能核素的测量，要选择能量响应范围低的探测器。而目前常用的探测器主要是P

型，它具有比较厚的死层（不灵敏层），厚度为0.5～1 mm，因此低能响应一般在30 keV以上，不适合用于低能核素的测量。如^{210}Pb的46.5 keV γ射线在P探测器上的探测效率较低，一般需要选择N型探测器或者BEGe探测器进行测量；对于气溶胶样品，由于含量低，为提高探测效率和获得较低的探测限（MDA），一般选择灵敏体积较大的探测器，并且选择天然核素含量低的材料制成的铅室作为屏蔽室。若铅室材料（包括探测器材料）的^{210}Pb含量较高，那么它产生的计数将叠加在测量谱中，增大了测量结果的不确定度，增大了MDA。低能量样品的自吸收很严重，因此还要选择合适的样品杯，采用高度低、面积大的扁平状圆柱杯可以提高探测效率。

（二）样品容器

应该采用低放射性材料制成的容器，如ABS、聚乙烯、有机玻璃、不锈钢、铝等。应根据测量对象的特点，采用不同的容器形状，如正圆柱（圆高度大于等于圆柱直径）、扁圆柱（圆柱高度小于等于圆柱直径）及马林杯（井形）等。如果可能，应优先考虑马林杯。根据样品的多少及探测器的形状、大小选用不同尺寸及形状的样品盒，如容器底部等于或小于探测器直径的圆柱形样品盒或与探测器尺寸相匹配的马林杯样品盒。马林杯的体积有0.5 L、1 L、2 L、4 L。大体积的马林杯用于水样和生物样品的测量，由于对探测器近乎包裹，可以有效提高探测效率，常用在现场应急监测中。

（三）样品制备

1.固态样品

剔除杂草、碎石等异物的土壤样品经105 ℃烘干至恒重，研磨过筛（60～80目）称量后装入与刻度谱仪的体标准源形状和体积相同的样品盒中密封，放置3～4周后测量。

2.液态样品

水样品介质可以用直接蒸发法、共沉淀法（硫化物共沉淀、氢氧化物共沉淀、碳酸盐共沉淀、二氧化锰捕集、碱式磷酸盐沉淀、草酸盐沉淀等）、离子交换法和萃取法将水中待测核素浓集。

3.气溶胶样品

气溶胶样品采用干法和湿法两种制样方式。

4.气碘样品

滤膜与浸活性炭盒放进不同的两只特制的圆柱形塑料样品盒内并放到谱仪上测量，注意两点：一是样品盒要密封，防止污染铅室和探测器；二是碘盒测量时可对上下两个面分别测量，减少由于气碘的指数分布造成的不均匀性而产生的误差。

5.生物样品

（1）鲜样处理与制备

将采集的样品去掉不可食部分，如蔬菜水果类，有的要去泥土、根须，有的要去籽、剥去外皮，有的应用清水洗净、控水或用吸水纸拭干；水生物，如虾蟹、贝类等，用水浸泡一夜，使其吐出泥沙，去外壳，取其软体部分；动物和鱼类样品应分别取其肌肉和内脏。然后称鲜样质量，并视不同情况将其切碎、剪碎、搅成肉末状或压碎后装入样品盒中压实、压紧，制备成合适的样品用于γ谱分析。

（2）样品干燥

将不能直接测量的鲜样适当切碎，进行冷冻干燥或放入清洁搪瓷盘内置于烘箱中，缓慢加温至105 ℃，在该温度下烘十几至四十几小时至干燥，然后称量并求出干鲜比。对含核素碘的样品，烘干温度最好低于50℃，防止碘升华损失。烘干后的样品粉碎或研磨后直接装样测量，有的样品可压缩成一定形状后再转入测量样品盒中进行γ谱分析。

（3）样品灰化

需要进一步灰化浓缩才能测量的样品，可根据样品量多少和具体条件，采用干式灰化法、湿式灰化法或低温灰化法，大量样品主要采用干式灰化法。灰化时应严格控制温度，开始炭化阶段应缓慢升温，防止着明火，对脂肪多的样品可加盖并留有适当缝隙或皂化后炭化。炭化完成后可较快地将温度升至450 ℃，并在该温度下灰化十几个小时至几十个小时，使样品成为含碳量最少的灰。严格控制高温炉内温度过高，而造成样品损失或烧结。对灰化时容易挥发的核素，如铯、碘和钌等，应视其理化性质确定其具体灰化温度或灰化前加入适当化学试剂，或改用其他预处理方法。^{137}Cs样品的灰化温度不宜超过400 ℃。对要分析碘的样品，灰化前应用0.5 mol/L NaOH溶液浸泡样品十几个小时。牛奶样品在蒸发浓缩或灰化前也应加适量的NaOH溶液。

灰化好的样品在干燥器内冷却后称量，并计算灰样比，然后按需要量制备测量样品。当样品中核素含量复杂，使用的谱仪又是碘化钠探测器时，可对灰样做进一步化学处理，然后制样测量。

某些生物样品，如机体组织或器官、尿样、便样、呼出气等样品，可能受到采样量限制，核素在机体内分布也不一样，因此应根据具体情况、特点和条件决定其采样和处理方法，以及具体的测量分析方式。

（4）样品采集量的确定

进行测量工作前，需要先确定采集多少样品量（W），可根据下式来估算：

$$A = \frac{t\alpha}{Wf\varepsilon PYt}$$

式中：A表示分析样品的放射性比活度，这里是可定量分析的最小活度，Bq/kg（L）；t表示测量样品的时间，s；α表示在t时间内，谱仪可测量到的最小计数率，s^{-1}（通常指核素特征峰面积计数率）；W表示采集样品质量或体积，kg（L）；f表示被测量样品所占采样量份额（包括灰样比），详见表5.13。P表示被分析核素特征峰的γ发射概率；Y表示化学分析回收率。ε表示谱仪探测效率（通常指全能峰效率），%。

表5.13 各种生物样品灰样比

名称	灰样比/(g/kg)	10 g灰需原样/kg	名称	灰样比/(g/kg)	10 g灰需原样/kg
豆类(干)	38	0.3	贝壳类	18	0.6
蛋类(带壳)	10	1.0	马尾藻	38*	
面粉	4.8,9.1*	2.1	肉类	9.2	1.1
玉米	12*		猪肉	5.6*	

续表

名称	灰样比/(g/kg)	10 g灰需原样/kg	名称	灰样比/(g/kg)	10 g灰需原样/kg
大米	6.5,5.7	1.5	家禽	8.1	1.2
小麦	17	0.6	土豆	11,8.3*	0.9
干草	23	0.44	通心粉	7	1.4
鱼类	13	0.8	香蕉	8.0*	
鲤鱼	12*		水果(罐头)	2.7	3.7
水果(鲜)	6.2	1.6	白菜	7.3*	
苹果	3.5*		茄子	5.5*	
柑橘	4.1*		奶	7.0,7.2	1.4
茶叶	56*		奶粉	60	0.2
蔬菜(鲜)	7.5		萝卜	8.4*	
蔬菜(根茎类)	7.6	1.3	脱脂奶粉	110	0.1
菠菜	15*	1.3	面包(白)	21	0.5

注：灰样比为常规下观察到的平均值（带*值为我国报道的一些典型平均值）。随样品的组成和灰样比条件的不同，表中值可能在25%范围内波动。

估算时因参数t、W、α、ε、f、Y等值在很大范围内可有多种组合满足要求，故应根据测量的目的和要求、现有条件和花费成本最低等原则，实行优化组合来确定采样量的多少。

对一台测量装置固定的γ谱仪，可根据相对测量误差的要求，对t、α值和特性指数（ε、f、Y、P、t）做出一些估计和假设，然后按A-W关系曲线确定W值。当样品可能出现多种核素时，应以估计的W值中最大者为确定的采样量。

A值可根据占有的资料分析估计，或通过粗略预测来估计。当监测的目的是判断和记录核素浓度是否超过限值的1/10或1/4时，A值可用相应1/10或1/4限值浓度来代替。

（四）标准源的制备

在γ能谱分析中，需要使用在基质中加入适量标准放射性物质制备成的刻度源对系统进行效率刻度。基体物质指构成刻度源的基本的惰性物质，简称基质。基体物质的选择需满足以下要求：

（1）主要化学成分与样品相同或相近；

（2）物理形态（如固态、液态、颗粒度、密度等）与样品相同或相近；

（3）其放射性活度相对于样品可以忽略；

（4）易与加入的标准放射性物质混合均匀；

（5）物理、化学性质相对稳定。

刻度源应满足以下要求：

（1）均匀性，即无论是标准放射性物质还是基质，必须均匀地分布在刻度容器内，不会因为容器壁特异性吸附而改变其分布；

（2）模拟性，即除放射性活度已知外，其他性质，如成分、密度、形状等，都与样品相同或相近；

（3）稳定性，即在贮存及使用期内，不会产生潮解、沉淀或结晶，不生成异物或霉变；

（4）高纯度，即除去加入的标准放射性物质以外，应尽量不含或少含其他放射性杂质；

（5）准确度，即在置信度99.7%（3σ）的前提下，放射性活度的不确定度应小于±5%；

（6）密闭性，即应密封于与放置样品的容器具有相同材料和几何形状的容器中。

一般采用按照一定比例配制的氧化硅和氧化铝作为模拟土壤的基质，水、聚乙烯粉末、琼脂、煤、生物灰、活性炭和硫酸钡等也可以作为基质。

二、土壤样品的γ谱分析

（一）土壤样品的采集和制备

在调查土壤中天然放射性核素含量、确定核设施运行对其周围土壤的污染情况以及评价核事故对土壤的污染情况时，需要采集并分析土壤样品。采集过程总体上需注意以下事项：针对监测目的选定合适的采样方法，如对天然放射性水平调查，须铲去表层的浮土后取样；调查人工放射性核素的沉降污染，须采集表层土壤；评价液体排出流排放点附近污染时，须取不同深度的土壤。

1.采样点布设和采样场所选择

采样点的布设取决于多种因素：监测目的，核设施的性质、规模及操作放射性物质的种类和数量，该地区的气象条件、水文条件、人口分布及其他一些因素。核设施运行前本底调查中的土壤采样，其采样点的布设应尽量同运行期间采样点一致。核设施运行期间环境监测中的土壤采样，其采样点应设在可能受污染的地区。核事故情况下的应急监测的土壤采样，其采样点的布设取决于事故的性质和可能受污染的范围。

采样场所选择，主要取决于监测目的。为测定沉积到地面上的气载长寿命放射性污染而进行的土壤采样，其采样场所应开阔平坦，土壤应有良好的渗透性，最好是矮草地，同时，尽可能远离建筑物和树木；为对几年内的沉积进行估计，其采样点应该选择在没有受到干扰的地方。采样场所必须是能够重复采样的地点，并且不受施肥、灌溉所致的放射性影响。

2.采样深度与采样量

采样深度取决于采样目的、土壤的理化特性、分析核素的种类。在核设施运行前后的环境常规监测中，土壤采样深度为5 cm；在事故应急监测中，土壤采样深度为2 cm；为测定早期核试验落下灰在土壤中的沉积量，其土壤采样深度必须深至30 cm；为了解放射性废水在土壤中的渗透情况，土壤采样深度可视需要而定。考虑到样品制备、分析与保存，采样量一般为3～5 kg。

3.采样步骤

进入采样场所后，首先对地形、土壤利用情况、土壤种类、植被情况进行观察与记录。表层采样清除采样点上层的杂物，植被留1～2 cm高，如需要可保留完整的植物。非表层土壤采样不受此限制。在清理后的采样场所，划定两块面积为1m^{2}的区域，两块区域间隔3 m，在每个区域的中心和四角处取样。为满足采样量，可增加采样区域。

表层土壤采样时，将采样器垂直立在地面，用锤冲打采样器至预定深度。用铁锹、移植瓦刀等挖出采样器。如遇沙质土壤，在回收采样器时为防止采样器内的土壤滑落，可用移植瓦刀将采样器开口部位堵住。去掉采样器外表的土壤，从采样器中取出土芯。对于过于干松的土壤，可在采样前喷洒适量的水使地面湿润，采样器压入土壤后，用小勺取出环内的土壤。把采集的土芯装入塑料袋中，密封称重、贴签，再装入布袋或编织袋中，记录土壤样品湿重。清洗用过的采样设备，避免交叉污染。

4.采样设备和制样设备

根据采样场所土壤质地和采样深度的不同选择不同的采样器。如一种带把手的铜管，其内径为8 cm，高为70～100 cm，下端装有特殊的刀子，使用时用锤子击打采样器顶端使之插入土壤中，旋转向下推进，用于采集深层土壤样品。制样设备主要有烘箱、盘状器皿（如搪瓷盘、不锈钢盘）、粉碎机、系列分样筛、聚乙烯桶或聚乙烯瓶以及小铲或小勺。

5.制样方法

把取得的土壤样品放在搪瓷盘或不锈钢盘中摊开，敲碎土块，用剪刀把植物剪碎使其均匀分布，根据采样目的而确定是否保留植物。将盛有土壤样品的盘子置于烘箱中，在105 ℃下烘烤24 h。如果有易挥发性核素，如^{131}I，IAEA建议温度需要降低至50 ℃。称量烘干的土壤样品，要求称量误差在1% 以内，记录干土壤质量。把研碎的样品摊开按四分法取至1 kg。将1 kg粉碎样磨细并用100目（154 μm）分样筛过筛。将筛后的土壤称量后，装入样品盒中，贴上标签，并保证密封。做好制样记录，清洗制样设备，避免交叉污染。

（二）土壤样品测量分析中的注意事项

（1）在制样过程中减少特征核素的损失，例如含有^{131}I时要控制烘干温度。为提高探测效率，减少自吸收修正，必要时对样品进行压缩、增加装样量。

（2）熟练掌握衰变链的衰变特征以及衰变纲图，通过衰变纲图选取合适的测量子体或者能量进行分析，特别是要选取干扰少、发射强度大的能峰，获得符合统计要求的峰面积。

（3）通过测量子体活度决定母核活度时，应该注意子体和母核之间的平衡关系，例如利用^{214}Pb或者^{214}Bi来测量^{226}Ra时要注意样品保持密封状态，直到子体与母核达到放射性平衡才可测量。

（4）样品谱的特征能峰面积计算时道宽的选取应与效率刻度时标准样品谱同样特征能峰的道宽相同，通常情况下ROI的宽度一般为3 FWHM。

（5）根据测量核素的能量、样品制备的复杂程度选择合适的样品盒。并不是样品盒越大、装样量越多探测效率就越大。根据实验结果，实际使用扁平状的样品盒具有更大的探测效率。

（6）测量时间的设置：

①有效利用仪器设备，提高设备使用率；

②在判断样品是否高于行动水平时，一般几百秒就可以解决，这就可以节省更多的时间用于测量活度接近行动水平限值的样品；

③要使得样品的特征峰面积满足一定的统计误差，提高测量精度；

④大部分的谱分析软件都具有预先设定最大峰高或者特定ROI内的总计数，可以通过这个功能由仪器自动设定测量时间。

（7）短链人工核素的分析。所谓短链人工核素是指具有短衰变链且快速平衡的人工核素系列，如^{132}Te–^{132}I、^{106}Ru–^{106}Rh、^{140}Ba–^{140}La、^{144}Ce –^{144}Pr、^{99}Mo–^{99m}Tc。

（8）长链天然核素的分析。天然铀系和钍系核素，这两个衰变系具有复杂冗长的衰变链，并且在谱分析过程中经常分析衰变链中的子核的活度来确定母核的活度。

三、气溶胶样品的γ谱分析

气溶胶是固体或液体微粒在空气或其他气体中形成的分散系，其粒径通常在0.01 μm至100 μm之间，它是辐射环境质量、流出物、应急等监测的重要因子。

（一）样品采集

1.常用采样设备

由于空气中放射性核素含量较少，测量所需的采样量较大，因此气溶胶采样设备的流量就是一个重要的参数。目前国内常用的放射性核素测量的气溶胶采样器有HF-1000型大流量采样器，其流量最大为120 m^3/h，搬运方便，能够自动进行采样体积修正（标准状况下）。

2.滤膜

目前国内常用的气溶胶滤膜材料有玻璃纤维和聚丁烯，其大小可以根据采样装置的尺寸进行裁剪。一般大流量气溶胶采样器使用滤膜的尺寸为270 mm ×210 mm，超大流量气溶胶采样器使用滤膜的尺寸为570 mm×470 mm。

3.采样点位

在选取气溶胶采样点位时应注意：

（1）采样器采样口应高出基础面1.5 m。

（2）地形开阔，半径50 m范围内无高大建筑物。

（3）半径50 m范围内无主要交通道路、大型晒谷场、公共活动场所。

（4）半径500 m范围内无工矿企业的高大烟囱和产生粉尘的加工厂（流出物监测除外）。

4.采样体积

采样体积视采样目的、预计浓度、测量设备探测限等情况而定。一般的气溶胶样品应采集10000 m^{3}以上，应急监测可以视情况减少。

5.样品采集注意事项

（1）采样的流量计、温度计、气压计、温度计等需要经过计量检定。

（2）气体的采样体积需换算成标准状况下的体积。

（3）采样时滤膜的毛面朝上。

（4）长时间采集时，需要更换滤膜。一般120 m^3/h的大流量采样器两天需要换一次滤膜，自动站中的超大流量采样器一天需要更换一次滤膜。

（二）样品制备

1.制备方法

根据目前常用测量方式，气溶胶样品的制备方法分干法和湿法两种，即物理方法和化学方法。其中常用的干法包括打孔法、灰化法、折叠法和压片法。

打孔法就是将采集的样品裁剪成同样大小的圆片，重叠后放置在样品盒中等待测量。该方法制备过程较简单，均匀性好，但标准源制备较麻烦，采样体积有损失。

灰化法是把采有气溶胶的滤膜放入马弗炉高温焚烧成粉末，再把灰样装入样品盒中测量。该方法制备过程麻烦，标准源制备较简单，但是有的滤膜不能灰化，有些核素在灰化过程中会丢失。

折叠法是将采有气溶胶的滤膜折叠后，放入样品盒内等待测量。该方法制备过程较简单，但是均匀性差，但标准源制备较麻烦。

压片法是将采有气溶胶的滤膜放入压片机内压制成密实的、形状规则的固态物质后，直接对其进行测量。该方法制备过程较简单，均匀性较好，标准源制备较麻烦。

湿法就是使用化学方法把滤膜溶解到化学溶剂中，然后装入样品盒中测量，这种方法样品均匀且无样品损失，但化学处理复杂，对滤膜材质有要求。

2.样品制备注意事项

在气溶胶样品制备过程中，目前最常用的方法是打孔法和压片法。在使用打孔法时应注意：

（1）选择打孔位置时，应尽量使丢失的滤膜面积最小，并小心操作，减少气溶胶的损失。

（2）所打孔的大小应尽量与样品盒大小一致，并尽量将放置在样品盒内的滤膜片压实，以减少几何位置带来的误差。

（3）滤膜样品的打孔位置应保持与标准薄膜源打孔的位置一致，滤膜层数要与标准源的层数一致。

在使用压片法时应注意：

（1）压制过程中，将有气溶胶面折叠朝内，以免在制备过程中气溶胶损失。

（2）滤膜压制得越小、越薄，探测效率越大。根据滤膜的大小和压片机的压力选择合适的形状，但是要与标准源的形状一样。

（3）滤膜放入压片机内的折叠方式要与标准源的折叠方式一样。

（三）样品测量

1.本底测量

在测量气溶胶样品前应进行本底测量，但由于本底的不稳定性，测量本底的时间不应与样品测量时间间隔过长，一般在本底测量结束后即开始测量样品。

本底测量时，必须将空白滤膜制成与样品几何形状一样的本底样品放置在屏蔽室内进行本底谱测量，且屏蔽室内的介质应与样品测量时保持一致（在测量本底时，屏蔽室内通氮气或增加其他介质，测量样品时也应通氮气或增加其他介质）。

2.测量时刻

刚采集的气溶胶样品中氡、钍子体含量较高，在测量人工放射性核素时，有时干扰较大。可通过“冷却”（放置）一段时间来减少半衰期较短的氡、钍子体带来的干扰，“冷却”时间越长，氡、钍子体含量越少，对于某些核素越有利于测量。在气溶胶样品γ能谱测量分析中，有时某种放射性含量较低，全能峰面积较小，峰位两边有干扰，对准确计算峰面积有很大影响。

3.测量时间

测量时间取决于样品中放射性核素的活度、测量性质、对测量精度的要求等。滤膜上采集到的气溶胶较少，总放射性活度较低，因此测量时间一般较长。实际测量时间主要根据感兴趣能峰的统计误差来定。对于气溶胶样品，全能峰计数率的统计误差一般要求控制在10%以下。采集量为10000 m^3的气溶胶样品，测量时间一般至少需要1天。应急监测的测量时间可以适当缩短，样品的定值测量和比对测量要求较高。

（四）结果分析

1.本底扣除

在环境样品的γ能谱分析中，一般需要扣除本底贡献。常用的扣除本底的方法一般有两种。一种方法是谱减谱，首先将样品谱减本底谱，再对相减所得的谱进行分析，一般可以在分析软件中完成，时间必须归一。但是减本底谱后，峰位两边的计数涨落较大，有的道址计数可能为零，可能会使峰面积统计误差增加。该方法对计数率较低的样品谱不合适，特别是生物样品。使用该方法的前提是本底谱和样品谱的能量标尺必须一致。

另一种方法是峰减峰，将样品谱中的全能峰面积减去本底谱中相应的全能峰面积，该方法的时间也必须归一，气溶胶样品测量常采用此方法。该方法本底谱和样品谱的能量标尺不需要一致。如果本底谱中没有样品谱中分析的核素，就不需要扣除本底。

2.分析核素

（1）人工放射性核素

气溶胶中的人工放射性核素分析要根据不同的场景选择特征核素。核事件收集了空爆核试验特征放射性核素参数库、地爆核试验特征放射性核素参数库、反应堆核事故特征放射性核素参数库、核燃料后处理常释放的特征放射性核素参数库、医用核素释放的特征放射性核素参数库和辐射事故释放的特征放射性核素参数库各种核事件主要信号核素及其发射的主要能量、发射率、半衰期等参数。例如2011年3月日本福岛发生核事故后，我国气溶胶样品中主要测到的放射性核素有^{131}I、$^{134}C_S$、^{132}Te和$^{137}C_S$。

（2）天然放射性核素

在土壤样品的测量中，一般根据镭、钍子体发射的γ射线来推算母核的活度浓度，但是在气溶胶样品分析过程中不能用子体发射的γ射线来推算母核^{226}Ra、^{232}Th的活度浓度，它们只能代表子体本身的活度浓度。

3.活度计算

气溶胶样品活度浓度的计算公式为：

$$A = \frac{N_A}{\varepsilon \eta T L}$$

式中：N_A表示某核素特定能量γ射线全能峰面积的净计数；ε表示该γ射线全能峰效率；η表示该能量γ射线的发射率；T表示样品谱测量活时间；L表示测量样品的体积。

4.结果修正

（1）衰变修正

在分析气溶胶样品时需要对短半衰期核素进行衰变修正，根据前述内容衰变修正包括采样时间修正、放置时间修正和测量时间修正。

采样时间修正因子：

$$k_1 = \frac{\lambda t_1}{1 - e^{-\lambda t_1}}$$

放置时间修正因子：

$$k_2 = \frac{1}{e^{-\lambda t_2}}$$

测量时间修正因子：

$$k_3 = \frac{\lambda t_3}{1 - e^{-\lambda t_3}}$$

（2）滤膜的收集效率修正

在进行气溶胶采样时，由于气溶胶的组成和粒径复杂，再加上各个监测单位所使用滤膜的生产厂家、结构、材料、厚度等参数不同，所以在进行气溶胶样品放射性核素监测时，必须对所使用滤膜的收集效率进行测量。滤膜收集效率的测量可采用两层滤膜法，通常选择空气中活度浓度较大的宇生放射性核素^{7}Be作为使用两层滤膜法测量滤膜收集效率的分析对象。假设滤膜的收集效率为η，且每层的收集效率都一样，两层滤膜中^{7}Be特征能量的全能峰计数率分别为n_1、n_2，假设大气通过滤膜^{7}Be被100%收集时其特征能量的全能峰计数率为n_0，则：

$$\frac{n_1}{n_0} = \eta$$

$$\frac{n_2}{n_0} = (1 - \eta)\eta$$

由上式可以得到：

$$\eta = 1 - \frac{n_2}{n_1}$$

（3）峰面积修正

在利用γ能谱法测量环境样品中放射性核素含量时，经常会遇到待分析核素特征能量全能峰计数率较低，而且附近又有干扰峰的情况。为了得到更加准确的测量结果，必须选择合适的解谱方法。以 ^{137}Cs 测量为例，^{137}Cs 是环境样品监测的一个重要核素，其特征能量 661 keV 全能峰计数率不高，且氡的子体 ^{214}Bi（半衰期 19 min）发出一支能量为 665 keV 、发射概率为 1.54% 的光子，也会影响 ^{137}Cs 的分析结果。

总峰面积法（TPA）是解一般γ能谱较为常用的方法，其数学表达式为：

$$A = \sum_{i=l}^{r} y_i - \frac{r - l + 1}{2}(y_l + y_r)$$

式中：A 表示峰面积；i 表示道址；l 表示峰左边的边界道数；r 表示峰左边的边界道数；y 表示每道的计数。

此类方法对全能峰计数率较高且附近没有干扰峰的γ能谱分析结果较好，但是使用此类方法分析图 5-23 谱中 ^{137}Cs 时，分析结果会偏小。这是由于这类方法担 661 keV 右边的干扰峰作为了基底计数，增大了总峰面积法数学表达式中的 y_r，从而减少了峰面积。

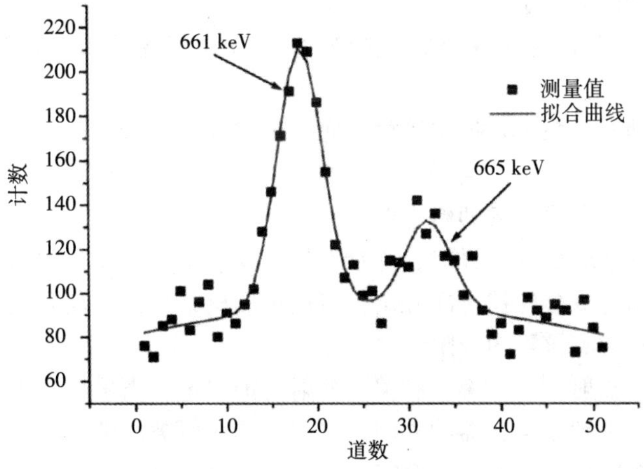

图 5-23 土壤样品的γ能谱

四、水样的γ核素分析

环境监测以及应急监测中对水中放射性核素的测量，包括地表水（江、河、湖泊和水库）、地下水、饮用水（自来水和井水）、海水、雨（雪）水以及废水。特别是在应急监测中有大量的水样或者液态样品需要测量，通过放射化学的方法将采集的水样以溶液、沉淀物或吸附在离子交换剂上的形式制成样品直接做γ能谱分析。

（一）样品采集

采集环境样品时必须注意样品的代表性，除了特殊目的之外，采集环境样品时应避开下列因素的影响：

（1）天然放射性物质可能浓集的场合。

（2）降水冲刷和搅动的影响。

（3）河流的回水区。

（4）靠近岸边的水。

对于核设施，采样范围应与其环境影响报告的评价范围相一致。流出物监测要合理选择监测点的位置，使该点的监测结果能够代表实际的排放浓度。监测点应设在核设施内、废物处理系统或控制装置的下游，同时考虑易接近性和可行性。对于放射性同位素及伴生放射性矿物资源的应用实践，采样应在排出流的排放点附近进行。液态流出物间歇排放时，应在废水罐中的废液得到充分搅拌后再采样。对于常规监测，为了减少估计释放放射性废物的后果所需要的详细测量的工作量，可以将单个的代表性样品的一部分或全部混合成混合样品。

地表水取样断面和取样点的设置以及地下水的采样见《水质采样方案设计技术规定》（GB 12997—91）和《核设施水质监测采样规定》（HJ/T 21—1998），这里需要注意样品的组合方式。

采样中使用到的工具有：

（1）水桶：适用于取表层水样；

（2）单层采水瓶：在预定水层处，提拉软绳，打开瓶塞进水，得到所需水层的水样；

（3）水摇泵或电动取样泵：将抽水管放到底层预定深度取水样；

（4）自动取水器：利用水位的高低或流量的大小，按比例取水样；

（5）硬质玻璃容器或者聚乙烯塑料容器。

在采集供放射性核素分析的水样时，应针对待检验核素可能存在的形态，选取合适的取样容器，取样之前将取样容器洗净晾干。可用待测核素的稳定性同位素浸泡一天以上，以减少取样容器对待测核素的吸附。

采样人员必须注意辐射防护，遵守有关的放射防护规定。当采集高水平放射性水样时，必须避免水样滴或洒到取样容器的外面，严防工作场所被污染。若取样时有可能造成空气污染，则应设置取样柜、取样手套箱，并加以屏蔽，以防止气载放射性对取样人员和周围其他人员的危害。取样时应将管线内的积水放掉，放掉的水应作为放射性废水处理。在高压头下采集水样时，假若水中含有气态放射性物质，则所有容器应能防止取样期间气体逸出。在取水样时，如果水样中含有颗粒状物质，此时采用防止吸附的办法有可能会使吸附在颗粒状物表面上的放射性核素从悬浮状态向溶解状态转移。低放射性水排放池（槽），要逐池（槽）取样，取样前要搅拌均匀，在没有搅拌设施的条件下，要取上、中、下三个深度的水样。

（二）水样的保存

采集雨雪水的目的是测量与降雨雪时一同沉降在地面的放射性物质，雨雪水将由专门布设的采样器进行定时或定量的收集，采集的水贮存于聚乙烯或玻璃容器中。采集的雨雪水样应每1 L加入2 mL浓盐酸或浓硝酸，以防止在运输或存放过程中产生放射性胶体或沉淀。

采集的地表水（是指河川水、湖泊水、井水和自来水）、排放水（是指核设施或放射性物质处理设施排放出来的水）原则上不做过滤处理。采集的地表水贮存于聚乙烯或玻璃容器中，并立即在样品中加入浓盐酸或者浓硝酸，每1 L水中加入2 mL酸，然后盖严。

如果采集的样品要存放较长时间，应按每升样品中加入10 mL浓度为10 mol/L 的盐酸进行处理。可以在采样之前也可以在采样后立即加入，以避免放射性核素在容器壁上的吸附。测量前需存放的时间越长，样品酸化越重要。放射性核素在容器壁上的吸附随核素而异，即使样品经酸化、存放时间也不太长，有些核素在容器壁上的吸附可能还是很严重。所以，直接测量水样时，或在取样、制样过程中，必须注意原容器壁上是否吸附有放射性核素。

对于排放废水和环境水体的放射性监测，取样后应尽快分离清液和颗粒物，再向清液中加保存剂（一般加硝酸和盐酸使pH为2），防止金属元素沉淀和被测物质被容器壁吸附。

（三）样品处理

饮用水、泉水、湖水、河水、海水等液体样品可以直接装入样品容器测量。在多数情况下，由于环境放射性水平低，采集的水样需经过浓缩后测量。水样品可以用直接蒸发法、共沉淀法（硫化物共沉淀、氢氧化物共沉淀、碳酸盐共沉淀、二氧化锰捕集、碱式磷酸盐沉淀、草酸盐沉淀等）、离子交换法和萃取法将水样中待测核素浓集，并将浓集后的样品装入样品盒中，制备成一定形状的液体或固体体源。

（四）水样γ核素分析和注意事项

一般用于γ能谱分析的水样可制备成体源，其几何形状多为圆盘形、圆柱形和凹杯形。几何条件的选择取决于样品的数量和核素的性质。分析发射低能γ射线的核素，由于样品自吸收严重，增加样品厚度并不会带来多大好处。分析发射200 keV以上γ射线的核素，适当增加测量样品厚度可提高灵敏度。凹杯样品适用于单晶γ谱仪测量，对于反符合γ谱仪常用较薄的圆形样品，因为凹杯样品和较厚的圆柱样品会大大降低反康普顿效果，失去反符合意义。

根据《水中放射性核素的γ能谱分析方法》（GB/T 16140—1995）的要求，该方法适用于在实验室中分析特征γ射线能量大于50 keV、活度不低于0.4 Bq的放射性核素。但是随着样品处理技术的发展、探测器技术的进步和屏蔽设计的改进（如地下实验室），HPGe γ谱仪可以用来测量能最大于20 keV和活度低于0.4 Bq的核素。

处理过的水样装入容器或者直接放入γ谱仪进行测量，注意不要沾污铅室和探测器。测量高活度样品时，每次换样前测量一下本底，避免由于仪器沾污对其他样品的测量结果产生影响。一次分析所需水样的量由下式计算：

$$V = \frac{L}{C \times r}$$

式中：V表示一次分析所需用水量，L；L表示γ能谱系统的探测下限，Bq；C表示样品中核素的预计浓度，Bq/L；r表示预处理过程中核素回收率。

如果要求做N个平行样，需要的总水样量为NV。

在测量和结果处理中需要注意以下事项：

（1）当水样中的放射性核素浓度大于1 Bq/L时，可直接量取体积大于400 mL的样品装入测量容器内，密封待测，否则应进行预处理。当待测样品全谱计数率超过1000计数/s时应采取稀释措施，或者加大样品与探测器之间的距离，或者使用效率更小的探测器。

（2）核设施或者大型粒子加速装置液态流出物中含有一些寿命较短的核素，分析这些核素是需根据采样时间间隔和测量时间进行衰变修正。

（3）测量含有长、短半衰期核素的样品时，特别是短半衰期核素浓度较高并且特征能量高于待测长寿命核素初长半衰期核素浓度较低的情形，可以把待测样品“冷却”一段时间，待短寿命核素衰变到较低浓度后，再进行测量。这样可有效减少干扰，提高测量的准确度。

（4）测量样品中含有高活度β衰变核素时，除使用（1）中方法外，还可以使用低Z材料制作的且壁经过特殊加厚的容器（如6 mm厚的铝容器或者聚乙烯）盛放样品。这主要是因为低Z材料对β射线具有良好的屏蔽效果（β粒子与低Z材料作用使产生的轫致辐射份额低），可以减少对探测器计数的影响。

（5）在取样、制样过程中，必须注意原容器壁上是否吸附有放射性核素。例如测量^{110m}Ag，水样转移后70%的Ag被吸附在容器上，如仅分析转移后水样中的^{110m}Ag，结果显然是错误的。即使再用干净水冲洗，测量分析后仍不会得到准确的结果，只有用载体酸溶液清洗才能将Ag载带下来。此外，由于^{222}Rn在塑料中扩散，所以对这种水样需要用硬质玻璃容器来采样和测量。

（6）使用蒸发浓缩方法处理含挥发性较强的放射性核素（如^{131}I）时，要注意蒸发温度的控制，并加入含有待测核素的稳定同位素化合物作为稳定剂，防止处理过程中核素的损失。

（7）一些核素，如^{238}U、^{226}Ra、^{228}Ra、^{228}Th，γ谱分析方法并不能利用自身发出的γ射线测定其含量，而是利用其子体核素衰变发射的γ射线达到测量的目的。因此很多测量都是基于母体和子体平衡的假设进行的。但是在海洋环境、地下水以及伴生矿排放废水等很多情况下，这种假设并不成立。一些待测核素所利用的子体核素的半衰期与实验研究所能等待的时间相比不是很短（如^{238}U－^{234}Th、^{228}Th－^{228}Ra－^{228}Ac－^{228}Th），或者子体核素也是待测核素，则此时不能利用衰变平衡假设。

（8）水样γ能谱测量用标准源应以二次蒸馏水作为水样品模拟基质，并采取适当措施以减少壁吸附，配置好的体刻度源的不均匀性应小于±2%。由于放射性标准源购置麻烦，很多单位可能只有模拟土壤体源。模拟土壤体源的效率可以通过自吸收校正的方法换算到水溶液基质体源效率。表5.13列出了几种目前常用圆柱状样品盒模拟土壤源效率对水基质源的自吸收修正因子。

表5.13　模拟土壤基质（密度1.36 g/cm^3）源对水基质密度（1 g/cm^3）效率自吸收修正因子

能量/keV	样品高度65 mm	样品高度50 mm	样品高度30 mm	样品高度25 mm
46.5	0.640	0.686	0.775	0.803
59.5	0.766	0.802	0.865	0.884
63.3	0.787	0.821	0.879	0.896
238.6	0.925	0.939	0.961	0.967
295.2	0.932	0.945	0.965	0.971
364.5	0.935	0.948	0.967	0.972
583.2	0.943	0.955	0.972	0.976
609.3	0.945	0.957	0.973	0.977
661.6	0.947	0.958	0.974	0.978
911.6	0.954	0.963	0.977	0.981
1173.2	0.959	0.967	0.980	0.983
1332.5	0.961	0.969	0.981	0.984
1460	0.962	0.970	0.982	0.985

注：1.水基质源效率=模拟土壤基质效率×自吸收修正因子。

2.适用于样品盒的底面大小与探测器面积差不多或者略小的情况。

第六章　现场检测设备的操作和使用

第一节　RadEye AB100型α、β表面污染监测仪

α、β表面污染监测仪是用来测量放射性物质泄漏对物体表面造成的α、β污染的专用仪器，多采用塑料闪烁探测器及硫化锌探测器，整机体积小，便于携带，但为了提高探测灵敏度，要求探头面积足够大。主要用于测量生产或使用非密封或密封放射性物质时可能发生的放射性沾污，适用于核医学和非密封源工作场所的防护检测。

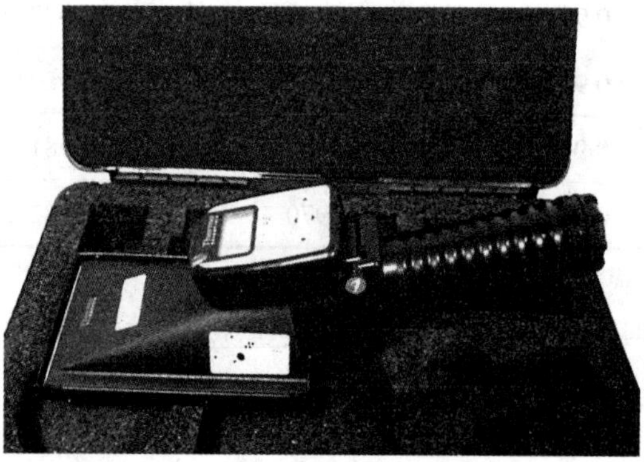

图6-1　α、β表面污染监测仪

一、主要技术参数

（1）探测效率

^{241}Am：36%（α射线），^{60}Co：23%（β射线），^{90}Sr/^{90}Y：49%（β射线），γ射线响应（^{137}Cs）：大约40 s^{-1}/(μSv/h)。

（2）测量选择

辐射类型选择：α、β、γ、α+β.γ或α/β.γ。

本底扣除：在进行Bq或Bq/cm^{2}测量时，可选扣除本底或包括本底测量。

（3）仪器本底

普通辐射本底条件下，α：0.1 cps（cps为计数/秒的代用符号），β/γ：15～25 cps。

（4）测量范围

α：≤3000 cps，β/γ：≤20000 cps，α放射性核素和最大β能量（$E_β$）>0.15 MeV β放射性核素的表面污染检测。

（5）探测效率与探测下限见表6.1。

表6.1　探测效率与探测下限

核素	探测效率/%	不同测量时间的探测限(k=1)		
		5 s	10 s	30 s
^{14}C	14	37.8	27.4	14.8
^{18}F	18	29.8	21.3	11.5
32P	25	21.2	15.4	8.3
^{33}P	12	44.3	32.1	17.3
^{35}S	12	44.3	32.1	17.3
^{36}Cl	42	12.6	9.1	4.9
^{40}K	30	17.7	12.8	6.9
^{51}Cr	0.9	589	427	230
^{55}Fe	0.8	662	480	259
^{57}Co	7.5	70.6	51.2	27.6
^{58}Co	8	66.2	48.0	25.96
^{59}Fe	14	37.8	27.4	14.8
^{60}Co	23	23.0	16.7	9.0
^{63}Ni	0.5	1059	768	414
^{75}Se	7.5	70.6	51.2	27.6
^{89}Sr	27	19.6	14.2	7.7
$^{90}Sr/^{90}Y$	42	12.6	9.1	4.9
^{99}Tc	3	177	128	69
^{111}In	10	52.9	38.4	20.7
^{113}Sn	8.5	62.4	45.2	24.4
^{123}I	7	75.7	54.9	29.6
^{125}I	12	44.3	32.1	17.3
^{129}I	3	177	128	69
^{131}I	21	25.2	18.3	9.9
^{137}Cs	35	15.0	10.9	5.9
^{188}Re	13	40.7	29.5	15.9
^{198}Au	23	23.0	16.7	9.0
^{201}Tl	7	75.7	54.9	29.6
^{204}Tl	43	12.3	8.9	4.8
^{241}Am α	18	5.4	3.3	1.65
^{238}Pu α	18	5.4	3.3	1.65
^{238}U α	22	4.4	2.7	1.35

注：置信因子k=1相应于68.3%置信度。

二、操作程序

（一）测试方法

测试方法包括直接测量法和擦拭测量法。

在平整的表面，正常本底范围及仪器探头可以到达的地方，使用直接测量法。在下列情况下使用擦拭法：含放射源的源容器外表面、空源容器内表面、非密封源通风橱内操作台，形态复杂的表面等不适合直接测量的情况。

1.直接测量法

（1）将待测场所在仪器本底cps监测状态下分成若干子区，把便于移动的辐射源（容器）移至远离待测子区处。

（2）仪器置于本底cps测量状态，打开计数声响提示，仪器探头窗接近待测表面，进行扫描探测，由声响频次确定污染相对高点的位置及污染范围，并做出标识。

（3）将仪器检测选项置于检测区处所使用的核素，并选择"Bq/cm^2"单位和"总计数"条件下，测量子区的所选核素的本底（N_b）。

（4）仪器置于（3）的条件，探头窗四角放置限距磁铁（对α为5 mm，对β为10 mm），探头窗顺次置于待测的位置，测量子区内各测点的所选核素的（N_{b+S}）$_i$。

（5）在记录表上填写待测表面的性质（名称）、测点编号及测量的（N_{b+S}）$_i$和（N_b）$_i$在记录纸上标出测点所在位置范围及编号。

（6）测点i核素的表面污染量为（N_{b+S}）$_i$－（N_b）$_i$，Bq/cm^2。当测点使用多种核素时，对各核素分别进行测量并填写记录。

（7）测点的表面污染量为$\sum\left[\left(N_{b+s}\right)_i-\left(N_b\right)_i\right]$，$Bq/cm^2$。

（8）当待测区使用过的放射性核素不明时，在"CPS"模式下进行测量，及时填写记录。测点的表面污染量为［$C_{b+s}-C_b$］/K。K为仪器计量检定的表面活度响应值，cps/（Bq/cm^2）。

（9）陆续改变测量子区，对整个待测场所和项目逐一测量。

2.擦拭测量法

（1）擦拭取样：将面积10 cm×10 cm（或10 cm×15 cm）的纱布浸酒精攥干后制成拭子。以镊子夹叠合的拭子沿10 cm×15 cm面积上逐条顺序擦拭，得到擦拭样并编号放于玻璃平皿中，填写拭样登记记录。

（2）擦拭样测量：在普通本底房间清洁的台面上用表面污染仪测量擦拭样，仪器预选核素并置于"Bq"模式下定计数测量。擦拭样展平于测量盘内，探头以限位装置（例如磁铁块、小塑料腿）限定距离，对准擦拭样测量总计数（B_{b+s}）$_i$，同样在无样品时测量本底（B_b）$_i$。

（3）计算表面污染量为：$A=\dfrac{\left(B_{b+s}\right)_i-\left(B_b\right)_i}{s\cdot\eta_i\cdot F}$

式中：s表示擦拭的面积，cm^2；η_i表示仪器的i核素的探测效率；F表示擦拭效率

(在未知并无法判断时取0.1)。

(4)当污染区可能有多种核素时，对多种核素依次测量。

(二)报告与评价

测量结果依上述方法计算，给出表面污染水平。报告中应给出表面污染水平和污染范围。表面污染水平低于仪器的探测下限时，以“小于探测下限值”报告测量结果。表面污染控制水平和工作场所的表面污染控制水平见表6.2。应用这些控制水平时应注意：

(1)表6.2中所列数值是测量表面上固定污染和松散污染的总和。

(2)手、皮肤、内衣、工作袜被污染时，应及时清洗，尽可能清洗到本底水平。其他测量表面污染水平超过表6.2中所列数值时，应采取去污措施。

(3)设备、墙壁、地面在采取适当的去污措施后，仍超过表6.2中所列数值时，可视为固定污染，经相关部门授权的部门检查同意，可适当放宽控制水平，但不得超过表6.2中所列数值的5倍。

(4)β粒子最大能量小于0.3 MeV的β放射性物质的表面污染控制水平，可为表6.2中所列数值的5倍。

(5)^{227}Ac、^{210}Pb、^{228}Ra等β放射性物质，按α放射性物质的表面污染控制水平执行。

(6)氚和氚化水的表面污染控制水平，可为表6.2中所列数值的10倍。

(7)表面污染水平可按一定面积的平均值计算：皮肤和工作服取100 cm^2，地面取1000 cm^2。

放射工作场所中的某些设备与用品，经去污使其污染水平降低到表6.2中所列控制水平的1/50以下时，经相关部门授权的部门确认同意后，可当作普通物品使用。

表6.2 工作场所的放射性表面污染控制水平

表面类型		α放射性物质/(Bq/cm^2)		β放射性物质/(Bq/cm^2)
		极毒性	其他	
工作台、设备、墙壁、地面	控制区*	4	4×10	4×10
	监督区	4×10^{-1}	4	4
工作服、手套、工作鞋	控制区	4×10^{-1}	4×10^{-1}	4
	监督区	4×10^{-1}	4×10^{-1}	4
手、皮肤、内衣、工作袜		4×10^{-2}	4×10^{-2}	4×10^{-1}

注：*表示该区内的高污染子区除外。

三、仪器的检定与校验

仪器每年进行一次计量检定，确保仪器在剂量检定证书的有效期内使用。在测量时应使用检定证书内提供的表面活度响应因子进行测量值校正。

（一）仪器使用前和使用后的检查

1.使用前检查

（1）仪器供电电池。

（2）在没有储存放射源的一般场所中测量本底。当本底与其以往测量的本底有显著增高时，进行“背光”和“向光”检查或考虑仪器测量窗表面有放射性物质污染。

（3）进行“背光”“向光”检查。“背光”指仪器探头在平整的暗色物体表面处测量本底；“向光”指仪器探头在房间采光窗处将仪器探头窗面面向采光窗测量本底。若“向光”本底显著大于“背光”本底，则可怀疑探测窗有针刺孔，漏光。在“向光”条件下，以不透光的平面板沿探测器窗上下和左右平移，观测本底的变化，找出针刺孔的位置，采用局部贴补法进行修补。

2.使用后检查

（1）仪器本底是否增加，确认是否沾染了放射性物质。

（2）仪器是否关闭。

（3）是否完整、正确填写仪器使用记录。

（4）仪器长期不使用时，应将仪器电池卸下。

第二节　AT1123辐射检测仪

一、适用范围

本仪器适用于工作场所电离辐射防护检测。

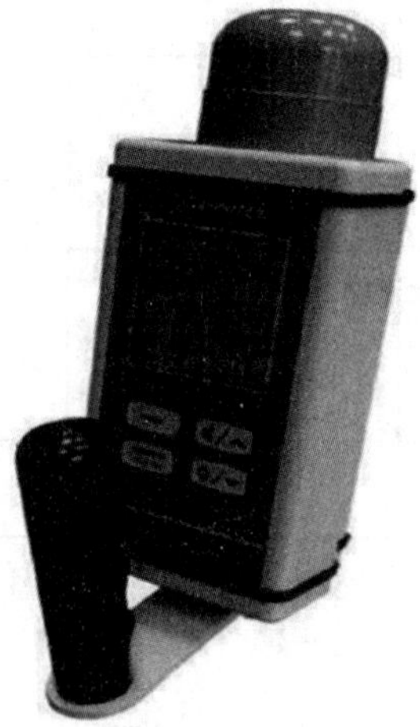

图6-2　AT1123辐射检测仪

二、操作方法

（一）测量前准备

（1）按下“START”键开启仪器，按住“向下”键，此时屏幕上会显示小电池图标和剩余电量，检查电池电量是否充足。当电量小于10%时，小电池图标会闪烁。如果电池电量不足，打开仪器后屏幕上显示“BAT 00”，小电池图标闪烁，并在1 min之内自动关机。

（2）开机后仪器自动进入自检模式，此时仪器背景灯点亮，所有数码管同时点亮。随后仪器显示电池电量，并进入剂量率测量模式。仪器屏幕上同时显示剂量率的数字测量值和模拟标度、测量单位、统计学误差（%）、喇叭图标（开启声音警报）、测量模式图标等。如果在自检的过程中出现错误，仪器会有一声声音提示，并在屏幕上显示“Err ××”，其中“××”为错误代码。在排除错误以前不能进行测量。

（3）测量X射线和γ射线时可以戴着保护帽进行测量，如果被测辐射能量小于0.025 MeV则需要移除保护帽。如果被测辐射包含β射线或不确定被测辐射的能量范围，则需要更换为0.06～10 MeV的保护帽。

测量点选取：按国家标准或检测规范要求，选取相应的检测地点。

（二）测量读数

（1）在测量过程中，平均测量结果、统计学误差和测量单位将会显示在屏幕上。另外，测量结果还会以模拟标度的形式显示在仪器屏幕左方。当环境辐射剂量率变化时，仪器自动重新开始测量，此时统计学误差突然变大并随时间推移逐渐减小。如果需要进行新的测量，按“START”键即可。当测量的辐射剂量率超过仪器测量上限时，屏幕上会显示测量上限和“FEP”标识，并且仪器会持续发出报警音。按住“向下”键后仪器会显示电池余量，再按一下仪器会显示测量过程中的最大测量值，第三次按下后仪器会显示当前的时间。经过1 s后仪器自动返回测量界面。

（2）仪器开启后自动测量累积剂量。进入模式“2” 可以查看累积剂量测量值。按住“MEMORY MODE”键，仪器切换到计量模式，屏幕显示“2”，等待1s后进入该模式。屏幕上的显示内容与剂量率模式相似，只是单位不同。按住“MEMORY MODE”键返回剂量率测量模式。

当剂量测量累积值超过仪器测量上限时，屏幕上显示“πππ”。

（3）X射线及γ射线探测能量范围：

①连续及短时间辐射测量模式能量范围为15 keV～3 MeV。

②脉冲辐射测量模式能量范围为15 keV ～1 MeV。

③仪器对γ辐射能量为0.662 MeV的^{137}Cs放射源的响应范围为：

±30%能量范围15 keV～60 keV；

±25%能量范围60 keV～3 MeV；

±50%能量范围3 MeV～10 MeV。

（三）关机后处理

检测结束后，连续按三次“START”键关闭仪器。关闭仪器时，屏幕上会显示“OFF”标记，持续1～2 s。

将仪器放入专用的仪器包内，上交仪器保管员后，由保管员将仪器放入专用干燥室内存放。

（四）使用注意事项

小心使用AT1123辐射检测仪并轻拿轻放，不要将其放置在尖锐物体表面或将其掉落，以防闪烁体损坏。

（1）在运输过程中，仪器要仔细包装，防止可能发生的机械碰撞。

（2）在测量放射源的过程中，使用人员请尽量远离放射源。

（3）在使用非密封放射性物质或可能存在放射性物质泄漏的场所测量时，应将仪器放置在塑料袋中，防止可能发生的放射性污染。

（4）如果仪器或手柄不慎被放射性物质污染，可使用乙醇擦洗去除污染。

第三节　RaySafe X2 X射线输出评价系统

一、适用范围

本仪器适用于X射线摄影/透视质控、乳腺质控、CT质控检测。设备见图6-3。

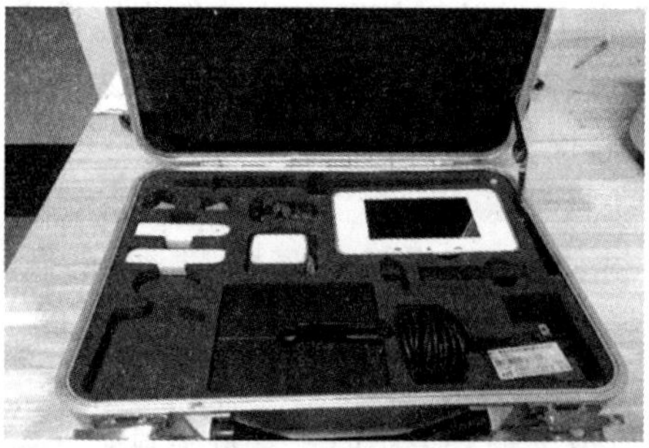

图6-3　RaySafe X2 X射线输出评价系统

二、操作方法

RaySafe X2 X射线输出评价系统由主机、传感器和X2 View计算机软件组成。

传感器选项下：

①R/F探头，用于X线球管和探头之间有或没有模体时的拍片和透视测量；

②MAM探头，用于所有种类乳腺机测量；

③CT电离室探头，用于CT剂量测量；

④Light探头，用于照度测量和监视器、读片灯箱上的亮度测量；

⑤mAs探头，集成式球管电流表。

X2 View是一款与X2仪表一起使用的电脑软件。在X2 View中，操作人员可以在更大的显示器上查看测量值和波形、存储测量值、向Excel或其他软件传输数据以及为主机获得软件更新。当要进行测量时，需进行下列操作：打开主机；连接探头；摆放探头；曝光。

（一）操作主机

主机有一个触摸屏和三个按钮。在主屏幕中上下滑动以访问之前记录的测量值。在主屏幕中向右滑动以转到设置屏幕，在此屏幕中操作人员可以进行设置并查看系统信息，例如，查看已连接探头的校准日期。点选一个参数以放大数字，一次一个参数。操作人员也可以在此模式下测量。在单个参数屏幕中，可以向右滑动以查看测量规范；若存在波形，可向左滑动进行查看。屏幕下方的三个按钮为："菜单"，将菜单在屏幕上显示出来；"主页"，进入主屏幕；"返回"，返回至先前屏幕。

位于主机后侧的按钮有："复位开关"，用于主机的强制性重新启动；"充电器/电脑接口"，用于充电或与带有X2 View的电脑连接使用；"mAs接口"，用于管电流测量值；两个"传感器接口"和"以太网接口"；"开/关"按键，短按此按钮可以进入休眠模式，在进入休眠模式一定时间后，主机将自动关闭，长按此按钮2 s以上关闭主机。

（二）查看测量值

手指在主机触摸屏上下滑动可以将测量值滚动显示。点选一个参数可以放大数字。向右滑动以访问有测量规范的参数信息。如果对当前参数适用的话，可向左滑动查看波形。按"菜单"按钮并选择说明，可查看关于测量的更多信息并添加备注。

（三）使用存档的测量值

主机可以将之前的历史测量值自动存档。主机内存允许存档约10000个测量值。当内存已满，最早的测量值将被自动删除。测量值按日期和时间排序。通过主机可以调取存档的测量值，按"菜单"按钮并选择测量存档。选择某个测量记录以查看该测量记录内的单个测量值。上下滑动主机触摸屏可以滚动显示测量值。要通过X2 View使用存档的测量结果时，先将主机连接至运行X2 View的计算机，在软件的"文件"菜单下选择"从主机中导入"。

（四）更改参数视图

要更改显示在主屏幕中的参数个数，按菜单按钮并选择更改视图。有两个相互切换的视图：

（1）所有测量参数。

（2）选择的四个关键参数。按住一个框以选择显示的参数。

（五）分析波形

通过在主屏幕点选一个参数，便可以查看该单个参数。向左滑动以转到波形屏幕。黑线代表测量值的平均值。如果屏幕上显示更多的可能值，浅蓝色像素代表这些值的范围。虚线表示测量的参数值，主屏幕上同时显示测量的平均剂量率和时间。滑动屏幕可以查看诸如脉冲的剂量率峰值。

（六）连接主机与计算机

用USB数据线将主机连接至运行X2 View的计算机。计算机可以通过系统附带的CD安装X2 View。如果进行测量，结果将在X2 View中自动显示。也可以在“文件”菜单中选择“从主机中导入”，以导入储存在主机中的测量值。可以将测量值从X2 View导出至Excel和其他软件中。

（七）使用蓝牙连接至计算机

将蓝牙适配器连接到主机上的SENSOR端口。主机屏幕右上角显示灰色的蓝牙状态标志。

计算机上运行的X2 View会自动搜索主机。首次连接时，必须从X2 View蓝牙菜单中选择主机。连接后，主机蓝牙状态标志将变为白色。已连接过主机的计算机在重新启动X2 View时，蓝牙将自动连接至已开启的主机。

（八）升级主机软件

将主机连接到运行X2 View的计算机上，确保计算机连接至网络。如果有任何可用更新，X2 online字段将显示一个通知符号。单击此符号并按照说明升级软件。

（九）电池充电

给主机充电时，将电源转换器连接电源插座，电源转换器输出端连接至主机充电接口。充电时间大约为4 h。该电池能充分供应约一天的使用量，因此，为了确保整个工作日能够连续使用，建议将电池完全充满。当系统空闲若干分钟后，系统自动进入省电模式。如果该系统进入省电模式后不能由探头接收的辐射信号或前方的按钮唤醒，可按电源按钮唤醒。

（十）设置屏幕亮度

屏幕亮度通过滑动条进行调整。降低屏幕亮度可以延长主机电池使用时间。

（十一）设置时间和日期

根据当地时间设置系统时间和日期。测量值按时间排序自动存储在主机中。使用X2 View之后，可以查看测量值。

三、R/F探头

（一）操作方法

（1）将连接的传感器置于电离辐射场中央，使十字光标对准X射线源。同一平面中的传感器放置角度对测试结果没有影响。

（2）X射线设备曝光。

（3）读取结果。

（二）测量参数的定义

剂量和半价层测量值是从所有记录的数据中计算得出的。剂量率为平均剂量率，计算公式为：剂量/时间。剂量率波形首次达到峰值的50%时，开始计时，剂量率波形最后一次下降到峰值的50%以下时，结束计时。时间读数为从开始触发到结束测量的时间。峰电压和总滤过值是从峰值信号水平90%以上的样本平均值计算得到。脉冲计数在距离上一个触发结束超过4 ms后触发下一个计数。脉冲率和每脉冲剂量为最后6个脉冲的平均数。对于长于3 s的测量值，剂量率的最终读数、kVp、半价层和总滤过值是移动平均数，在结束触发前1～2 s结束。实时读数为移动平均数。具体计数参数见表6.3。

表6.3 技术参数

尺寸	14 mm×22 mm×79 mm
质量	42 g
存储温度	−25～+70 °C
存储湿度	不凝结
工作温度	15～35 °C
工作气压	70～110 kPa(海拔3000 m)
工作湿度	相对湿度小于80%,不凝结
参考点	上方传感器标记中心是由传感器边上的线标识的深度
入射辐射方向	传感器标记表面的正交直线
均匀光线的最小字段	传感器上标记的粗实线
角度偏差,剂量	<1%,±10°内
反散射	对±70°外的散射辐射不敏感

(三) 设置

(1) 单位：为剂量和剂量率选择显示的单位。(1 Gy=114.1 R)

(2) 忽略前置脉冲：使用忽略前置脉冲设置以从测量中移除一个或多个不需要的前置脉冲。

(3) 关闭延迟：关闭延迟设置定义了仪表等待更多辐射以包含在同一测量中的时间。当在脉冲透视系统上测量或获得前置脉冲记录到后续普通曝光的相同测量时，那么使用更长的关闭延迟时间。关闭延迟设置时间比脉冲间隔时间更长，将产生一次较长时间的测量。请注意，等待时间必须与测量结束前的最后曝光以后的关闭延迟设置时间一样长，才能显示值。关闭延迟设置比脉冲间隔时间更短，将导致许多次短时间的测量(一个脉冲一次)。

四、乳腺探头

(一) 操作方法

乳腺探头随时可以为所有未更改任何设置的阳极/滤过组合测量剂量和半价层。

（1）将连接的探头传感器置于场中央，使十字光标距检查床前边缘6 cm处。水平面中的视角对测试结果的影响可以忽略。对于kVp进行测量时，在探头设置中选择被测量设备X射线球管的阳极/滤过组合，或在主屏幕上向右滑动进入系统快速设置。

（2）乳腺设备曝光。

（3）读取结果。

（二）用乳腺探头进行W/AL扫描

（1）在支架上安装X2乳腺探头。

（2）将支架放置于检查床中央，使其紧靠胸壁。

（3）设置：Philips微剂量模式，关闭延迟2 s。如果需要kVp，则是W/Al Philips FischerSenoScan模式，关闭延迟2 s。如果需要kVp，则是W/Al Adani模式，关闭延迟2 s。如果需要kVp，则是W/Al模式。测量时保持被检测设备的乳腺压板处于使用状态，并将其定位设置尽可能高。勿使用乳腺设备的AEC功能。

（三）测量参数的定义

剂量和半价层是从所有记录的数据中计算的。剂量率为平均剂量率，计算公式为剂量/时间。剂量率波形首次达到峰值的50%时，开始计时，剂量率波形最后一次下降到峰值的50%以下时，结束计时。时间读数为从开始触发到结束测量的时间。kVp是从峰值信号水平33%以上的样本平均值计算得出。脉冲计数在距离上一个触发结束超过4 ms后触发下一个计数。脉冲率和每脉冲剂量为最后6个脉冲的平均数。剂量率的实时读数，kVp和半价层是移动平均数。最终读数基于整个测量。具体技术参数见表6.4。

表6.4　技术参数

尺寸	14 mm×22 mm×79 mm
重量	42 g
存储温度	−25～+70 °C
存储湿度	不凝结
工作温度	15～35 °C
工作气压	70～110 kPa(海拔3000 m)
工作湿度	相对湿度小于80%,不凝结
参考点	上方传感器标记中心,传感器边上的线标示的深度
入射辐射方向	传感器标记表面的正交直线
均匀光线的最小字段	传感器上标记的粗实线
角度偏差,剂量	<1%,±10°内
反散射	对±45°外的散射辐射不敏感

（四）设置

1.kVp模式

乳腺探头随时可以为所有无任何X射线束质量设置的射线测量剂量和半价层。然而，要获取准确的kVp读数，必须选择X射线束质量。如果X射线束质量不在设置列表中，必须将被测乳腺设备的阳极/滤过组合更改为X2系统设置列表中的一个。乳腺设备曝光后，即可获得乳腺机对应阳极/滤过组合的kVp读数（选择阳极/滤过组合，高压发生器性能不会改变）。

2.单位

单位为剂量和剂量率选择显示的单位。（1 Gy=114.1 R）

3.关闭延迟

当在脉冲透视系统上测量或获得前置脉冲记录到后续普通曝光的相同测量时，那么使用更长的关闭延迟时间。关闭延迟设置时间比脉冲间隔时间更长，将产生一次较长时间的测量。等待时间必须与测量结束前的最后曝光以后的关闭延迟时间设置一样长，才能显示值。关闭延迟设置比脉冲间隔时间更短，将导致许多次短时间的测量（一个脉冲一次）。

4.忽略前置脉冲

使用忽略前置脉冲设置以从测量中移除一个或多个不需要的前置脉冲。忽略前置脉冲=0，整个曝光时间得以采集。忽略前置脉冲=1，（第一个）前置脉冲得以从测量中排除。

五、CT探头

（一）操作方法

（1）将与主机连接的探头紧推入CT剂量模体中，使用多功能支架将模体悬空放置于诊断床靠近CT机一侧。

（2）CT机曝光。

（3）读取结果。

（二）测量参数的定义

剂量是从所有记录的数据中计算的。剂量率为平均剂量率，计算公式为：剂量/时间。对于大于3 s的测量值，中间读数为移动平均数。剂量率波形首次达到峰值的50%时，开始计时，剂量率波形最后一次下降到峰值的50%以下时，结束计时。中间值为从开始触发开始的时间。剂量长度乘积为剂量×10 cm。具体技术参数见表6.5。

表6.5 技术参数

尺寸	14 mm×22 mm×219 mm
直径	12.5 mm
质量	86 g
存储湿度	不凝结
储存温度	-25～+70 °C
工作温度	15～35 °C
工作湿度	相对湿度小于80%，不凝结
工作气压	70～10 kPa（海拔3000 m）
入射辐射方向	±180°
有效长度	100 mm，由传感器上的两条白线标识

（三）设置

1.单位

单位为剂量和剂量率选择显示的单位。（1 Gy=114.1 R）

2.关闭延迟

当使用模体和慢转速时，使用更长的关闭延迟以防止轴向扫描切分为两次测量。关闭延迟设置时间比脉冲间隔时间更长，将产生一次长时间的测量。注意：等待时间必须与测量结束前的最后曝光以后的关闭延迟设置时间一样长，才能显示值。关闭延迟设置比脉冲间隔时间更短，将导致许多次短时间的测量（一个脉冲一次）。

六、光探头

（一）操作方法

1.亮度

将探头进光孔置于想要测量区域的中心并在波轮上选择“亮度”，传感器开始测量。

2.照度

在想要测量的方向上放置连接的探头，在波轮上选择“照度”，传感器开始连续测量。如果想要存储某个测量值，在读数稳定时按下探头上的按钮。实时测量值将在存储值的下方继续显示。

3.归零调整

如果提示要做归零调整，在波轮上选择“归零调整”（0）。归零调整将花费约10 s。

（二）测量参数的定义

照度是指照射到被测量表面上的光线数量。亮度是指从被测量表面发射的光线数量。技术参数见表6-6。

表6.6　技术参数

尺寸	48 mm×60 mm×68 mm
质量	136 g
存储湿度	不凝结
储存温度	−25～+70°C
工作温度	15～35°C
工作湿度	相对湿度小于80%，不凝结
工作气压	70～110 kPa

（三）设置

单位：可选择cd/m²和lx，或fL和fc；1 cd/m²=0.2919 fL（亮度），1 lx=0.09290 fc（照度）。

七、测量mAs

（一）操作方法

（1）关闭X射线发生器。
（2）移除跨接线。
（3）连接mAs电缆至主机和发生器上。
（4）开启X射线发生器。
（5）进行曝光，读取结果。

（二）测量参数的定义

mAs是从所有记录的数据中计算得出。mA计算为峰值50%以上的所有样本的平均值。计算时自动移除冲击电流。实时读数基于从最后读数开始的样本。对于长的测量值，将在结束触发前1～2 s时记录最终读数。电流首次达到计算的mA的50%时，计时开始，电流最后一次下降到50%以下时，计时结束。实时读数为从开始触发的时间。脉冲对信号达到触发的次数进行计数。脉冲率和每脉冲mAs为最后6个脉冲测量数据的平均数。

（三）设置

1.忽略前置脉冲

使用忽略前置脉冲设置可以在测量中移除一个或多个不需要的前置脉冲。忽略前置脉冲=0，整个曝光时间得以采集。忽略前置脉冲=1，（第一个）前置脉冲得以从测量中排除。

2.关闭延迟

当在脉冲透视系统上测量或获得前置脉冲记录到后续普通曝光的相同测量时，那么使用更长的关闭延迟时间。关闭延迟设置时间比脉冲间隔时间更长，将产生一次较长时间的测量。注意：等待时间必须与测量结束前的最后曝光以后的关闭延迟设置时间一样长，才能显示值。关闭延迟设置比脉间隔时间更短，将导致许多次短时间的测量（一个脉冲一次）。

第四节　小三维扫描水箱

一、适用范围

小三维扫描水箱适用于医用电子加速器质控检测（图6-4）。

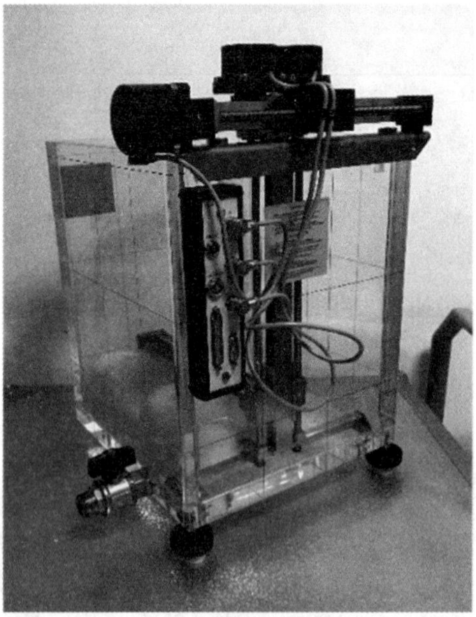

图6-4　小三维水箱实物图

二、操作方法

（一）MP3-XS系统

1.1MP3-XS系统的组件（图6-5）

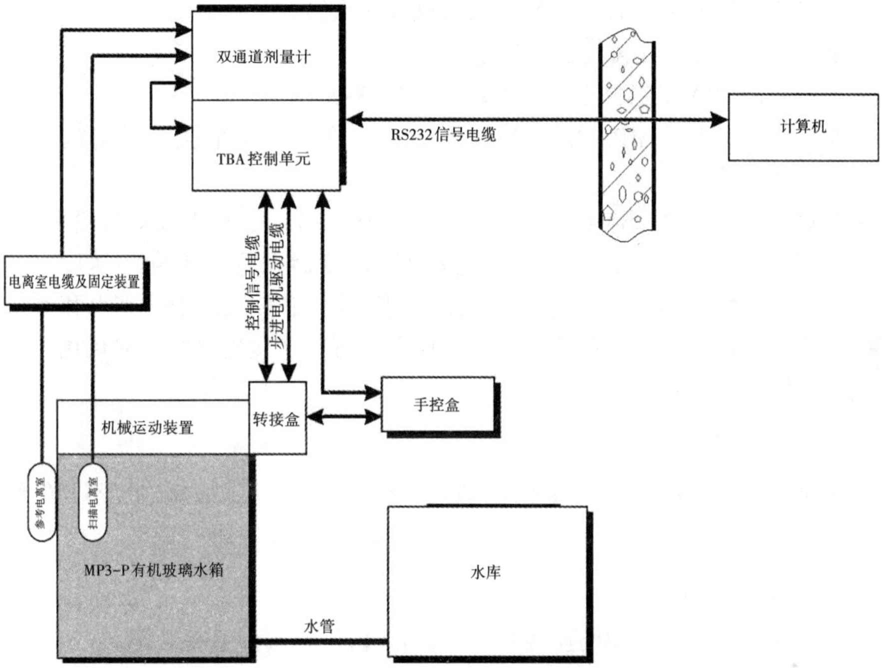

图6-5　MP3-XS系统的组件

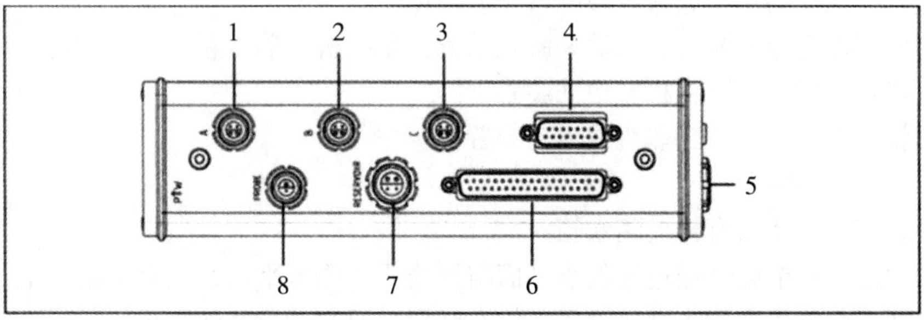

图6-6　接线盒处的连接

注：1表示电机电缆A；2表示电机电缆B；3表示电机电缆C；4表示电机电缆连接到控制单元；5表示手控盒；6表示控制电缆连接到控制单元；7表示储水器（未使用）；8表示TPR探头（未使用）。

2.机械运动装置

机械运动装置由不锈钢制成，并且永久地安装在水箱上。它的三个臂分别是：固定水平臂A、移动垂直臂B、移动水平臂C。

机械运动装置适用于水平和垂直辐射。用于在现场移动的检测器的保持装置被旋拧到C形臂的滑块。滑块和臂由步进电机驱动，步进电机允许最小步宽为0.1 mm。几何定位的重复性也为±0.1 mm。

可以为每个轴调整移动范围限制，并存储在TBA控制单元中，以确保检测器不会碰到有机玻璃水箱或机械运动装置的部件，特别是导轨和移动部件，不会受到水的不利影响。因此排除了由于吸水或腐蚀引起的弯曲或扭曲。

在机械运动装置工作时，不要接触有机玻璃水箱。

3.TBA控制单元和TBA控制手控盒

使用者通过TBA控制单元和手控盒操作MP3-XS系统。

TBA控制单元是将MP3-XS水模体连接到PC的接口。它为步进电机提供动力，并控制检测器的运动。

手控盒可以连接到TBA控制单元或连接到接线盒（在有机玻璃水箱上）。手控盒上的显示屏指示检测器坐标A、B和C，并允许检测器以两种不同的速度（10 m/min和50 mm/min）移动。此外，检测器移动范围的限制，中心光束中的零点和参考点可以通过手控盒确定。请注意，一些手控盒功能仅在它直接连接到接线盒时可用，因此，建议将手控盒连接到接线盒。

（二）系统装配

装配接线盒和移动机构，只能使用随系统附带的不锈钢螺丝连接不同的组件（如机械运动装置的臂）。检查两个锥齿轮是否正确啮合，必要时进行调整。

（三）安装测量系统

所有组件必须使用相同的连接系统（如BNT），其余同系统装配。

（四）工作流程

（1）将有机玻璃水箱放在被检测设备的病床上。

（2）使用加速器的光野指示器和激光系统摆正有机玻璃水箱。

（3）将扫描探头安装到机械运动装置上。

（4）将参考探头安装到非机械运动装置上。

（5）连接探测器。

（6）将蒸馏水注入有机玻璃水箱。

（7）通过可调节腿（通过比较水平面与横线或使用水平仪）调整水箱水平。

（8）在此位置再次检查高度设置，如有必要，通过可调节腿校正。

（9）连接TANDEM、TBA控制单元、手控盒和PC（如果需要）之间的所有电缆。

（10）使用手控器定位扫描探头，并检查或设置检测器移动范围限值和零点。

（11）放置参考探测器。

第五节 PET性能检测模体

一、适用范围

本仪器适用于PET质控检测（图6-7）。

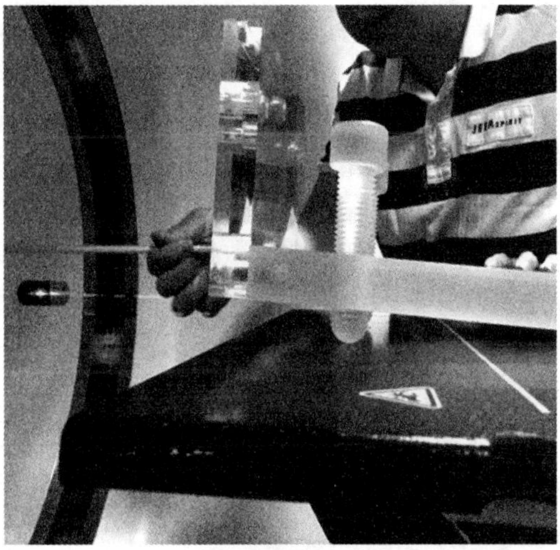

图6-7 PET性能检测模体

二、操作方法

（一）测试前准备

（1）PET测试前准备放射试剂（测试时间为1.5 d）。

（2）PET系统性能检测以下参数：

①空间分辨率；

②灵敏度；

③散射分数、计数丢失和随机事件；

④计数丢失和随机事件校正精度；

⑤图像质量、衰减和散射校正精度。

（二）空间分辨率

（1）对所有PET系统，应测量横断面两个方向（径向和切向）的空间分辨率和轴向空间分辨率。重建图像的像素大小应小于半高宽的1/3。全身PET，其像素大小应小于1.5 mm。在检测中应记录测试的条件：横向视野和成像矩阵的大小。

（2）本测试用核素^{18}F，其活度应控制在使死时间丢失率小于5%或随机事件计数率小于总计数率的5%。

（3）测试用点源为置于毛细玻璃管内高浓度的一小滴放射药物，约2 MBq（50 μCi）。毛细管的内径≤1 mm，外径<2 mm，放射药物在管内的长度应<1 mm。

（4）点源布置沿平行PET长轴将源固定，并按以下位置布置：

①在轴向方向，分别为沿断层平面：a.轴向视野1/2处；b.距离轴向视野中心1/4处。

②在横断方向，点源应放置在：a.垂直*Z*轴方向且距离中心1 cm处（如此放置点源是为了避免视野中心对检测造成的不稳定影响）；b.x=0 cm，y=10 cm；c.x=10 cm，y=0 cm。

（5）数据采集。在上述所确定的点源位置采集数据。每个响应函数最少应采集100 k的总计数，也可以用多个点源同时进行测量，其取样尺寸应该优于临床常用值。

（6）数据处理。将空间分辨力测量采集的点源数据用无平滑滤波反投影重建图像，并以该图像计算点源响应函数。

各设备制造商的每个系统都装有测试图像数据处理软件。

（7）数据分析空间分辨力要在三个方向上进行计算。分别沿三个相互垂直图像面绘出三条点源图像的剖面曲线，即点源响应函数。剖面曲线是一条一维响应函数，根据其峰值和半高宽可计算出空间分辨，以mm为单位。

（8）结果报告。计算每个点源（中心和10 cm处）的径向、切向分辨力和轴向空间分辨力，轴向空间分辨力为两个轴向位置测得值的平均值，并将计算结果报告为系统空间分辨力。计算方法见表6.7。

表6.7 用于计算空间分辨力报告值的方法

位置		计算方法
半径1 cm处	横向	2个z轴位置x和y(4个值)半高宽的平均值
	轴向	2个z位置(2个值)半高宽的平均值
半径10 cm处	横向径向	2个z位置的x和y(4个值)半高宽的平均值
	横向切向	2个z位置x和y(4个值)半高宽的平均值
	轴向	4个位置的z值(4个值)半高宽的平均值

（三）灵敏度

（1）在长700 mm、壁厚为1.25 mm的共五根铝管组成的套管内放置一根^{18}F均匀线源，依次（1、2、3、4、5层管）测量5种层厚铝吸收情况下系统真事件计数。

建议设备生产商提供线源活度值，其活度使计数丢失小于1%，随机事件计数率低于真事件计数率的5%。对于专门3D采集方式的PET扫描仪，^{18}F活度值可为5 MBq。

对于提供随机事件计数率测量的系统，可以减去随机事件计数率，仅报告真实计数灵敏度；对于可产生固有随机事件计数的系统，应在报告中给出减去随机事件计数值后的测量值。

（2）用活度计精确测量 ^{18}F源试剂的活度值（A_{cal}）并记录测量时间（T_{cal}）。将此已知活度的源试剂与水充分混合至3.5 mL，注入700 mm长塑料管内并用管塞密封两端，备用。

（3）将一段散射分数模块置于扫描床头，调整上下位，使模体中心孔与扫描中心轴重合。取套管中一端有塑料堵头、管径最细的铝管插入散射分数模体中心孔内约3 cm，用适配的瓦型块垫平。用水平仪检查铝管是否悬空于横轴视野中心，并与断层中心轴平行，铝管两端超出探测器有效平面以外。

（4）将线源插入铝管中，按标准规范采集计数。

①数据采集时间应确保每一断层至少达到10 k真事件计数。对于断层面响应线与扫描仪轴交叉的斜位响应线，用单层重组技术将计数分配到响应线中。

②记录测量的起始时间 T_1、采集持续时间 T_{acq} 和采集总计数。对于需要探头旋转才能完成全环数据采集的设备，T_{acq} 应包括探头旋转的时间。每秒计数率 $R_{1,i}$ 可用该层采集到的计数除以采集时间来确定。采集完第一根套管后，依次将另外4根套管逐一套在模体上，重复测量，并记录每一次的 T_j 和 $R_{1,i}$。

如要评价不同径向位置的灵敏度，可在偏离横向视野中心10 cm处重复上述测量。

③计算与分析

a.对5条套管的每次测量用以下公式做核素衰变校正：

$$R_{CORR,ji} = R_{j,i} \times 2^{\left(T_j - T_{cal}\right) / T_{1/2}}$$

式中：$R_{CORR,ji}$ 表示校正后的第 j 次采集的第 i 层计数率，单位为每秒（s^{-1}）；$R_{j,i}$ 表示第 j 次采集的第 i 层计数率，单位为每秒（s^{-1}）；T_j 表示第 j 次采集开始时刻，单位为秒（s）；T_{cal} 表示活度计测量的时刻，单位为秒（s）；$T_{1/2}$ 表示半衰期，单位为秒（s）。

b.将核素衰变校正后的每层计数率 $R_{CORR,ji}$ 相加，得到校正后的每根套管的计数率 $R_{CORR,j}$，再用回归法将数据按照以下公式拟合：

$$R_{CORR,j} \times \exp\left(-\mu_M \times 2 \times X_j\right)$$

式中：$R_{CORR,j}$ 表示第 j 次采集（即第 j 根套管）经衰减校正后的计数率，单位为每秒（s^{-1}）；$R_{CORR,0}$ 表示无衰减时的计数率，单位为每秒（s^{-1}）；μ_M 表示金属线性衰减系数，单位为每厘米（cm^{-1}）；X_j 表示累积套管壁厚度，单位为厘米（cm）。

可以通过改变金属衰减系数 μ_M 值，补偿少量的散射线。

c.系统灵敏度由以下公式计算：

$$S_{TOT} = \frac{R_{COR,0}}{A_{cal}}$$

式中：S_{TOT} 表示系统灵敏度，单位为每秒每贝克勒尔（s^{-1}. Bq^{-1}）；$R_{CORR,0}$ 表示无衰减时的计数率，单位为每秒（s^{-1}）；A_{cal} 表示 T_{cal} 时刻线源的放射性活度，单位为贝克勒尔（Bq）。

应重复测量偏离断层中心10 cm处的系统灵敏度。

（5）散射分数、计数丢失和随机事件

①模体组装和线源制作

a.散射分数测试模体是一个密度为（0.96±0.01）g/cm³的聚乙烯圆柱体，外径（203±3）mm，总长度（700±5）mm。在平行于圆柱体中轴、半径（45±1）mm处有一个放置线源的通孔。圆柱体由4段构成，测试时用中心轴和定位销将其组合。模体平行置于扫描床上，其中心在轴向和横向上应与PET扫描仪中心相差在5 mm以内。

b.^{18}F线源活度。放射性活度量应满足以下两个计数率的测量要求：

$R_{t,peak}$：峰值真事件计数率；

$R_{NEC,peak}$：峰值噪声等效计数率。

c.线源的初始活度为注射前注射器内的活度减去残留于注射器壁的活度。线源放入模体的通孔中，线源应靠近床方向放置。

此项测量常常使用高活度源，以此来超过与NECR峰值相对应的比活度。对于使用LSO晶体和LYSO晶体的设备，由于晶体的影响，过量放射性活度能够产生错误结果。

②数据采集处理

a.每次采集持续时间和采集时间间隔

断层数据采集的时间间隔应小于1/2个半衰期（$T_{1/2}$），每次采集的持续时间（$T_{acq,j}$）应小于1/4个$T_{1/2}$，总采集时间应保证真事件丢失低于1.0%。采集时间T_{acq}应包括探头旋转所需的时间。

b.每次采集计数量

为精确估算系统死时间计数丢失，应保证在计数丢失率和随机事件计数率两者均低于真事件计数率1.0%的情况下采集到足够的计数，每次采集至少达到500×10³计时的计数。另外，在峰值计数率附近应有足够频次的测量，以精确确定峰值计数率。设备制造商在仪器说明书中会提供测量的初始放射性活度、采集次数和采集持续时间等参数。

开始测量时，将相对高活度的源置于PET的视野中，待模体中的放射源经几个半衰期衰变后，开始定时测量。随着放射源活度衰变，随机事件计数率与真事件计数率的比率会下降，最终低于1.0%。此外，随着活度衰变，系统处理事件的效率也会得到改善，直到计数丢失可以忽略不计。因此，只要等待足够长的时间，所测得的事件计数率将有效地去除随机事件和系统处理造成的计数丢失的干扰。将此真事件计数率外推至较高活度水平，并将其与所测得的计数率进行比较，就可以估算出系统处于较高活度水平时的计数丢失。测量结果的精确度高度依赖于在低活度水平时采集足够的总计数以及在较低计数率状态下的重复测量。

③数据分析

测量数据的分析和报告有两种方法：

第一种方法要求测定随机事件计数率。随机事件计数率可以用延迟事件窗或单探头计数率计算。这种方法可以用计数率的函数来估算散射分数。对固有本底比较高，随机事件与真实事件计数率比无法达到1.0%以下的PET设备应优先采用此种方法。

第二种方法是针对不具备随机事件测量功能的PET系统检测。对于轴向视野小于或等于65 cm的设备，正弦图应包含所有的断层面；而对于轴向视野大于65 cm的设备，正弦图只要求包含中心65 cm视野内的断层面。所有数据均不做任何校正，如探头灵敏度变化、探头运动、散射和随机事件、衰减和死时间校正等。

如PET设备可以估算随机事件，则正弦图应包含总事件和随机事件，如不具有直接测量随机事件计数率功能的设备，则正弦图只需包含总事件。斜位正弦图是由每个单层正弦图经单层重组构成。

初步分析

对第j次采集的即时正弦图i进行如下处理：

a.将所有与模体中心的距离大于12 cm的像素值都置为0；

b.对于正弦图的每个投影角，找出最大像素值，再移动该投影，并将此最大像素值置于正弦图的中心像素。将所有角度投影相加即得出投影总和。

c.投影和中的像素值等于每个角投影中具有相同径向偏移的像素值的总和。

$$C(r)_{i,j} = \sum C\left(r - r_{\max}(\phi),\right)_{i,j})$$

式中：r表示投影图的像素数；ϕ表示正弦图中的投影角度；$r_{\max}(\phi)$表示投影ϕ中最大值像素的位置。

d.从投影和剖面曲线中获取正弦图中心左、右20 mm边缘处的像素计数值$C_{L,ij}$和$C_{R,ij}$（参见图6-8）；

e.散射事件和随机事件计数$C_{r+s,ij}$包括剖面曲线中心左、右两边20 mm宽带以外的像素计数和宽带中心梯形区域的像素计数。

f.总计数$C_{TOT,ij}$为投影和中所有像素计数的总和。

每一次采集j的平均活度$A_{ave,j}$也要计算。以后的分析取决于是否进行随机事件计数的估测。

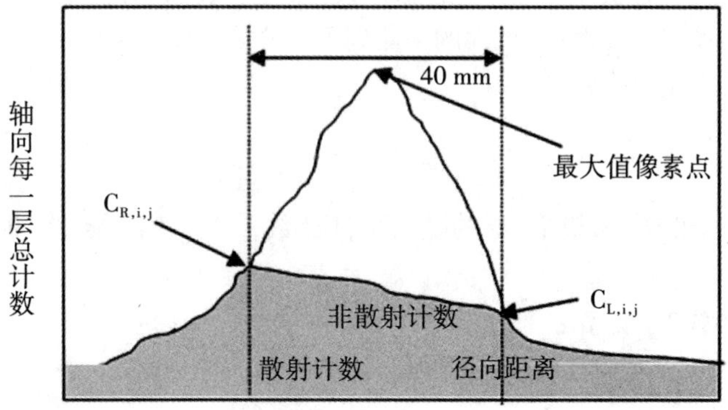

图6-8　40 mm宽区域内、外本底计数积分图

④分析计算

1）具有随机事件估测时的分析方法

随机事件正弦图中，置所有距模体中心12 cm以外的像素值为0。随机事件计数值为随机事件正弦图中剩余计数的总和。

a. 散射分数

i层每j次采集的散射分数$SF_{i,j}$按以下公式计算：

$$SF_{i,j}=\frac{\sum_{j}C_{r+s,i,j}-\sum_{j}C_{r,i,j}}{\sum_{j}C_{TOT,i,j}-\sum_{j}C_{r,i,j}}$$

式中：$C_{r+s,i,j}$表示第j次采集第i层的散射事件计数与随机事件计数之和；$C_{r,i,j}$表示第j次采集第i层的随机事件计数；$C_{TOT,i,j}$表示第j次采集第i层的总计数。

系统散射分数SF按以下公式计算：

$$SF_{j}=\frac{\sum_{i}\sum_{j}C_{r+s,i,j}-\sum_{i}\sum_{j}C_{r,i,j}}{\sum_{i}\sum_{j}C_{TOT,i,j}-\sum_{i}\sum_{j}C_{r,i,j}}$$

式中：$C_{r+s,i,j}$表示第j次采集第i层的散射事件计数与随机事件计数之和；$C_{r,i,j}$表示第j次采集第i层的随机事件计数；$C_{TOT,i,j}$表示第j次采集第i层的总计数。

b. 噪声等效计数率（NECR）。计算NECR步骤如下：

总计数率$R_{TOT,i,j}$的计算：

$$R_{TOT,i,j}=\frac{C_{TOT,i,j}}{T_{acq,j}}$$

式中：$C_{TOT,i,j}$表示第j次采集第i层的总计数；$T_{acq,j}$表示第j次的采集时间，单位为秒（s）。

真事件计数率$R_{t,i,j}$计算：

$$R_{t,i,j}=\frac{\left(C_{TOT,i,j}-C_{r+s,i,j}\right)}{T_{acq,j}}$$

式中：$C_{TOT,i,j}$表示第j次采集第i层的总计数；$T_{r+s,i,j}$表示第j次采集第i层的散射计数与随机事件计数之和；$T_{acq,j}$表示第j次的采集时间，单位为秒（s）。

随机事件计数率$R_{r,i,j}$计算：

$$R_{r,i,j}=\frac{C_{r,i,j}}{T_{acq,j}}$$

式中：$C_{r,i,j}$表示第j次采集第i层的随机事件计数；$T_{acq,j}$表示第j次的采集时间，单位为秒（s）。

散射事件计数率$R_{s,i,j}$计算：

$$R_{s,i,j}=\frac{C_{r+s,i,j}-C_{r,i,j}}{T_{acq,j}}$$

式中：$C_{r+s,i,j}$表示第j次采集第i层的散射计数与随机事件计数之和；$C_{r,i,j}$表示第j次采集第i层的随机事件计数；$T_{acq,j}$表示第j次的采集时间，单位为秒（s）。

噪声等效计数率$R_{NEC,i,j}$计算：

$$R_{NEC,i,j}=\frac{{R_{t,i,j}}^{2}}{R_{TOT,ij}}$$

式中：$R_{t,i,j}$表示第j次采集第i层的真事件计数率，单位为每秒（s^{-1}）；$R_{TOT,i,j}$表示第j

次采集第i层的总计数率，单位为每秒（s^{-1}）。

使用直接减去随机事件计数方法的系统应改为按以下公式计算每层i的$R_{NEC,i,j}$:

$$R_{NEC,i,j} = \frac{R_{t,i,j}^2}{R_{TOT,i,j} + R_{r,i,j}}$$

式中：$R_{t,i,j}$表示第j次采集第i层的真事件计数率，单位为每秒（s^{-1}）；$R_{TOT,i,j}$表示第j次采集第i层的总计数率，单位为每秒（s^{-1}）；$R_{r,i,j}$表示第j次采集第i层的随机事件计数率，单位为每秒（s^{-1}）。

系统总计数率为所有断层计数率的总和：

$$R_{TOT,j} = \sum_i R_{TOT,i,j}$$

式中：$R_{TOT,i,j}$表示第j次采集第i层的总计数率，单位为每秒（s^{-1}）。

$$R_{t,j} = \sum_i R_{t,i,j}$$

式中：$R_{t,i,j}$表示第j次采集第i层的真事件计数率，单位为每秒（s^{-1}）。

$$R_{r,j} = \sum_i R_{r,i,j}$$

式中：$R_{r,j}$表示第j次采集第i层的随机事件计数率，单位为每秒（s^{-1}）。

$$R_{s,j} = \sum_i R_{s,i,j}$$

式中：$R_{s,i,j}$表示第j次采集第i层的散射事件计数率，单位为每秒（s^{-1}）。

$$R_{NEC,j} = \sum_i R_{NEC,i,j}$$

式中：$R_{NEC,i,j}$表示第j次采集第i层的噪声等效计数率，单位为每秒（s^{-1}）。

2）无随机事件计数估测的分析方法

a. 散射分数

对于固有天然放射性可忽略的PET系统，散射分数可用最后一次的采集j'来估算。最后一次采集的计数丢失率和随机事件计数率低于真事件计数率1.0%。此时，随机事件计数可忽略不计，总计数$C_{TOT,i,j'}$中仅包含散射事件计数，总计数$C_{TOT,i,j'}$仅包含真事件计数和散射事件计数。

每一层的SF_i由j'采集（低活度）数据按照以下公式来计算：

$$SF_i = \frac{\sum_{j'} C_{r+s,i,j'}}{\sum_{j'} C_{TOT,i,j'}}$$

$C_{TOT,i,j'}$表示第j'采集的第i层总计数。

系统散射分数按以下公式由所有SF_i值加权平均求得，公式如下：

$$\mathrm{SF} = \frac{\sum_i \sum_{j'} C_{r+s,i,j'}}{\sum_i \sum_{j'} C_{TOT,i,j'}}$$

式中：$C_{r+s,i,j'}$表示第j'采集的第i层随机事件计数与散射事件计数之和；$C_{TOT,i,j'}$表示第j'采集的第i层总计数。

b. 噪声等效计数率（NECR）

计算NECR步骤如下：

总计数率$C_{TOT,i,j}$计算：

$$R_{TOT,i,j}=\frac{C_{TOT,i,j}}{T_{acq,j}}$$

式中：$C_{TOT,i,j}$表示第j次采集的第i层总计数；$T_{acq,j}$表示第j次采集时间，单位为秒（s）。

系统总计数率$R_{TOT,j}$计算：

对于每次采集j，每一层i的真事件计数率$R_{t,i,j}$，由以下公式计算：

$$R_{t,i,j}=\frac{\left(C_{TOT,i,j}-C_{r+s,i,j}\right)}{T_{acq,j}}$$

式中：$C_{TOT,i,j}$表示第j次采集的第i层总计数；$C_{r+s,i,j}$表示第j次采集的第i层随机事件计数与散射事件计数之和；$T_{acq,j}$表示是采集时间，单位为秒（s）。

系统真事件计数率$R_{t,j}$计算：

对于每次采集j，每一层i的随机事件计数率$R_{r,i,j}$，由以下公式计算：

$$R_{r,i,j}=R_{TOT,i,j}-\frac{R_{t,i,j}}{1-SF_i}$$

式中：$R_{TOT,i,j}$表示第j次采集的第i层的总计数率，单位为每秒（s^{-1}）；$R_{t,i,j}$表示第j次采集的第i层的真事件计数率，单位为每秒（s^{-1}）；SF_i表示第i层的散射分数。

系统随机事件计数率$R_{r,j}$计算：

对于每次采集j，每一层i的散射事件计数率$R_{s,i,j}$，由以下公式计算：

$$R_{s,i,j}=\frac{SF_i}{1-SF_i}R_{t,i,j}$$

式中：SF_i表示第i层的散射分数；$R_{t,i,j}$表示第j次采集的第i层的真事件计数率，单位为每秒（s^{-1}）。

噪声等效计数率$R_{NEC,i,j}$计算：

对于每次采集j，每一层i的噪噪声等效计数率$R_{NEC,i,j}$由以下公式计算：

$$R_{NEC,i,j}=\frac{R_{t,i,j}^2}{R_{TOT,i,j}}$$

式中：$R_{t,i,j}$表示第j次采集的第i层的真事件计数率，单位为每秒（s^{-1}）；$R_{TOT,i,j}$表示第j次采集的第i层的总计数率，单位为每秒（s^{-1}）。

可以直接进行随机事件计数减法运算的系统，每一层i的噪生等效计数率$R_{NEC,j}$由以下公式计算：

$$R_{NEC,j}=\frac{R_{t,i,j}^2}{R_{TOT,i,j}+R_{r,i,j}}$$

式中：$R_{t,i,j}$表示第j次采集的第i层的真事件计数率，单位为每秒（s^{-1}）；$R_{TOT,i,j}$表示第j次采集的第i层的总计数率，单位为每秒（s^{-1}）；$R_{r,i,j}$表示第j次采集的第i层的随机事件计数率，单位为每秒（s^{-1}）。

系统噪声等效计数率$R_{NEC,j}$为所有断层的$R_{NEC,i,j}$之和。

报告以下数值：

a）$R_{NEC,peak}$：噪声等效计数率峰值；

b）$a_{NEC,peak}$：达到$R_{NEC,peak}$时的比活度；

c）如果在测量中使用了随机事件计数的估测方法，应报告在峰值噪声等效计数率时的系统散射分数；如果在测量中未使用随机事件数估测方法，则只报告系统散射分数。

（6）计数丢失和随机事件校正精度

散射分数以及用于死时间计数丢失和随机事件计数率测量所采集的数据，也可以用来测量经死时间计数丢失和随机事件扣除校正后的净误差。将校正后的真事件计数率与从低计数率状态下采集数据推算得到的期望计数率进行比较，可以得到计数丢失和随机事件校正精度。此时假定低计数率状态的死时间和随机事件可以忽略，并在计算中使用了所有的校正。

①^{18}F源活度。制造商推荐测量所需的^{18}F初始活度。源活度应足以使真事件计数率达到50%死时间计数丢失，并可以测量以下两个参数：$R_{t,peak}$，真事件计数率峰值；$R_{NEC,peak}$，噪声等效计数率峰值。

②模体与线源布置。用放射性活度计精确测量测试用^{18}F放射源初始活度，并记录测试时间。将源试剂用水充分混合至线源体积约7 mL，然后注入长塑料管内，两端密封，制成长（700±5)mm均匀^{18}F线源。线源的初始活度为注射器内的活度减去残留于注射器壁的活度。线源放入模体的通孔中，线源应靠近床方向放置。

③数据采集。制造商在设备说明书中提供采集次数和采集持续时间等参数。

数据采集间隔小于$1/2T_{1/2}$，每次采集持续时间（$T_{acq,j}$）小于$1/4\ T_{1/2}$，采集总时间应使真事件计数丢失率低于总计数率的1.0%，随机事件率低于真事件率的1.0%。所有采集应是360^{o}断层，设备旋转，从而为数据采集提供完全、均匀的角度取样。

为了精确估算系统死时间计数丢失，应在计数丢失率和随机事件率两者均低于真事件率1.0%的情况下保证采集到足够的计数，每次采集至少达到500 k计数。

④数据处理与分析。轴向视野小于或等于65 cm的设备，重建所有层面。轴向视野大于65 cm的设备，只要求重建中心65 cm以内的层面。数据处理时要加死时间和随机事件校正，用标准方法重建图像，并报告所用方法。

a.计算平均活度$A_{ave,j}$，有效比活度$a_{eff,j}$，对所有断层重建图像i，计算每次采集j的平均活度$A_{ave,j}$。用平均活度$A_{ave,j}$除以实验模体容积（22000 cm^3），得出每一次采集j的平均有效比活度$a_{eff,j}$。

b.真事件计数$C_{ROI,i,j}$在重建图像每一层的横向视野中心画直径为数180 mm的圆形感兴趣区，计算每一次采集和每一断层的真事件计数$C_{ROI,i,j}$，计算公式为：

$$R_{ROI,i,j} = \frac{C_{ROI,i,j}}{T_{acq,j}}$$

式中：$C_{ROI,i,j}$表示第j次采集的第i层感兴趣区内的真事件计数；$T_{acq,j}$表示第j次采集的时间，单位为秒（s）。

c.外推真事件计数率$R_{\mathrm{Extr},i,j}$计算：当死时间和随机事件可忽略时，此时的活度与计数成比例，将曲线外推得外推真事件计数率$R_{\mathrm{Extr},i,j}$。为使统计涨落的影响最小化，$R_{\mathrm{Extr},i,j}$应由以下公式求得平均值：

$$R_{\mathrm{Extr},i,j}=\frac{A_{\mathrm{ave},j}}{3}\sum_{k=1}^{3}\frac{R_{\mathrm{ROI},i,j}}{A_{\mathrm{ave},k}}$$

式中：$A_{\mathrm{ave},j}$表示第j次采集的平均活度，单位为贝克（Bq）；$R_{\mathrm{ROI},i,j}$表示第j次采集的第i层感兴趣区内的真事件计数率，单位为每秒（s^{-1}）；$A_{\mathrm{ave},k}$表示第k次采集的平均活度，单位为贝克（Bq）。$k=1$为最低活度时的采集。

d.残余相对计数率误差$\Delta r_{i,j}$百分比：用以下公式计算断层i第j次采集的残余相对计数率误差$\Delta r_{i,j}$百分比：

$$\Delta r_{i,j}=\left(\frac{R_{\mathrm{ROI},i,j}}{R_{\mathrm{Extr},i,j}}-1\right)\times 100\%$$

式中：$\Delta r_{i,j}$表示第j次采集的第i层相对计数率误差；$R_{\mathrm{ROI},i,j}$表示第j次采集的第i层感兴趣区内的真事件计数率，单位为每秒（s^{-1}）；$R_{\mathrm{Extr},i,j}$表示第j次采集的第i层的外推真事件计数率，单位为每秒（s^{-1}）。

⑤结果报告

用列表方式给出各断层每次采集的相对计数率误差$\Delta r_{i,j}$和平均有效比活度$a_{\mathrm{eff},j}$。用直角坐标绘图画出相对计数率误差$\Delta r_{i,j}$与平均有效比活度$a_{\mathrm{eff},j}$的关系曲线，找出$\Delta r_{i,j}$最高和最低值。报告等于或低于$a_{\mathrm{NEC,peak}}$的$\left|\Delta r_{i,j}\right|$的最大值。

（7）图像质量、衰减和散射校正精度

①模体和放射性核素。本测试用放射性核素^{18}F，显像模体由以下4部分组成：

a.体模长度220 mm（大于180 mm），容积70000 mL，横截面类似成人躯干横断面（体厚230 mm，宽300 mm）

b.模体内有6个内径分别为10、13、17、22、28和37 mm的空心球插件，球壁厚度≤1 mm。所有球体的中心距离体模底板均为68 mm，以保证所有球体在轴向同一横断层上。所有球体的横断层位置应满足球体的中心距离模型中心的半径为5.72 cm。直径为17 mm的球应位于模型的水平轴上。

c.肺部衰减插件。模体中央有一个外径为（50±2）mm、壁厚4 mm、长度与体模轴向长度相等的圆柱体插件。插件内充填平均密度为（0.30±0.10）g/mL的低原子序数物质，模拟肺组织。

d.线源孔-用作散射因子、计数丢失和随机测量的实验模型（固体聚乙烯圆柱体中的线源）。

②模体准备和放射源布置。将模体中的本底活性浓度校正为5.3 kBq/mL（0.14 μCi/mL），总活度为370 MBq（10 mCi），相当于全身显像的注射剂量。如果制造商要求全身显像注射的剂量较低，则要使用相应较低的本底活度，报告中应注明制造商推荐的全身显像注射剂量。将最大的两个空心球（28 mm和37 mm）充满水，模拟冷区病灶，另外4个

小的空心球充满 ^{18}F 溶液，模拟热区病灶。热区病灶的活度为本底活性 n 倍，n=4或8。实验模体线源充填116 MBq（3.08 mCi）^{18}F 溶液，以产生等于本底活度的有效活性浓度，如模体中的本底活性较低，则线源也要用相应较低的活性。

将体模置于检查床上。体模在PET扫描的位置应满足：在轴向，所有球体的中心对应于PET扫描中心层；在横向，模型的中心与扫描的中心重合。调整体模的位置，使经过所有球体中心的平面与扫描中心层共面，其误差在3 mm以内。将实验模体线源的（70±5）mm段灌满放射性溶液后，插入直径为6.4 mm的孔中，再将该模型置于体模的顶端，并与之邻接，使得超出扫描视野外的活性接近临床显像情况。

③数据采集。数据采集时间以模拟全身扫描来确定，总长为100 cm的轴向显像长度，应在60 min以内完成扫描。扫描过程中，检查床的每次步进小于轴向视野的长度。扫描时间包括发射和透射扫描两部分。每一床位发射和透射扫描的总采集时间由以下公式计算：

$$x = \frac{60\,\text{min}}{D} \times s$$

式中：D 表示轴向距离，等于100 cm；S 表示轴向步长，全身显像过程中，每床位移动的距离，单位为厘米（cm）。

也可使用其他的显像时间和扫描长度，如60 min，50 cm。由于每次显像的计数有限，建议重复3次采集以提高结果的可靠性。报告中要同时报告发射和透射扫描的采集时间以及总的轴向显像距离，单位为毫米（mm）。重复显像的持续时间应做核素衰变校正。

④数据处理。将采集的全身显像数据做全视野图像重建，并使用所有校正。重建条件和参数应用制造商推荐的标准参数（如图像矩阵大小、像素大小、层厚、重建算法、滤波器、平滑方法等）。报告中应注明所使用的重建参数。

⑤ 数据分析

a.图像质量

选冷区和热区球体中心横断面对比度最好的横断图像做图像质量分析，该层面适用所有的球体。可用动态观察横断层面影像选择最佳图像。最佳横断图像的标准是所有冷区和热区球体具有最高的对比度。在每一个冷区和热区图像上画圆形感兴趣区，其直径应尽可能接近被测量球体的内径。所用感兴趣区分析工具应考虑到“部分像素效应”，并使其移动误差小于1 mm。

在模体的球体中心层面，画与上述感兴趣区大小相同的本底感兴趣区。此外，还要在同一层面上画12个37 mm直径的本底感兴趣区。所有感兴趣区距离体模边沿15mm，且各感兴趣区与球体之间的距离不小于15 mm（如图6-10所示）。然后，在这些区域上画直径分别为10、13、17、22和28 mm的同心圆。12个中心层面的本底感兴趣区还要复制到邻近中心层面两边各1 cm、2 cm的4个层面上。因此，每一种直径大小的本底感兴趣区共60个，每层上有12个本底感兴趣区。在重复扫描中，所有感兴趣区的位置都应该是相同的。

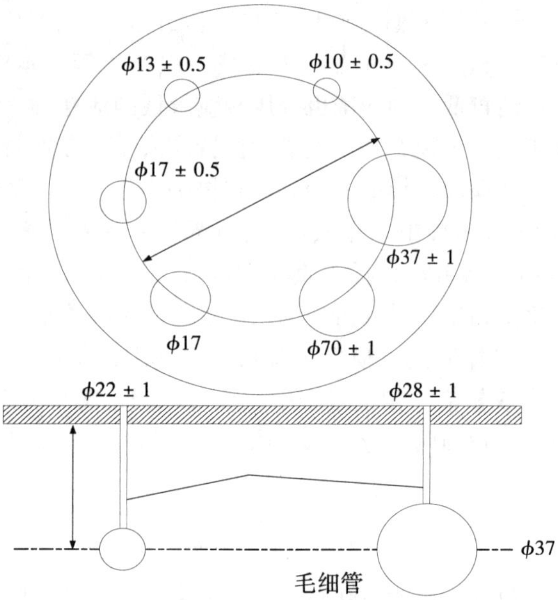

图6-9　带有空心球的体模插件

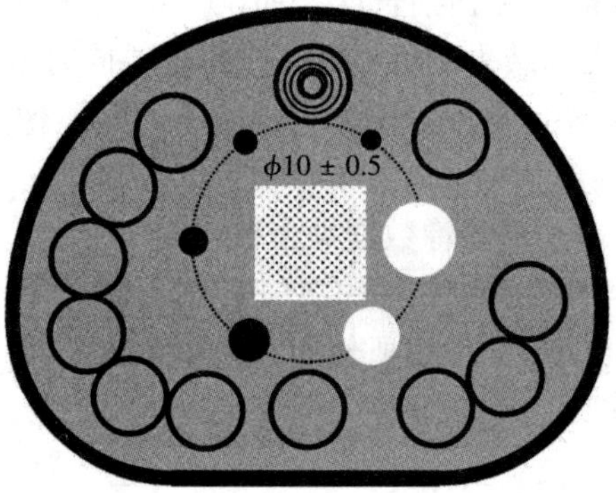

图6-10　用作图像质量分析的本底感兴趣区分布

记录每一个本底感兴趣区内的平均计数。每一个热区球体j的对比度百分数$C_{H,j}$由下式计算：

$$C_{H,j} = \frac{\left(C_{H,j} / C_{B,j}\right) - 1}{\left(a_H / a_B\right) - 1} \times 100\%$$

式中：$C_{H,j}$表示球体j的感兴趣区的平均计数；$C_{B,j}$表示球体j本底感兴趣区计数的平均数；a_H表示热区球体的活度，单位为贝克（Bq）；a_B表示本底活度，单位为贝克（Bq）。

每一个冷区球体j的对比度百分数$Q_{C,j}$由下式计算：

$$Q_{C,j} = \left(1 - \frac{C_{C,j}}{C_{B,j}}\right) \times 100\%$$

式中：$C_{C,j}$表示球体j的感兴趣区的平均计数；$C_{B,j}$表示球体j本底感兴趣区的平均计数。

球体j本底变化的百分比N_j由下式计算：

$$N_j = \frac{S_j}{C_{B,j}} \times 100\%$$

式中：S_j表示球体j本底感兴趣区计数的标准差；$C_{B,j}$表示球体j本底感兴趣区的平均计数。

S_j由下式计算：

$$S_j = \sqrt{\sum_{k=1}^{k} \frac{\left(C_{B,i,k} - C_{B,i}\right)^2}{(K-1)}}$$

式中：$C_{B,i,k}$表示第k个本底感兴趣区内的计数；$C_{B,i}$表示球体j本底感兴趣区的平均计数；K表示本底感兴趣区的数量，本测量K=60。

b.衰减和散射校正的精确性

在肺部插件图像中心画直径（30±2)mm的圆形感兴趣区，记录每一层感兴趣区内的平均计数$C_{lung,i}$。在本底感兴趣区位置上画12个直径（30±2)mm的圆形感兴趣区，记录每一层感兴趣区的平均计数$C_{B,i}$。

按照下式计算每一层的相对误差百分数$\Delta C_{lung,i}$。

$$\Delta C_{lung,i} = \frac{C_{lung,i}}{C_{B,i}} \times 100\%$$

式中：$C_{lung,i}$表示肺部插件感兴趣区的平均计数；$C_{B,i}$表示本底感兴趣区的平均计数。

上述指标可以用来估量散射和衰减校正的残留误差。

⑥结果报告。报告以下参数：

a.填充体模的本底放射性浓度和制造商推荐的全身显像注射剂量。

b.采集参数：包括发射采集时间、透射采集时间、扫描床轴向步进距离和全身显像总长度。

c.重建方法：包括重建滤波、平滑方法、像素大小、图像矩阵、层厚和各种校正（如：散射、随机、衰减、死时间、衰变校正和归一化等）。

d.热球和冷球在两种活度比率时的对比度百分数和本底变化百分数。如果进行了多次重复显像，还应分别报告其平均值和标准差。

e.每一层的$\Delta C_{lung,i}$以及它们的平均值。

f.以上测量应对不同的活性比、通过球体中心的横断面和通过17 mm球体中心的冠状面分别显像。

第六节 SPECT性能检测模体

一、适用范围

本仪器适用于SPECT质控检测（图6-11）。

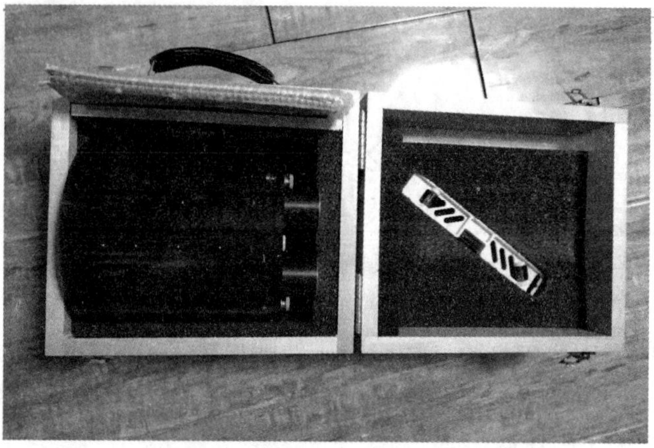

图6-11 SPECT性能检测模体

二、操作方法

（一）测试前准备

（1）测试前准备放射试剂（测试时间为1 d）。
（2）SPECT系统性能检测以下参数：
①固有空间分辨率及固有空间非线性；
②固有非均匀性和固有能量分辨率；
③系统平面灵敏度；
④系统空间分辨率；
⑤全身平面空间分辨率；
⑥断层空间分辨率；
⑦固有计算率特性（最大计数率）。
注：应尽量避免重复劳动/受辐照，节省试剂，提高效率，降低受照剂量，

（二）固有空间分辨率及固有空间非线性

使用铅栅模体测试SPECT系统的固有空间分辨率及固有空间非线性。
1.探头准备
①卸下探头准直器，安装探头保护板；

②将两个探头位置变为L形（最好变为水平位），且一个探头（探头1）面向上，并移动到最低位置。

2.放置铅栅模

将X方向铅栅模体（模体中的狭缝垂直于探头旋转轴）放置在探头1上面。

3.准备 ^{99m}Tc 源

按模体使用说明书中描述进行，源活度200～800 MBq（5～20 mCi），放射源置于距离探头表面中心1.5 m以上的位置。

4.采集及数据提取

①启动一个静态采集程序，命名为："slitxd1"，对探头1进行数据采集。采集条件：ZOOM=1，能窗±10%，采集矩阵512×512，计数率< 30 kcps，采集总计数40 M。

②采集结束后，将图像以DICOM格式备份到光盘或U盘，并注明名称"slitxd1"，用于下一步分析处理。

5.更换铅栅模体

将Y方向铅栅模体（模体中的狭缝平行于探头旋转轴）放置在探头1上面。

6.重复采集及数据提取步骤

采集结束后，将图像以DICOM格式备份到光盘或U盘，并注明名称"slityd1"，用于下一步分析处理。

7.重复上述步骤对探头2进行测量

采集结束后，将图像以DICOM格式备份到光盘或U盘，并注明名称"slitxd2"和"slityd2"，用于下一步分析处理。

（三）固有非均匀性和固有能量分辨率

1.探头准备

①卸下探头准直器，安装探头保护板。

②将两个探头位置变为"L"形，且探头1垂直，并移动到最低位置。

2.准备 ^{99m}Tc 源

①按模体使用说明书中描述进行。

②放射源应置于距离探头表面中心至少5倍于视野最大线径的位置上。

3.采集及数据提取

①启动一个静态采集程序，名称命名为"unifd1"，对探头1进行数据采集。采集条件：ZOOM=1，能窗20%，采集矩阵256×256，计数率<30 kcps，光电峰道累计计数≥10 k，采集总计数16 M。

②采集结束后，将图像以DICOM格式备份到光盘或U盘，并注明名称"unifd1"，用于下一步分析处理。

③记录系统界面上自动显示的能谱曲线图和能量分辨率。

4.重复上述步骤对探头2进行测量

①旋转探头，使探头2垂直，并移动到最低位置。

②重复"采集及数据提取"步骤，但将名称改为"unifd2"。

（四）系统平面灵敏度

1.安装准直器

两个探头安装低能高分辨率准直器。如果配备有低能通用准直器，则两种准直器分别测试。

2.平面源准备

按模体使用说明书中描述进行，源活度20～80 MBq（1～2 mCi），准确测量和记录注入模体内的放射试剂的活度和测量时间。

两个探头距模体均为10cm。

3.采集及数据提取

启动一个静态采集程序，命名为“senst”，对两个探头同时进行数据采集。采集条件：ZOOM=1，能窗20%，采集矩阵256×256，采集时间300 s。精确记录开始采集的时间。

记录每个探头的总计数，用于下一步的数据处理。

（五）系统空间分辨率测试

1.安装准直器

两个探头安装低能高分辨率准直器。如果配备有低能通用准直器，则两种准直器分别测试。

2.双线源准备

按模体使用说明书中描述进行，源活度80 MBq（约2 mCi），1 mL左右。

3.模体放置

用床上支架将模体固定到两探头中心位置，使双线源的方向垂直于探头旋转轴（X方向），并使两个探头距模体均为10 cm。

4.采集及数据提取

①启动一个静态采集程序，名称命名为“sysresx”，对两个探头同时进行采集。采集条件：ZOOM=1，能窗20%，采集矩阵512×512，计数率<30 kcps。每个探头总计数设为1 M。

②采集结束后，将图像以DICOM格式备份到光盘或U盘，并注明名称“sysresx”，用于下一步分析处理。

5.重复“采集及数据提取”步骤对Y方向进行测量

①用专用支架（建议用厚轻质硬泡沫塑料板）将模体固定在两探头之间的中心位上，使线源的方向平行于探头旋转轴（Y方向），并使两个探头距模体均为10 cm。

②重复“采集及数据提取”步骤，但将名称改为“sysresy”。

（六）全身平面空间分辨率

1.安装准直器

两个探头安装低能高分辨率准直器。如果配备有低能通用准直器，则两种准直器分别测试。

2.双线源准备

按模体使用说明书中描述进行，在注射器中准备1 mL左右 80 MBq（约2 mCi）^{99m}Tc

溶液。

3.模体放置

将模体置于扫描床的中部，线源的方向垂直于扫描床运动方向（X向），使其中一条线源位于扫描床的中心，并使两个探头距模体均为10 cm。

4.采集及数据提取

（1）启动一个全身扫描采集程序（例如骨扫描程序），命名为“WBresx”，两个探头同时进行采集，扫描过程中使两个探头始终保持与模体的距离为10 cm。采集条件：ZOOM=1，能窗±10%，采集矩阵256×1024，扫描长度设为195 mm，扫描速度为15 cm/min。

（2）采集结束后，将图像以DICOM格式备份到光盘或U盘，并注明名称“WBresx”，用于下一步分析处理。

5.重复上述步骤对Y方向进行测量

（1）将模体置于扫描床的中部，线源的方向平行于扫描床运动方向（Y方向），使其中一条线源位于扫描床的中心，并使两个探头距模体均为10 cm。

（2）重复“采集及数据提取”步骤，但将名称改为“WBresy”。

（七）断层空间分辨率

1.安装准直器

两个探头安装低能高分辨率准直器。如果配备有低能通用准直器，则两种准直器分别测试。

2.点源准备

用0.1 mL放射性浓度（比活度）大于2 GBq/mL（约50 mCi/mL）的^{99m}Tc溶液制作各方向长度不大于1 mm的点源（约50 μCi，放射性浓度越低，采集需要的时间越长）。将点源用固定支架固定在探头视野中心旋转轴上。

3.采集及数据提取

（1）启动一个断层采集程序，命名为“tomoresx”。采集条件：能窗±10%，采集矩阵128×128，计数率计<30 kcps，每旋转3°采集1帧，每帧采集计数3 k，旋转半径设为(15±5)cm。

（2）采集结束后，重建图像。重建算法：滤波反投影法，RAMP滤波。将重建后的横断层图像（transverse）数据以DICOM格式备份到光盘或U盘，并注明名称“tomoresx”，用于下一步分析处理。

（八）固有计数率特性（最大计数率）

1.探头准备

（1）卸下两个探头准直器，安装探头保护板。

（2）将两个探头位置变为“L”形，且探头1垂直，并移动到最低位置。

2.准备^{99m}Tc源

按模体使用说明书中描述进行，源活度40～80 MBq（1～2 mCi），放射源应置于探头表面中心垂直线水平位置，距离所检探头表面1.5 m左右。

3.采集及数据提取

（1）启动一个静态采集程序，采集条件：ZOOM=1，能窗20%，采集矩阵256×256。

（2）开始对探头进行采集后，由远至近移动源夹持器，观察系统计数率的变化。计数率应是由低到高，再由高到低。记录计数率最高值，并重复一次上述过程，确认计数率最大值。

（3）改变探头“L”形方位，变为探头2垂直，并移动到最低位置。重复上述操作，采集探头2的最大计数率值。

（4）记录系统2个探头的最大计数率值。

第七节　451B型电离室巡测仪

451B型电离室巡测仪是一种手持式、电池供电的仪器，如图6-12所示，是为测量辐射能量超过4 MeV的α射线、7 keV的γ和X射线，以及辐射能量超过100 keV的β射线，采用最新的CMOSC（微处理器）和LCD（液晶显示器）技术而设计的。451B型电离室巡测仪的外壳由高强度的ABS塑料构成。密封垫隔离了装置外部的湿气，并且对内部零件起到了保护作用。451B型电离室巡测仪读数包括2种：有效零位、1/2位数字显示和100小格模拟显示。模拟显示包括一个全量程段和五个分量程段，每段有20组。保持读数指针位于刻度处，刻度盘的各主段显示测量单位与该量程段相符合。测量单位为数显后面。当仪器在低电压或保持状态运行时，低电压（LOW BAT）和保持（FREEZE）会出现在显示屏上。控制部分由一个电源开关按钮和一个状态按钮组成。该装置具有自动测量和自动调零功能。当周围光线亮度低时，背景灯自动开启。在仪器的后面装有2节9 V电池，可以连续工作200 h以上。440 mg/cm² 酚醛树脂β防护板也可以为光子测量提供平衡厚度，并保护设备的聚酯薄膜窗。

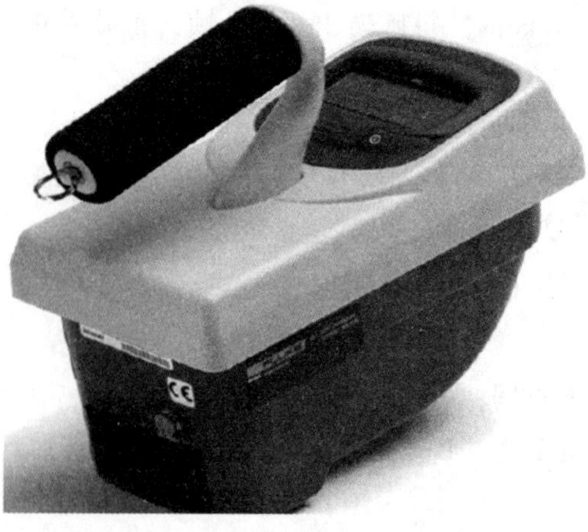

图6-12　451B型电离室巡测

一、主要技术参数

（1）可检测的辐射：超过4 MeV的α射线，超过100 keV的β射线和超过7 keV的X/γ射线。

（2）操作量程：

451B：0～5 mR/h、0～50 mR/h、0～500 mR/h、0～5 R/h、0～50 R/h；

451B-DE-SI：0～50 μSv/h、0～500 μSv/h、0～5 mSv/h、0～50 mSv/h、0～500 mSv/h。

（3）准确度：任何量程下10%～100%之间读数的准确度在±10%之内，能响除外（校正源是^{137}Cs）。

（4）探测器：容积为349 mL的气体电离室，电离室壁密度为246 mg/cm^2；电离室窗密度为1.7 mg/cm^2，厚度为0.025 mm。仪器壁上涂有石墨薄层传导。其集电压为-63 V。电离室通过干燥剂通风。451B-DE-SI型设备为了使获得的能量响应与按照ICR4-47的要求进行的$H^*(10)$的测量相符，已经在后壁、侧壁面积的38%，以及β防护板涂上铝薄层。

（5）初始时间：初始时间少于1 min。

（6）响应时间：分段量程的10%～90%剂量率测量响应时间为：

451B：0～5 mR/h内8 s，0～50 mR/h内2.5 s，0～500 mR/h内2 s，0～5 R/h内2 s，0～50 R/h内2 s。

451B-DE-SI：0～50 μSv/h内8 s，0～500 μSv/h内2.5 s，0～5 mSv/h内2 s，0～50 mSv/h内2 s，0～500 mSv/h内2 s。

注意：即时剂量率曝光最高限值为50 R/h（0.5 Sv/h），包括但不仅限于脉冲场。

（7）精度：10%以内。

（8）显示读数：液晶显示器可以显示包含不变标度的模拟读数和数字读数。模拟读数：该条形图包含100个单元，长6.35 cm，条形图被分为5大格，每格下方有各量程的数字相对应。数字显示：根据仪器的操作量程，有一个有效0位的2位数显示，测量单位位于数字显示器的右端。相应的乘数也出现在显示器的右端。单位如量程所示，可设计为R/h或Sv/h。

（9）环境：操作的温度范围-20～+50 ℃，相对湿度范围0～100%，无凝结，地向性小于1%。

（10）尺寸：21.6 cm×1.3 cm×20 cm。

（11）电源：2节9 V电池，可连续工作200 h。3节Li电池，提供63 V的电离室偏差电压（预计10年寿命）。

（12）音频报警：通过软件进行设置，全刻度的1%为梯度增量，可调范围1%～100%。

（13）温度传感器：在451B-DE-SI型设备里有一个温度传感器，对温度漂移进行弥补。由于压力和温度的影响，在空气密度变化的情况下，读数不受影响。

（14）校准源：型号450UCS，允许使用者对仪器进行校准，校准读数为1.0 mR/h（100 μSv/h）。

二、操作方法

（一）操作理论

451B型电离室巡测仪在关闭β防护板情况下，可测量能量范围为20 keV～2 MeV，剂量率以R/h（或Sv/h）为单位的γ和X射线；它也可以在打开防护板的情况下，用来测量能量范围为7～30 keV的X射线，以上测量均通过出厂标定。451B型电离室巡测仪在打开滑板时，可测量β射线但未标定其刻度。能够测量能量超过100 keV的β射线，双层薄窗总密度层为1.7 mg/cm^2。451B型电离室巡测仪也对能量超过4 MeV的α射线有响应。

液晶显示器以数字和模拟形式显示剂量率，同时量程倍增器数值也显示在刻度盘上。它是一个轻便的电子设备，需要有一个具有计算功能的微处理器使其运转。它可以在一个被称为四重的多路工作（转换）方式下运行。这种方式采用四个底板来提供显示器的128个要素。

微处理器执行数据的采集、平均并与存储的校准因数相乘，改变量程以及检查电池等功能，外加驱动LCD。在计算阶段，它处于低能耗的“睡眠”状态以保存电池的能量。微处理器从EEPROM中读取存储信息，并通过程序将其应用于校准和显示单位。当仪器处于关闭状态或未装电池时EEPROM仍能存储数据。数据能通过RS232端口进入EEPROM。

电离室的集电压大约为63 V，它来自5节使用寿命为10年的锂电池。仪器的所有内部电源均由9 V电池供给，可以从仪器的背面更换。

数字显示和模拟显示可以直接读取（表6.8），数字显示的更新时间间隔为1 s，接近于模拟读数的更新时间。模拟显示和数字显示通常显示不同的读数，因为条形图的更新比数字显示的快。当读数快速变化时观看模拟读数比较方便，而读取变化慢或静止的读数时则看数字显示。

数值可以以SI单位（Sv/h）显示。可以在订购时向厂家提出这个要求，或使用人通过RS 232端口对其进行更改。

模拟显示是一个数字式的呈现，被设计成线性模拟计来显示。

表6.8　量程和更新周期

量程	更新周期
50 R/h（500 mSv/h）	0.05 s
5 R/h（50 mSv/h）	0.1 s
500 mR/h（5 mSv/h）	0.1 s
50 mR/h（500 μSv/h）	0.15 s
5 mR/h（5011 Sv/h）	0.25 s

每个量程之间有20个条形。五个主量程的数值随着仪器的测量范围自动改变。例如，首要的主区域数值是1、10或100。其他次要的区域是0.05、0.5或5。数字读数和

模拟条形围的这种递增特性为在刻度盘的不同部分读取数据提供了更高的准确性。例如，在0～5 mR/h（0～50 μSv/h）量程内，相对于大于等于2.0的数字读数，从条形图上可以获得更精确的读数。对于小于2.0的数字读数，数字式读数则更为精确，因为它包含三个有效数字。在0～5 mR（0～50 Sv）的刻度上，规定的数字显示的精度只有超过0.20的读数才是精确的。

在量程转换电路中有一个小的组件，这样仪器在量程改变的临界值处可以保持刻度不变。校准仪器是非常重要的，不同量程的校准系数曲线是变化的，因为如果给定量程的校准低而下一个较灵敏量程的系数高就可能产生一个数据波动的情况。

除FREEZE之外，另一个可以出现在显示器上的信息就是LOW BAT。当LOW BAT信息出现时，应该在1 h之内更换电池。对于正常电离室偏压情况，显示器上显示HI。

固件程序包括三个主要部分：操作、通讯和监控。

固件的操作部分可以完成要求的所有控制功能，如读数、控制静电计和量程变化放大器、计算剂量率以及在LCD显示器上显示计算出的数值。另外，测得的数据被消除并以时间的指数形式被显示，它可以模仿一个普通的仪器显示上升和下降的时间。仪器量程的转换是自动完成的。如果检测到信号的增量很大，改变量程时会跨跃至较大的量程并快速获得新的读数。仪器不断地累积检测到的辐射信号并保存经过计算的数值以供操作者随时读取。操作者也可重新设置累积程序。

（二）操作方法

1.外部控制

仪器的两个外部控制钮：开/关按钮、状态按钮。

（1）开/关按钮

按下开/关按钮打开仪器，所有基本显示部分在显示屏出现，初始程序运行，程序的一部分包括读取EEPROM内的校正系数，如果该过程有误，那么错误代码（EI）也就会显示，仪器使用统一的校正系数。

模拟显示和数字显示的读数在仪器处于初始状态时是递减的。最初的读数通常在量程50 R/h（50 mSv/h）下出现并在40 s内通过较低的量程递减到一个小于0.5 mR/h（5 μSv/h）的读数。当显示器中基本显示部分关闭后，用户可以进入测量过程。

（2）状态按钮

在仪器未连接RS232的情况下，状态按钮有如下几种使用方法：

①模式转换。

②按状态按钮。

③连续按状态按钮进行模式转换。

④当显示器所有基本显示部分出现完毕后，松开状态按钮。

⑤在剂量率模式、最大值保持或累积剂量模式之间使用状态按钮切换仪器。

（3）累积剂量模式

累积状态在仪器开启30 s后运行。累积剂量只有当状态按钮被设置为切换剂量率/累积剂量按钮时才显示。如果在仪器30 s的初始化设置期间内按下状态按钮，显示器读数为“0”。当累计状态启动时，显示“0.0 μR（0.00 μSv）”。按要求切换状态按钮读取剂量率。将状态切换到累积剂量模式，重新测量累积剂量。按下状态按钮并保持5 s。显示清除，读数为“0.0 μR （0.00 μSv）”，曝光累积最高到999 R（9.99 Sv）。

（4）最大值保持模式

关机状态下，同时按住状态按钮和开/关按钮直到所有基本显示都出现在显示屏上，松开按钮，按状态按钮，FREEZE出现在显示屏右上方，此时为最大值保持模式，在此模式下操作，最大值以模拟显示出现，单位遵照此时的数字显示单位，读数时注意量程和单位。

模拟显示数值不会改变，直到退出最大值保持模式（按状态按钮切换）。而数字显示器将会一直显示当前的读数。巡测仪会在最大值保持模式下运行直到用户切换状态按键进入正常操作状态。

注意：如果获得的测量值超过报警阈值，显示单位将闪烁报警直到保持状态被取消。

2. 自检

当451B型电离室巡测仪第一次启动时，自检程序运行。在仪器自检过程中，显示固件版本和一个HI或LO的电离室偏压状态指示。注意：当电离室偏压显示LO时，仪器不能准确测量高剂量率。若通过自检，仪器将进入正常工作状态。若自检失败，仪器将继续处于显示仪器版本状态，需要与仪器厂家售后联系以便获得纠正措施。

三、维护保养

巡测仪很少需要维修，但需要进行一些定期检查，尤其是当仪器用于恶劣工业环境中时。对仪器执行校准之前，需要更换新电池

（一）日常清洁

不能将451B型电离室巡测仪或451B-DE-SI型电离室巡测仪浸湿。该仪器不防水，液体会损坏电路。仪器应保持清洁无灰尘和污染，可以用潮湿的布蘸取清洁剂或去污剂来擦拭表面。

（二）贮存

仪器在使用之前，最好储存在一个没有腐蚀性材料、温度和湿度没有较大波动且没有摆动或震动的环境中。该仪器储存之前，应该把两节9 V电池拿出来。在使用之前，检查干燥剂的状态。蓝色表示干燥剂是好的，而灰色则表示需要更换。

（三）更换电池

当显示屏上出现低电量提示信息时，仪器还可以工作大约6 h。为保证仪器按要求运行，建议在出现低电量提示信息后的1 h之内更换电池。一块电池可供仪器运行大约100 h，如果在更换电池期间仪器必须保持工作状态，允许每次更换一块电池。可以更换成普通的电池或碱性电池。

（四）更换离子电离室窗

（1）取出9 V电池，确保仪器在拆卸过程中保持关闭状态。

（2）从仪器外壳的顶部拆下4个螺钉。

（3）小心地从密封顶部和底部的厚垫上卸下外壳的底部。

（4）取下螺钉，并保持酚醛树脂的电离室盖始终在底部。

（5）利用欧姆表来确定更换聚酯薄膜片有传导性的一面。

（6）为了不将聚酯薄膜片弄皱，把新的薄膜放在电离室的顶部，并把有传导性的一面面向电离室。使用粘合剂把聚酯薄膜固定在酚醛树脂的电离室上。

（7）把聚酯薄膜有传导性的一面连接到电离室的有传导性的一边。

（8）聚酯薄膜上的褶皱可以使用热风枪来消除。不能使用过高的温度，否则聚酯薄膜可能会损坏。薄膜表面上小的波纹不会影响仪器的使用。把酚醛树脂的电离室放在底部。

（9）用在步骤（2）中卸下的4个螺钉紧固中间有密封垫的外壳的顶部和底部。

（10）装上9 V电池，要确保电池极性无误。

（五）更换外部的聚酯薄膜窗

（1）取出9 V电池，确保该仪器在拆卸过程中保持关闭状态。

（2）从仪器外壳的顶部拆下4个螺钉。

（3）小心地从密封顶部和底部的厚垫上卸下外壳的底部。

（4）取下损坏了的聚酯薄膜。更换时，把有传导性的一面朝上，使用适当的粘合剂固定。

（5）把聚酯薄膜有传导性的一面装在仪器外壳的里面。

（6）用在步骤（2）中卸下的4个螺钉紧固中间有密封垫的壳的顶部和底部。

（7）装上9V电池，要确保电池极性无误。

（六）更换高压电池板和干燥剂

仪器内部有提供63 V电压的Li电池，在拆卸和安装装备时要格外小心，以免损坏仪器或造成人身伤害。仪器里取出的干燥剂瓶，在50 ℃的温度下，把硅胶烘烤24 h使干燥剂再生。重新安装干燥剂。

（1）拆下9 V电池时，仪器处于关闭状态。

（2）从仪器外壳的顶部拆下4个螺钉。

（3）小心地从密封顶部和底部的厚垫上卸下外壳的底部。

（4）从电池装备上卸下4个螺钉和锁紧垫圈。

（5）更换3个21 V的电池，用分离焊接的方法卸下旧电池，然后把新的电池焊接在原位置上。

（6）用在步骤（4）中卸下的4个螺钉和锁紧垫圈将电池板固定到巡测仪上。

（7）用在步骤（2）中卸下的4个螺钉紧固中间有密封垫的外壳的顶部和底部。

（8）装上9 V电池，要确保电池极性无误。

第八节 BH3105型中子剂量当量仪

BH3105型中子剂量当量仪（图6-13）适用于核反应堆、核电站、核潜艇等核设施的中子辐射、中子测井、核废料处理、中子实验、核爆以及其他场合下的中子辐射剂量监测。仪器采用新的设计原理，即使用适当厚度载有镉棒的慢化体，实施对单位注量低剂量当量热中子即刻吸收：对慢中子边（热）化边吸收；而对单位注量剂量当量高的快中子基本上只慢化不吸收，一方面实现了仪器的生物等效探测，另一方面大大提高了仪器灵敏度。同时，由于等效生物效应的调节从一次性平面的吸收，改进为多层次三维空间的边慢（热）化边吸收的多参数调整方法，大大简化了能量响应调整的工作量，获得中子等剂量当量或中子生物等效效应。

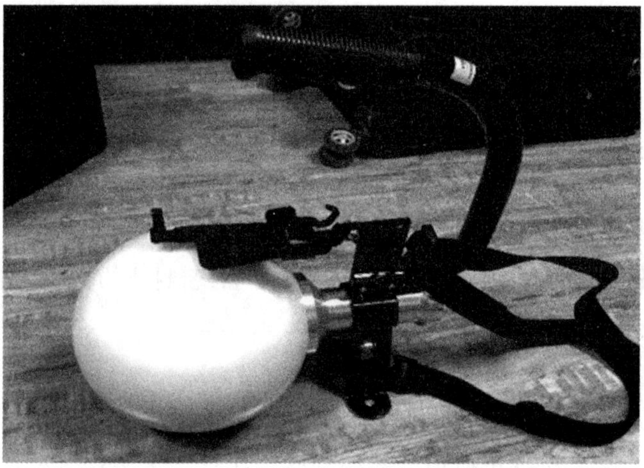

图6-13 BH3105型中子剂量当量仪

一、主要技术参数

（1）测量范围：≥5 cps/(μSv/h)。

（2）时间响应：20 s。

（3）测量范围：0.1 μSv/h～100.0 mSv/h。

（4）相对固有误差：-50%～100%。

（5）测量误差：≤±15%（典型值）。

（6）能量响应：热中子14 MeV。

（7）耐γ响应：由$^{137}C_S$源产生的10 mSv/h γ辐射场中，γ抑制比优于100∶1；附加误差≤±10%（对1 mSv/h）。

（8）角响应：仪器的测量值随辐射入射角相对于校准方向，在0°～±90°的变化≤±25%。

（9）质量：约8.5 kg。

（10）外形尺寸382 mm×200 mm×233 mm。

二、操作方法

（一）面板开关按钮功能

1.电源开关

用于打开或关闭仪器电源。

2.自检/工作开关

（1）自检：检查仪器计数系统是否正常工作，正常显示“1024”。

（2）工作：使仪器处于待测量状态。

3.启动按钮

在仪器正常供电情况下，按一下“启动”按钮，仪器先复位，3 s后开始计数，进行测量。

4.测量指示灯

指示仪器是否处于测量状态。

5.测量指示

仪器的4位数字液晶显示屏显示剂量当量率值。

6.计数率指示

发光管分4挡定性指示脉冲计数率大小。发光管亮灯的位数越多，表示计数率越高。

7.量程指示

发光管红灯亮表示液晶显示的中子剂量当量率单位为mSv/h；绿灯亮表示液晶显示的中子剂量当量率单位为μSv/h 。

8.蜂鸣器

（1）蜂鸣器“喽、喽”声响频率的快慢，表示脉冲计数率的大小。

（2）蜂鸣器连续长鸣表示电池电压低于规定值。

（二）操作步骤

（1）电源开关拨向“开”的位置。

（2）将“自检/工作”开关拨向“自检”的位置，按下“启动”按钮，仪器进行自检，正常时仪器显示为“1024”。

（3）将“自检/工作”开关拨向“工作”的位置，按下“启动”按钮，仪器开始测量，测量时间自动定时为20 s，仪器首先显示实际计数，随后单片机运算，剂量当量率量程发光管“红”或“绿”灯亮，仪器显示的测量结果即剂量当量率值，完成一个测量周期。再次按下“启动”按钮，仪器开始下一次测量。

（4）测量结束，关闭电源。

第九节　防护级X、γ射线剂量仪

防护级X、γ射线剂量仪是放射卫生防护测量中常用的仪器，一般都有测量剂量率和剂量两种功能。该类仪器具有灵敏度高、能量响应范围宽、质量小、功耗低等特点。目前，主要用于电离辐射本底研究、放射化学实验、医用X射线诊断、放射治疗和核燃料生产等放射工作场所防护检测。防护级X、γ射线剂量仪类型很多，本节主要介绍气体电离室探测器类型的防护级X、γ射线剂量仪，该类仪器由电离室、放大器、反馈网络、读数单元和电源等组成。

一、电离室结构和工作原理

（一）电离室结构

电离室（ionization chamber）是一种含有特定气体的密封电离探测器，通常分为脉冲电离室（计数电离室）和电流电离室（累计电离室）两大类，它们在结构上没有多大区别，外形相当于一个充气的密闭电容器，电极形状大多为平行板和圆柱形（见图6-14）。

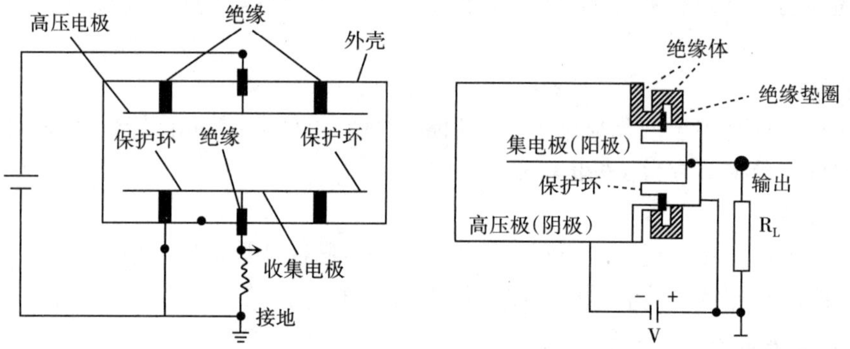

图6-14　平行板电离室和圆柱电离室结构示意图

（二）电离室工作原理

当电离室受到X射线或γ射线等辐射照射时，它里面的气体发生电离。在电离室的外壳和内部电极间加载一个直流电压，使电离形成的电离粒子在它们重新结合前分离，并采集它们。

到达电极的电离粒子通过获得或释放电子被不带电的气体原子还原，这个过程会在内部环路形成直流电流，并在外部电阻上形成电压下降。电离室可以被看作是一个恒定的直流发生器，它的电流输出量与内部气体电离率成正比。这些很小的电流通过电子线路运算放大，进而可以知道辐射场的辐射强度（图6-15）。

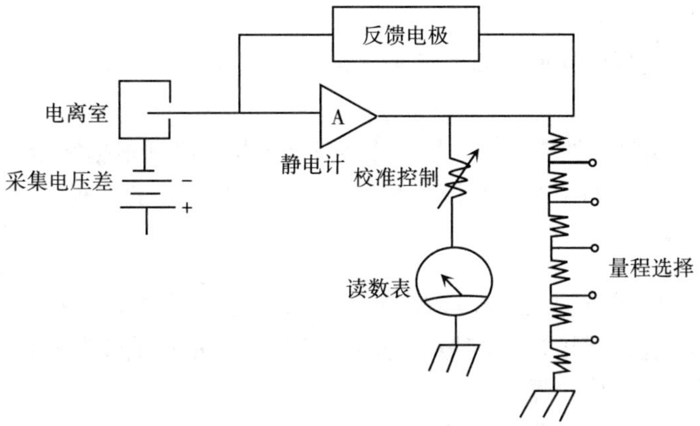

图6-15 防护级X、γ射线剂量仪工作示意图

二、仪器主要技术性能

（1）探测辐射类型：X射线、γ射线等。

（2）测量功能：辐射剂量率和累积剂量。

（3）探测器类型：空气电离室。

（4）测量范围及能量响应：不同厂家的仪器能量适应范围不同，选择仪器时应根据仪器测量的有效能量使用范围、辐射场的强度和所测核素的射线能量进行选择，应尽量选用能量响应好、灵敏度高、测量范围宽的仪器。

（5）响应时间：仪器的响应时间长短与辐射场的剂量高低有关。若要测量瞬时辐射场的剂量率（如X射线摄片工作场所剂量），则需选用响应时间短的仪器。现有速度可达毫秒量级的仪器，即使这样，目前对于X射线摄影的情况，仍需要延长曝光时间进行测量，否则仪器无法准确响应。

三、操作方法

（一）监测

按照国家标准监测方法或监测规范进行监测，无国标的可以参照以下原则进行监测：

1.测量位置

以放射工作人员的操作位置或活动场所为监测点或监测区域，一般将仪器放置在距离地面1～1.2 m高度进行测量，以对应人体站立和行走时所受剂量，为获得人体不同部位受照剂量，分别测量其相应部位；测量屏蔽物防护效果时，探测器在距离屏蔽物表面2 cm的整个面上做巡回测量。

2.辐射源

为真实反映人员的受照剂量，测量时应选取射线装置或密封源照射设备可正常运行的最高条件（如管电压、管电流、照射野面积等），或开放型放射性同位素工作场所在常规操作中使用的最大放射性活度条件。

3.探测器方向

测量时应使探测器的接收面垂直于射线的入射方向。

4.散射体

在进行场所监测时，如果是在模拟工作条件下测量，必须根据实际情况设置与实际工作状况等效的散射体，如用标准水模代替人体，用一定厚度的钢板代替被探伤工件等。

（二）操作步骤

不同型号的指针或防护级X、γ射线剂量仪大致有以下操作步骤：

（1）开机前检查仪器指针指示是否为零，按仪器指示正确安装电池。

（2）打开电源，预热仪器。

（3）转换量程开关至剂量，调节指针零点。

（4）在监测点根据预计的辐射剂量率大小，选择相应的量程，功能开关转至相应位置，待仪器读数稳定后即可获得监测点的辐射剂量。若不知道剂量率大小，可以从大剂量率量程开始测量，以防止仪器损坏。

（5）若辐射场是脉冲状态或强度多变，应使用仪器“剂量”功能测量。脉冲只是对X射线的发生器而言，对于其时间的影响非常小，所以无需将剂量率改成累积剂量测量方式。

（三）剂量估算

将仪器读数转换为当量剂量：

（1）以照射量率或照射量刻度的仪器读数为μR/h、mR/h或R/h，按照以下公式将其转化为人体的组织吸收剂量。

$$D=fX$$

式中：D表示监测介质内测量点的吸收剂量；X表示仪器读数；f表示转换因子，它是将照射量转换为吸收剂量的一个系数。

在X、γ射线防护监测中f可近似取1，这样仪器读数值就是相应单位的吸收剂量（或吸收剂量率）的数值。例如，仪器读数为10 μR/ h，其相应的吸收剂量率即为10 μGy/h。

（2）以吸收剂量率或吸收剂量刻度的仪器读数为μGy/h、mGy/h或Gy/h，按照以下公式将其转化为组织当量剂量率：

$$H=DQN$$

式中：H表示当量剂量率；D表示吸收剂量率；Q表示辐射权重因子；N表示其他修正因子的乘积。

对X、γ射线，Q=1，N=1，所以在数值上H=D，例如仪器读数为10 Gy/h，其相应的当量剂量率为10 μSv/h。

（3）评价标准：遵从实践的正当性和防护的最优化原则，结合工作时长，换算年剂量，按照国家标准规定的限值进行评价。

（四）仪器校准和注意事项

防护级X、γ射线剂量仪的校准和注意事项一般遵从以下原则：

1.校准

仪器须在达到规定的检定周期前送国家法定计量部门进行检定校准。

2.注意事项

（1）防止损坏电离室薄膜窗，防止电离室在使用中破损或被放射性物质污染。

（2）仪器不使用时应置于干燥器或带干燥剂的袋中存放，超过3个月不使用，必须拆去电池以免其腐蚀仪器。

（3）保持仪器清洁，可以用潮湿的布蘸取清洁剂或消毒剂擦拭去除仪器表面污物。

（4）如果仪器不能通过开机程序和操作测试，应首先检查电池和仪器主要线路，不得打开电离室。经拆卸的仪器在故障排除后，应在干燥条件下连续干燥4 h以上，按相反次序复原仪器，并经检定校准后方可再次使用。

（5）污染源测量及结果修正：用电离室仪器测量时，测量结果还需要对环境温度和气压进行修正，否则结果误差会较大。为此，需要配备现场测量的气压计和温度计，经过修正才能得出正确的测量结果。

第十节　环境级X、γ射线剂量仪

用于测量环境中的X、γ射线辐射剂量率（剂量）的剂量仪按工作原理可分为气体电离室探测器、固体电离室探测器、闪烁体探测器、热释光探测器等。涉及的现场仪器主要有美国的Alert、451P、Inspector系列，德国的GAMMA-SCOUT系列，芬兰的RDS系列，国产的FJ、FD系列等。这里重点介绍采用闪烁体探测器的国产FD系列。

一、原理与结构

（一）原理

1.闪烁计数器

闪烁计数器是利用射线与物质相互作用时的激发效应将不可见的X、γ射线转化为光信号而设计的，与气体电离室探测器相比，它有分辨时间短、探测效率高等优点，是目前使用广泛的核辐射探测器之一。

闪烁计数器主要由闪烁体、光电倍增管和电子仪器三部分组成，通常闪烁体、光电倍增管和前置放大器一起装在一个避光暗盒中，称为探头。

2.闪烁体

闪烁体是由在射线作用下能发射荧光的物质构成，通常分成无机闪烁体和有机闪烁体两类。无机闪烁体中常用的有银激活的硫化锌（ZnSCAg）、铊激活的碘化钠NaI(Tl)和碘化铯CsI(Tl)，有机闪烁体大都是苯环碳氢化合物。本节介绍的是采用铊激活的碘化钠NaI(Tl)作为闪烁体的环境级X、γ射线剂量仪的使用方法。

在核辐射探测器中，不同闪烁体具备发光光谱、发光效率、发光时间三个方面的特性。不同闪烁体的发光光谱与光电倍增管光阴极的光谱响应匹配，才能使更多的荧光光子转换成光电子；发光效率是闪烁体吸收的射线能量转化为光能的百分数；发光时间包括脉冲的上升时间和衰减时间。作为核辐射探测器的闪烁体除了具备以上的物理特性以外，还应有高的阻止本领、好的光学均匀性与透明度、耐辐照等优点。

3.光电倍增管

光电倍增管是一种光电转换电子器件，它的作用是将闪烁体发射的微弱光信号转变为放大的电信号，其外壳通常由玻璃制成，管的顶部是光阴极，它是光电转换部件，管中按一定方式排列的电极，称为打拿极，其余的依次为第二、第三打拿极。最后一个打拿极的后面是阳极，它是收集电子的部分，电流或电压信号通常从这里引出。管内各打拿极通过分压电阻加有依次递增的电压，使前一级来的电子得到加速并产生数量增值。图6-16为光电倍增管示意图。

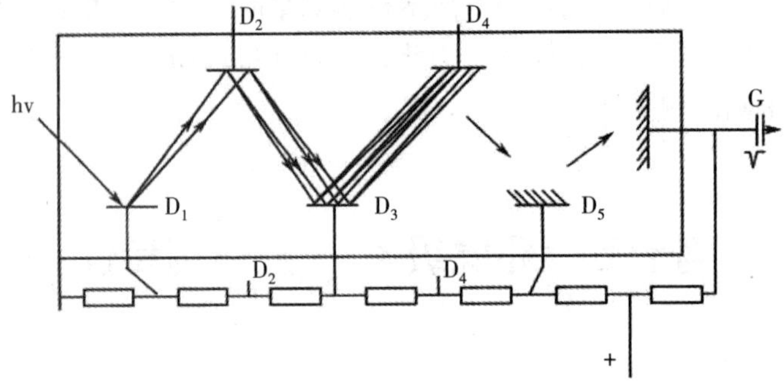

图6-16 为光电倍增管示意图

光电倍增管的主要特性如下：光阴极的光谱响应和灵敏度、放大倍数和阳极光照灵敏度、光电倍增管的时间特性、暗电流、稳定性。

4.环境级X、γ射线剂量仪的工作原理

当射线进入闪烁体后，使闪烁体的原子、分子电离和激发，受激的原子或分子退激时发出大量光子。光子照射到光电倍增管的光阴极上，通过光电作用产生数量不多的光电子。光电子受极间电场的加速射向第一打拿极，在打拿极上产生更多的次级电子，这些电子在各个打拿极以相同的过程增值，最终电子倍增10^5～10^8倍，被阳极收集，输出易被检测到的电流或电压脉冲信号。其幅度与被吸收的射线能量成正比，单位时间的脉冲计数与入射射线强度相关通过标定，可与辐射强度关联。用电子线路或特定的设备处理这些信号，从而完成测量过程，如图6-17。

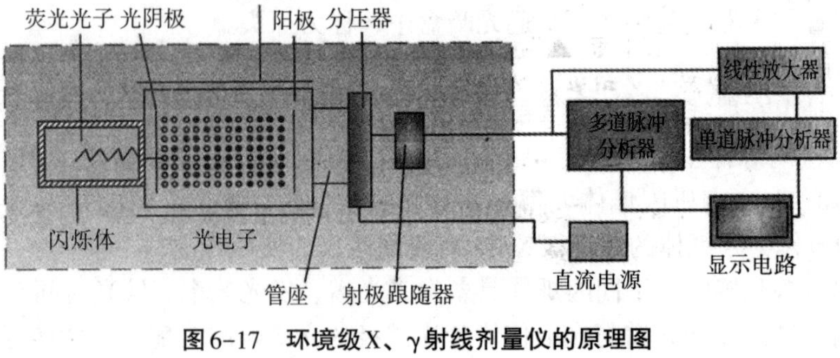

图6-17 环境级X、γ射线剂量仪的原理图

（二）结构

该类仪器主要由闪烁体、光电倍增管、脉冲放大电路以及信号显示及处理电路构成。

二、环境级X、γ射线剂量仪的参数和工作条件

（一）剂量仪的技术参数

探测器：ϕ30 mm× 25 mm，NaI(Tl）晶体。

灵敏度：350 cps/μSv。

能量响应：0.06～3.0 MeV。

测量范围：0.01～200 μSv/h。

读数显示：字符点阵式液晶显示。

测量建立时间：每秒显示一次，为当前3 s的测量平均值。

报警阈值：处理器内存预设，0.25 μSv/h，2.5 μSv/h，10.0 Sv/h，20.0 μSv/h四档。

测量精度：置信度95%时，一次读数，0～10.00 μSv/h时为≤5%，10～200.00 μSv/h时为≤±10%

仪器功耗：≤200 mW。

（二）剂量仪的工作条件

在10～50 ℃、相对湿度（在40 ℃下）为98%的极限环境条件下，仍能正常工作，其相对误差≤10%。

三、操作步骤

（一）开机前的准备

（1）开箱检查仪器外观有无损坏，探头与仪器连接是否正常。

（2）剂量仪电池装入时将电池盖旋开，核对安装极性，正确将1号电池装入。

（二）剂量仪的操作步骤

（1）按下电源开关键，仪器自检预热时间约5 min。

（2）按上键“▲”进入系统主目录后按右键“←”激活“剂量报警”选项，仪器进入报警阈值设定状态，仪器显示当前报警默认阈值为0.25μSv/h，可以在4个报警阈值中选择1个。

（3）按右键“←”键进入“希沃测量”状态进行测量，测量单位为μSv/h。结束测量按左键“→”键可返回主目录。

（4）在测量过程中，当测量值超过预设报警阈值时，仪器有声响报警提示。

（5）在测量过程中，检测人员做好原始数据的记录工作。

（6）测量完毕后，按下电源开关键，将仪器关闭。长期不使用时，应取出电池，旋好电池盖。

（7）测量完毕关机后，填写仪器使用记录。

（三）注意事项与常见故障

1.注意事项

（1）在使用和维护过程中严格按照仪器使用和维护手册的要求对仪器进行操作。

（2）根据不同的测量环境，做好检测人员个人防护工作（佩戴个人剂量计，穿铅防护服等），严格按照相关标准进行现场测量。如所测量的放射工作场所无标准可依据的，其监测方法及剂量估算可参考本章第九节“防护级X、γ射线剂量仪”相关内容进行。

（3）使用中的仪器每年应送计量部门检定。

（4）可为仪器配备参数源，用于检查仪器工作是否正常，特殊情况下还可以对仪器读数进行修正。

（5）建立仪器档案、操作程序、维护程序等技术性文件，并进行质量受控，做到专人专管专维护；仪器出现故障时严禁非专业人员进行维修，每次维修完成后，必须送计量部门检定合格后才能再次用于测量。

（6）为了保障仪器的正常运行，仪器存放与使用中应做到防潮、防酸碱、防撞击，运输携带途中避免剧烈震荡。

（7）仪器长期（超过1个月）不用时，必须将机内电池取出，以防电池泄漏而损坏仪器。

2.常见故障（表6.9）

表6.9 常见故障

故障现象	措施
无电源	确认电源开关不在“OFF”位置 电池是否装入 电池(若有)是否电量充足
开机后无自检现象	仪器连接线路是否正常 确认电源开关不在“OFF”位置 电池(若有)是否电量充足
没有读数	电路接头与闪烁体连接是否正常

第十一节 Catphan500性能模体

一、适用范围

本模体（图6-18）仅适用于CT机质控检测。

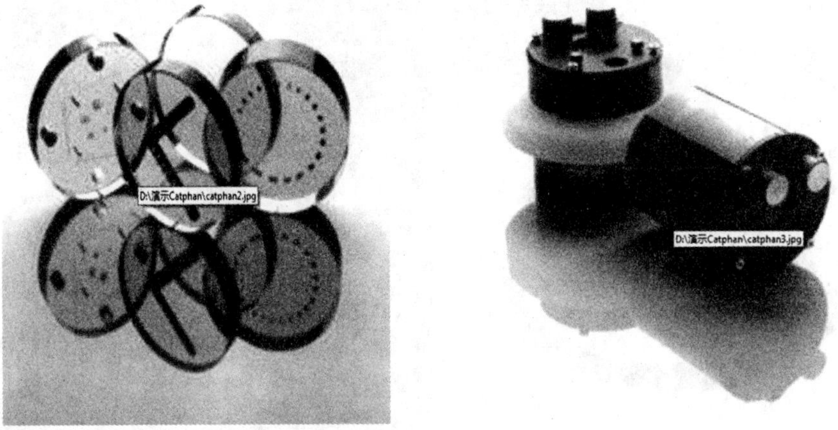

图6-18 Catphan500性能模体

二、模体简介

Catphan500性能模体包括四个检测模块。第一个模块CTP401：检测层厚、CT值线性与对比度标度；第二个模块CTP528：检测高对比度分辨力；第三个模块CTP515：检测低对比度分辨力；第四个模块CTP486：检测均匀性和噪声。各模块之间的距离见图6-19。

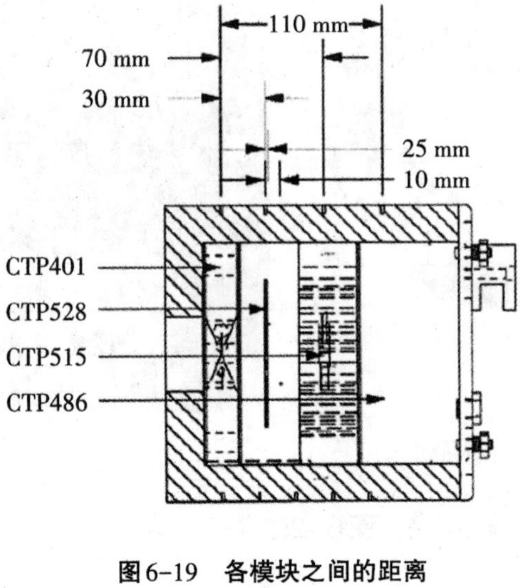

图6-19 各模块之间的距离

（一）CTP401模块（图6-20、图6-21）

模体直径15 cm，厚2.5 cm；内嵌两组23°倾角金属斜线（*X*方向、*Y*方向）和四个密度不同的小圆柱体，用于测量CT扫描层厚、CT值线性参数。

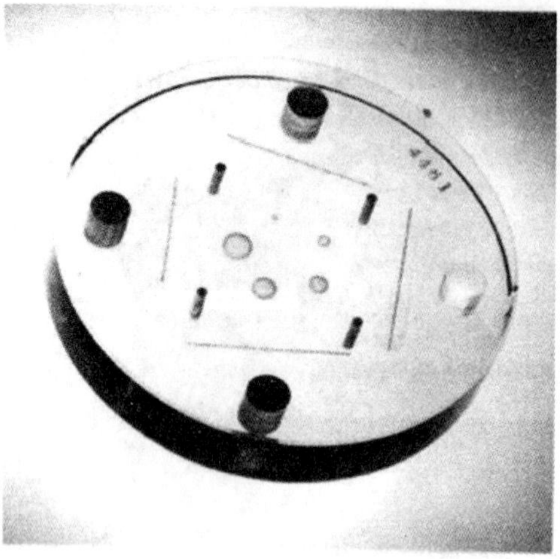

图6-20　CTP401模块

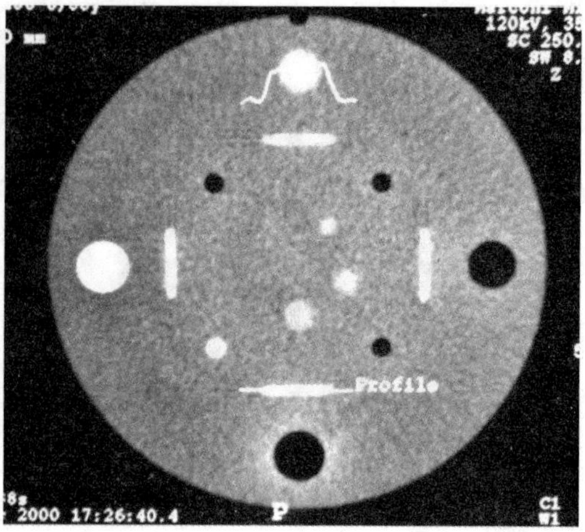

图6-21　CTP401模块的实际图像

（二）CTP528模块（图6-22、图6-23）

模体直径15 cm，厚4 cm；内嵌21组高密度材料组成的线对结构（放射状分布），用于测量CT机的空间分辨力，最高可测试到每厘米21线对。

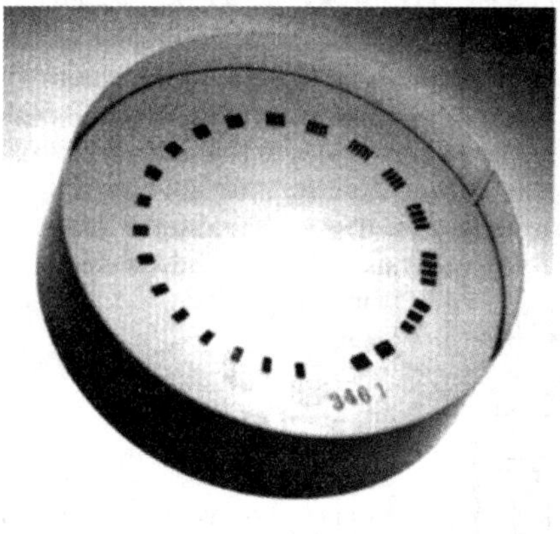

图6-22　CTP528模块图

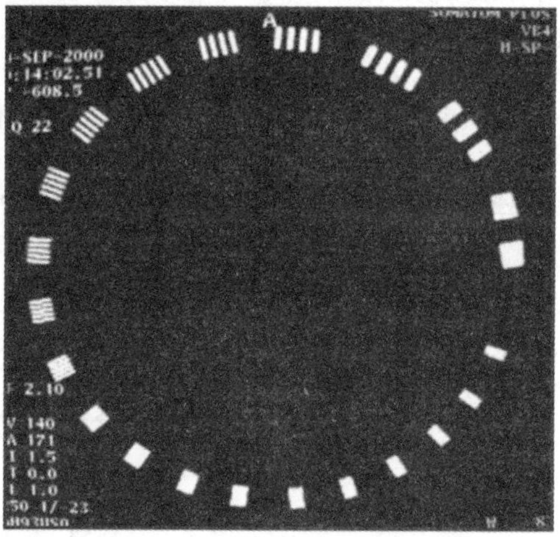

6-23　CTP528实际图像

（三）CTP515模块（图6-24、图6-25）

模体直径15 cm，厚4 cm。内嵌内外两组低密度材料形成的孔径结构（放射状分布）。内层孔阵：对比度0.3%、0.5%、1.0%；直径3、5、7、9 mm。外层孔阵：对比度0.3%、0.5%、1.0%；直径2、3、4、5、6、7、8、9、15 mm。用于测量CT机密度分辨力。

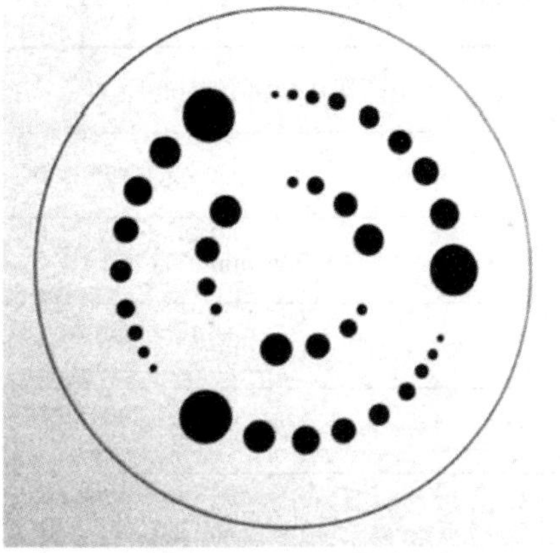

图6-24 CTP515模块

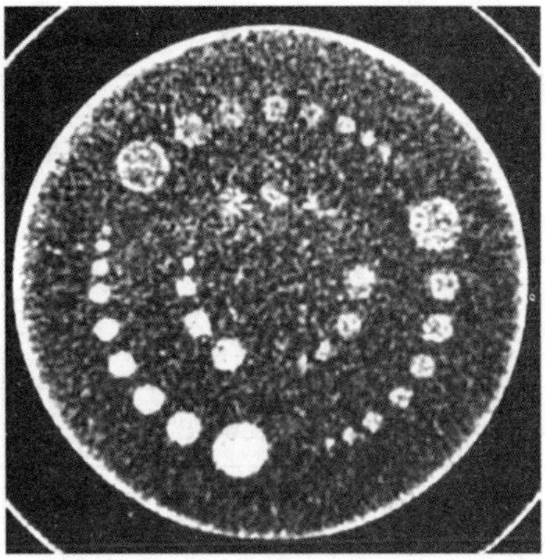

图6-25 CTP515实际图像

（四）CTP486模块（图6-26、图6-27）

模体直径15cm，厚5cm；内嵌固体均匀材料，“固体水”。用于测量CT机均匀性、噪声等参数。

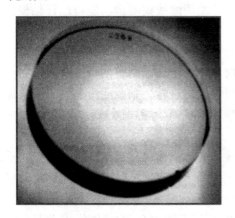

图6.26 CTP486模块

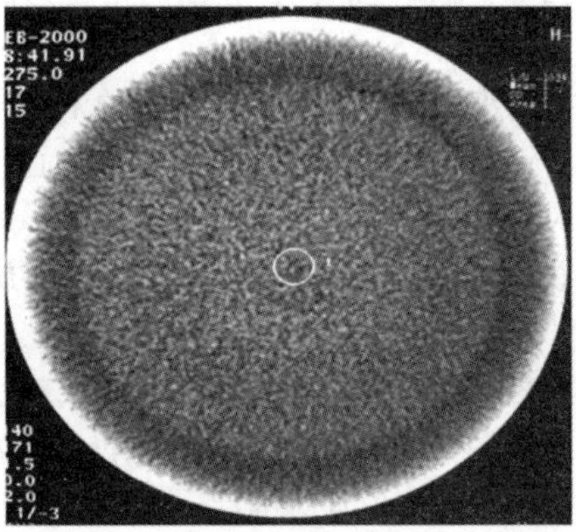

图6-27 CTP486实际图像

三、模体位置摆放

在检测过程中将Catphan500性能检测模体挂靠在包装箱上。将模体的包装箱放在病人诊断床上靠CT机一侧的末端，箱子上盖有合页一侧朝机架相反方向。将箱子直接放置在病人诊断床上，不能放在诊断床的床垫上。打开箱子，将盖子旋转至180°位置。将模体从箱子里拿出来，将其挂靠在箱子朝向机架的一侧。确保挂靠模体后箱子保持平衡，以防模体发生倾翻。用水平尺和调节螺母来调节模体的水平。模体调节水平后，沿着箱子的末端滑动模体，使模体顶部的中心定位点和CT系统X轴的激光定位线一致。用病人床的高度和标定指数，将第一个模块（CTP401断层几何模块）侧面和顶部的定位点对准CT系统的激光定位线。具体模体距离参数见表6.10。

表6.10 Catphan500检测模体距离参数

模 块	距离第1个部位中心距离
CTP401	
CTP528 21线对高分辨率模块	30 mm
CTP528 点源	40 mm
CTP515低对比度模块	70 mm
CTP486 成像一致性模块	110 mm

*Z*轴扫描位置可从扫描定位器上选择，通过层厚斜线将断层的中心定位于图像的十字交叉点。扫描第一部分模块（CTP401），并检查图像以确定位置对准是否正确。

四、模体位置摆放校准

通过评估第1模块（CTP401）的影像可判断模体的位置摆放和排列是否正确。这个模块包括4个金属丝斜面，斜面的角度为230°。使用滤线栅图像功能可以评估模体位置摆放是否正确。

正确对准图像，图像中心斜线的*X*、*Y*轴对称显示，模体位置正确。

顺时针斜线偏移图像，当斜线从中心顺时针均匀旋转，则表明模体进入机架太深。

逆时针斜线偏移图像，当斜线从中心逆时针均匀旋转，则表明模体进入机架太浅。

斜线不对称图像，当斜线的长度和旋转方向都不对称时，则表明*Z*轴方向没有对准。

如果扫描图像显示没有对准，应重新摆放，对准模体，然后重新扫描。如果重新对准位置后的图像和原来一样，显示没有对准位置，则表明CT系统的激光灯定位线需要调整了，一旦模体位置对准后，就可以进行检测了。

测量*Z*轴对准的精度，只需要测量斜线中心到模体中心和CT值样本的距离。将这个距离*A*乘以0.42，得到的结果是*Z*轴对准的精度。对于*X*轴和*Y*轴的精度，使用栅格功能去测量模体中心位置到扫描区域中心或得到中心像素的位置。定位器、导杆或查看界面的精度也可以进行检测。进行这个检测需要完成模体的定位扫描。在金属斜线的十字交叉点进行轴向扫描。扫描轴向切口，并按照上面的方法讨论不准确度。

五、检测方法

（一）扫描断层几何特性（层厚）

第1部分模块有两对230°金属斜线：一对平行于*X*轴；另一对平行于*Y*轴。这两对金属斜线用来测量层厚，可测量四条金属斜线中任何一条的半高宽（FWHM），然后将所测量的长度乘以0.42。

为了从图像上得到金属线的FWHM，需要知道金属线CT值的峰值及背景值。将CT的“窗宽”关到1或最小的设置。移动CT的“窗位”到金属斜线全部消失到只剩下一点的时候。在这个位置的CT“窗位”值将是所需要的峰值或者说最大值L_1。使用“感兴趣区”功能确定斜线周围区域的CT值即背景CT值L_2。使用上面的CT值，来得到半高宽值。

知道了CT的半高全宽值后，就可以测量斜线的半高宽了。将CT机的窗位设置为（L_1+L_2）/2，将窗宽设置为最小。测量金属线图像的长度，这就是我们需要的FWHM。将FWHM乘以0.42就得到了层厚。

（二）诊断床定位精度

扫描模块，然后将床向机架移动30 mm，再退出机架30 mm，再次扫描。斜线中心点在两幅图像中应处于同样的位置。

两个连续5 mm扫描层的示意图。L_1是第一个扫描图像中230°斜线上的中心点；L_2是第二个扫描图像中230°斜线上的中心点，则有：

$$0.42\times(L_1-L_2)=0$$

（三）CT值线性

环绕在金属层厚斜坡周围有4个高对比度CT值线性靶区。其中三个材料分别是特氟纶、丙烯酸和低密度聚乙烯（LDPE），第四个材料是空气。这些靶的CT值范围为+1000～−1000 Hu。定期检测这些CT值线性靶区的值可以提供一些有用的信息，指示CT机的性能变化。不同材料的CT值见表6.11。

表6.11　不同材料的CT值

材料名称	CT值
空气	−1000
聚甲基戊烯（PMP）	−200
低密度聚乙烯(LDPE)	−100
聚乙烯	−35
水	0
丙烯酸	120
聚甲醛树脂	340
特氟纶	990

（四）CTP528 21线对/厘米高分辨率模块

21线对/厘米高分辨率线对用于分辨率检测，它的分辨率量程从1个线对/厘米到21个线对/厘米。在21线对检测中，高分辨率线对的精度是+0.5线对，更低的线对检测中的精度更好。高分辨率线是用2 mm厚的铝片制成的，包裹在环氧树脂中。由于断层厚度选择关系，归一到平均体积大小，对比度水平将不同。

（五）CTP515低对比度模块

模块有外圈和内圈对比度靶块，外圈和内圈靶都有三种对比度水平：0.3%、0.5%、1.0%。

模体给定了靶块对比度的值，但是在检测CT机对比度性能前，需要重新确定靶块的实际对比度。测量感兴趣区得到实际的对比度，然后测量邻近的本底区域。对几个扫描区的测量值取平均值，确定靶块的实际对比度。同时，邻近背景区域对靶区的测量也是很重要的，因为“杯状”和“帽状”效应可导致各扫描区域之间的CT值不同。划定的感兴趣区不要太靠近边缘。感兴趣区的直径至少要有4×4个像素。因为低对比度测量存在“噪声”，所以应取多个扫描区域测量值的平均值。测量中要注意mAs的设置，因为随着X线曝光量的增加，光子量也将增加。利用在各种噪声水平下视觉能分辨的靶区尺寸来评估对比度细节曲线上的信息。在每组对比度里，所有靶的对比度都是来自同样单一的混合物，确保所有靶区的对比度是相同的。下式可用来将测量对比度和尺寸转换为其他规格的对比度和尺寸。

测量对比度×视觉能分辨出的最小靶直径=常数

内圈和外圈对比度为1.0%的靶材料一样，都来自同样的混合体。因为它们都来自一样的混合体，所以在内圈靶实际对比度的测量上，外圈靶可以用来确立对比度值。内圈靶的Z轴方向的长度是3、5和7 mm，直径分别为3、5、7和9 mm。内圈靶可见性的评估有助于理解CT机的不同螺旋成像设置，以及这些设置在低对比度的背景下是如何影响小物体的可见性的。

（六）CTP486图像均匀性模块

图像均匀性模块是一个均匀材质的模块。这种物质的CT值在标准扫描方案中，与水的密度的偏差在2%（20 HU）以内。典型的CT报告值为5～18 HU。这个模块用来测量CT机的空间均匀性、CT平均值和噪声。CT系统的精度由感兴趣区（ROI）内的CT平均值和相应的CT值标准偏差来衡量。这些测量值取自扫描区内不同地方。

设定同样大小的ROI区，分别测量均匀图像中心和周围上、下、左、右四个方向上给定的感兴趣区（ROI）内的CT平均值和CT值标准偏差。观察以前图像的数据变化和相关邻近区域的数据变化。

第十二节　CT剂量模体

一、　适用范围

本模体（图6-28）适用于CT质控及防护检测。

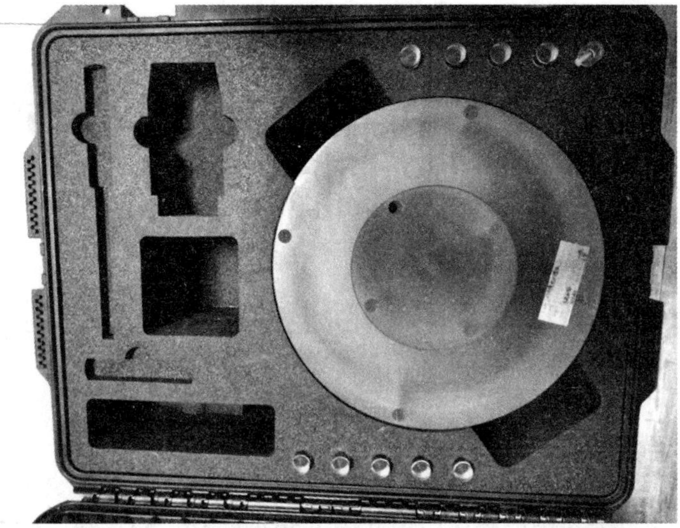

图6-28　CT剂量模体

二、模体简介

本剂量模体由两部分组成：头模和体模，头模嵌入在体模中。它们是由固体的丙烯酸组成，厚度为15 cm，直径分别为32 cm和16 cm。每个部分设置有五个探测器孔，一个在中心而另外四个分布在周围距边缘1cm处，间隔90°。内孔直径是1.31 cm。头模和体模都有五个丙烯酸棒用来堵住模体的五个探测孔。

该剂量模体用于对计算机X射线断层摄影设备的头部和身体扫描剂量进行检测。模体能分开每一个检测位置的剂量信息，当对切面进行测量时，系统允许使用者对名义上的断层X光线摄影装置断面厚度进行最大、最小和中间值的收集。

三、操作流程

（1）打开便携箱，将头模或体模取出。

（2）将头模或体模置于CT扫描野中心，模体圆柱的轴线与扫描层平面垂直，将CT电离室探测器插入模体中心孔，确认有效探测中心置于扫描层面位置，并将CT电离室探测器通过数据线连接至RaySafe X2剂量仪上，打开RaySafe X2剂量仪，按临床常用头部条件进行轴向扫描，记录模体中心采集的$CDTI_{100}$剂量数。

（3）然后分别在头模距表层10 mm处（上、下、左、右）放置CT电离室探测器，按临床常用头部条件进行轴向扫描，记录模体外围各点采集的$CDTI_{100}$剂量数。确保不检测位置的模体孔中插入丙烯酸棒

（4）将模体中心点采集的$CDTI_{100}$与外围各点采集的$CDTI_{100}$的平均值进行加权求和。

（5）检测完成后，将剂量模体放回便携箱中。

第七章　放射诊疗设备质量控制与工作场所防护检测技术

第一节　X射线诊断设备质量控制检测

一、概述

医用X射线诊断在我国的临床应用开始于20世纪10—20年代，50—60年代我国放射学迅速发展，而70—80年代以来X射线诊断技术出现质的飞跃。近年来，综合应用多种成像技术的影像医学、介入放射学以及远程放射学等出现蓬勃发展之势。与放射学事业发展相适应，X射线诊断设备的技术水平亦不断提高。

X射线诊断中，各种投照条件下的X射线摄影是最为普遍的检查；虽然常规的X射线透视检查应用频率逐渐下降，但有些需要动态功能影像观察的检查仍然采用透视检查方法；日益增多的牙科X射线检查，除通常拍摄牙片外，还有牙科全景摄影，口腔颌面锥形束计算机体层摄影；乳腺X射线摄影则在专用的X射线机上进行。近年来，X射线计算机断层摄影装置在我国迅速普及。

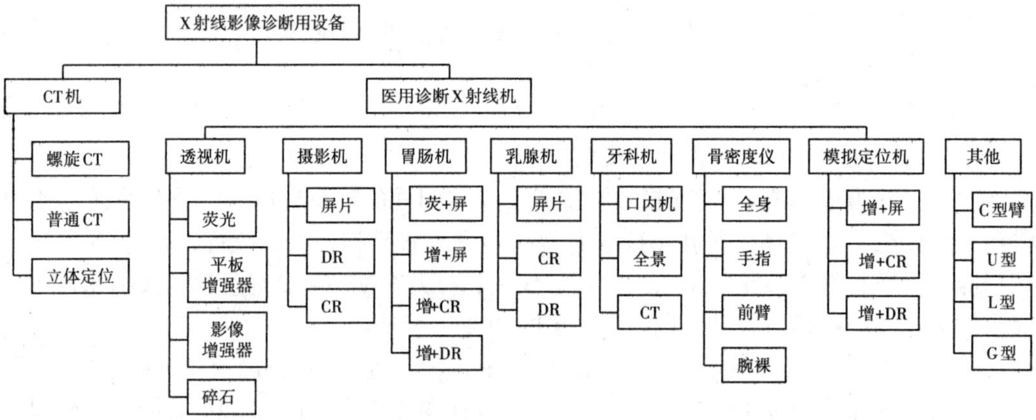

图7-1　常见的医用X射线诊断设备

二、术语和定义

（1）数字X射线摄影（DR）设备

采用数字化X射线影像探测器技术实现X射线摄影的一种医学成像装置。它的影像直接从影像探测器读出，通常由X射线发生装置、数字化X射线影像装置和机械辅助装置组成。

（2）计算机X射线摄影（CR）设备

采用可重复使用的成像板作为载体，经X射线曝光，用激光扫描成像板曝光后所得的潜像信息，通过光学系统收集和放大，计算机采集，得到数字化影像显示的一种X射线摄影设备。

（3）数字减影血管造影

利用计算机处理数字化的连续摄影影像信息，以消除（减去）骨骼和软组织而仅保留血管影像的血管造影成像技术。

（4）影像接收器

用于将入射X射线直接转换成可见图像，或转换成需要通过进一步变换才能成为可见图像的中间形式的设备。

影像接收器包括荧光屏、放射胶片、成像板、影像增强器或平板探测器等。

（5）牙科X射线设备

专用于牙科成像的X射线设备。其中具有口内X射线影像接收器的称为口内机，具有口外X射线影像接收器的设备称为口外机。

（6）点片装置

在X射线透视过程中，对受检部位选择后瞬间拍摄一张或多张X射线影像的装置。

（7）成像板

一种采用X射线储存发光材料（如氟卤化钡）制成的X射线平面探测器。

（8）预处理影像

经过像素缺陷校正、暗场校正、增益校正和几何畸变校正等校正程序后，尚未进行后处理的影像。

（9）探测器剂量指示

用以反映影像采集过程中影像接收器上入射X射线剂量的特定指示。

（10）信号传递特性

影像接收器入射面影像中心区域测量的平均像素值和影像探测器接受的入射X射线的空气比释动能之间的一种相互关系的描述。

不同生产厂家的影像探测器之间有不同的相互关系，如线性、对数或指数关系。

（11）焦点-影像接收器距离

有效焦点中心至影像接收器表面的距离。

（12）加载因素

影响X射线管负载的各个因素。

加载因素包括X射线管电流、曝光时间、阴极等效输入功率、X射线管电压等。

（13）自动曝光控制

在X射线系统中，通过一个或几个加载因素自动控制，以便在预选位置上获得理想剂量（剂量率）的操作方法。

通常有自动剂量控制（ADC）、自动剂量率控制（ADRC）和自动亮度控制（ABC）

等多种形式。

（14）聚焦滤线栅

吸收条的各平面在规定的聚焦处聚成一条线的直线滤线栅。

（15）聚焦距离

聚焦滤线栅的各栅条延长平面会聚于一条线，该线与滤线栅入射面之间的垂直距离。

（16）辐射输出量

离焦点某一给定距离的X射线有用束单位时间电流积产生的空气比释动能，单位为mGy/mAs。

（17）特定辐射输出量

距焦点1 m处的辐射输出量。

（18）感兴趣区

在影像中划定的像素区域（圆形或矩形）。

（19）伪影

影像上明显可见的图形，但它既不体现被检查物体的内部结构，也不能用噪声或系统调制传递函数来解释。

（20）残影

由于影像探测器上前次影像信号清除不彻底，导致在随后一次检查影像中出现前一次影像的部分或全部。

（21）影像残留因子

检测成像板擦除完全性时，根据三个不同区域像素值计算的指标，用以标示成像板系统擦除性能。

（22）响应均匀性

影像接收器平面上不同区域对均匀射线的入射空气比释动能响应的差异。

（23）尼奎斯特频率

极限空间分辨力由采样间距a确定的空间频率，关系式为：$f_{Nyquist}=1/(2a)$。

采样间距a的单位为mm，极限空间分辨力的单位为lp/mm。

（24）高对比度分辨力

在特定检测条件下，特定线对组测试卡影像中用目力可分辨的最小空间频率线对组，其单位为lp/mm。

（25）低对比度分辨力

在规定测量条件下，从一均匀背景中能分辨出来的规定形状和面积的最低对比度分辨力。

（26）DSA对比灵敏度

数字减影血管造影（DSA）系统显示低对比度血管相对于图像背景的能力，是一种对低对比血管影像可视性的衡量。

（27）DSA动态范围

用于评价减影的衰减范围，在此范围内均能在减影图像中观察到血管系统。

（28）乳腺数字体层合成摄影

由一系列从不同角度拍摄所获得的低剂量X射线图像，经重建后合成体层图像的数字乳腺摄影方法。

（29）乳腺平均剂量

乳腺X射线摄影中所致受检者受均匀压迫乳房的腺体组织中的平均吸收剂量。

（30）质量控制

通过对X射线诊断设备的性能检测、维护保养和对X射线影像形成过程的监测和校正行动，以保证影像质量的过程。

（31）基线值

设备性能参数的参考值。

基线值通常在验收检测合格后，由最初的性能检测得到，或者由相应的标准给定。

（32）X射线计算机体层摄影设备

受检者位于X射线管和探测器之间，对其进行多方向的X射线扫描，并将获取的信号通过计算机处理实现重建体层影像的数字化放射诊断设备。

（33）CT剂量指数

单次轴向扫描时，沿着标准横断面中心轴线从−50 mm到+50 mm对剂量剖面曲线的积分，除以标称层厚与层面数的乘积。

（34）加权CT剂量指数

将模体中心点测量的$CTDI_{100}$与外围各点测量的$CTDI_{100}$的平均值进行加权求和之值。

（35）CT值

用来表示与X射线CT影像每个像素对应区域相关的X射线衰减平均值的量。通常用Hounsfield单位来表示，简称HU。

（36）平均CT值

在CT影像中一特定感兴趣区内所有像素CT值的平均值。

（37）CT噪声

指均匀物质影像中给定区域CT值对其平均值的变异。其数值可用感兴趣区中均匀物质的CT值的标准差除以对比度标尺表示。

（38）均匀性

整个扫描野中，均匀物质影像CT值的一致性。

（39）剂量剖面分布曲线

在CT患者剂量描述中，以位置作为函数沿一条直线所表示的剂量分布曲线。

（40）灵敏度剖面分布曲线

沿垂直于体层平面的一条直线上以位置作为函数表示的CT的相对响应值的分布曲线。

（41）半值全宽

在CT扫描中的灵敏度剖面分布曲线和剂量剖面分布曲线上纵坐标高度为最大值一半处两点之间平行于横坐标的距离。

（42）标称层厚

CT控制面板上选定并指示的扫描层厚。

（43）重建层厚

扫描野中心处成像灵敏度剖面分布曲线的半值全宽。

（44）CT空间分辨力

当不同物体间衰减系数的差异与背景噪声相比足够大时（通常认为至少为100 HU），在显示的CT图像中分辨不同物体的能力。

（45）CT低对比可探测能力

CT图像中能识别低对比的细节的最小尺寸。

三、质量控制检测相关要求

（一）检测设备的要求

（1）检测设备应根据规定在计量部门进行检定或校准，取得有效的检定或校准证书，保证检测结果溯源性。

（2）检测管电压应使用非介入方法进行检测，如数字式高压测量仪。

（3）检测时应根据所检测设备的高压发生器类型、靶/滤过、检测参数等对测量仪进行相应设置。

（4）乳腺X射线摄影设备检测时，应选择乳腺摄影专用的检测设备，其能量响应<5%。对于空气电离室探测器，部分检测项目应将探测器在设备支撑台上支起10 cm高度后测量；对于底部有铅衬的半导体探测器，可以直接将探测器放置在设备支撑台上测量。

（二）对检测模体的要求

（1）检测模体由衰减层和结构元件组成，它们应可以独立或组合使用。用于检测中的衰减模体尺寸应至少达到在检测条件下足以使全部有用线束得到衰减。

（2）检测半值层用的标准铝吸收片，纯度应不低于99.9%，铝片尺寸应至少全部覆盖剂量仪探头灵敏区域面积（推荐铝片尺寸至少8 cm×8 cm）。测量X射线诊断（除乳腺X射线摄影设备外）设备半值层的铝片厚度尺寸误差应在±0.1 mm范围内，测量乳腺X射线摄影设备半值层的铝片厚度尺寸误差应在5%范围内。

（3）采用高对比度分辨力测试卡或内嵌有线对测试卡的模体进行高对比度分辨力检测时，线对范围至少要满足：透视设备0.6～5.0 lp/mm，DR、CR设备0.6～10.0 lp/mm，数字成像的牙科X射线设备1.6～3.0 lp/mm，乳腺DR、乳腺CR设备0.6～10.0 lp/mm，乳腺屏片X射线摄影设备最高线对≥10.0 lp/mm。

（4）牙科低对比度分辨力检测模体中应有直径为1.0、1.5、2.0和2.5 mm圆孔，厚度为0.5 mm的铝板。

（5）用于乳腺X射线摄影设备测量的聚甲基丙烯酸甲酯（PMMA）模体的厚度误差应在±1 mm以内，半圆形模体的半径应不小于10 cm，矩形模体尺寸应不小于10 cm×12 cm，总厚度应覆盖2、4和6 cm。

（6）用于CT值（水）、噪声和均匀性测量的模体为内径18～22 cm的圆柱形均质水模体。

（三）其他技术要求

（1）DR系统检测中，对于采用一个以上平板探测器的DR设备，应对每一个平板探测器分别进行专项的质量控制检测。

（2）如果采用电离室测量DR和CR的影像接收器入射空气比释动能时，电离室应至少远离影像接收器表面30 cm，以降低反散射贡献，然后按反平方定律再计算影像接收器表面上的空气比释动能；而使用半导体探测器测量时可以将其直接放在影像接收器表面。

（3）半值层检测时可使用直读式剂量仪直接读取半值层的测量值，当对结果有异议时，应采用经典的铝片法重新测量验证。

（4）要求的部分检测条件，如管电压80 kV、影像接收器入射空气比释动能10 μGy、管电流时间积10 mAs、SID 180 cm、帧率15 fps等，如果DR系统无法设置到该数值，可选择最接近的值，并在报告中注明。

（5）对于部分通用指标的检测，如果仅检测X射线球管性能而无需成像（如管电压指示的偏离、辐射输出量重复性、有用线束半值层以及曝光时间指示的偏离等指标），宜在影像接收器前放置一块铅板并调节光野小于铅板，以保护影像接收器。

四、X射线透视设备质量控制检测方法

（一）透视受检者入射体表空气比释动能率典型值

按表7.1所列测量条件检测不同类型X射线设备的受检者入射体表空气比释动能率典型值。检测时，将尺寸为30 cm×30 cm×20 cm的水模体放置在剂量仪探头和影像接收器之间，见图7-2。

此项检测应尽量使用不带附加屏蔽材料的剂量仪探头，如果使用带屏蔽材料的剂量仪探头，应避开AEC的检测区域，并对测量结果进行反散射修正。

应在影像接收器最大的视野（field of view，FOV）尺寸下，设定帧率为15 fps，用普通剂量模式进行透视，检测条件见表7.1。

表7.1 X射线设备受检者入射体表空气比释动能率检测条件

X射线透视设备	剂量仪探头位置	影像接收器位置	有自动透视条件	无自动透视条件
直接荧光屏透视设备	床上	—	自动条件，水模	70 kV，3 mA，水模
X射线球管在床上	床上30 cm	SID最小	自动条件，水模	70 kV，3 mA，水模
X射线球管在床下	床上	SID最小，距床面30 cm	自动条件，水模	70 kV，3 mA，水模
C形臂	影像接收器前30 cm	SID最小	自动条件，水模	70 kV，3 mA，水模

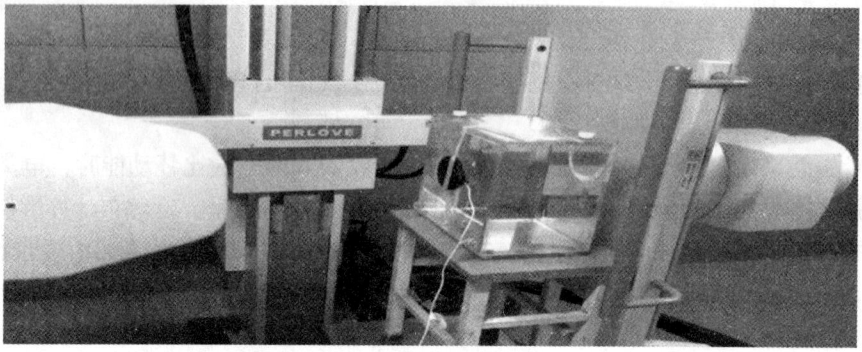

图7-2 剂量仪探头及模体位置

（二）透视受检者入射体表空气比释动能率最大值

具备自动曝光控制的系统应测量本参数。

在影像接收器最大的视野尺寸下，设定帧率为15 fps，普通剂量模式进行透视，检测条件见表7.1。在水模体和剂量仪探头之间加一块至少15 cm×15 cm×2 mm的铅板，调节照射野小于铅板的尺寸，测量透视条件下受检者入射体表空气比释动能率最大值。如果设备有高剂量率模式，则还需测量高剂量率模式下受检者入射体表空气比释动能率最大值。

（三）高对比度分辨力

对于直接荧光屏透视设备，将高对比度分辩力测试卡紧贴在荧光屏后靠板的入射面上，以适当条件（如70 kV、3 mA）进行透视，从荧光屏上观察并记录能分辨的最大线对数。

对于非直接荧光屏透视设备，应在影像接收器最大的视野寸下，设定帧率为15 fps，以普通剂量模式进行透视。无需放置水模，检测时应将高对比度分辨力测试卡紧贴在影像接收器的入射屏或放在诊断床上，并使显示器中测试卡的线条影像与扫描线的方向成45°夹角，以AEC条件或常用透视条件进行透视。

如果出现影像饱和现象（影像全白），可以在限束器出口处放一块适当厚度的铝板或铜板以避免影像饱和。

从显示器上观察并记录能分辨的最大线对数。

（四）低对比度分辨力

使用低对比度分辨力检测模体进行检测，要求模体有7～11 mm直径中的一组细节，对比度至少包含2%。

将低对比度分辨力检测模体放在X射线管和影像接收器之间，尽量靠近影像接收器。设置照射野小于检测模体尺寸，并根据模体说明书要求，选择适当的滤过。

在影像接收器最大的视野尺寸下，设定帧率为15 fps，无需放置水模，使用自动条件进行透视，若无自动条件，则以手动条件进行透视。

调整显示器的亮度、对比度（如无自动曝光控制时，可同时调整X射线管电压、管电流)，使模体在显示器中的影像达到最佳状态，用目视法读出低对比模体中直径为7～11 mm的一组细节的低对比度细节阈值。

依据所使用的低对比度分辨力检测模体，验收检测时应看到对比度不低于2%的细节；状态检测时应看到对比度不低于4%的细节。

(五) 入射屏前空气比释动能率

在影像接收器最大的视野尺寸下，设定帧率为15 fps，无需放置水模，在X射线管组件出束口放置一块厚1.5 mm的铜板，影像接收器距焦点调整至最近。

测量空气比释动能率。若剂量仪探头无法紧贴影像接收器入射面，则应对测量结果根据距离平方反比定律修正。

验收检测时需检测不同视野的入射屏前空气比释动能率，状态检测时需检测最大视野和常用视野的入射屏前空气比释动能率。

如果测量时设备有滤线栅，应对测量结果进行校正，一般可除以2。

(六) 自动亮度控制

将一块18 cm×18 cm×2 cm的铝板放在诊断床上，调节照射野至略小于铝板。在自动亮度控制条件下进行透视，在透视过程中待亮度稳定后，用亮度计测量显示器屏幕中心位置的亮度，读取三个读数，计算平均值C_1。

在铝板上增加一块尺寸为18 cm×18 cm、厚1.5 mm的铜板，在不改变照射野尺寸、显示器亮度及对比度等控制旋钮状态条件下，在自动亮度控制条件下进行透视，透视过程中待亮度稳定后，用亮度计测量显示器中心位置的屏幕亮度，读取三个读数，计算平均值C_2。

按式(7.1)分别计算两次测量结果与平均值的相对偏差。

$$E_c = \left(\frac{C_i - \overline{C}}{\overline{C}}\right) \times 100\% \tag{7.1}$$

式中：E_c表示相对偏差；C_i表示每种状态测量时三个读数的平均值C_1或C_2，cd/m^2；$\overline{C}$表示两次测量C_1和C_2的平均值，cd/m^2。

(七) 透视防护区检测平面上周围剂量当量率

1. 直接荧光屏透视设备立位和卧位

(1) 采用尺寸为30 cm×30 cm×20 cm的标准水模体。

(2) 将模体置于有用线束中，诊视床与影像接收器间距调至250 mm，影像接收器上照射野面积调至250 mm×250 mm。

(3) 设置管电压为70 kV、3mA条件，用X射线防护巡测仪在透视防护区检测平面上按图7-3和图7-4的要求，测量立位5点、卧位7点的散射线周围剂量当量率。

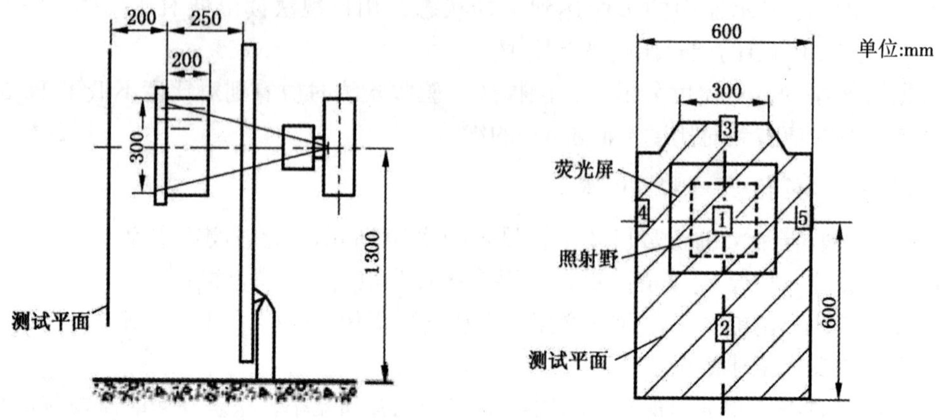

图7-3　立位透视防护区检测平面检测点示意图

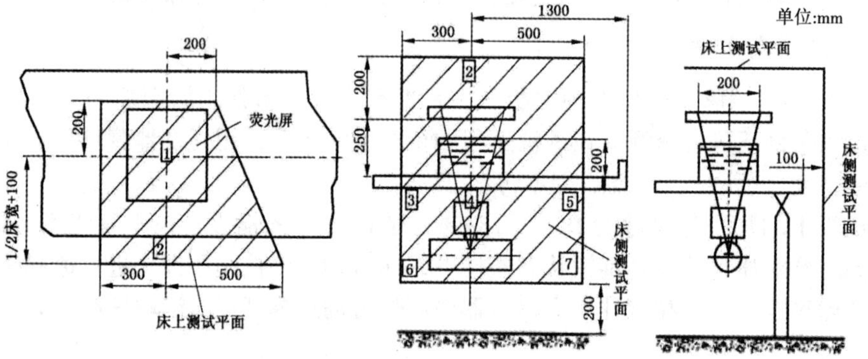

图7-4　卧位透视防护区检测平面检测点示意图

2.近台同室操作的X射线透视设备

（1）使用的标准水模体尺寸同直接荧光屏透视设备。

（2）在影像接收器最大的视野尺寸下，设定帧率为15 fps。

（3）将X射线设备和设备配置的防护设施设置为正常使用时的摆放状态，照射方式有自动亮度控制的设备，选择自动亮度控制条件；无自动亮度控制的设备选择70 kV、1 mA条件，X线射束垂直从床下向床上照射（设备条件不具备时选择射束垂直从床上向床下照射）。

（4）对于双球管介入放射学设备，选择X线射束垂直从床下向床上的照射条件（设备条件不具备时选择射束垂直从床上向床下照射）。

（5）检测位点：检测平面按图7-5的要求，X射线防护巡测仪有效测量点位于检测平面（140 cm×120 cm）上，分别在诊断床侧第一术者位和第二术者位平面上按头部、胸部、腹部、下肢和足部位置进行巡测。第一术者位检测点距离球管焦点轴线30 cm，第二术者位检测点距离球管焦点轴线90 cm，检测点距地面高度分别为155、125、105、80和20 cm。如有第三术者位，应在相应位置按上述检测平面和检测条件重复检测。

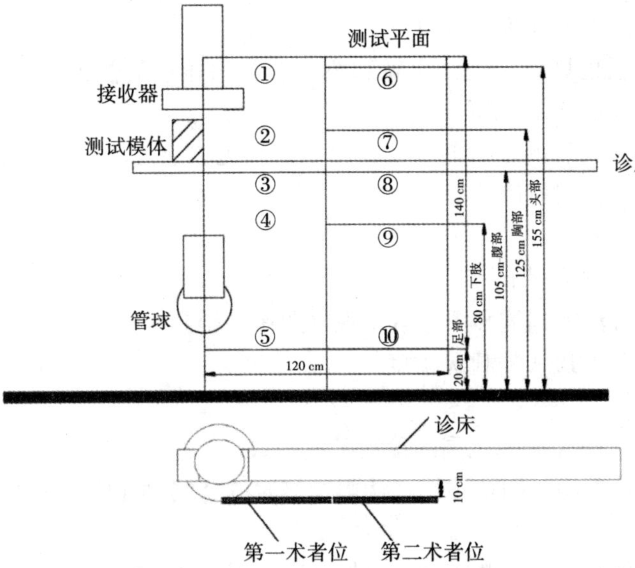

图7-5 介入放射学设备、近台同室操作的X射线设备透视防护区检测点示意图

（八）直接荧光屏透视设备专用检测项目与检测方法

1. 直接荧光屏透视的灵敏度

（1）采用剂量仪和测量下限不高于0.01 cd/m^2的亮度计进行检测。

（2）将剂量仪探头紧贴荧光屏入射面（如有滤线栅，应在其后面）。以60 kV、3 mA曝光，测得荧光屏入射面的空气比释动能率。

（3）在相同曝光条件下，用亮度计测量荧光屏的亮度。

（4）按式（7.2）计算荧光屏的灵敏度：

$$B = b/\dot{K} \tag{7.2}$$

式中：B表示荧光屏灵敏度，（cd/m^2）/（mGy/min）；b表示荧光屏亮度，cd/m^2；$\dot{K}$表示荧屏入射面空气比释动能率，mGy/min。

2. 最大照射野与直接荧光屏尺寸相同时的台屏距

（1）将荧光屏推到距诊断床最近处，将照射野设置为最大，这时照射野应小于荧光屏。

（2）在透视条件下，慢慢将荧光屏往远处拉，当最大照射野等于荧光屏大小时，锁住荧光屏位置。测量床面板到荧光屏后面板（与受检者身体接触的平面）的距离。

（九）DSA设备专用检测项目与检测方法

1. DSA动态范围

（1）将性能模体水平放置在诊断床上，调整焦点-影像接收器距离为系统允许的最小值，设置影像视野为系统允许的最大尺寸，调节球管角度使射线垂直入射模体表面。

（2）在透视状态下进行定位观察，前后左右移动诊断床，使模体在视野的中心，调整限束器，使得照射野与模体大小一致。

（3）采用自动控制模式，选择DSA程序进行减影，采集模体的影像作为蒙片。

（4）当蒙片影像采集完3～5 s后，推动模体的血管插件模块，采集减影影像。通常蒙片与减影之间可选3～5 s 延迟时间。

（5）观察减影后的影像，调节窗宽和窗位使影像显示最佳，0.4 mm 血管模拟组件可见的灰阶数即为DSA 动态范围。

（6）为减少检测人员的辐射剂量，宜使用电动无线遥控体模推进器或气动推进器，使检测人员可以远程控制模体运动。

2.DSA对比灵敏度

（1）检测条件与方法同上。

（2）用同样的方法得到减影图像后，观察图像，得到灰阶上每一个血管模拟结构均可见的阶梯计数，即为DSA 对比灵敏度。

3.伪影

（1）检测步骤与DSA 动态范围的检测基本一致。

（2）为了检测伪影的时间依赖性，伪影检测时的持续时间应在每秒一帧图像的条件下进行。

（3）将性能模体放置在诊断床上，选择DSA 程序进行减影，并持续10～20 s。然后停止曝光，观察图像中是否有伪影并记录。

（4）其间应使DSA 体模中的模拟血管运动并产生位移，检查减影得到的图像上是否有伪影存在，并详细描述伪影的外观及可能产生的来源。

名称	组成
主体	两部分150 mm×150 mm×23.5 mm PMMA带有10 mm的槽
血管模拟组件	可横向移动10 mm，带有4个纯度至少99.5%的模拟血管密度的铝条，插件主体长150 mm，厚9.5～10 mm，宽度大于其在主模体上空间13 mm，它带有4个纯度为99.5%的铝条，铝条间的间隙为15 mm，铝条长150 mm，宽为5 mm，厚度分别0.05、0.10、0.20和0.40 mm
动态范围楔形阶梯	从0.2 mm～1.4 mm的7个厚度线性铜楔形阶梯与插件纵向方向位置

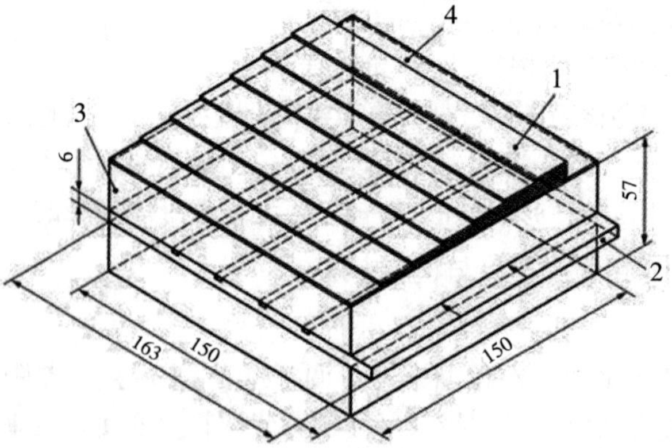

图7-6　DSA模体示意图

注：1表示动态范围楔形阶梯；2表示血管模拟组件；3表示主体；4.表示0.2 mm铜试验阶梯。

五、X射线摄影设备质量控制检测方法

（一）通用项目检测方法

1.管电压指示的偏离

（1）将管电压检测探头放在影像接收器外壳或诊断床上照射野中心位置，调节焦点到探头的距离为100 cm［小型便携机及透视实时摄影（点片装置）系统可采用实际SID值］，探头下方放一块铅板，设置光野10 cm×10 cm（照射野应全部覆盖探测器灵敏区域并略小于铅板尺寸），以保护影像接收器中心线束与台面垂直。

（2）设置测量管电压，每个管电压档至少测三次，计算管电压测量的平均值与管电压预设值的差值，或依据式（7.3）计算管电压测量值与指示值的相对偏差。

$$E_V = \frac{\overline{V_i} - V_0}{V_0} \times 100\% \tag{7.3}$$

式中：E_V表示管电压测量相对偏差；$\overline{V_i}$表示管电压三次测量的平均值，kV；V_0表示管电压预设值，kV。

（3）加载因素的选择应考虑被检设备的实际情况和临床应用情况，以便充分检测X射线管电压、曝光时间和管电流的相互关系，确定设备和技术条件与用户需要的一致性。

2.辐射输出量重复性

（1）将剂量仪探头放在影像接收器外壳或诊断床上照射野中心，检测几何条件见图7-7。

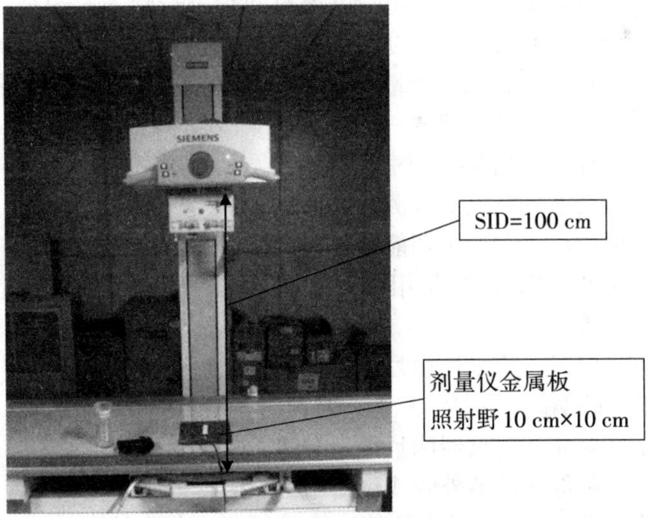

图7-7　检测几何条件

（2）设置管电压为80 kV，在无附加滤过的条件下，适当的管电流与时间积曝光5次，并用式（7.4）计算输出量的重复性：

$$CV = \frac{1}{\overline{K}}\sqrt{\frac{\sum(K_i - \overline{K})^2}{n-1}} \times 100\% \tag{7.4}$$

式中：CV表示变异系数，%；$\overline{K}$表示n次输出量测量值的平均值，mGy/mAs；K_i表示每次输出量的测量值，mGy/mAs；n表示输出量的测量总次数。

3.输出量线性

（1）将剂量仪探头放在影像接收器外壳或诊断床上照射野中心，检测几何条件见图7-7。

（2）选择80 kV、常用管电流时间积档，进行曝光并记录空气比释动能值。

（3）改变管电流和时间，并使改变后的管电流和时间积与改变前的管电流时间积相同或近似，进行曝光并记录空气比释动能值。

（4）计算各相邻两档间的线性，如式（7.5）所示。

$$L_{12}=\left(\frac{\overline{K_1}}{I_1t_1}-\frac{\overline{K_2}}{I_2t_2}\right)/\left(\frac{\overline{K_1}}{I_1t_2}+\frac{\overline{K_2}}{I_2t_2}\right) \tag{7.5}$$

式中：L_{12}表示相邻两档间的线性度；$\overline{K_1}$表示1档时测量空气比释动能的平均值，mGy；I_1表示1档的电流，mA；t_1表示1档的曝光时间，s；K_2表示2档时测量空气比释动能的平均值，mGy；I_2表示2档的电流，mA；t_2表示2档的曝光时间，s。

（5）对于管电流和时间不可同时调节，或者只能调节管电流时间积的设备，检测时只改变一个可以调节的参数，再利用式（7.5）计算相邻两档间的线性。

4.有用线束半值层

（1）方法一：铝片法

①将剂量仪探头放在影像接收器外壳或诊断床上照射野中心，检测几何条件见图7-7。

②设置管电压为80 kV，临床常用管电流时间积进行曝光，记录空气比释动能值。

③分别将不同厚度（1～5 mm）的铝吸收片依次放在诊断床上方50 cm（或1/2 SID）处，用同样的条件进行曝光，依次测量并记录空气比释动能，直至测得的空气比释动能值小于未加铝片时空气比释动能值的一半。

④用作图法或计算法求出80 kV时的半值层。

（2）方法二：多功能剂量仪直接测量法

①有用线束半值层也可采用多功能数字剂量仪直接测量，检测几何条件见图7-7。

②设置管电压为80 kV，临床常用管电流时间积，并进行曝光，直接记录多功能剂量仪显示的半值层读数。

③当对结果有异议时，应采用铝片法重新测量。

5.曝光时间指示的偏离

（1）采用数字式曝光计时仪器测量曝光时间。

（2）将探头放在影像接收器外壳或诊断床上照射野中心，检测几何条件见图7-7。

（3）设置管电压为80 kV，适当的管电流时间积，分别检测≥100 ms和＜100 ms两档时的曝光时间，每个时间档至少测3次，取平均值。曝光时间的设置应重点检测临床常用时间档。

（4）将测量结果的平均值与预设值进行比较，依据式（7.6）计算曝光时间指示的偏离：

$$E_T=\frac{\overline{T_i}-T_0}{T_0}\times 100\% \tag{7.6}$$

式中：E_T表示曝光时间的偏离；$\overline{T_i}$表示曝光时间测量的平均值，ms；T_0表示曝光时间预设值，ms。

6.AEC重复性

（1）将一块20 mm厚铝板放在照射野中并覆盖设备的AEC电离室灵敏区域，调节照射野小于铝板的尺寸。

（2）选择打开全部电离室，在自动曝光条件下进行曝光（若无全自动曝光条件，则固定管电压为80 kV，管电流时间积自动）。重复曝光5次，每次曝光后记录管电流时间积或DDI的显示值。

（3）如果记录的是管电流时间积，以式（7.7）计算5次曝光后管电流时间积读数的重复性，如果记录的是DDI值，则参考式（7.7）计算5次曝光后DDI读数的重复性。

$$CV = \frac{1}{\overline{D}}\sqrt{\frac{\sum(D_i - \overline{D})^2}{n-1}} \times 100\% \tag{7.7}$$

式中：CV表示变异系数，%；$\overline{D}$表示n次曝光管电流时间积读数值的平均值，mAs；D_i表示第i每次曝光管电流时间积读数值，mAs；n表示曝光读取管电流时间积总次数。

7.AEC响应

（1）将一块20 mm厚铝板放在照射野中并覆盖设备的AEC电离室灵敏区域，调节照射野小于铝板的尺寸。

（2）将剂量仪探头放置在铝板后方，并尽量靠近影像接收器的位置，剂量仪探头不要遮挡AEC电离室灵敏区域。

（3）选择打开全部电离室，在自动曝光条件下进行曝光（若无全自动曝光条件，则固定管电压为80 kV，管电流时间积自动），记录空气比释动能值。

（4）将1.5 mm厚度的铜板置于铝板上，保证检测几何条件和探头位置不变。在自动曝光条件下进行曝光，记录空气比释动能值。

（5）参考式（7.1），比较两次测量结果与平均值的相对偏差。

8.AEC电离室之间的一致性

（1）设置管电压为70 kV，用1 mm铜滤过板挡住限束器出束口，选择一个电离室打开，关闭其他电离室，在AEC下曝光。曝光后记录系统显示管电流时间积或DDI值。然后分别选择其他任一个电离室按上述相同条件进行曝光，记录系统显示管电流时间积或DDI值。

（2）参考式（7.1），将单个电离室的显示值（如管电流时间积或DDI）与每一个电离室测量结果的平均值进行比较，计算几次测量结果与平均值的最大相对偏差。

9.有用线束垂直度偏离

（1）采用准直度检测板（简称检测板）和线束垂直度测试筒（简称检测筒）（参见图7-8和图7-9）进行检测。

（2）将影像接收器设置成卧位曝光状态，检测板放在影像接收器上，然后将检测筒放在检测板上，检测筒的圆心与检测板的中心对准。

（3）调节焦点至检测板距离为100 cm，用手动方式将光野中心与检测板上的中心对准；然后再将光野边界与检测板上指示光野位置的长方框刻线重合，如重合不了，则记录实际光野位置。

（4）将屏片摄影设备光野设置为24 cm×30 cm，其他条件不变，再用同样的条件曝光1次后冲洗胶片。上述影像中，光密度较大的区域为照射野。

（5）对于DR和CR设备，直接在显示器上观察影像，或者打印胶片后观察影像。

（6）观察检测筒上下两个钢珠影像间的位置。当检测板上中心小圆直径为检测筒高度的0.05倍，大圆直径为其0.10倍时，检测筒上表面中心钢珠的影像落在小圆影像内，垂直度偏差小于1.5°，落在大圆影像内，则垂直度偏差小于3°。

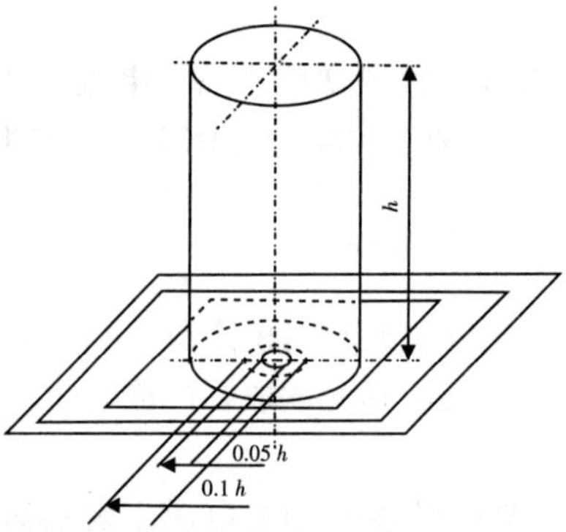

图7-8　检测筒和检测板

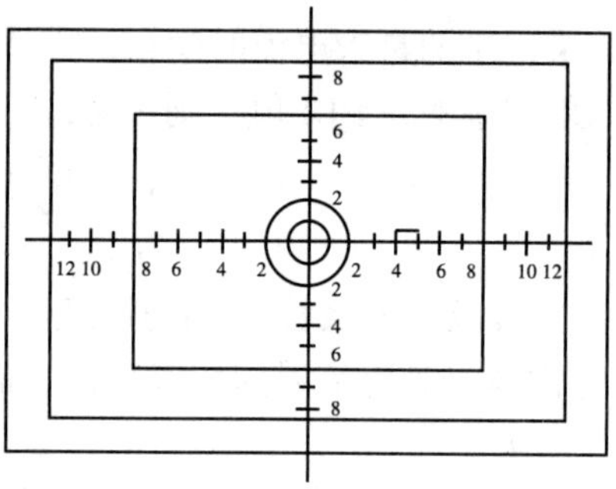

图7-9　检测板

10.光野与照射野四边的偏离

（1）检测过程同有用线束垂直度偏离。

（2）在有用线束垂直度偏离的检测影像中，观察照射野与光野的偏离。见图7-10，虚线条方框中为光野，实线条方框为照射野。测量横轴上的偏离a_1、a_2，纵轴上的偏离b_1、b_2。

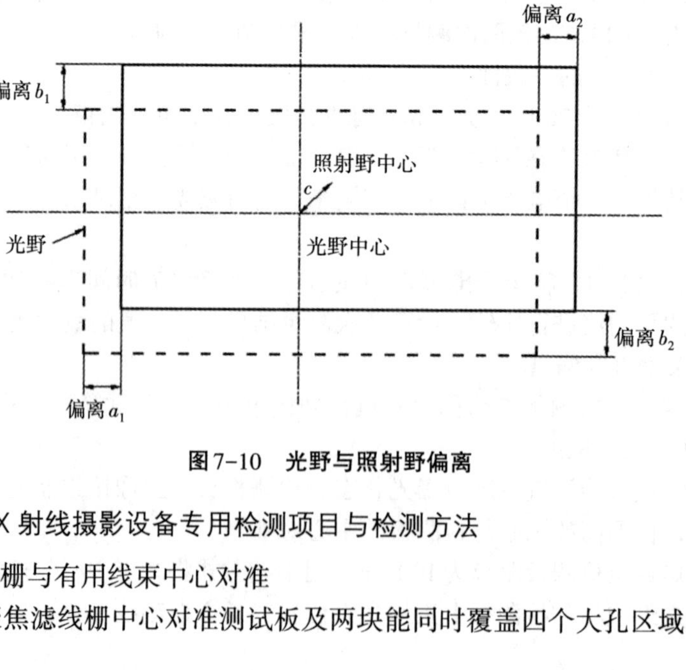

图7-10　光野与照射野偏离

（二）屏片X射线摄影设备专用检测项目与检测方法

1.聚焦滤线栅与有用线束中心对准

（1）使用聚焦滤线栅中心对准测试板及两块能同时覆盖四个大孔区域的小铅板进行

测量。

（2）将测试板放在诊断床上，使其长轴与诊断床的长轴垂直，中心孔对准床的中心（见图7-11）。

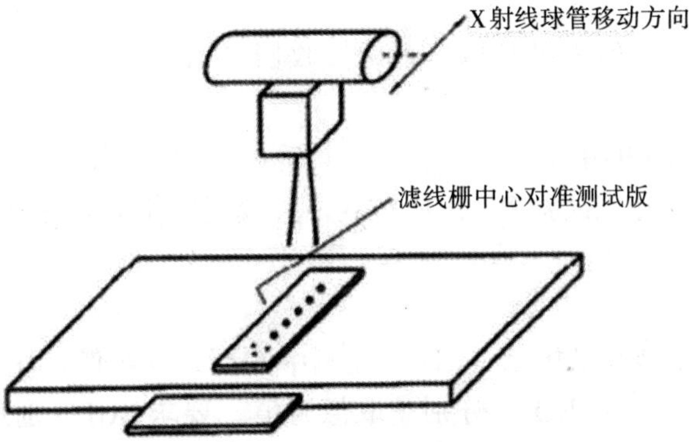

图7-11　滤线栅中心对准检测装置摆放方法

（3）调节SID与聚焦滤线栅的聚焦距离一致。用两块小铅板盖住两边的四个大孔。将照射野的中心对准中间的大孔。用适当的条件进行曝光，使冲洗后的圆孔区域影像的光密度为1.00～2.00 D。

（4）在垂直于床中心线的方向移动X射线管，逐个改换照射野中心所对准大孔的位置，用铅板覆盖其余大孔，以同样的条件进行曝光。

（5）冲洗胶片后测试五个大孔影像的光密度，如中心孔影像光密度最高，两侧各孔影像光密度对称分布，可以认为聚焦滤线栅中心对准；如两侧光密度不对称，但偏离小于13 mm，这时判为无明显不对准。如中心孔影像的光密度低于其旁边的孔，则判为明显不对准。

（三）数字X射线摄影（DR）设备专用检测项目与检测方法

1.探测器剂量指示（DDI）

（1）如果有可能，取出影像接收器前的滤线栅。设置SID为180 cm，如达不到，则调节SID为最大值。

（2）调整光野完全覆盖影像接收器，用1.0 mm铜滤过板挡住限束器出束口，设置电压为70 kV，对影像接收器入射空气比释动能选取参考剂量约10 μGy进行曝光，记录DDI的数值。在上述相同的条件下重复曝光3次，记录DDI数值，计算平均值。

（3）验收检测时，根据生产厂家提供DDI公式进行验证，比较记录的DDI平均值与公式计算值之间的相对偏差；如果DR设备没有DDI的指示，则获取3次曝光中每一幅预处理影像中央面积约10 cm×10 cm ROI的像素值。

2.信号传递特性（STP）

（1）如果有可能，取出影像接收器前的滤线栅。设置SID为180 cm，如达不到，则调节SID为最大值。

（2）调整照射野完全覆盖影像接收器，用1.0 mm铜滤过板盖住限束器出束口，设置管电压为70 kV，分别选取影像接收器入射空气比释动能约1、5、10、20和30 μGy进行曝光，获取每一幅预处理影像。

（3）在每一幅预处理影像中央选取面积约10 cm×10 cm ROI，获取每幅影像ROI的平均像素值。

（4）以平均像素值为纵坐标，影像接收器入射表面空气比释动能值为横坐标进行拟合。

①对于线性响应的系统，拟合直线，计算相关参数R^2；

②对于非线性响应的系统（比如对数相关或指数相关），拟合对数曲线或指数曲线，计算相关参数R^2。

3.响应均匀性

（1）选取探测器剂量指示（DDI）检测中的预处理影像，使用分析软件在影像中选取五个面积约4 cm×4cm ROI，分别获取像素值，要求ROI分别从影像中央区和四个象限中央区各取一个，记录每个选点实测像素值。

（2）根据该系统STP的关系，将像素值换算成剂量。

①对于线性响应的系统，其处理公式为：$K=（P_V-b）/a$；

②对于对数相关的系统，其处理公式为：$K=e[(PV-b)/a]$；

③对于幂相关的系统，其处理公式为：$K=［(P_V-c)/a］（1/b）$

以上公式中，K为入射空气比释动能，μGy；P_V为像素值；a、b、c为拟合公式进行变换后得到的常数。

（3）按式（7.8）计算5个点剂量值的变异系数：

$$CV = \frac{1}{\overline{V}}\sqrt{\frac{1}{(5-1)}\sum_{i=1}^{5}\left(V_i - \overline{V}\right)^2} \tag{7.8}$$

式中：CV表示变异系数，%；$\overline{V}$表示5个ROI的剂量值；V_i表示第i次测量ROI的剂量值。

4.测距误差

（1）设置SID为180 cm，如达不到，则调节SID为最大值。

（2）选两把带有毫米级刻度的铅尺，相互垂直放置在影像接收器表面中央，用适当条件进行曝光，获取一幅影像。

（3）用测距软件对水平和垂直两个方向上的铅尺刻度不低于100 mm的影像测量距离（D_m），与真实长度（D_t）进行比较。如果铅尺不能放置在影像接收器表面，应把铅尺放置在患者床面中央，获得影像应做距离校正。

（4）评价：按式（7.9）计算测量距离与真实长度的相对偏差：

$$E = \frac{D_m - D_t}{D_t} \times 100\% \tag{7.9}$$

式中：E表示相对偏差；D_m表示影像测量距离，mm；D_t表示真实长度，mm。

5.残影

（1）如果有可能，取出滤线栅。设置SID为180 cm，如达不到，则调节SID为最大值。

（2）关闭限束器，再用一块面积15 cm×15 cm、厚2 mm的铅板完全挡住限束器出束口，设置最低管电压和最低管电流进行第1次曝光，获取一幅空白影像。

（3）打开限束器，取走铅板，在影像接收器表面中央部位放置一块面积4 cm×4 cm、厚4 mm的铅块。在70 kV、1 mmCu滤过和影像接收器入射空气比释动能约5μGy进行第2次曝光。

（4）使用70 kV、1 mmCu滤过，影像接收器入射空气比释动能约1 μGy曝光，获得一幅影像，这次曝光应在第2次曝光后1.5 min内完成。

（5）调整窗宽和窗位，在工作站显示器上目视观察第3次曝光后的影像中不应存在第2次曝光影像中的残影。若发现残影，则利用分析软件在残影区和非残影区各取相同的ROI面积获取平均像素值，残影区中平均像素值相对非残影区中平均像素值的误差应≤5.0%。

6.伪影

（1）设置SID为180 cm，如达不到，则调节SID为最大值。

（2）将屏片X射线摄影挨着检测板放在影像接收器上面，在60 kV和约10 mAs进行曝光，获取一幅预处理影像。

（3）在工作站显示器上观察影像，适当调整窗宽和窗位，通过目视检查影像接收器的影像不应存在影响临床诊断的伪影。

（4）如果发现伪影，检查伪影随影像移动或摆动情况，若伪影随影像移动或摆动表示来自影像接收器，不移动则表示来自显示器。应记录和描述所观察到的伪影情况。

7.高对比度分辨力

（1）如果有可能，取出滤线栅。设置SID为180cm，如达不到，则调节SID为最大值。

（2）取一块高对比度分辨力测试卡，放置在影像接收器表面或最接近于影像接收器表面的位置，并与其面呈45°放置。

（3）按生产厂家给出的条件进行曝光。如生产厂家未给出条件，选用适当曝光条件（如60 kV和约3 mAs）进行曝光。

（4）调整窗宽和窗位，使其分辨力最优化。从显示器上观察出最大线对组数目，或者打印出胶片并观察。

8.低对比度分辨力

（1）选择适当的低对比度分辨力检测模体，模体中同一直径的低对比度细节数不宜少于10个。将低对比度分辨力检测模体放置在影像接收器表面中间位置或最接近于影像接收器的位置。

（2）根据模体说明书要求，选择适当的管电压、滤过和SID，照射野完全覆盖住影像接收器，进行曝光。

（3）以入射空气比释动能约5 μGy对影像接收器曝光，获取影像。

（4）在观片灯箱上或工作站显示器上观察影像细节，调节窗宽和窗位使影像细节显示成最清晰状态，按模体说明书要求，观察和记录模体影像中可探测到的最小细节。

（四）计算机X射线摄影（CR）设备专用检测项目与检测方法

1.IP暗噪声

（1）检测前对选用的IP进行1次擦除处理。

（2）随机选三块IP放入阅读器中，用生产厂家提供的IP处理条件（具体见标准WS 76-2020），读取每块IP，获得三幅影像。

（3）读取每块IP的指示值，其值应在生产厂家的规定值范围内。

（4）在显示器上观察原始全野影像应清晰、均匀一致，无伪影。

2.探测器剂量指示（DDI）

（1）设置SID为180 cm，如达不到，则调节SID为最大值。

（2）任选三块不同尺寸（类型）的IP，分别用80 kV、0.5 mmCu和1 mmAl滤过，选择入射空气比释动能约10 μGy的曝光条件对每一块IP曝光，每次曝光后保持相同的延迟时间读取。

（3）用生产厂家提供的IP处理条件对每块IP读取，获得三幅影像，获取CR设备的剂量指示所显示的读数值。

（4）利用生产厂家提供的计算公式，计算IP曝光后的响应空气比释动能*K*响应。

（5）参考式（7.9）的形式，计算每块IP测量空气比释动能（*K*测量）与响应空气比释动能（*K*响应）的相对偏差。

（6）每块IP测量空气比释动能（*K*测量）与响应空气比释动能（*K*响应）的相对偏差应在±20%内。每块IP响应值与三块IP的平均响应值之间的相对偏差应在±10.0%内。

（7）如果测量超过规定值，应采用生产厂家设定的IP探测器剂量指示曝光/读取条件重新进行检验。

3.IP响应均匀性

（1）设置SID为180 cm，如达不到，则调节SID为最大值。

（2）任选一块常用的IP，调整光野完全覆盖IP暗盒，采用80 kV、0.5 mmCu和1 mmAl滤过，选择入射空气比释动能约100 μGy的曝光条件分别对IP曝光，每次曝光后保持相同的延迟时间读取。

（3）用生产厂家提供的IP处理条件对每块IP读取并获得影像。

（4）IP应完全置于X射线束中均匀曝光，并保持重复的放置和相同取向。如果出现明显足跟效应，应将IP旋转180°。

（5）在工作站对每一幅影像中选中央和四个象限的感兴趣区（ROI）获取五个平均像素值，选取的各感兴趣区面积应大致相同，或者用胶片光密度计分别测量每幅影像的中央区和四个象限区中心点光密度，获取并记录五个点光密度值。

（6）对单幅影像五个点计算平均光密度值或五个影像感兴趣区的平均像素值，所有单点测量值在五点的平均值的±10.0%内一致，则单一IP的响应均匀性良好。

4.IP响应一致性

（1）任选三块相同尺寸的IP。

（2）测量过程同上。

（3）计算单块IP的五个感兴趣区平均像素值的平均值。该平均值在三块IP总平均值的±10.0%内一致，则三块IP的一致性良好。

5.IP响应线性

（1）设置SID为180 cm，如达不到，则调节SID为最大值。

（2）使用单独一块IP，设置管电压为80 kV、0.5 mmCu和1 mmAl滤过，分别在入射空气比释动能约1、10和100 μGy的曝光条件下，对同一块IP按顺序完成3次曝光-读取周期，每次曝光后保持相同延迟时间读取。

（3）用生产厂家提供的IP处理条件对每块IP读取，获得三幅影像。

（4）利用生产厂家提供的计算公式，计算IP曝光后的响应空气比释动能K响应。

（5）对单个IP在三个不同的曝光档中，测量空气比释动能与响应空气比释动能在±20.0%内一致。

（6）如果测量超过规定值，应采用生产厂家设定的IP探测器剂量指示曝光/读取条件重新进行检验。

6.测距误差

（1）设置SID为180 cm，如达不到，则调节SID为最大值。

（2）选用两把带有毫米级刻度的铅尺，相互垂直放置在一个IP暗盒表面中央，用适当条件进行曝光，对IP曝光并读取。

（3）用测距软件对水平和垂直两个方向上的铅尺刻度不低于100 mm的影像测量距离（D_m），与真实长度（D_t）进行比较。

（4）参考式（7.9）计算测量距离与真实长度的偏差。

7.IP擦除完全性

（1）在IP表面中央部位放置一块面积4 cm×4 cm、厚4 mm的铅块。设置管电压为60 kV，无滤过，SID为180 cm，入射空气比释动能约500 μGy，对IP曝光并读取，然后再在上述条件无铅板的情况下，入射空气比释动能约10 μGy对IP第2次曝光，获取一幅影像。

（2）在工作站显示器上观察第2次曝光的影像，不应存在第1次曝光留下的铅块的残影；否则，表明IP擦除不完全。

8.高对比度分辨力

（1）设置SID为180 cm，如达不到，则调节SID为最大值。

（2）取一块高对比度分辨力测试卡，放置在影像接收器表面或最接近于影像接收器表面的位置，并与其面呈45°放置。

（3）按生产厂家给出条件进行曝光。如生产厂家未给出条件，选用适当曝光条件（如60 kV和约3 mAs）进行曝光。

（4）调整窗宽和窗位，使其分辨力最优化。从显示器上观察出最大线对组数目，或者打印出胶片并观察。

9.低对比度分辨力

（1）选择适当的低对比度分辨力检测模体，模体中同一直径的低对比度细节数不宜少于10个。将低对比度分辨力检测模体放置在影像接收器表面中间位置或最接近于影像接收器的位置。

（2）根据模体说明书要求，选择适当的管电压、滤过和SID，照射野完全覆盖住影像接收器，进行曝光。

（3）以入射空气比释动能约10 μGy对影像接收器曝光，获取影像。

（4）在观片灯箱上或工作站显示器上观察影像细节，调节窗宽和窗位使影像细节显示成最清晰状态，按模体说明书要求，观察和记录模体影像中可探测到的最小细节。

（5）验收检测按检测模体说明书要求判断并建立基线值。状态检测与基线值进行比较，不得超过基线值的两个细节变化。

六、牙科X射线设备质量控制检测方法

（一）管电压指示的偏离

对于口内机，将测量仪探头置于靠近限束筒出口位置，其有效测量点位于主射束中心轴，并使探头表面与主射束中心轴垂直，确保X射线束完全覆盖探头。检测示意图见图7-12。

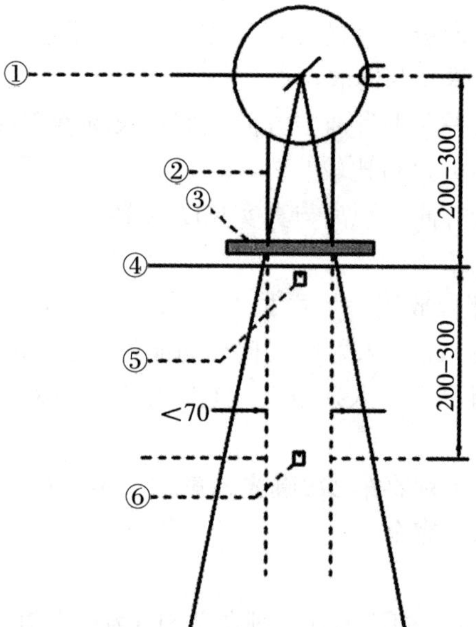

图7-12 牙科口内机kV、辐射输出量重复性以及半值层检测示意图

注：①表示球管焦点；②表示限束筒；③表示半值层检测铝片；④表示影像接收器平面；⑤表示检测时剂量仪探头的位置；⑥表示检测半值层时剂量仪探头的位置。

对于口外机全景摄影功能，先用免冲洗胶片在影像接收器上找到照射野的位置，将管电压探头固定于影像接收器外壳表面，确认有效测量点位于主射束中心轴并使探头表面与主射束中心轴垂直。

对于口外机头颅摄影功能，先用免冲洗胶片在次级光阑外侧找到射野的位置，将管电压探头固定于次级光阑外侧，确认有效测量点位于主射束中心轴并使探头表面与主射

束中心轴垂直。

验收检测时，设置可调管电压设备的最低、中间和最高三档管电压；状态检测时，可用设备常用档位进行检测。每个检测电压下重复曝光至少3次，记录每一次的管电压测量值，并计算其平均值。

参考式（7.6）计算管电压指示值的相对偏差。

（二）辐射输出量重复性

对于口内机，将剂量仪探头置于靠近限束筒出口位置，其有效测量点位于主射束中心轴并使剂量仪探头表面与主射束中心轴垂直，确保X射线束完全覆盖剂量仪探头。

以设备常用成人曝光条件下曝光，连续曝光5次，记录每一次的剂量值，并参考式（7.4）计算辐射输出量的重复性。

（三）曝光时间指示的偏离

检测几何条件同管电压指示的偏离检测几何条件。

以设备常用成人曝光条件，连续曝光3次，记录每次曝光后的测量时间，计算平均值。

将曝光时间测量平均值与设备显示值进行比较，计算曝光时间指示的偏离。

参考式（7.6）计算曝光时间指示的偏离。

（四）有用线束半值层

1.方法一：铝片法

（1）检测几何条件同管电压指示的偏离检测几何条件。

（2）设置1档～3档设备常用管电压并进行曝光，记录空气比释动能值。

（3）将铝片放置在球管X射线出束口位置，保持曝光条件不变，测量不同厚度铝片后的空气比释动能。

（4）逐步增加铝片厚度，直至测得的空气比释动能率值小于未加铝片时空气比释动能值的一半，用作图法或计算法求出半值层。

2.方法二：多功能剂量仪直接测量法

（1）有用线束半值层也可采用多功能数字剂量仪直接测量，检测几何条件同管电压指示的偏离。

（2）设置1档～3档设备常用管电压并进行曝光，直接记录剂量仪显示的半值层读数。

（3）当对结果有异议时，应采用铝片法重新测量。

（五）高对比度分辨力

对于口内机，将高对比度分辨力测试卡或测试模体置于靠近限束筒出口位置，并使其平面与主射束中心轴垂直。

对于口外机全景摄影功能，将高对比度分辨力测试卡或测试模体置于头托中心，主射束中心轴与测试模体平面垂直。X射线球管出束口放置0.8 mmCu作为附加衰减层。

对于口外机头颅摄影功能，将高对比度分辨力测试卡或测试模体置于临床受检者头颅所在位置，主射束中心轴与测试模体平面垂直。X射线球管出束口放置0.8 mmCu作为附加衰减层。

按照设备生产厂家推荐的测试步骤和方法进行曝光，或设置设备常用成人曝光条件。

在显示器上读取影像，观察可分辨的线对组数。

（六）低对比度分辨力

检测几何条件同高对比度分辨力检测几何条件。

按照设备生产厂家推荐的检测步骤和方法进行曝光，或设置设备常用成人曝光条件。

在显示器上读取影像，观察可分辨的最小低对比细节。

七、乳腺X射线摄影设备质量控制检测方法

（一）通用检测项目检测方法

1.胸壁侧射野与影像接收器一致性

（1）调整光野大小至少10 cm×15 cm，将光野/照射野一致性检测工具（如检测板、检测尺或胶片暗盒等）放置于乳房支撑台上，并超出胸壁侧支撑台边沿5 cm，记录胸壁侧支撑台边沿对应在检测工具上的位置（图7-13、图7-14）。

（2）按照检测工具所要求的条件曝光，记录射线在检测工具上留下的照射野标记物位置。

（3）测量胸壁侧照射野与胸壁侧支撑台边沿的距离。

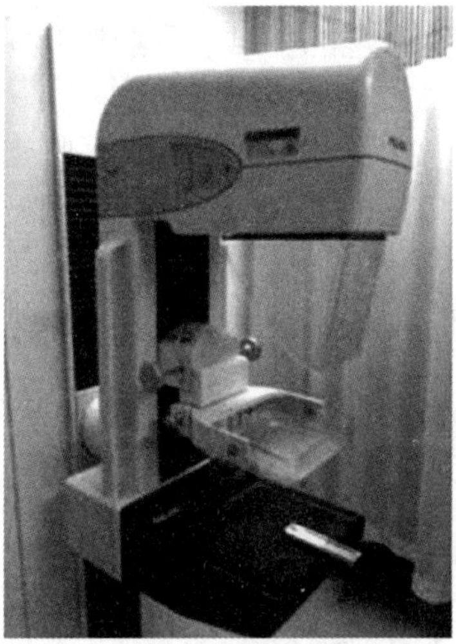

图7-13　检测工具摆放示意图（1）

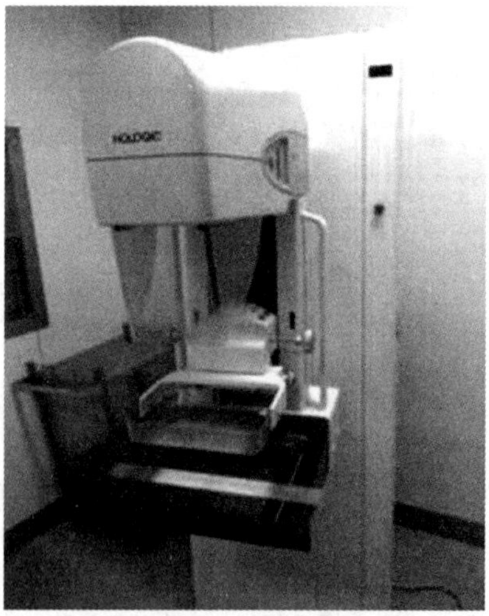

图7-14　检测工具摆放示意图（2）

2.光野与照射野一致性

（1）调整光野大小至少10 cm×15 cm，将光野/照射野检测一致性工具（如检测板、检测尺或胶片暗盒等）放置于乳房支撑台上，分别记录除胸壁侧外光野三边在检测工具

上的刻度位置。

（2）按照检测工具所要求的条件曝光，记录X射线在检测工具上留下的照射野标记物位置。

（3）分别计算除胸壁侧外的其他三边光野与照射野相应边沿的偏离。

3. 管电压指示的偏离

（1）应采用非介入方法，如用乳腺摄影专用数字式高压测量仪进行检测。曝光选用的靶/滤过、有无压迫器及附加滤过应与检测仪器检定或校准时的相同。

（2）将专用数字式高压测量仪探测器置于支撑台胸壁侧内4 cm处X射线束轴上，光野大于测量探头面积。

（3）验收检测分别在大焦点和小焦点的状态下测量，应覆盖设备所有的靶/滤过组合，每种靶/滤过组合至少覆盖3个管电压值（包括28 kV）。

（4）状态检测时选用临床常用的焦点状态，应覆盖临床常用的靶/滤过组合（如Mo/Mo），并检测28 kV的管电压指示的偏离。

（5）选用适当的管电流时间积（如30～60 mAs）进行手动曝光，读取测量仪器读数，计算每个管电压测量值和标称值的差值。

4. 半值层

（1）将剂量仪探测器放置于乳房支撑台胸壁侧向内4 cm处X射线束轴上，探测器厚度有效点位于乳房支撑台上方10 cm处（无厚度有效点标记的，以探测器厚度中心为准）；对于底部有铅衬的半导体探测器，可以直接将探测器放置在设备支撑台上测量。

（2）将压迫器调至焦点与探测器之间约1/2处。

（3）设置管电压为28 kV，适当的管电流时间积（30～50 mAs），在没有铝片的情况下进行曝光，记录空气比释动能值。

（4）将0.1 mm厚的铝片放置在压迫器上或半值层专用支架上，铝片应完全遮住光野，采用上一步中同样条件进行曝光，记录空气比释动能值。追加铝片，直到剂量仪的指示值降至没有铝片情况下数值的1/2以下为止。

（5）对于X射线衰减率在50%前后的剂量，根据与各自剂量相对应的铝片厚度的值，根据式（7.10）求出半值层（HVL）：

$$\mathrm{HVL}=\frac{d_1\cdot\ln\dfrac{2\cdot K_2}{K_0}-d_2\cdot\ln\dfrac{2\cdot K_1}{K_0}}{\ln\dfrac{K_2}{K_1}} \tag{7.10}$$

式中：HVL表示半值层，mmAl；d_1表示K_1对应的铝片厚度，mm；K_2表示经过铝片衰减后，比$K_0/2$稍大的剂量，mGy；K_0表示无铝片时的剂量，mGy；d_2表示K_2对应的铝片厚度，mm；K_1表示经过铝片衰减后，比$K_0/2$稍小的剂量，mGy。

注：d_1、d_2的厚度与计算得到的半价层厚度之差，不应超过0.2 mmAl。

（6）也可选用半值层测量仪器对半值层进行直接测量。应在光野完全覆盖剂量仪探测器并在无附加铝片的情况下进行测量。

（7）验收检测应覆盖设备所有的靶/滤过组合。状态检测应覆盖临床常用的靶/滤过组合（如Mo/Mo）。

5.输出量重复性

（1）移除乳房压迫器，将剂量仪探测器放置于乳房支撑台胸壁侧向内4 cm 处X射线束轴上，探测器厚度有效点位于乳房支撑台上方10 cm处（无厚度有效点标记的，以探测器厚度中心为准）；对于底部有铅衬的半导体探测器，可以直接将探测器放置在设备支撑台上测量。

（2）设置管电压为28 kV，临床常用的靶/滤过，适当的管电流时间积（如30～60 mAs），重复曝光5次，记录每次曝光的空气比释动能值，参考式（7.4）计算辐射输出量的变异系数，以此表述输出量重复性。

6.特定辐射输出量

（1）剂量仪探测器的摆放同上，记录焦点至探测器的距离d_1。

（2）设置曝光条件同上，重复曝光3次，记录每次曝光的空气比释动能值，并计算3次曝光的平均空气比释动能值。

（3）利用距离平方反比定律，见式（7.11），计算距焦点1 m位置处单位管电流时间积的特定辐射输出量。

$$K_2 = K_1 \times \frac{d_1^2}{d_2^2} \tag{7.11}$$

式中：K_2表示距离焦点d_2（cm）为100 cm处的输出量，μGy/mAs；K_1表示距离焦点d_1（cm）处的输出量，μGy/mAs；d_1表示焦点至探测器的距离，cm；d_2表示焦点至感兴趣点的距离，cm，此处为100 cm。

7.AEC 重复性

（1）将4 cm 厚的PMMA 模体放置在乳房支撑台上，覆盖临床常用AEC区域，模体边沿与乳房支撑台胸壁侧对齐。

（2）将压迫器压在模体上，设置临床常用电压（如28 kV）和靶/滤过，选择自动曝光控制（AEC）条件进行曝光。如参数无法单独设置，则选择全自动曝光条件。

（3）重复曝光5次，每次曝光后记录管电流时间积值，并计算5次的平均管电流时间积值。若曝光过程中发现靶/滤过、焦点状态等曝光条件变化，应重复或者选择其他PMMA 厚度保证5次曝光过程中除管电流时间积外其他曝光参数稳定。

（4）按式（7.12）计算所记录的管电流时间积（s_R）与平均管电流时间积（s_m）值的偏差（E）。取其最大值作为该指标检测结果。

$$E = \frac{s_R - s_m}{s_m} \tag{7.12}$$

式中：E表示记录的管电流时间积与平均管电流时间积值的偏差，%；s_R表示每次曝光后记录的管电流时间积，mAs；s_m表示5次曝光的平均管电流时间积，mAs。

8.乳腺平均剂量

（1）普通模式

①将4 cm厚的PMMA 模体置于乳房支撑台上，模体边沿与乳房支撑台胸壁侧对齐。

②将压迫器调至底部距PMMA 模体顶部0.5 cm处。选用AEC模式进行曝光，记录

管电压、管电流时间积、靶/滤过、焦点状态、滤线栅状态等曝光参数。

注：根据模体成份，4 cm厚的PMMA模体对于X射线的吸收相当于4.5 cm厚的平均人体乳房。为了获取临床对4.5 cm厚人体乳房的AEC曝光条件，可将压迫器调至距支撑台面4.5 cm处进行AEC曝光。此方法中压迫器和PMMA模体之间可能会产生空隙和零压迫力，如果系统要求应在有压迫力情况下才能曝光，则可在4 cm PMMA模体上垫0.5 cm厚泡沫塑料（或其他不显著影响X线吸收的材料），并将压迫器压在泡沫塑料表面，使得压迫器高度保持在4.5 cm并且造成压迫力，系统可以正常曝光。

③移去PMMA模体，将剂量仪探测器放置于乳房支撑台胸壁侧向内4 cm处X射线束轴上，探测器厚度有效点与模体表面（乳房支撑台上方4 cm）的位置相同（无厚度有效点标记的，以探测器厚度中心为准）。

④选用②中的曝光参数进行手动曝光（如果手动曝光参数选择与AEC不能完全一致，则选用最接近的曝光参数），记录入射空气比释动能值（若无法直接测量模体表面处，则使用距离平方反比公式计算模体上表面位置空气比释动能）。

⑤根据以下方法计算乳腺平均剂量。

乳腺平均剂量计算：

对于Dance模型，乳腺平均剂量（AGD）依据式（7.13）计算：

$$AGD = K \times g \times c \times s \tag{7.13}$$

式中：AGD表示乳腺平均剂量，mGy；K表示模体上表面位置（无反散射时）入射空气比释动能值，mGy；g表示转换因子，mGy/mGy；c表示乳房成分修正因子；s表示不同靶/滤过时的修正因子。

注：具体g、c、s数值可从国家标准WS 76—2020中查找。

对于乳腺数字体层合成摄影设备3D摄影模式，乳腺平均剂量依据以下方法计算：

a.对于每角度曝光参数不同的DBT曝光过程：

$$D(\theta) = K \times g \times c \times s \times t(\theta) \tag{7.16}$$

式中：$D(\theta)$表示投照角度为θ时单次曝光的乳腺平均剂量，mGy；K表示0°位置时模体上表面位置（无反散射时）入射空气比释动能值，其对应的管电流时间积（mAs）为不同角度单次曝光管电流时间积（mAs）之和，mGy；g表示转换因子，mGy/mGy；c表示乳房成分修正因子；s表示不同靶/滤过时的修正因子。t表示DBT摄影时不同投照角度为θ的角度修正因子t。

注：具体g、c、s、t数值可从国家标准WS 76—2020中查找。

计算出所有角度的D时，累加所有角度的乳腺平均剂量，其结果即为乳腺平均剂量检测结果。

b.对于每角度间隔和曝光参数相同的DBT曝光过程，可采用简化方法计算乳腺平均剂量：

$$AGD = K_T \times g \times c \times s \times T \tag{7.14}$$

式中：AGD表示乳腺平均剂量，mGy；K_T表示0°位置时模体上表面位置（无反散射时）入射空气比释动能值，但其对应的管电流时间积（mAs）为整个扫描过程全部单次曝光管电流时间积（mAs）之和，mGy；g表示转换因子，mGy/mGy；c表示乳房成分修正因子；s表示不同靶/滤过时的修正因子；T表示3D摄影时不同投照角度的修正因子。

注：具体g、c、s、T数值可从国家标准WS 76—2020中查找。

（2）乳腺数字体层合成摄影（DBT）

①将4 cm厚的PMMA模体放置于乳房支撑台上，模体边沿与乳房支撑台胸壁侧对齐。将压迫器调至底部距PMMA模体顶部0.5 cm处。

②将乳腺摄影设备设置成体层合成摄影模式，获取并记录临床常用的3D模式时对4.5 cm厚人体乳房的AEC曝光条件（管电压、管电流时间积和靶/滤过等曝光参数）和曝光过程（每次单独曝光的角度、管电压、管电流时间积和靶/滤过等曝光参数）。

③将剂量仪探头放置在乳房支撑台胸壁侧向内4 cm处X射线束轴上，探测器有效探测点与模体表面位置相同。

④调节乳腺摄影设备至0°，用上述步骤记录的各角度的曝光参数分别进行手动曝光，记录入射体表空气比释动能值。

⑤计算乳腺平均剂量。

（二）乳腺屏片X射线摄影设备专用检测项目与检测方法

1.标准照片密度

（1）将4 cm厚的专用检测模体置于乳房支撑台上。将装有胶片的暗盒插入乳房支撑台的暗盒匣中。

（2）在自动曝光条件下曝光，标准冲洗照射后的胶片，测量距胸壁侧边4 cm处的照片长轴中心的光密度，并与基线值进行比较，基线值的光密度应该在1.40～1.80 D范围内。

2.AEC响应

（1）乳房支撑台上分别放置厚为2、4和6 cm的模体，将装有胶片的暗盒分别插入暗盒匣中，在自动曝光控制下分别进行曝光。

（2）测量距离胸壁侧4 cm处的照片长轴中心的光密度。2和6 cm厚模体影像光密度分别与4 cm厚模体影像光密度进行比较。

3.高对比度分辨力

（1）将两块高对比分辨力卡（最大线对数不低于10 lp/mm）分别呈水平和垂直方向放置在乳房支撑台上，高对比分辨力卡尽可能紧贴影像接收器（或胶片盒）。

（2）按照生产厂家提供的检测步骤和方法进行曝光。如生产厂家未给出条件，选取AEC模式进行曝光。若无AEC模式，则选用适当的手动曝光条件，如26 kV、15 mAs。

（3）对于乳腺屏片X射线摄影设备，冲洗曝光胶片，在有遮幅的观片灯上读取分辨力值。记录分辨力读数，lp/mm。

（三）乳腺数字X射线摄影（DR）设备专用检测项目检测方法

1.影像接收器响应

（1）将剂量仪探测器紧贴影像接收器，置于乳房支撑台胸壁侧向内4 cm处X射线束轴上。将4 cm厚的PMMA模体放置在探测器的上方并全部覆盖探测器，模体边沿与乳房支撑台胸壁侧对齐。

（2）在手动条件下，设置管电压为28 kV，选择临床常用的靶/滤过组合、焦点状态和滤线栅状态，在10～100 mAs间选取4～6档管电流时间积进行手动曝光。应保证每次曝光除管电流时间积变化外，其他曝光参数（靶/滤过组合、焦点状态和滤线栅状态）固定。

（3）记录每一次曝光参数（管电流时间积、靶/滤过组合、焦点状态、有无滤线栅及压迫器）以及每次曝光后的影像接收器入射空气比释动能值。

（4）移去剂量仪探测器，按照上一步骤每次记录的曝光参数手动曝光。

（5）获取曝光后的预处理影像，在每一幅预处理影像的中心位置选取约4 cm²大小的兴趣区，测量其平均像素值。

（6）以平均像素值为纵坐标，影像接收器入射空气比释动能值为横坐标拟合：

①对于线性响应的系统，拟合直线，计算相关参数R_2；

②对于非线性响应的系统（比如对数相关或指数相关），拟合对数曲线或指数曲线，计算相关参数R_2。

2.影像接收器均匀性

（1）将光野调至最大，将4 cm厚的PMMA模体放置在探测器的上方并全部遮挡光野，模体边沿与乳房支撑台胸壁侧对齐。

（2）设置管电压为28 kV，选取临床常用条件（管电流时间积、靶/滤过组合、有无滤线栅及压迫器）进行手动曝光，或者选用AEC进行自动曝光。

（3）获取曝光后的预处理影像，依据图7-15在预处理影像中PMMA影像覆盖的范围内分别选取约4 cm²大小的兴趣区，测量其平均像素值。

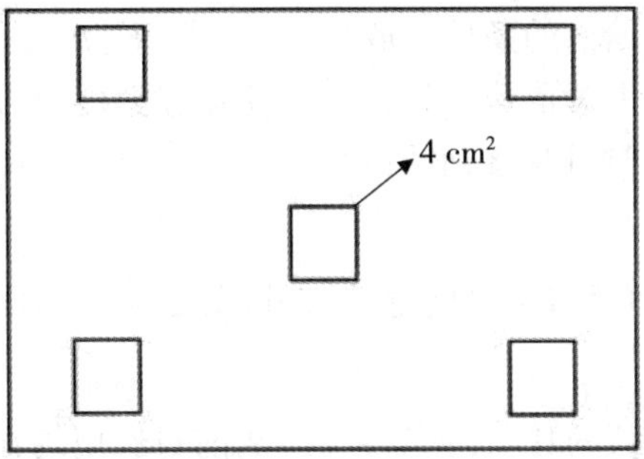

图7-15　影像接收器均匀性检测示意图

（4）参考（3）的方法，将测量到的平均像素值转换成剂量值。

（5）依据式（7.15）分别计算图像中心兴趣区剂量值与四角兴趣区剂量值的偏差，取其最大值作为该指标检测结果。

$$D_e = \frac{m_{中心} - m_{角}}{m_{中心}} \times 100\% \tag{7.15}$$

式中：D_e表示记录的剂量值与四角兴趣区剂量值的偏差，%；$m_{中心}$表示图像中心兴趣区剂量值；$m_{角}$表示图像四角兴趣区剂量值。

3.伪影

（1）采用评估影像接收器均匀性时产生的曝光影像。

（2）调节窗宽和窗位使图像显示至观察者认为最清晰的状态，观察图像上有无非均匀区、模糊区或者其他影响临床诊断的异常影像。

（3）若存在上述影像，可旋转或者平移图像，若可疑伪影不随着移动，则可能是显示器系统伪影而非影像接收器伪影。

4.高对比度分辨力

（1）将两块高对比分辨力卡分别呈水平和垂直方向放置在乳房支撑台上，高对比分辨力卡尽可能紧贴影像接收器。

（2）按照生产厂家提供的检测步骤和方法进行曝光。如生产厂家未给出条件，选取AEC 模式进行曝光。若无 AEC 模式，则选用适当的手动曝光条件，如 26 kV、15 mAs。

（3）对于乳腺 DR 设备，在高分辨显示器上读取该影像，调节窗宽和窗位使影像显示最优化，观察可分辨的线对组数。或在乳腺摄影图像上 1∶1 打印观看，记录分辨力读数，lp/mm。

（4）验收检测时将测试结果与厂家规定值进行比较。如果得不到厂家的规定值，则应与尼奎斯特频率进行比较。同时，建立基线值，状态检测和稳定性检测时与基线值进行比较。

5.低对比度细节

（1）选用乳腺 X 射线摄影专用低对比度细节模体。将低对比度细节模体放置在乳房支撑台上，模体边沿与乳房支撑台胸壁侧对齐。

（2）依据模体说明书给出的条件，或 28 kV、常用靶/滤过、AEC 条件进行曝光。

（3）在高分辨显示器上读取该影像，调节窗宽和窗位使影像显示最优化，观察曝光图像，确定不同细节直径时可观察到的最小细节物，对照模体厂家说明书得出该直径的可分辨的最小对比度。

（四）乳腺计算机X射线摄影（乳腺CR）设备专用检测项目与检测方法

1.IP 暗噪声

（1）选择生产厂家建议的 IP 处理条件，检测前对选用的 IP 进行一次擦除处理。

（2）任选 3 块 IP 放入阅读器中，进行扫描读取，调节窗宽和窗位并分别获取影像。

（3）读取每块 IP 的 DDI 值，其值应在生产厂家的规定值范围内。

2.IP 响应线性

（1）选择厂家建议的 IP 处理条件。

（2）将剂量仪探测器放置于乳房支撑台胸壁侧向内 4 cm 处 X 射线束轴上，将 4 cm 厚的 PMMA 模体放置在剂量仪探测器的上方并全部覆盖探测器，模体边沿与乳房支撑台胸壁侧对齐。

（3）在手动条件下，设置管电压为 28 kV，选择临床常用的靶/滤过组合、焦点状态和滤线栅状态，在 10～100 mAs 间选取 4～6 档管电流时间积进行手动曝光。应尽量保证每次曝光除管电流时间积变化外，其他曝光参数（靶/滤过组合、焦点状态和滤线栅状态）固定。

（4）记录每一次曝光参数（管电流时间积、靶/滤过组合、焦点状态、有无滤线栅及压迫器）以及每次曝光后的影像接收器入射空气比释动能值。

（5）移去剂量仪探测器，使用单独一块IP，将IP放置在乳腺支撑台上，保证IP入射面和剂量仪探测器厚度有效点一致。按上述曝光条件依次完成多次曝光并对IP进行读取，每次曝光后保持相同延迟时间读取。

（6）获取每一次曝光后的预处理影像，在每一幅预处理影像的中心位置选取约4 cm²大小的兴趣区，测量平均像素值。

（7）以平均像素值为纵坐标，影像接收器入射空气比释动能值为横坐标拟合，拟合时参考厂家提供的信息：

①对于线性响应的系统，拟合直线，计算线性相关参数R_2。

②对于非线性响应的系统（比如对数相关或指数相关），拟合对数曲线或指数曲线，计算相关参数R_2。

3.IP响应均匀性

（1）选择厂家建议的IP处理条件。

（2）将光野调至最大，将4 cm厚的PMMA模体放置在探测器的上方并全部遮挡光野，模体边沿与乳房支撑台胸壁侧对齐。

（3）设置管电压为28 kV，选取临床常用条件（管电流时间积、靶/滤过组合、有无滤线栅及压迫器）对IP进行手动曝光，或者选用AEC对IP进行自动曝光。

（4）获取曝光后的预处理影像，依据图7-16在预处理影像中PMMA影像覆盖的范围内分别选取约4 cm²（2 cm×2 cm）大小的兴趣区，测量其平均像素值。将测量到的平均像素值转换成剂量值，其任意两处结果偏差应在±10%以内。

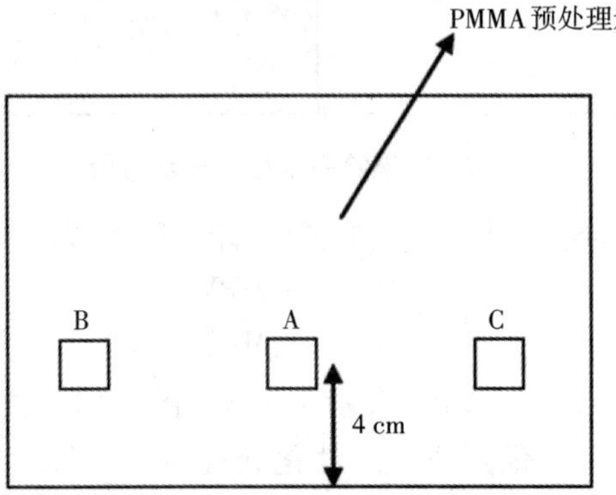

图7-16 IP响应均匀性检测示意图

4.IP 响应一致性

（1）选择厂家建议的IP 处理条件。

（2）将4cm厚的PMMA模体置于乳房支撑台上，模体边沿与乳房支撑台胸壁侧对齐。

（3）任选三块相同尺寸/型号的IP，固定管电压（如28 kV），采用自动曝光控制模式曝光，无自动曝光控制模式的设备可选用临床常用条件。保证对每一块IP曝光条件一致，每次曝光后保持相同的延迟时间读取，获得三幅影像。

（4）记录每一幅影像的DDI值，多块IP的DDI偏差应符合国家标准WS 76—2020附录G中表G.2的要求。

5.IP擦除完全性

（1）选择厂家建议的IP处理条件。

（2）将4 cm厚的PMMA模体纵向置于乳房支撑台的一边，覆盖住IP的半边，如图7-17中的左边白色区域。

（3）选择临床常用条件进行手动曝光（如28 kV，30～50 mAs），并对IP进行读取。

（4）将4cm厚的PMMA模体横向置于乳房支撑台的中心，将0.1 mm厚的铝片置于PMMA模体上方中心处。使用同一块IP，用（2）中同样的曝光条件再次对IP进行曝光。两次曝光时间间隔应尽量短。

（5）获取第二次曝光的影像，按照图7-17测量1区、2区和3区的平均像素值。

（6）对平均像素值进行线性化处理。

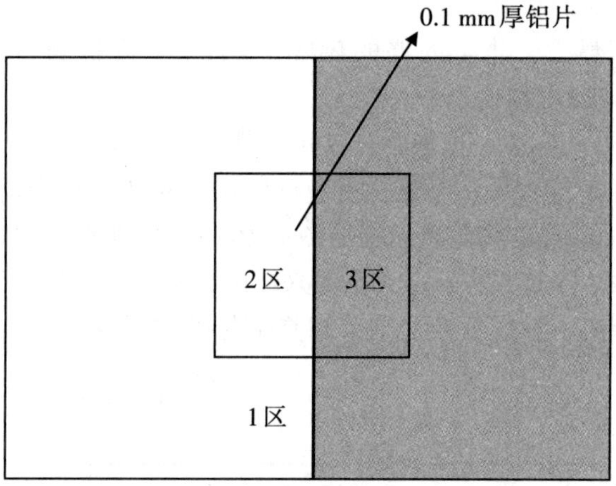

图7-17　IP擦除完全性检测示意图

（7）将线性化处理后的结果代入式（7.16），计算影像残留因子。

$$F = \frac{\mathrm{MPV}_3 - \mathrm{MPV}_2}{\mathrm{MPV}_1 - \mathrm{MPV}_2} \tag{7.16}$$

式中：F表示影像残留因子；MPV_3表示图中3区的平均像素值经线性化处理后的后果；MPV_2表示图中2区的平均像素值经线性化处理后的后果；MPV_1表示图中1区的平均像素值经线性化处理后的后果。

6.伪影

检测方法同乳腺数字X射线摄影（DR）设备伪影。

7.高对比度分辨力

（1）将两块高对比分辨力卡分别呈水平和垂直方向放置在乳房支撑台上，高对比分辨力卡尽可能紧贴影像接收器。

（2）按照生产厂家提供的检测步骤和方法进行曝光。如生产厂家未给出条件，选取AEC模式进行曝光。若无AEC模式，则选用适当的手动曝光条件，如26kV、15mAs。

（3）对于乳腺CR设备，在高分辨显示器上读取该影像，调节窗宽和窗位使影像显示最优化，观察可分辨的线对组数。或在乳腺摄影图像上1∶1打印观看，记录分辨力读数，lp/mm。

（4）验收检测时将测试结果与厂家规定值进行比较。同时，建立基线值，状态检测和稳定性检测时与基线值进行比较。

8.低对比度细节

检测方法同乳腺数字X射线摄影（DR）设备低对比度细节。

八、X射线计算机体层摄影装置（CT）质量控制检测方法

（一）诊断床定位精度

（1）将最小刻度为1 mm、有效测量长度为500 mm的直尺靠近诊断床的移动床面固定，并保证直尺与床面运动方向平行，然后在床面上做一个能够指示直尺刻度的标记指针。

（2）将70 kg左右的重物放在床面上。

（3）分别对诊断床给出“进300 mm”和“退300 mm”的指令。

（4）记录进、退起始点和终止点在直尺上的示值，测出定位误差和归位误差。

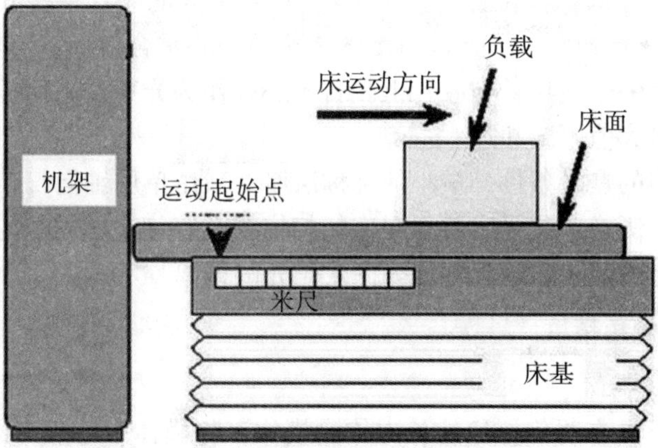

图7-18　诊断床定位精度检测示意图

（二）定位光精度

1.模体检测法

（1）模体定位。将模体和木箱放在诊视床上，然后将Catphan模体从木箱中取出，并挂在木箱一侧。注意去掉诊视床的床垫，确保模体和木箱放置稳固。利用水平仪通过调节螺丝将模体放置水平。待模体水平后将X轴的激光定位灯对准模体CTP401的中心点（图7-19）。

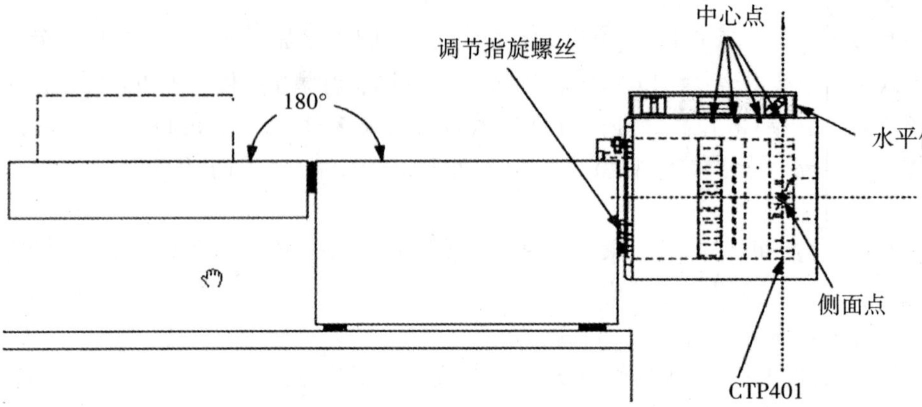

图7-19 模体摆位示意图

（2）设定轴向扫描一圈，床步进距离设为0，确保扫描后床的位置不动。采用临床常用头部曝光条件进行轴向扫描，获得定位光标记层的图像。

（3）测量斜线中点到模块图像中心的距离A。然后将距离A乘以0.42即为Z轴方向激光定位灯的误差值。

（4）也可在垂直于扫描层面的轴线上前后微调模体，按照上一步中扫描条件重新扫描，最终获得与标称层面一致的图像。

2.胶片检测法

（1）将床升至头部扫描位置，把边长不短于15cm的胶片平整放置于床面板上内定位灯的光束范围内，胶片中心轴线与CT线束旋转中心重合。

（2）沿着光束的中线用针在胶片上扎若干小孔作为光束位置标记，小孔直径应尽可能地小，且直径最大值不应超过1 mm。

（3）选择适当的曝光条件，最小的标称层厚，采用单层轴向扫描方式进行扫描。

（4）读取胶片影像，测量定位光对应的扫描线在胶片上的影像与标记孔连接直线间在旋转中心轴线上的间距，该间距即为内定位光的偏离程度。

（三）扫描架倾角精度

1.模体检测法

（1）采用中心具有明确标记的长方体的模体，将模体中心点与断层野中心点重合，并水平固定。

（2）采用临床常用头部扫描条件进行扫描。

（3）模体固定不动，机架倾斜一定角度，按照上一步中条件再次扫描。

（4）使用工作站中的测距软件，测量模体横断面影像中上下边沿之间的距离，分别记为L_1和L_2。

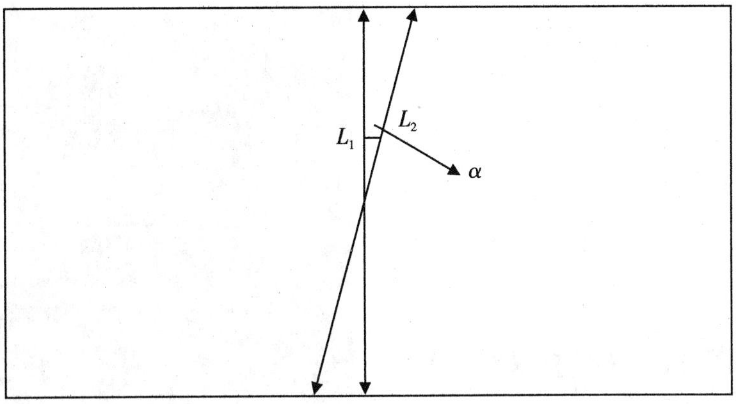

图7-20 距离测量示意图

（5）利用式（7.17）计算得到扫描架倾角的实际值，与设定值比较，确定扫描架倾角精度。

$$\alpha = \arccos\frac{L_1}{L_2} \tag{7.17}$$

式中：α表示扫描架倾角大小；L_1表示垂直扫描时模体横断面图像中上下边沿之间的距离，mm；L_2表示机架倾斜α角度后模体横断面图像中上下边沿之间的距离，mm。

2.斜率指示器法

（1）首先将扫描架倾角调至0°，将斜率指示器固定在CT架的合适位置，记录斜率指示器读数。

（2）将机架倾斜15°～20°，读取斜率指示器读数。

（3）计算扫描架倾角误差。

（四）重建层厚偏差

（1）模体采用内嵌有与均质背景成高对比的标记物，标记物具有确定的几何位置，通过其几何位置能够反映成像重建层厚。

（2）将模体轴线与扫描平面垂直，并置于扫描野中心固定。

（3）采用临床常用的头部曝光条件，进行单次轴向扫描。

（4）根据模体说明书中观察条件调整影像窗宽和窗位，并记录，获得重建层厚的测量值。

（5）在恰当的窗宽和窗位条件下，测量标记物附近背景的CT值，即为$CT_{backgroud}$；调整窗宽至最小，改变窗位，直到标记物影像恰好完全消失，记录此时的CT值，即为CT_{max}。则CT值的半高为上述两个CT值之和的一半，记为CT_{hm}，然后再重新调整窗位至CT_{hm}，测量此时标记物的长度，即半值全宽（FWHM），再利用标记物的固定几何关系，计算得到重建层厚的测量值（图7-21、图7-22）。

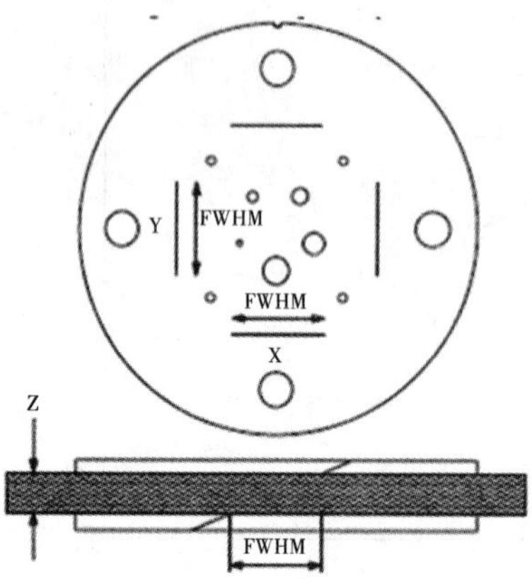

图7-21　半值全宽（FWHM）测量示意图

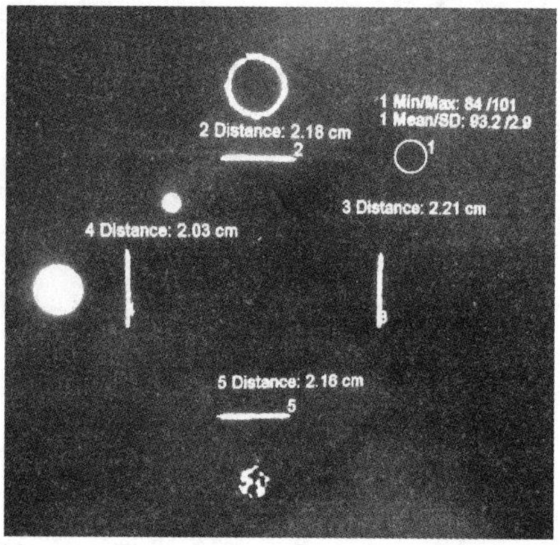

图7-22　半值全宽（FWHM）现场测量图

（五）CTDIw

（1）采用PMMA材料的均质圆柱标准剂量模体，头模直径为160 mm，体模直径为320 mm，分别在中心和距表层10 mm处有可放置剂量探头的孔，剂量测量仪器的相对误差值应小于5%，并已得到校准；

（2）将头模或体模置于扫描野中心，模体圆柱轴线与扫描层面垂直，探头的有效探测中心位于扫描层面的中心位置；

（3）按照说明书条件，或者临床常用头部和体部条件进行轴向扫描一圈；

（4）记录剂量仪表显示值，重复测量中心和四周4个测量位置。

（5）根据式（7.1）、（7.2）计算得到$CTDI_{100}$和$CTDI_w$的值。

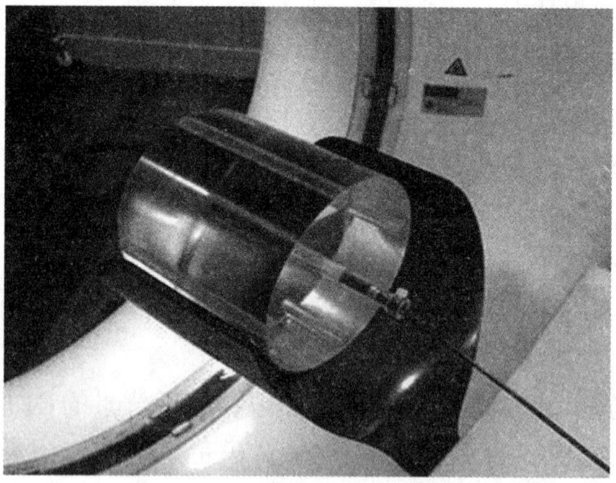

图7-23　模体及测量仪器摆位图

（六）CT值（水）、噪声和均匀性

（1）采用内径为18～22 cm圆柱形均质水模体测量。

（2）使水模体圆柱轴线与扫描层面垂直并处于扫描野中心，对水模体中间层面进行扫描。

（3）采用头部扫描条件进行扫描，且每次扫描的剂量$CTDI_w$应不大于50 mGy。

（4）在图像中心选取直径约为测试模体图像直径10%的ROI，测量该ROI的平均CT值作为水CT值的测量值。

（5）在图像中心选取直径约为测试模体图像直径40%的ROI，测量该ROI内CT值的标准偏差，该标准偏差除以对比度标尺作为噪声的测量值，计算见式（7.18）。

$$n = \frac{\sigma_{水}}{CT_{水} - CT_{空气}} \times 100\% \tag{7.18}$$

式中：$\sigma_{水}$表示水模体ROI中测量的标准偏差；$CT_{水}$表示水的CT值；$CT_{空气}$表示空气的CT值；$CT_{水}-CT_{空气}$表示对比度标尺，取1000 HU。

（6）对于噪声的检测与评价应该在层厚为10 mm的情况下进行，对于层厚不能设置为10 mm的CT，按式（7.19）对噪声进行修正。

$$n_{10} = n_T \sqrt{\frac{T}{10}} \tag{7.19}$$

式中：n_{10}表示层厚为10 mm时的噪声；n_T表示实际层厚为T时噪声的测量值；T表示预设层厚，mm。

（7）另外在图像圆周相当于钟表时针3点、6点、9点、12点的方向，距模体影像边沿约10 mm处，选取直径约为测试模体图像直径10%的ROI，分别测量这四个ROI的平均CT值。

（七）高对比分辨力

调节高对比测试模块（CTP528）轴线与扫描层面垂直，并处于扫描野中心。（在控制台上设定扫描起始位置为30 mm/70 mm）

采用厂家给出的标准头部扫描条件进行扫描，单次扫描的剂量指数不得大于50 mGy，得到高对比分辨力扫描图像。

根据模体说明书调整图像（设置窗宽最窄，逐渐调高窗位，使测量空间分辨力的图像达到最清晰的状态）。

（八）低对比可探测能力

调节低对比测试模块（CTP515）轴线与扫描层面垂直，并处于扫描野中心。（在控制台上设定扫描起始位置为70 mm/110 mm）

按照临床常用头部轴向扫描条件，标准重建模式，设置层厚为10 mm，达不到10 mm时选择最接近10 mm的层厚，每次扫描的剂量$CTDI_w$应不大于50 mGy，尽量接近50 mGy。

根据模体说明书调整图像观察条件或达到观察者所认为的细节最清晰状态。

对于CTP515模块，使用下述方法调制模体要求的窗宽和窗位：

（1）用ROI软件测量一组对比度影像中直径最大的低对比度目标的CT值和标准偏差SD，再测量目标附近背景的CT值和SD；

（2）窗宽$_{WW}=CT_{目标}-CT_{背景}+5SD_{MAX}$，窗位$_{WL}=(CT_{目标}+CT_{背景})/2$。仔细观察图像，确定能分辨得最低对比度的最小细节直径。

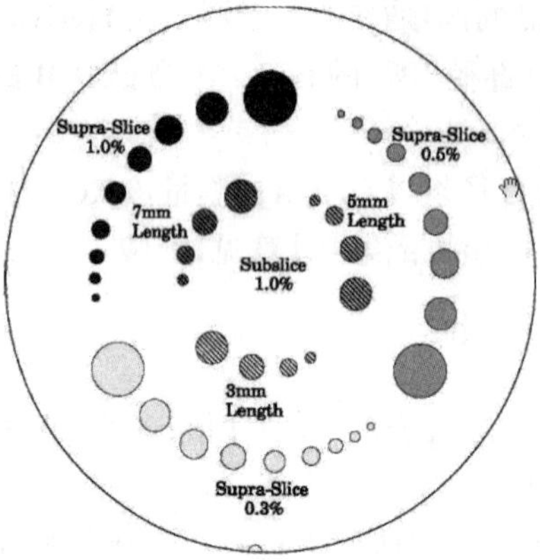

图7-24 CTP515模块示意图

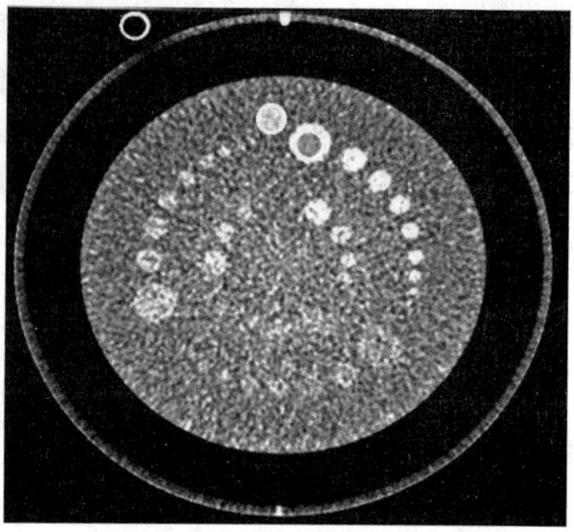

图7-25 现场检测示意图

（九）CT值线性

采用嵌有3种以上不同CT值模块的模体，且模块CT值之差均应大于100 HU。

在不同模块中心选取大约100个像素点大小的ROI，测量其平均CT值。

按照模体说明书中标注的各种衰减模块在相应射线线质条件下的衰减系数，计算得到各种模块在该射线线质条件下的标称CT值，与测量所得该材料的平均CT值之差，差值最大者记为CT值线性的评价参数。

第二节　核医学设备质量控制检测

一、SPECT原理与质量控制

目前临床上普遍使用的核医学成像设备有：γ照相机、SPECT、PET、PET/CT、SPECT/CT等。所有的核医学设备成像基本原理都是采用放射性药物示踪技术。

核医学成像中使用的放射性示踪剂称作放射性药物或者显像剂。用成像设备探测放射性药物中放射性核素衰变发出的γ射线，通过软件分析可得到放射性药物在体内的分布图。据此，可探知放射性药物在体内的结合、转运、代谢、排泄等生物过程，从功能或分子水平来研究体内的疾病及生理状态。

核医学成像需要具备三个必要条件：放射性核素标记的放射性药物；放射性药物参与生物体内的生物活动；探测γ射线的成像设备。

SPECT基本成像原理是：γ照相机探头的每个灵敏点探测沿一条投影线进来的γ光子，其测量值代表人体在该投影线上的放射性之和。在同一条直线上的灵敏点可探测人体一个断层上的放射性药物，它们的输出称作该断层的一维投影。各条投影线都垂直于探测器并互相平行，称为平行束，探测器的法线与X轴的交角称为观测角。γ照相机是二维探测器，可同时获取多个断层的平行束投影，这就是平片。平片表现不出投影线上各点的前后关系。要知道人体在纵深方向上的结构，就需要从不同角度进行观测。可以证明，知道某个断层在所有观测角的一维投影，就能计算出该断层的图像。从投影求解断层图像的过程称作重建。这种断层成像术离不开计算机，所以称作计算机断层成像术(Computered Tomography，CT)。CT设备的主要功能是获取投影数据和重建断层图像。因此SPECT的技术基础和组成就是γ照相机和CT。

(一) SPECT原理

SPECT由四部分组成，即探头系统、机架和检查床系统、核电子学线路和计算机系统。如图7-26所示。下面主要介绍探头系统。

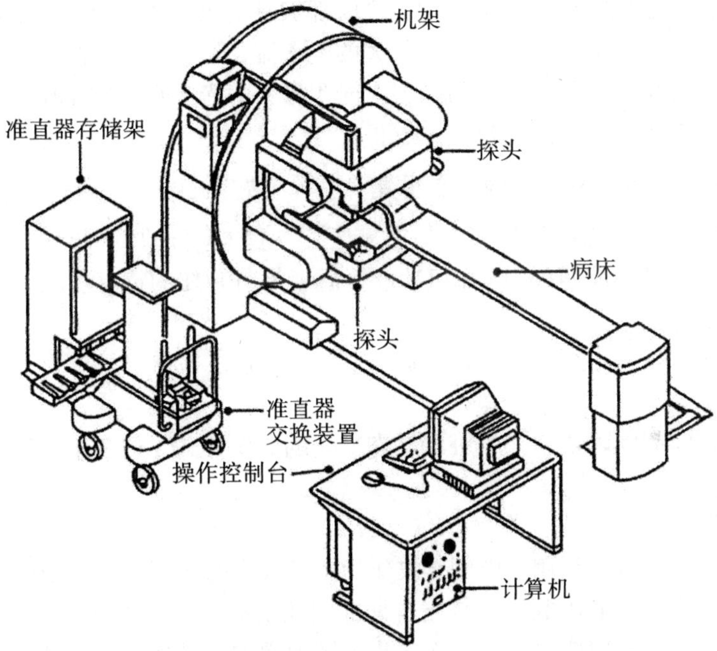

图7-26 SPECT的组成

探头是图像采集的关键设备，主要功能是将探测到的γ射线转换为电信号，主要由准直器、闪烁探测器和光电倍增管等组成。基本工作原理：γ射线经过准直器入射到闪烁探测体上，使其产生荧光光子，位于其后的光电倍增管将荧光转换成光电子并倍增放大后以电脉冲的形式输出。脉冲的高度正比于射线的能量，单位时间内的脉冲个数正比于射线的强度。脉冲信号送往电子学电路与计算机系统进一步处理。

探头的准直器由重金属铅铸成，其作用是准直射线，对人体内发出的γ射线进行空间定位。依据准直的射线能量不同，分为低能、中能和高能三种，能量探测范围是40～511 keV。例如，在SPECT中使用最广泛的^{99m}Tc辐射的γ射线为140 keV，一般选用低能准直器。根据不同的图像要求，准直器又可分为高灵敏度型、高分辨率型、通用型、针孔型和扇形准直器等。高灵敏度型主要用于动态显像；高分辨率型用于平面和全身显像等要求图像分辨率高的检查；通用型为上述两者兼顾；针孔型用于小脏器检查；扇形准直器是近年来新研制的超高分辨率准直器，是用于脑和心肌显像。

闪烁晶体位于准直器和光电倍增管之间，它的作用是将γ射线转化为荧光光子。γ射线进入晶体后，与之发生相互作用。闪烁晶体吸收带电粒子的能量，使原子、分子激发，受激发的原子、分子在退激时发射荧光光子，荧光光子的数目、能量、输出的光脉冲幅度与入射γ射线的能量成正比，并有一定的统计涨落。一般使用NaI（Tl）晶体作为闪烁探测器。此种晶体具有探测效率高、发光效率高、线性度好和光的衰减时间短等优点。但也有在空气中易潮解等缺点。

光电倍增管位于晶体的后部，紧贴着晶体。当γ射线进入晶体后，与晶体相互作用产生的闪烁光就打在该部位一个或多个光电倍增管的光阴极上，通过光电效应产生一定数量的光电子。由于光阴极和各级倍增级之间都加有电压，使阴极产生的电子被有效地放大并集中到下一级，最后在阳极形成很大的电子流，通过负载电阻即得到易于测量的电压脉冲。此过程中产生的电流量与入射在光阴极上的光子数目成正比。因此，输出的脉冲幅度与射线在闪烁体中的能量损失成正比。

（二）SPECT成像方式与图像断层重建

SPECT 成像主要分为平面显像（静态显像）、动态显像、门控显像、全身显像和断层显像五种方式。其中前四种为γ相机功能，后者为SPECT的特有功能。

1.平面显像

主要用于各脏器的二维平面显像，如肝脏、甲状腺、肾脏、脑等。

2.动态显像

一种按一定时间间隔快速采集脏器动态变化的成像方式，适合于各脏器的血流显像与动态功能研究。

3.门控显像

主要用于心脏显像，利用心电图R波作为图像采集的开门信号。当第一个R波到来时触发SPECT动态采集心脏收缩、舒张各期的图像至本心动周期结束，第二个R波到来再次触发采集一个心动周期并和第一次采集的图像叠加，循环采集直到图像信息量足够为止。门控显像可以得到一个心动周期的心脏动态变化图像。

4.全身显像

主要用于超出探头视野的扫描显像，如全身骨、全身骨髓、下肢动静脉显像等。

5.断层显像

适用于深部脏器显像，可产生横断面、矢状面、冠状面和斜位等断层图像，同时可建立三维表面立体和容积透视型立体图像。

SPECT断层图像的产生是通过投影采集和图像重建来实现。投影采集时通过探头沿垂直于人体长轴，以一定的角度间隔旋转180°或360°得到一系列的投影图像，将投影图像组合重建可得到断层图像。图像重建是SPECT 得到断层图像的关键。重建方法可分为两大类：解析法和迭代法。

SPECT解析类重建算法大都是在CT成像原理的基础上建立的，主要采用滤波反投影法，在反投影法基础上引进滤波函数。反投影法实际是把原始采集的各个方向投影值

(即计数值)反向投影到重建断层的矩阵各像素单元中，各单元的计数值相加得到一幅重建的断层。

对于SPECT来说，探测器检测的是来自人体内部发出的γ光子，投射的检测过程实际上是一个计数过程。由于γ光子在人体组织内传播时，会发生散射和产生衰减，另外，探测器中闪烁晶体阵列中的晶体单元的尺寸也不可能非常小，所以SPECT图像采集的数据是不确定的（将其定义为随机模型或统计模型），也不是人体内放射性同位素分布的完全投影，且其图像分辨率比CT的低，所以在SPECT系统中用迭代法重建图像能得到比用解析法更好的效果。随着计算机运算速度的飞速发展，各种迭代重建方法已成为当前SPECT图像重建的主要方法。

迭代法重建图像的思想是从一幅假设的初始图像开始，采用不断迭代的方法，将理论投影值同实测投影值进行比较，在某种最优化准则指导下寻找最优解。该方法的最大优点之一是可以根据具体成像条件引入与空间几何有关的或与测量值大小有关的约束条件因子，如可进行空间分辨不均匀性的校正、散射衰减校正、物体几何形状约束、平滑性约束等控制迭代的操作。目前迭代方法的缺点主要是运算时间长，缺少有效的停步规则以防止迭代解不收敛。

(三) SPECT性能检测方法

1.固有均匀性

(1) 检测条件

检测所使用源为^{99m}Tc溶液，盛入试管或小安瓿瓶中，源在各方向的尺寸不大于5 mm，活度约为20 MBq，使计数率不大于$2.0\times10^4 s^{-1}$。放射源置于距离探头表面中心5倍于视野最大线径的位置上。

(2) 数据采集步骤

泛源图像数据采集。卸下准直器，设置的采集总计数和图像矩阵应保证采集的成像的中心像素计数至少为1.0×10^4。

(3) 数据处理

在进行均匀性计算之前，包含的像素应按下述方法确定：

①UFOV边沿的像素，像素面积的50%不在UFOV内，应不包括在均匀性计算内；

②UFOV周边的像素，如果像素计数小于CFOV内平均值的75%，应将其值设置为0；

③视野中的像素，若像素在其正四周方向相邻的像素值有一个为0，则该像素值设置为0；

④经过以上①～③处理过的剩余非0值像素将参与UFOV的分析，并进行9点平滑，9点平滑滤波矩阵如下：

$$\begin{pmatrix} 1 & 2 & 1 \\ 2 & 4 & 2 \\ 1 & 2 & 1 \end{pmatrix}$$

⑤处理①～④只操作一次。CFOV的数据处理可参照UFOV进行。

固有积分均匀性：在处理后的泛源图像内，分别在UFO和CFOV内，找像素值的最大值和最小值，分别计算二者之间的差值及和值，按式（7.20）计算积分均匀性：

$$IU=\left[\left(C_{max}-C_{min}\right)/\left(C_{max}+C_{min}\right)\right]\times100\% \quad (7.20)$$

式中：IU表示积分均匀性；C_{max}表示计数最大值；C_{min}表示计数最小值。

固有微分均匀性：在处理后的泛源图像内，分别从像素行和列的起始端开始，逐个像素向前推移，每相邻5个像素为一组，找最大计数和最小计数，并计算出差值。在视野内找出计数之差最大的像素，其对应的计数分别为C_{max}和C_{min}。找最大计数和最小计数应在X和Y两个方向独立进行，在X方向和Y方向的最大百分值，为微分均匀性。微分均匀性按式（7.21）计算：

$$DU=\left(C_{max}-C_{min}\right)/\left(C_{max}+C_{min}\right)\times100\% \quad (7.21)$$

式中：DU表示微分均匀性；C_{max}表示计数最大值；C_{min}表示计数最小值。

报告固有积分均匀性和固有微分均匀性。

2.固有空间分辨力和固有空间线性

（1）检测条件

检测条件同固有均匀性检测条件。

（2）数据采集步骤

卸下准直器，安装狭缝铅栅模体进行图像采集。狭缝铅栅模体为1 mm宽、相距30 mm狭缝构成，铅的厚度不小于3 mm，1个铅栅模体为X方向，另一个铅栅模体为Y方向（图7-27）。从探头上卸下准直器，置狭缝铅栅模体于探头表面，使铅栅模体的栅缝分别平行于探头的X轴和Y轴，以检测Y和X两个方向的空间分辨力。采集矩阵512×512（或能达到的最大矩阵）。采集的总计数应保证后期数据处理时的线扩展函数的中心峰值不小于1×10^3计数。

（3）数据处理

①固有空间分辨力。数据处理过程按下述方法进行：

a.为保证线扩展函数的精度，垂直每条狭缝方向的取样应等于或小于0.2 FWHM，平行狭缝方向的取样等于或小于30 mm。

b.计算线扩展函数时，如果获取的数据为二维矩阵，应将平行于狭缝方向不大于30 mm内的数据叠加形成一维线扩展函数。对每条线扩展函数以像素为单位求出对应的峰位、峰值和半高宽（FWHM）。

c.将像素单位转换为距离单位mm。应用视野内线扩展函数峰位差的平均值（像素单位）和模体狭缝间的已知距离（30 mm），即可求出像素距离的转换系数。

d.分别计算UFOV及CFOV X和Y两个方向半高宽的平均值，报告为探头的空间分辨力，单位为mm，数值精确到0.1mm。

②固有空间线性。数据处理应按下述方法确定：

a.线扩展函数、线扩展函数峰位的获取以及像素与距离的转换均与固有空间分辨力数据处理相同。

b.线源物理位置的确定。铅栅模体图像上狭缝的位置可用同一条狭缝上若干线扩展函数峰位的拟合曲线替代。拟合方法为最小二乘法。

c.拟合曲线要对所有狭缝进行。

d.线扩展函数峰位与拟合曲线的最大偏差为绝对线性，线扩展函数的峰位差的标准差为相对线性。

e.空间线性的报告值为X和Y两个方向的平均值，UFOV和CFOV分别报告，精确到0.01 mm。

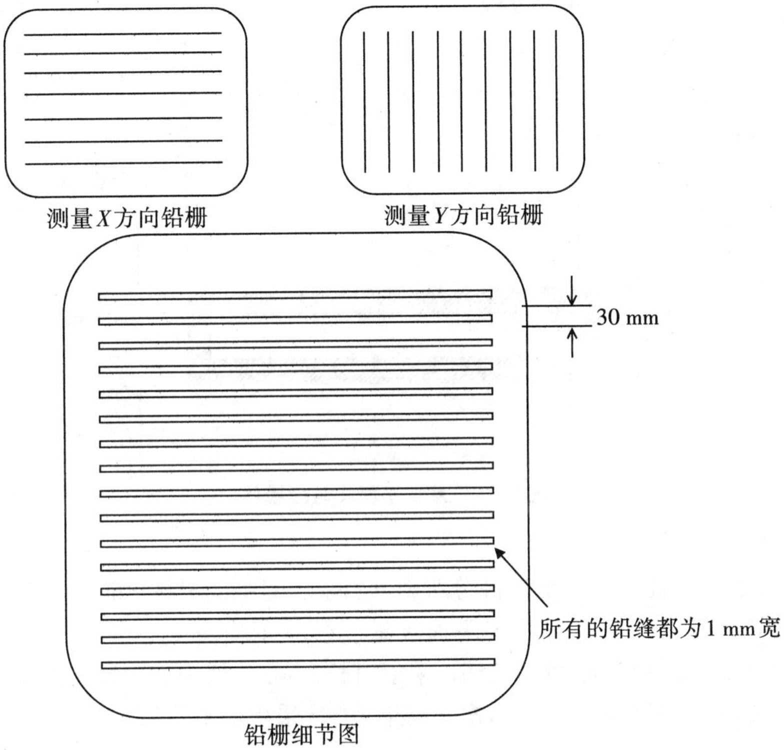

图7-27　狭缝铅栅模体

注：铅栅的面积应大于SPECT的视野；缝宽1.0 mm；缝之间的距离为30 mm，铅厚度不小于3 mm。

3.固有计数率特性

（1）检测条件

测量所使用核素为^{99m}Tc，活度约37 MBq，置于距离探头表面中心2 m以上距离。

（2）数据采集步骤

从探头上卸下准直器，SPECT能峰设为140 keV，能窗20%。将SPECT设置为静态采集模式，观察放射源计数率的变化。使放射源垂直于探头表面，从距离远的位置逐渐向探头表面移动，并注意观察计数率的变化。

（3）数据处理

放射源移动至某一位置时达到最大计数率。该最大计数率即为SPECT最大计数率，单位为s^{-1}。

4.系统平面灵敏度

（1）检测条件

测量所使用源为^{99m}Tc，活度约为40 MBq。用活度计精确测量活度，并记下测量活度时间，将精确测量的^{99m}Tc溶液放入平面灵敏度模体（内径为15 cm的平底塑料圆盘，如图7-28），并加至2～3 mm高的水。

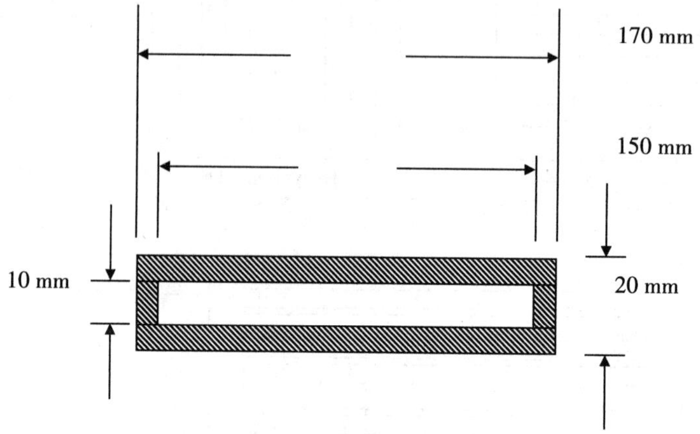

图7-28　系统平面灵敏度模体

（2）数据采集步骤

在探头上安装低能通用或低能高分辨率准直器，对平面灵敏度模体进行静态图像采集。关闭均匀性校准功能。置系统平面灵敏度模体于探头中心位置，距准直器表面10 cm。采集条件：采集矩阵256×256，采集时长5 min。精确记录开始采集的时刻及图像总计数。以上数据采集应不少于3次，结果为3次采集的平均值。

（3）数据处理

按式（7.22）计算平面灵敏度：

$$x = \frac{-b \pm \sqrt{b^2 - 4ac}}{2a}$$

$$S = N \times \exp\left[\frac{\left(t_{采集} - t_{活度}\right)}{T_{1/2}} \ln 2\right] \times \left(\frac{\ln 2}{T_{1/2}}\right) \times \left[1 - \exp\left(-\frac{T_{采集}}{T_{1/2}}\right)\right]^{-1} \times A^{-1} \qquad (7.22)$$

式中：S表示平面灵敏度，MBq/s；N表示总计数；$t_{采集}$表示图像采集的时刻，s；$t_{活度}$表示测量净活度A的时刻，s；$T_{1/2}$表示放射性核素的半衰期，s；$T_{采集}$表示图像的采集持续时间，s；A表示注入模体的放射性核素的净活度，MBq。

5.系统空间分辨力

（1）检测条件

检测所使用的模体为平行双线源模体（见图7-29），源为^{99m}Tc溶液，体积约1 mL，活度约为74 MBq，检测时的计数率不大于2.0×10^4/s。

（2）数据采集步骤

双线源模体图像采集。探头配低能通用或低能高分辨率准直器，采集矩阵512×512

（或能达到的最大矩阵）。将平行双线源模体（见图7-29）置于距探头准直器表面10 cm距离，悬空放置。线源模体应位于视野中心，并分别平行于探头的*X*和*Y*方向。每个探头采集总计数不小于$1×10^6$。

（3）数据处理

如果线扩展函数采集的数据为二维矩阵，应将平行于狭缝方向的不大于30 mm数据叠加形成线扩展函数。对每条线扩展函数以像素为单位，找出峰值、峰位，并求出半高宽。像素到毫米的校准因子用于将半高宽转换成毫米。空间分辨力报告应取X和Y方向空间分辨力的平均值，至少精确到0.1 mm。

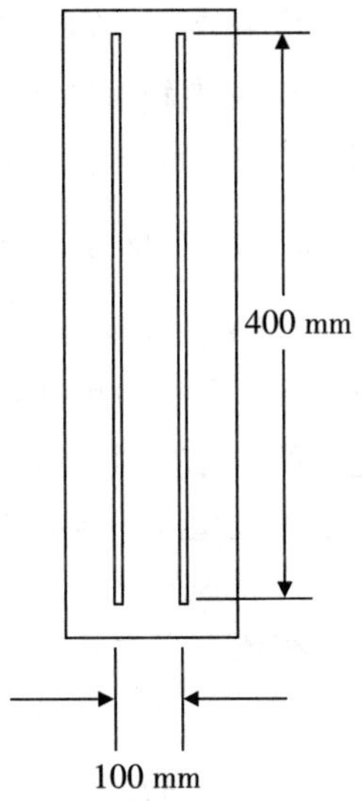

图7-29 平行双线源模体

注:源线宽小于1 mm;有机玻璃板厚10 mm。

6.断层空间分辨力

（1）检测条件

点源的制备：检测所使用源为高比活度的^{99m}Tc溶液。将溶液装入试管中，再用毛细管（内直径不大于1 mm）吸取一小滴^{99m}Tc溶液，长度不大于1 mm，计数率不大于$2.0×10^4$/s。

（2）数据采集步骤

点源断层图像采集。SPECT配低能高分辨准直器，点源悬空置于轴向和横向视野中心（偏差小2 cm），旋转半径15 cm。断层采集条件：矩阵不小于128×128，120帧（3°/帧），$3.0×10^3$计数/帧。

（3）数据处理

图像重建方式为滤波反投影方法（FBP），滤波函数使用RAMP，如果使用其他重建方式，应在报告中注明。

计算重建后点源图像的半高宽，至少精确到0.1 mm。分别报告横断面空间分辨力（点源图像在*X*方向和*Y*方向的半高宽的平均值）和轴向空间分辨力。

7.全身平面空间分辨力

（1）检测条件

检测条件同上。

（2）数据采集步骤

平行双线源模体全身图像采集。全身成像系统空间分辨力测定是检测SPECT垂直和平行于运动方向的分辨力。SPECT配低能高分辨准直器。将平行双线源模体置于检查床上，并分别使线源平行于和垂直于扫描床的运动方向，其中一根线源的中心点与扫描床的中心点重合，线源距准直器距离10 cm。采集矩阵256×1024，扫描长195 cm。采用连续走床采集模式，走床速度设定为15 cm/min。

（3）数据处理

如果获取的数据为二维矩阵，应以形成不大于30 mm宽，将平行于线源方向的数据叠加形成线扩展函数。对每条线扩展函数以像素为单位，最大值及相邻2点用抛物线拟合法确定峰值，t峰值一半处相邻2点使用线性插值法确定半高位置，并以此计算半高宽，至少精确到0.1 mm。报告计算得到的垂直于和平行于运动方向的空间分辨力的平均值。

二、PET原理与质量控制

PET/CT自2000年北美放射学会（RSNA）上公布问世以来，已成为临床核医学检查不可或缺的一种诊断手段。我国2002年首次引入PET/CT，截至2017年我国已安装并投入运行的PET/CT共298台。2018年我国PET/CT的配置管理由此前的甲类大型医用设备降为乙类大型医用设备，并且到2020年PET/CT配置规划总量达到710台。可见PET/CT即将进入飞速发展阶段，我们的人员贮备、技术贮备，对PET/CT新技术的理解、消化和应用都还有很大差距，尤其是质量控制方面。

（一）PET/CT原理

1.核医学成像与PET

正电子发射计算机断层显像仪（positron emission tomography，PET）简称PET。顾名思义，PET所用示踪剂是由发射正电子的放射性核素标记的。PET最基本的成像原理与传统核医学成像（如γ相机、SPECT）类似，均采用放射性示踪技术原理。该技术于20世纪90年代应用于临床。

核医学中使用的放射性示踪剂称为放射性药物。放射性药物在体内参与一定的生物过程。放射性药物注入患者体内后，随血流分布于全身，通过自身的生物学性质“靶向”定位于体内特定细胞或组织，参与特定的生物过程（包括结合、转运、代谢、排出等），通过追踪该放射性药物，定性或定量探测该生物过程。根据特定的放射性药物及其参与生物活动的特性，确定显像开始及进行的时间。用成像设备（如γ相机、SPECT、PET）探测放射性药物中放射性核素衰变发出的γ射线，可得到放射性药物在体内的分布图，以此可探知放射性药物在体内的结合、转运、代谢、排泄等生物过程。从功能或分子水平来研究体内的疾病及生理状态。

无论是PET还是传统核医学的γ相机、SPECT，均采用上述的示踪原理。PET与传统核医学显像的不同之处有两点：一是PET采用正电子核素标记的放射性药物，而γ相机、SPECT多采用发射单光子的核素标记放射性药物；二是对射线的探测原理不同，PET采用符合的探测原理。

2.符合探测原理

（1）正电子的湮灭辐射

正电子核素因富含质子而不稳定，通过发射出正电子达到稳定状态，该过程称为β^+衰变或正电子衰变。正电子是电子的反物质，它们具有完全相同的物理性质，唯一的区别是所带电荷的极性不同，正电子带的是正电荷，而电子带的是负电荷。

正电子寿命很短，通常约为10^{-10}s，从衰变核中发射出的正电子在周围介质（如人体组织）中不断被散射而减慢速度。一旦静止下来就会俘获一个自由电子而形成正负电子对，并在毫微秒时间内发生质能转换，正、负电子消失，它们的质量转变为两个能量相等（511 keV）、方向相反的γ光子。这一过程称为电子对湮灭（annihilation）（图7-30）。PET扫描仪所探测的就是这两个方向相反的γ光子（图7-31）。

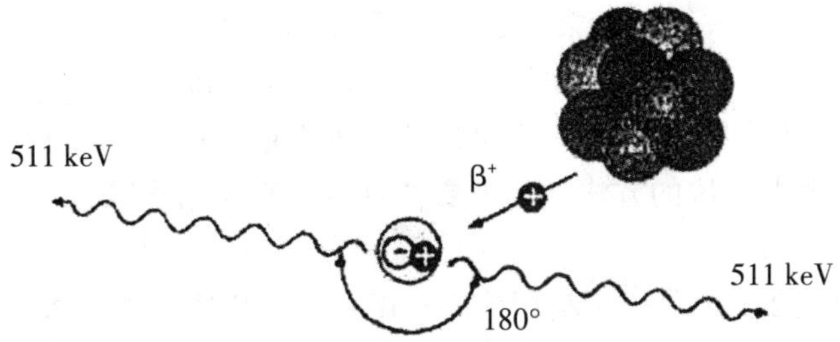

图7-30 电子对湮灭

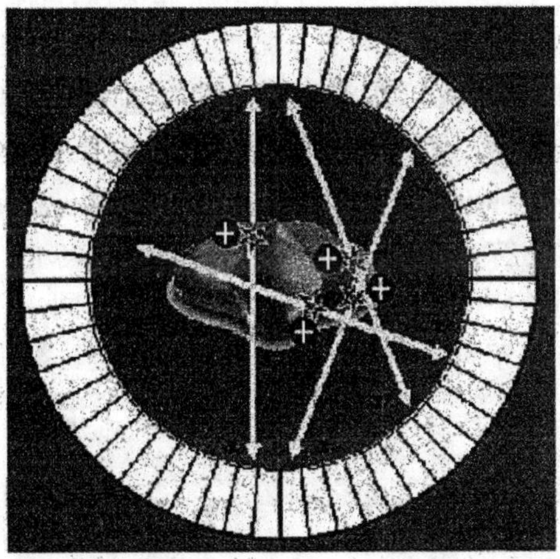

图7-31 正电子探测过程

PET常用的正电子核素及其物理性质如表7.3所示。

表7.3 PET系统中常用的一些正电子核素的物理性质

正电子核素	半衰期/min	最大能量/MeV	最大射程/mm	平均行程/mm
^{15}O	2	1.72	8.2	1.10
^{13}N	10	1.19	5.4	0.60
^{11}C	20	0.97	5.0	0.28
^{18}F	110	0.64	2.4	0.22
^{68}Ga	68	1.89	9.1	1.35
^{82}Rb	1.3	3.35	15.6	2.60

（2）符合探测

PET的工作目的是显像，确定发射正电子核素所在的位置，即摄取示踪剂的位置。但是，如前所述，正电子的寿命非常短，无法直接探测正电子，只能通过探测由电子对湮灭所产生的511 keV的γ光子对来反映正电子湮灭时的位置。接收到这两个光子的两个探测器之间的连线称为符合线（line of response，coincidence line ，简称LOR），代表反方向飞行的光子对所在的直线，湮灭事件的位置必定在这条直线上。用两个探测器间的连线来确定湮灭地点方位的方法（不需要准直器）称为电子准直。这种探测方式则称为符合探测（图7-31）。

PET探测γ光子的探测器的基本组成与γ相机、SPECT类似，由晶体、光电转换器件及特殊电路组成。晶体的功能是将511 keV的γ光子转换成多个荧光光子，光电转换器件将荧光光子转换为电信号，特殊电路的功能除γ相机、SPECT中电路的功能外，还要有符合电路，来判断两个光子是否为一个正电子湮灭所产生。

符合探测技术利用了湮灭光子对的两个特性：一是这两个γ光子沿着直线反方向飞行；二是它们都以光速向前传播，几乎同时到达在这条直线上的两个探测器。此时，PET系统就记录一个符合事件，即一个符合计数。事实上，由于γ光子从发射到被转换为最后的脉冲信号经历了多种不确定的延迟，致使符合事件的两个光子被记录的时间间隔展宽了。该时间间隔称为符合窗。通常，符合窗（用τ表示）的大小为10～20 ns。只有在符合窗时间内探测到的两个γ光子，才被认为是来自同一湮灭事件，即如果探测到的两个γ光子的时间差Δt小于符合窗τ，则系统记录一个计数。超过符合窗时间间隔所探测到的两个γ光子则被认为是来自两个湮灭事件而不予记录，如图7-32所示。

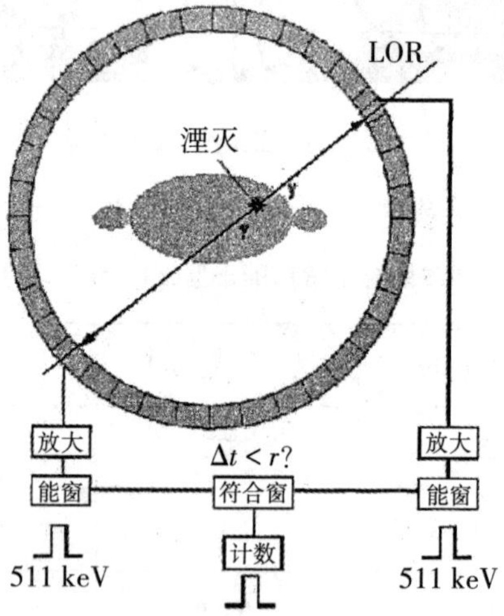

图7-32　符合探测示意图

符合探测最显著的特点为采用了电子准直，抛弃了传统核医学显像用的沉重铅制准直器，大幅度提高了探测灵敏度及空间分辨率。因为传统核医学显像用准直器来限制进入晶体的γ射线的范围和方向，只允许一定入射方向及范围内的γ射线通过，准直器吸收了来自病人体内的大多数γ光子，通过准直器的γ光子只有大约万分之一，因此灵敏度降低。在分辨率方面，准直器的使用限制了传统核医学显像的分辨率，探头系统分辨率等于准直器的分辨率与探头固有分辨率的平方和的平方根。准直器的几何参数决定了准直器的空间分辨率和灵敏度，空间分辨率的提高导致灵敏度的降低，兼顾灵敏度，传统核医学显像分辨率受到很大限制。

（3）符合事件的种类

实际上探测器所记录的符合事件中，有三种符合情况（图7-33）无法区分：

第一种是真符合（true coincidence），探测到的两个γ光子来源于同一湮灭事件，并且在到达探测器前两个γ光子都没有与介质发生任何相互作用，因此，含有精确的定位信息，这是真正需要的原始数据。

第二种是散射符合（scatter coincidence），探测到的两个γ光子虽然来源于同一湮灭事件，但在到达探测器前两个γ光子中至少有一个被散射而偏离了原来的飞行方向。因此，这种符合含有的定位信息是错误的，应该剔除。

第三种是随机符合（random coincidence），探测到的两个γ光子分别来源于不同的湮灭事件。这种符合含有的定位信息也是错误的。

随机符合和散射符合计数都会造成定位错误，都属于图像噪声，如不剔除，会降低图像分辨率和对比度，影响图像质量。因此，PET必须用专用技术来校正随机符合和散射符合。

记录的符合事件，通过处理、校正、重建可获得正电子核素标记的示踪剂在体内分布的断层图像，即PET图像。

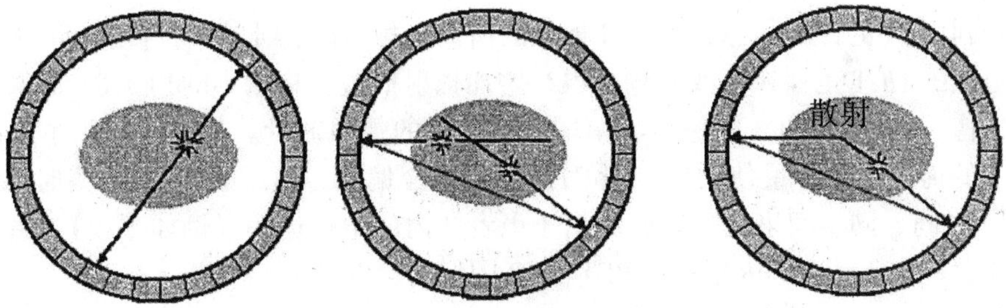

a.真符合　　b.随机符合　　c.散射符合

图7-33　三种符合事件

3.PET 技术的发展

自从20世纪末PET问世以来，PET探测技术有了很大发展，探测器晶体由最初的时间分辨差的BGO晶体发展到了时间分辨大幅提高的LSO、LYSO等晶体，由此，PET探测中有了飞行时间（TOF）技术；光电转换器件由最初的光电倍增管（PMT）发展到了硅光电管（SiPM），由此，由模拟PET发展到了数字PET；多种新技术应用于图像重建算法中，特别是PSF重建技术的应用，使得PET图像空间分辨率及噪声性能大幅提升。

4.PET/CT 中 CT

PET/CT中CT的结构及工作原理与诊断CT相同。

需要说明的是，由于PET/CT中CT均采用低剂量，并且每日使用频次比诊断专用

CT少很多，因此在PET/CT的各种防护要求中，不宜套用诊断专用CT的标准。

5.PET/CT

PET/CT是把PET与CT两种影像设备有机结合在一起，形成的一种新设备。PET/CT的产生是医学影像技术的又一次革命，它能将体内功能及解剖信息同时再现。

目前的PET/CT探头还是由分离的PET探头和CT探头组成，CT探头在前，PET探头在后，有的设备将PET探头和CT探头装在同一个机架上，有的设备则将PET探头和CT探头分别装在两个机架上，使之能单独移动。

PET/CT一般先进行CT扫描，然后检查床自动移动到PET视野，进行PET扫描，把CT扫描得到的图像和PET扫描得到的图像通过融合软件一起显示出来，最终获得PET/CT图像。PET/CT也可以单独进行PET扫描和CT扫描。

PET/CT图像除了具备PET图像的特点外，还有其独特的优势。

（1）解剖信息

PET/CT图像上不仅有PET的功能信息，还增加了CT的解剖位置信息，CT对病变具有精确的定位作用，这点对临床诊断非常重要。

（2）CT对PET图像衰减校正

单独PET采用放射性核素棒源进行透射扫描来提供衰减校正信息。由于棒源的活度限制，每个床位一般需要4 min左右的透射扫描，所用时间与发射扫描接近。透射扫描的信息量远小于CT扫描在数秒内获得的信息量。高分辨、大信息量的CT图像为PET进行衰减校正，提高了衰减校正的精度，从而提高了PET图像的质量。

（3）CT的诊断信息

充分利用CT的诊断信息，与PET提供的信息互相印证、补充，提高诊断的准确率。

但是，PET/CT也存在一些问题：（1）增加辐射剂量，临床中的PET/CT成像大部分为全身成像，其中全身CT成像会大幅增加受检者的受照剂量。在临床应用中，在满足临床需求的前提下，尽量使用低剂量CT。（2）融合偏差，由于PET/CT采集时，PET和CT并非同时间、同空间采集，因此会由于患者体内的生理运动（例如呼吸）、患者身体的移动及设备走床精度等因素造成PET与CT图像的融合偏差。

（二）PET/CT的性能指标及其意义

PET/CT的性能指标除PET指标外还应包括CT性能及PET/CT的融合精度。每一台PET/CT安装完毕后，均应进行严格验收，方可获得卫生行政部门诊疗许可。

1.PET性能指标

（1）空间分辨率（spatial resolution）

①空间分辨率的概念

空间分辨率反映PET能分辨空间两点间的最近距离。

一个点源经PET系统后所成的像不是一个点，而扩展为一个分布，该分布称为点扩展函数（point spread function，PSF）。

用PSF的半高宽（FWHM）及十分之一高宽（FWTM）描述成像系统的分辨率。FWHM越大，点源的扩展程度越大，分辨率越低。分辨率有径向、切向和轴向，分别由PSF的径向、切向和轴向的FWHM及FWTM来描述。

②PET空间分辨率的限制

由于理论及探测技术上的限制，PET所能达到的空间分辨率是有限的。

a.正电子的飞行距离

正电子的飞行距离为在发生湮灭前由自身动能飞行的距离。核素衰变发射出的正电子有一定的能量，要飞行一段距离，当能量减为0时，才能与负电子结合，产生湮灭辐射。探测到的湮灭辐射双γ光子的位置并非发射正电子的核素的位置。核素发生正电子衰变时，同时发射出一个中微子，衰变能由正电子和中微子随机分配，正电子的能量从零到最大（衰变能）连续分布，因此正电子的飞行距离也是从零到最大射程连续分布的。具有最小能量（0）和最大能量（E_{max}）的粒子数较少，而大多数正电子的能量位于1/3E_{max}左右，不同的核素E_{max}不同。再有，正电子在介质中的轨迹并非直线而是曲折线。由于多次散射，有些正电子最终散射角可能接近180°而折回原处。这样，点源在图像上就形成一个分布，该分布的半高宽$FWHM_{positron}$因核素及介质而异，对^{18}F和水，$FWHM_{positron}$=0.22mm，对^{11}C和水，$FWHM_{positron}$= 0.28 mm。

b.电子的运动

介质中的自由电子有一定的能量。这样，在正负电子湮灭时，正负电子耦合总动量并非为0，根据动量守恒，两个湮灭光子的运动方向不可能成180°角，要偏向电子耦合运动方向。偏转角呈高斯分布，可得出偏转角的半高宽为0.3 mm。由于这种因素造成的点源扩展与符合探测的两个探测器之间的距离有关。

探测环孔径为80 cm的全身PET，中心分辨率的损失为：

$$FWHM_{angulation}=(800/2)\times tg\ 0.3=2.1(mm)$$

上述两方面的因素加起来使PET的最佳空间分辨率的理论极限值为：

$$FWHM_{theory}=\sqrt{FWHM_{position}^2+FWHM_{position}^2}$$

对^{18}F，$FWHM_{theory}$约为2.1 mm。

c.探测技术的限制

PET探头为自很多小晶体块组成的多排环形的探头。目前临床用PET每个小晶体块的大小为2.8 mm×2.8 mm～6.51 mm×6.5 mm，形成一个信号接收单元，小晶体块上任何位置接收到的入射γ光子，均被定位到小晶体块中心，使定位不准，点源展宽。对视野中心处的点源，分辨率损失为小晶体块大小的一半。以4 mm×4 mm为例，$FWHM_{detector}$约为2 mm，同时考虑、理论与技术的限制，系统的分辨率极限$PWHM_{total}$为：

$$FWHM_{total}=\sqrt{FWHM_{positron}^2+FWHM_{angulation}^2+FWHM_{detector}^2}$$

对^{18}F，$PWHM_{total}$约为2.9mm。

实际系统的分辨率达不到极限值，PET的实际空间分辨率与许多因素有关。

各种校正技术，特别是PSP校正技术的应用，使得视野与边缘视野中心的空间分辨率一致，并且有效地提高空间分辨率。

（2）灵敏度（sensitivity）

灵敏度是指PET系统在单位时间内单位活度或放射性浓度条件下所获得的符合计数。灵敏度的决定因素包括：探测器所覆盖的立体角和探测器效率。系统灵敏度取决于扫描仪的设计构造及数据的采集方式。探头环孔径的大小及轴向视野决定探测器所覆盖的立体角。环孔径越大，灵敏度越低；轴向视野越大，灵敏度越高。晶体探测效率由晶体的阻止本领（stopping power）决定。BGO和LSO晶体的探测效率比NaI晶体大3倍。

在一定的统计误差（总计数）条件下，灵敏度制约扫描的时间和所需的示踪剂剂量。示踪剂剂量一定时，灵敏度越高，所需的扫描时间越短。这对动态采集有重要意义，因为示踪剂在刚注入时在体内的分布随时间迅速变化，要求扫描的时间很短。在静态采集时，灵敏度高，可有效地缩短采集时间。当扫描时间一定时，灵敏度越高，所需示踪剂剂量越小，降低病人所接受的辐射剂量，有利于辐射防护。

灵敏度可用多种方法测定。将一个点源放置在空气中，可以测量PET/CT的灵敏度，单位为cps/μCi（cps/Bq）。1994年版NEMA，用一回柱模型，内盛均匀的^{18}F溶液，测定PET的灵敏度，单位为cps/μCi/ml（cps/Bq/ml）。2001年后版NEMA，用一根线源外加金属套，测定线源衰减至零的计数率，单位为cps/kBq。

（3）散射分数（scatter fraction，SF）

散射分数是散射符合计数在总符合计数中所占的百分比。描述PET系统对散射计数的敏感程度，散射分数越小，系统剔出散射符合的能力越强。

散射分数有断层散射分数和系统散射分数。某一断层面i的散射分数SF_i等于该断层中散射计数与总计数之比。其中，总计数为真符合与散射符合计数之和，不含随机符合计数。

系统的散射分数等于所有断层面的散射分数的平均值。

（4）计数率特征与等效噪声计数率

在符合探测的总计数中，除真符合外，还包含着散射符合和随机符合计数。后两种效应不仅增加噪声，降低信噪比（signal to noise ratio，SNR），也降低了图像的对比度，使图像质量变差。因此，在PET图像中，除了与真符合计数相关的统计涨落噪声外，还应考虑散射和随机符合噪声。为评估PET图像质量，引入了噪声等效计数（noise equivalent counts，NEC），以衡量噪声。

计数率特征反映总符合计数率、真实符合计数率R_{teues}、随机符合计数率$R_{randoms}$、散射符合计数率$R_{scatter}$和噪声等效计数率R_{NEC}随活度的变化。

总符合计数R_{total}为视野中的总计数率。

$$R_{total}=R_{trues}+R_{randoms}+R_{scatte}$$

真实符合计数率R_{trues}为视野中剔除散射及随机符合的计数率。

$$R_{trues}=R_{total}-R_{randoms}-R_{scatte}$$

随机符合计数率$R_{randoms}$为单位时间内发生随机事件的数量。与总符合率、真符合率和散射分数之间的关系为

$$R_{randoms}=R_{total}-\frac{R_{trues}}{1-SF}$$

散射符合计数率R_{scatte}为单位时间内发生散射事件的数量。与真符合率和散射分数之间的关系为

$$R_{scatter} = \frac{SF}{1 - SF} R_{tures}$$

噪声等效计数率R_{NEC}等于真符合计数率与总计数的比值与真符合计数率之积。

$$R_{NEC} = \frac{{R_{trues}}^2}{R_{trues} + R_{scatter} + R_{randoms}}$$

随着视野内的辐射源强度增加，PET的计数率也随之增加，但到一定程度后，由于死时间的影响而不再增加，即达到饱和，在源强进一步增加时，计数率开始下降。试验测量表明，噪声等效计数率在辐射源强度较小时先于计数率达到饱和。这是由于在源强增加时，随机符合计数迅速增加（$\propto N^2$）而使信噪比下降的缘故。了解噪声等效计数率的这一特点，对指导注射剂量有帮助，注入的剂量应以获得最高的噪声等效计数为原则。

（5）计数丢失及随机符合校正精度

描述PET系统对随机符合及由死时间引起的计数丢失的校正精度。用校正后的剩余相对误差ΔR表示校正精度。

$$\Delta R=（R_{trues}/R_{extrap}）\times 100\%$$

式中，R_{trues}表示经过计数丢失及随机符合校正的系统得到的真实符合计数率，R_{extrap}表示无随机符合和计数丢失情况下的计数率。

（6）图像质量

在模拟临床采集的条件下，用标准的成像方法来比较不同成像系统的图像质量。用不同大小热灶、冷灶的对比度恢复系数及背景的变异系数描述图像质量。

对任一热灶，对比度恢复系数$Q_{H,\ j}$为：

$$Q_{H,j} = \frac{C_{H,j}/C_{B,j}}{a_H/a_B} \times 100\% \qquad (7.23)$$

式中，$Q_{H,\ j}$表示第j个热灶ROI中的平均计数；$C_{B,\ j}$表示背景ROI中的平均计数；a_H表示热灶球体的放射性浓度；a_B表示背景的放射性浓度。

对任一冷灶，对比度恢复系数$Q_{c,\ j}$为：

$$Q_{C,j} = \left(1 - \frac{C_{C,j}}{C_{B,j}}\right) \times 100\% \qquad (7.24)$$

式中，$C_{C,\ j}$表示第j个冷灶ROI中的平均计数；$C_{B,\ j}$表示背景ROI中的平均计数。

（7）衰减校正及散射校正精度

描述PET系统对射线在介质中衰减及散射的校正能力。用上述图像质量模体成像中校正后的剩余误差ΔC描述衰减校正及散射校正精度。在热背景中插入冷插件，进行散射校正后，冷插件中的计数与热背景中计数的百分比为剩余误差ΔC。

$$\Delta C=（C_{cold}/C_B）\times 100\% \qquad (7.25)$$

式中，C_{cold}表示图像上冷插件内计数；C_B表示图像上插件的热背景中计数的平均值。

2.PET/CT中CT部分性能指标

PET/CT中CT部分性能指标，除了没有“扫描架倾角精度”指标外，其他指标与诊断CT相同。

3.PET/CT融合精度

PET/CT融合精度反映PET图像和CT图像的对准精度，也称PET/CT图像配准精度。

（三）PET/CT的性能指标检测方法

1.检测标准

（1）NEMA标准

NEMA标准是美国国家电器制造者协会（National Electrical Manufacturers Association，NEMA）制定的标准。我国目前在用的核医学成像设备主要为进口，且其产地多为美国，设备的出厂检测普遍使用NEMA指标。因此我国目前在引进、招标采购、验收测试时也普遍采用NEMA标准的性能指标，以便与其出厂指标进行参照对比。

NEMA标准侧重于设备的物理性能的测试，适用于验收检测，不适合于日常质控。

表7.4 最近版核医学成像设备PET的NEMA标准

标准名称	指标		发布时间
NEMA NU 2-2012：Performance Measurements of Positron Emission Tomographs（PET）	1	空间分辨率	2012
	2	散射分数	
	3	计数丢失与随机符合测量	
	4	灵敏度	
	5	计数丢失与随机符合校正精度	
	6	图像质量	
	7	衰减校正与散射校正精度	
NEMA NU 2-2008：Performance Measurements of Small Anmail Positron Emission Tomographs（小动物PET）	8	同NEMA NU 2	2008

（2）IEC标准

IEC（Intemational Electrotechnical Commission，国际电工委员会）出版了核医学成像设备的性能测试及常规测试（Routine tests）两类标准。1992年IEC发布了伽马相机的性能测试标准IEC 60789—1992，1998年又发布了核医学成像设备性能测试的三个标准IEC 61675-1（PET）、IEC61675-2（SPECT断层成像）、IEC61675-3（伽马相机全身成像），后来这些标准均多次再版升级。2001年和2005年IEC分别发布了γ相机及SPECT常规测试标准和PET常规测试标准，其中规定了不同指标的测试频度。IEC测试标准更侧重于临床情形下的性能，例如，PET测试所使用的模体有头部模体、心脏模体及腹部模体。但是由于我国所用的核医学设备绝大部分为进口，其出厂性能指标均为NEMA标准性能指标，而IEC有些性能指标与NEMA标准定义及测试方法不同，性能指标没有可比性。因此，尽管IEC被转化成国标，在我国IEC标准并未被普遍采用。表7.5为IEC最近出版的核医学成像设备PET标准。

表7.5 最近出版核医学成像设备PET的IEC标准

标准名称	指标	发布时间
IEC61675-1（Edition 1.1 2008）Radionuclide imaging devices-Characteristics and test conditions Part1：Positron Emission Tomographs（PET）	1)空间分辨率	2005
	2)复原系数	
	3)断层成像灵敏度	
	4)计数率特征	
	5)散射分数	
	6)衰减校正	
IEC/TR 61948-3（2005-07）：Nuclear medicine instrumentation – Routine tests Part 3：Positron emission tomographs	1)定标因子和交叉定标	
	2)探测效率一致性和归一化	
	3)断层分辨率	
	4)全身成像分辨率	
	5)像素尺寸	
	6)机械部分	
	7)显示和存档部分	
	8)规定了测试频度	

（3）IAEA出版物

IAEA（Intemational Atomic Energy Agency，国际原子能机构）分别在1984年及1991年发布了2个版本的“核医学仪器质量控制”技术资料，这两个版本对我国的核医学质量控制起到了很大的推动作用，特别是1991年版。IAEA从1990年开始在我国开展核医学仪器质量控制协作项目，先后在北京、广州和上海等地举办过多期学习班，学习班的教材采用该技术资料。通过这些学习班有效地推动了我国核医学成像设备质量控制工作的开展。后来IAEA又陆续发布了新版的质控资料。最新的版本为2009年发布的SPECT系统的质量保证和PET及PET/CT系统的质量保证。在PET/CT系统的质量保证中不仅提出了PET的质控指标，还提出了CT的指标及PET和CT融合质控的指标（如表7.6所示）。

表7.6 IAEA最近发布的核医学成像设备PET/CT质控的出版物

名称	指标	发布时间
Quality Assurance for PET and PET/CT Systems	1.NEMA NU2-2012指标	2009
	2.能量分辨率	
	3.TOF PET时间分辨率	
	4.CT指标	
	5.PET和CT配准精度指标	
	6.图像显示及打印质控	

（4）我国国家标准

全国医用电气标准化技术委员会放射治疗、核医学和放射剂量学设备标准化分技术委员会将IEC的相关标准转化成我国国家标准，并且制定了一些核医学成像设备性能测试国家标准（如表7.7所示）。

表7.7 核医学成像设备PET、PET/CT质量控制现行国家标准

标准名称	指标	发布时间
GB/T 20013—2005 核医学仪器例行试验 第2部分：闪烁照相机和单光子发射计算机断层成像装置	转化IEC/TR61948-2(2001)	2005
YY/T 0829—2011 正电子发射及X射线计算机断层成像系统性能和试验方法	PET：同GB/T 18988.1—2003或NEMA NU2—2007 CT：同YY0310—2005 PET/CT： 1)PET/CT图像配准精度 2)PET/CT走床精度 3)系统运行噪声	2011年发布，2013年6月1日实施
GB/T 18988.1—2013 放射性核素成像设备性能和试验规则第1部分：正电子发射断层成像装置代替GB/T 18988.1—2003	正文转化GBT 18988.1—2003指标附录转化NEMA NU2—2007对应的指标二者选用其一	2013年发布，2014年8月1日实施

（5）我国现行的CT质控检测标准为GB 17589—2011 X射线计算机断层摄影装置质量保证检测规范，2019年将实施的国家行业标准为WS 519—2019 X射线计算机体层摄影质量控制检测规范。

2. 检测模体

PET/CT的检测模体分为PET检测模体、CT检测模体及PET/CT检测模体。

（1）PET空间分辨率点源支架。

（2）PET灵敏度模体。

（3）PET散射分数、计数丢失及随机符合检测模体。

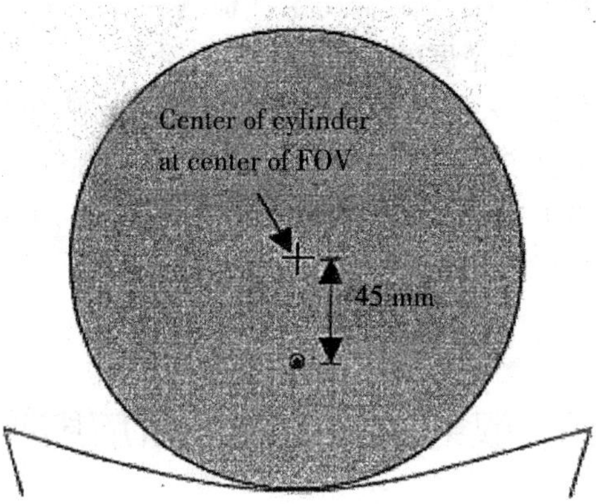

图7-34　PET散射分数、计数丢失及随机符合检测模体横截面示意图

（4）PET图像质量模体。PET图像质量模体为柱状，柱体内部长180 mm，横截面为模拟人体胸廓的形状，横截面上水平及垂直两个方向的最长内径分别为294 mm及224 mm，在距离柱体一端68 mm的横截面上，在以轴为圆心半径为57.2 mm的圆周上均匀分布着6个内空球，球壁厚度1 mm，球的内径分别为37、28、22、17、13、10 mm，用于灌装"冷"或"热"液体，模拟"冷灶"或"热灶"。柱体的轴心处平行于轴放置一个外径为50 mm、内部长度为180 mm的圆柱体插件，壁厚3.5 mm，内装低密度0.3 g/mL的物质，模拟肺组织。在模体内，灌注5.4 kBq/mL的^{18}F本底（模拟人体，370 MBq/70 kg）。在NEMA NU2 2001—2012的历次版本中，在直径为28、13mm的2个大球内灌注无放射性的水，模型冷灶图像质量模体均为2个冷灶，其他直径为37、22、17、10的4个球内灌注放射性浓度为本底浓度的4倍、8倍的18F溶液，模拟热灶；但是在最新的2018年版的NEMA NU2 2018中，6个球内均灌注成热灶。

（5）PET/CT融合精度模体。《正电子发射及X射线计算机断层成像系统性能和试验方法》（YY/T 0829—2011）中，PET/CT融合精度模体同PET图像质量模体，要求模拟人体配重135kg。

3. 存在问题

（1）依赖设备软件

目前，检测PET要使用设备附带的采集程序及处理程序，难以确保结果的准确与公正。

（2）方法不统一

目前我国医院在用的及市场上的PET/CT有数十种品牌，每种品牌的NEMA测试方法不尽相同。检测人员难以掌握检测方法。

（3）PET新技术无法体现

GB/T 18988.1—2013中NEMA标准部分采纳NEMA NU2—2007，其中规定了采集及重建方法，近年来的各厂家研发的与临床应用密切相关的PET新技术无法体现在其中，例如TOF、DOI、PSF重建等新技术。NEMA NU2—2018中已增加了TOF分辨率等检测项目。

（4）不适合稳定性检测

现有的国标适合验收检测，不适合稳定性检测。

（5）没有开展PT/CT融合精度的指标检测

PET/CT融合精度对临床来讲是非常重要的指标，反映PET图像和CT图像的融合对准的程度，直接影响临床诊断。尽管我国国家行业标准YY/T 0829—2011和NEMA NU2—2018均规定了PET/CT融合精度的检测方法，但是目前在PET/CT的验收及状态检测中，均未对该指标进行检测。

第三节　放射诊疗工作场所放射防护检测

一、辐射防护检测仪器

（一）常用探测器类型

1.气体探测器

（1）气体探测器：电离室、正比计数器、G-M计数器。

（2）气体探测器工作电压范围。

（3）电离室工作原理：入射粒子通过电离室内的气体时，与气体分子发生相互作用，使气体分子电离或激发，在粒子通过轨迹上产生大量离子对（电离能大约30 eV），在电场作用下电子和正离子以相反方向向不同的电极漂移（由于电子和离子分布不均匀，还存在扩散），使两个电极上感生的电荷发射变化，从而形成电流/电压脉冲。

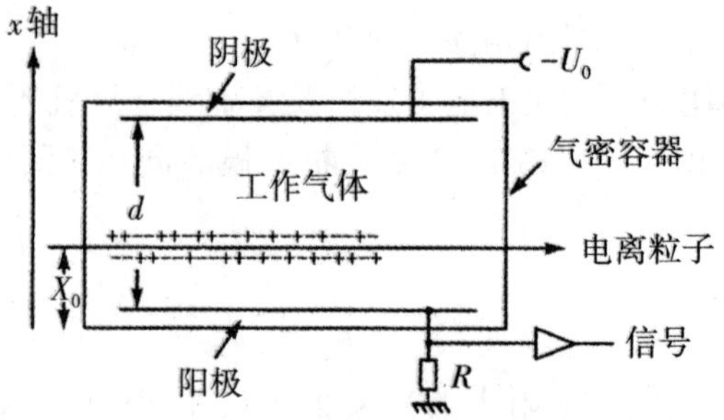

图7-35　电离室工作原理图

（4）电离室分类

脉冲电离室：主要用于测量重粒子带电的能量和强度，又可细分为离子脉冲电离室和电子脉冲电离室。特点：脉冲变化取决离子的漂移速度；总的脉冲幅度只决定于原电离的离子对数，脉冲电离室所记录的带电粒子数目不能过大，否则脉冲重叠。因此在大量入射粒子情况下，只能用平均电离电流或累计总电荷来测定射线的强度。

电流电离室/累计电离室：可用于测量X、γ、中子的强度、剂量或剂量率。

（5）正比计数器型巡测仪工作原理及特点

气体探测器工作于正比区，在离子收集的过程中将出现气体放大现象，即被加速的原电离电子在碰撞中逐次倍增而形成电子的雪崩。于是在收集电极感生的脉冲幅度是原感生脉冲幅度的M倍（100～10000）。

$$V = \frac{MN_e}{C_0}$$

优点：脉冲幅度大，是电离室的10^2～10^4倍；灵敏度高，对于电离室，原电离数目必须大于2000才能分辨出来，而正比室只需1对粒子就能分辨出来；脉冲幅度几乎与原电离的位置无关。

（6）G-M计数器工作原理和特点

在有限正比区，气体放大系数随着电压急剧上升，并失去与原电离的正比关系，当$M>10^5$时，电子雪崩持续发展成自激放电，此时增殖的离子对数与原电离对数无关，每一初始电离产生10^8～10^{10}个电子的电荷信号。工作于该段电压的探测器叫G-M计数器。

优点：灵敏度高；不论何种类型射线，能在计数器上产生1对离子对，便可引起放电被记录；脉冲幅度大；稳定性高，不受外间电磁场的干扰，且对点源的稳定度要求不高；计数器大小和形状可在较大范围内变动，便于携带。

缺点：不能鉴别离子的类型和能量；分辨时间长，约100μs；正常工作温度范围小。

2. 闪烁探测器

闪烁探测器是一种由闪烁体、光电倍增管、电子仪器（高、低压电源，线性放大器，多道脉冲分析器等）组成的辐射探测器（见图7-36）。

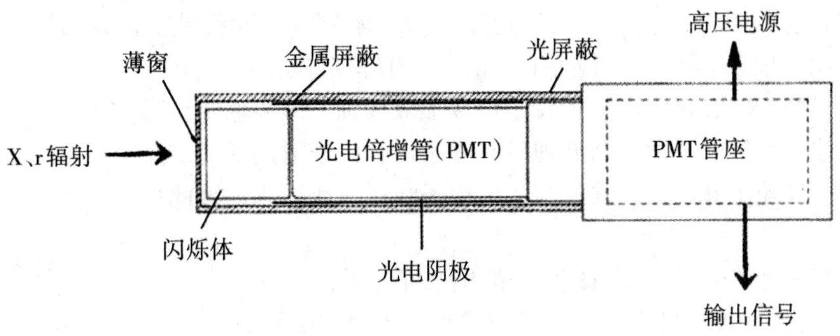

图7-36　闪烁探测器组成

（1）闪烁探测器型辐射剂量（率）仪工作原理

X射线或γ射线入射到闪烁体上，使闪烁体的分子或原子产生电离或激发；闪烁体的分子或原子在复合和退激过程时，以光的形式发射出来，即闪烁体的发光；光子被收集到光电倍增管的光阴极上打出光电子；光电子经电子倍增器倍增，被收集在阳极上而形成电压脉冲信号；此信号由电子仪器记录。输出电流与电离辐射的量成正比，达到检测电离辐射剂量的目的。

（2）闪烁探测器特点

优点：分辨时间短，探测效率高，分辨时间短（毫微秒量级），性能稳定，在很多领域都替代了气体探测器。

不足之处：受温度影响；能量分辨较差。

3.半导体探测器

（1）工作原理

当半导体探测器加上反向电压后，电压几乎完全降落在结区，在结区形成一个足够强的电场（但没有电流流过），当带电粒子射入结区后，通过与半导体材料的电子相互作用，很快损失能量，使电子由满带跳到空带去，于是空带中有了电子，满带中留下空穴，形成了可以导电的电子-空穴对，在电场作用下向两极漂移，形成信号。输出信号的幅度与带电粒子在结区消耗的能量成正比。

（2）半导体探测器特点

优点：能量分辨高，线性范围宽。

不足之处：受辐照后性能变坏，输出脉冲幅度较小，性能随温度变化较大。

（二）探测器原理

1.中子外照射辐射剂量检测仪器工作原理

（1）基于氦^{3}He（n，p）^{3}H反应的中子探测器

由于^{3}He为惰性气体，不存在其他化合物，反应过程中不产生处于激发态的反应产物，而且^{3}He（n，p）^{3}H反应的热中子吸收截面为$5330\times10^{-24}cm^{2}$，比^{10}B（n，α）^{7}Li反应截面还要高，因此，非常适合用于探测中子辐射剂量。其反应式可表示如下：

$$^{1}_{0}n + {}^{3}He \rightarrow {}^{3}_{1}H + {}^{1}_{1}H + 0.765\,MeV$$

基本原理如下：入射中子入射到聚乙烯球体上，经聚乙烯慢化后的慢中子进入充满^{3}He气体的正比计数管中引起^{3}He（n，p）^{3}H核反应，由于正比计数管的正比放大作用，反应产物P和^{3}H在正比计数管中可以形成较强的脉冲输出信号。正比计数管脉冲信号经前置放大器等电子学线路处理后在显示器上以辐射剂量的形式显示出来。由于正比计数管的脉冲输出脉冲信号强度与入射中子注量率成正比，因此可有效测量中子辐射的辐射剂量。

（2）基于锂^{6}Li（n，α）^{3}He反应的中子探测器

用^{6}Li玻璃闪烁探测器探测中子的过程：入射中子经聚乙烯慢化后成为慢中子，而后打到^{6}Li玻璃闪烁体中，通过发生^{6}Li（n，α）^{3}He核反应，产生α粒子和^{3}He重带电电离粒子。这些重带电电离粒子使^{6}Li玻璃闪烁体的原子激发，受激原子退激时将激发态

的能量以光的形式发射出来，光子在光电倍增管的光阴极上打出电子，光电子经光电倍增管各级倍增器倍增后，在光电倍增管的阳极形成幅度较大的脉冲输出信号。由于脉冲计数与入射中子注量率成正比，因此，探测器的脉冲输出信号经后续电子学仪器处理后，在显示器上即可显示所测场所的剂量当量（率）值。(图7-37)

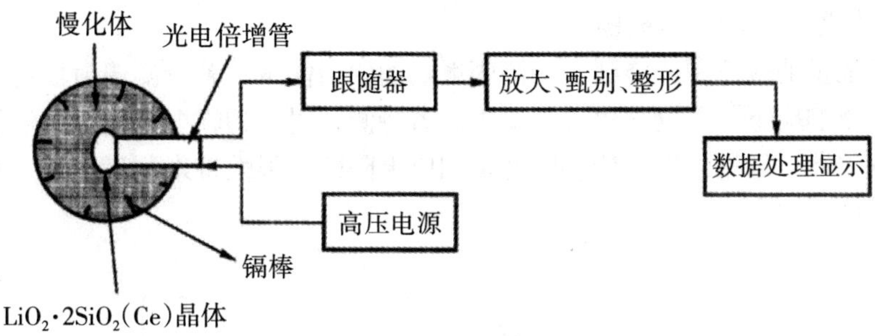

图7-37　^{6}Li玻璃闪烁探测器中子剂量当量（率）测量系统示意图

2.表面污染检测设备原理

（1）闪烁探测器型α、β表面污染监测仪

对于用闪烁探测器测量α表面污染的仪器，要求闪烁体具有较高的α/β效率比，即要求反衬材料非常薄，同时要求闪烁体到探测器保护栅网之间的距离尽可能小，以满足α粒子在空气中射程短的特点，保证有效探测α粒子。

对于用闪烁探测器测量β表面污染的仪器，要求闪烁体中的氢含量高，具有较高的β/γ效率比，即在对β射线敏感时对现场γ辐射不灵敏。

为综合权衡闪烁探测器对α粒子和β粒子的探测效率，要求闪烁体的厚度要适中，闪烁体太薄或太厚，都会影响闪烁体的探测效率。所以现场使用的闪烁探测器型α、β表面污染监测仪多使用薄塑料闪烁体。

（2）G-M计数管型α、β表面污染监测仪

用G-M计数管型β表面污染监测仪测量β表面污染时，由于G-M计数管对γ辐射也灵敏，因此，测量β表面污染时往往受γ辐射的影响。

解决这一问题的方法是：可以考虑应用多个计数管扣除γ辐射影响的方法达到测量目的，即仪器设置成应用一排计数管测量β+γ总污染水平，中间利用铝板将β辐射屏蔽掉，后排计数管只测量γ辐射，通过后置电子学系统由β+γ总测量值扣除γ辐射测量值，即得到所测量的β表面污染测量结果。

（三）检测仪器性能参数

1.仪器的测量量程与有效测量范围

《辐射防护仪器：β、X和γ辐射周围和/或定向剂量当量（率）仪和/或监测仪》(GB/T 4835.1—2012)、《辐射防护仪器：中子周围剂量当量（率）仪》(GB/T 14318—2008）规定的有效测量范围要求：

（1）模拟显示仪器：不小于满刻度的10%。

（2）数字显示的仪器：有效量程应从每个量程倒数第二个十进数位的最小非零指示值开始到量程的最大指示值为止。例如，仪器某个量程最大指示值为99.9，其有效量程范围应为1.0 μSv/h～99.9 mSv/h。

仪器说明给出了测量范围，根据说明书看是否满足要求。环境级剂量率巡测仪的厂家给出测量范围为50～99.9 μSv/h。

2.检测仪器能量响应的范围

仪器的能量响应范围应能涵盖待测辐射场的辐射能量。若待测辐射场的辐射能量低于仪器的能量响应下限，则该仪器不适用。若待测辐射场的辐射能量高于仪器的能量响应上限，则仪器可以用，但可能会因能量响应上限的局限性带来测量误差。对此情况应该进行相关修正。

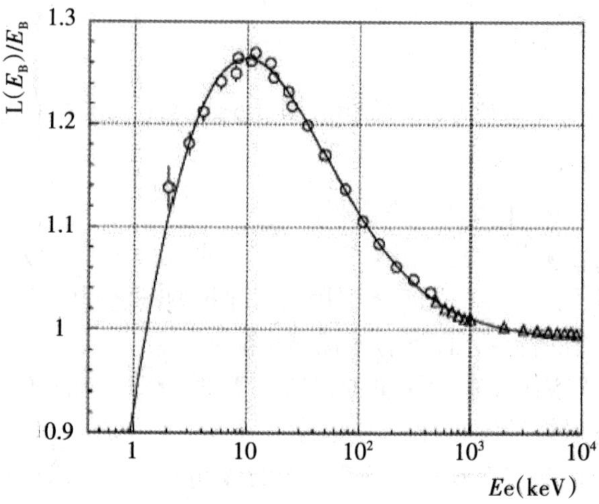

图7-38　NaI(Tl) 闪烁体的光输出产额与光子能量的关系（能谱测量）

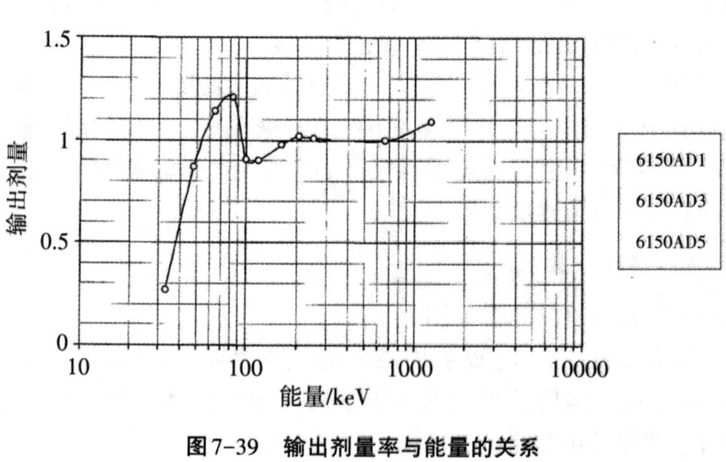

图7-39　输出剂量率与能量的关系

3.检测仪器角度响应

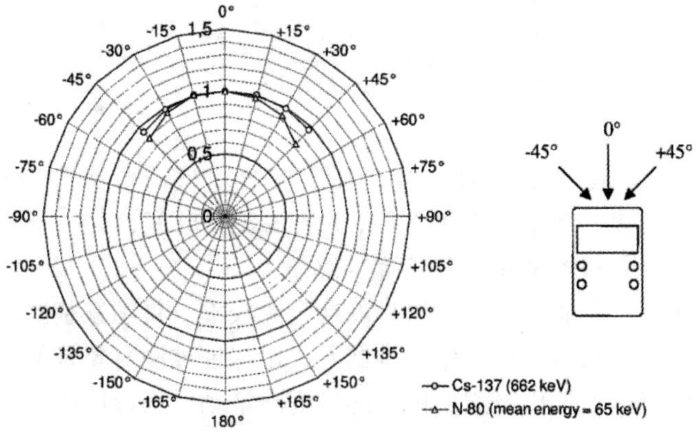

图7-40　检测仪器角度响应

4.时间响应

《辐射防护仪器：β、X和γ辐射周围和/或定向剂量当量（率）仪和/或监测仪》（GB/T 4835.1—2012）对时间响应的要求：

当剂量率仪的剂量率递增或递减时，在10 s内，指示值应达到以下数值：

$$\dot{H}_i + \frac{90}{100}\left(\dot{H}_f - \dot{H}_i\right)$$

10 s的时间适用于1～10 mSv/h的最终显示值，对于超出这一范围时，响应时间应为2 s或更短。

$$k_2 = \frac{1}{1 - e^{-2.197t/\tau_D}}$$

τ_D表示的是探测器记录了一组入射粒子后到能够再次记录另一组入射粒子所需的时间。在死时间内进入的粒子不能被探测，死时间后粒子又能被探测，但探测器对粒子的响应没有到达完全的灵敏度。只有在经过一段恢复时间，探测器才能给出正常的信号幅度。

$$N_{\text{true}} = \frac{N}{1 - N_{\tau D}}$$

5.剂量响应线性

剂量响应线性是指仪器显示示值与辐射场参考标准值的大小成正比的关系。

仪器的剂量响应线性是衡量仪器质量优劣的重要性能指标之一。在检测仪器的测量量程范围内，所测剂量值从小到大其线性关系越好，说明该仪器所测数据越可靠。当辐射场的辐射剂量超过测量量程时，仪器将无法给出准确测量结果。

6.仪器的可探测下限

（1）测量范围的最小值作为最小可探测限

周围剂量当量率仪表：仪器生产厂家给出了测量范围，环境级剂量率巡测仪的厂家给出测量范围为50～99.9 μSv/h，最小探测下限为50 nSv/h。

（2）按本底平均值标准偏差的3倍计算最小可探测限

表面污染检测仪：

$$\mathrm{MDL}_B = \frac{3}{R_\mathrm{I}}\sqrt{\frac{N_\mathrm{b}}{t_\mathrm{b}}} \tag{7.26}$$

按表面活度响应计算。

式中：$\mathrm{MDL_B}$表示最小可探测限，Bq/cm²；R_I表示仪器对α或β粒子的表面活度响应，$\mathrm{cm^2 \cdot Bq^{-1} \cdot s^{-1}}$；$N_\mathrm{b}$表示本底计数率，$\mathrm{s^{-1}}$；$t_\mathrm{b}$表示测量时间，s。

7.检测仪器的检定/校准和量值的传递与溯源

所谓量值传递，是指通过对计量器具的检定和校准，将国家基准所复现的计量单位量值通过各等级计量标准传递到工作计量器具，以保证被测对象量值的准确和一致。这一将国家基准量值传递到工作级测量仪器的过程或活动称为量值传递。而溯源是量值传递的逆过程，是指通过连续的比较链，可使被测对象的量值能够与上一级或国家计量基准联系起来的特性，即测量结果的可溯源性。

8.检定/校准因子的使用

（1）X、γ剂量（率）：

$$X_0 = \left(\bar{X} - X_b\right) \times N_c \tag{7.27}$$

（2）中子周围剂量当量率：

$$\dot{H}_0 = (\dot{H} - \dot{H}_b) \times N_{n,c} \tag{7.28}$$

（3）α、β表面水平：

$$A_S = \frac{\overline{N}_i - N_b}{R} \tag{7.29}$$

9.仪器示值的单位

目前，用于X、γ辐射场辐射剂量的测量仪器，其示值单位有空气比释动能和周围剂量当量。这些单位的量值较大，通常测量仪器以较小的单位mGy、mSv、μGy、μSv显示测量值。中子周围剂量当量仪的示值单位是Sv。上述单位换算关系是：

$$1\ \mathrm{Gy} = 10^3\ \mathrm{mGy} = 10^6\ \mu\mathrm{Gy}$$

$$1\ \mathrm{Gy/h} = 10^3\ \mathrm{mGy/h} = 10^6\ \mu\mathrm{Gy/h}$$

$$1\ \mathrm{Sv} = 10^3\ \mathrm{mSv} = 10^6\ \mu\mathrm{Sv}$$

$$1\ \mathrm{Sv/h} = 10^3\ \mathrm{mSv/h} = 10^6\ \mu\mathrm{Sv/h}$$

二、放射诊断工作场所检测

（一）X射线机房防护检测

距X射线机房墙体、门、窗表面30 cm，顶棚上方（楼上）距顶棚地面100 cm，机房地面下方（楼下）距楼下地面170 cm，机房的辐射屏蔽防护，应满足下列要求：

（1）具有透视功能的X射线设备在透视条件下检测时，周围剂量当量率应不大于2.5 μSv/h；测量时，X射线设备连续出束时间应大于仪器响应时间；

（2）CT机、乳腺摄影、乳腺CT、口内牙片摄影、牙科全景摄影、牙科全景头颅摄影、口腔CBCT和全身骨密度仪机房外的周围剂量当量率应不大于2.5 μSv/h；

（3）具有短时、高剂量率曝光的摄影程序（如DR、CR、屏片摄影）机房外的周围剂量当量率应不大于25 μSv/h，当超过时应进行机房外人员的年有效剂量评估，应不大于0.25 mSv；

（4）车载式诊断X射线设备工作时，应在车辆周围3 m设立临时控制区，控制区边界的周围剂量当量率应符合（1）～（3）的要求。

（二）介入放射学设备、近台同室操作的X射线机透视防护区测试平面上空气比释动能率的检测方法

（1）模体：检测中采用标准水模，模体的外尺寸为300 mm×300 mm×200 mm，箱壁用有机玻璃制作；1.5 mmCu，铜板尺寸为300 mm×300 mm×1.5 mm；

（2）模体位置：置于有用线束中，诊床与影像接收器间距调至250 mm，照射野面积自动调整或调至250 mm×200 mm；

（3）检测条件：X射线设备和设备配置的防护设施呈正常使用摆放状态，采用透视照射模式，有自动曝光控制的设备，水模体上增加厚度为1.5 mm的铜板，选择自动亮度控制条件；无自动亮度控制的设备选择70 kV、1 mA条件，射束垂直从床下向床上照射（设备条件不具备时选择射束垂直从床上向床下照射）；

（4）检测位点：测试平面按国家标准GBZ 130—2020的要求，X射线剂量率仪有效测量点位于测试平面（140 cm×120 cm）上，测试平面中心点距地面90 cm，分别在床侧第一术者位和第二术者位平面上按头部、胸部、腹部、下肢和足部位置进行巡测，检测点距地面高度分别为155、125、105、80和20 cm。如有第三术者位，在相应位置按上述测试平面和测试条件重复检测。

（三）普通荧光屏透视设备立位和卧位透视防护区测试平面上空气比释动能率的检测方法

（1）模体：检测中采用标准水模，其尺寸为300 mm×300 mm×200 mm，箱壁用有机玻璃制作；

（2）模体位置：置于有用线束中，诊床与荧光屏间距调至250 mm，荧光屏上照射野面积调至250 mm×200 mm；

（3）检测条件与检测位点：在70kV、3mA条件下，用X射线防护监测仪在透视防护区测试平面按图7-42的要求，测量立位5点、卧位7点的散射线空气比释动能率。

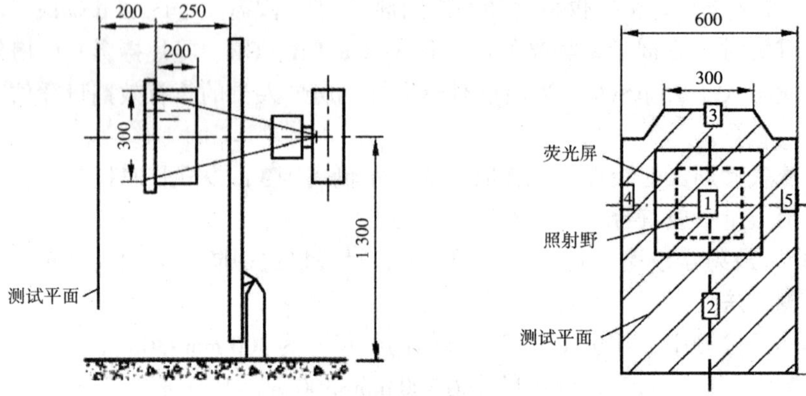

图7-41　立位透视防护区测试平面测试点示意图

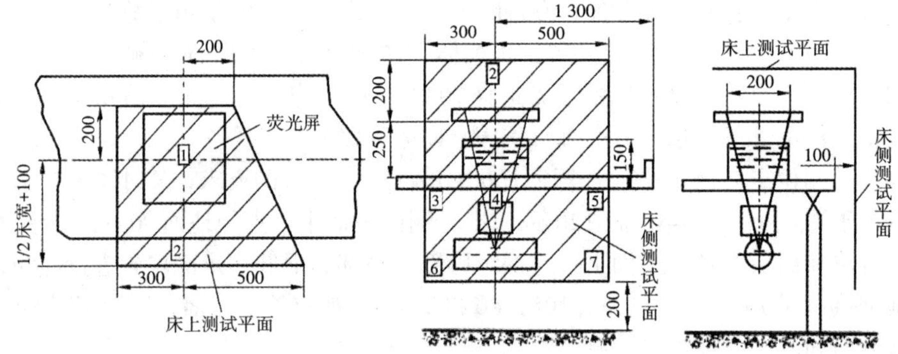

图7-42　卧位透视防护区测试平面测试点示意图

（二）放射治疗工作场所检测

1.屏蔽设计和屏蔽效果核查中的治疗装置参数与条件

不同治疗机房的屏蔽设计和屏蔽效果核查，应根据机房内安装的放射治疗装置选取下列相应的参数与条件：

（1）可调放射治疗野：最大野；

（2）可选辐射能量：最高能量；

（3）可选有用束辐射输出量率：常用的最高输出量率；

（4）可调有用束照射方向：相应检测位置可能剂量较高的照射方向；

（5）可移动的辐射源点：常用的距检测点最近的位置；

（6）可选辐射类型：贯穿能力强的辐射；

（7）活度随时间衰减的放射性同位素源：最高装源活度；

（8）对散射辐射应放置散射模体。

2.电子直线加速器放射治疗机房工作场所检测

（1）检测位置的要求

治疗机房墙外：沿墙外距墙外表面30cm并距治疗机房内地平面1.3m高度上的一切

人员可以到达的位置，进行辐射剂量率巡测；对相应的关注点，进行定点辐射剂量率检测。对检测中发现的超过剂量率控制值的位置，向较远处延伸测量，直至剂量率等于控制值的位置。

治疗机房顶外：剂量率巡测位置包括主屏蔽区的长轴、主屏蔽区与次屏蔽区的交线以及经过机房顶上的等中心投影点的垂直于主屏蔽区长轴的直线。对关注点进行定点辐射剂量率检测。

使用加速器（>10 MV）治疗装置时，在治疗机房入口门外30 cm处以及采用铅、铁等屏蔽的机房顶、外墙外，测量中子的剂量率水平。

（2）检测报告与评价

报告的检测结果应扣除检测场所的本底读数（加速器关机条件下机房外的测读值），并进行仪表的计量校准因子修正。

确定检测的治疗设备在治疗应用条件下的辐射剂量率控制目标值，直接用于检测结果评价。当审管部门在有效的文件中提出了不同的管理目标要求时，应遵从其要求，当仅有年剂量要求时，导出等效的剂量率管理要求。

对于剂量率超过控制（或管理）目标的检测点，应给出超标的区域范围，分析可能的超标原因，如局部施工缺欠、屏蔽厚度不足、在机房内治疗装置的辐射剂量高等。为判明上述最后一项原因，应检测机房内相应位置的辐射剂量，并应确认所使用的测量方法有效。

当检测时治疗机房内的治疗装置未达到额定的设计条件时，检测报告必须指明条件（特别是结论的条件）。

（三）核医学检测

1.PET-CT或SPECT-CT扫描间测量

（1）检测条件：准备适量的放射性药物（放射性药物应该选取单人次最大用药量），置于扫描床中间位置，去除注射器铅保护套，确保CT机正常工作且处于最大管电压时进行防护测量。

（2）测量方法：采用巡测方法找出扫描间四周和上下层的最大剂量点。

2.回旋加速器室检测

（1）检测条件：回旋加速器室生产的药物按预计工作的最大药物量进行生产，当生产接近最大药物量时进行检测（检测γ射线、中子）。

（2）测量方法：采取巡测方法找出回旋加速器室四周防护墙、防护门和上下层中的最大剂量点。

3.药物分装室

分装室一般采用放射性药物模拟办法，也就是在分装室内放置单人次最大用药量模拟分装情况，且是在生产了最大药物量的情况下，对分装室进行辐射防护测量。

4.药物注射室

药物注射操作在注射室内注射台或注射车上放置单人次最大用药量模拟实际情况，对注射室进行防护测量。

5.α、β表面污染检测

放射工作场所α、β表面污染检测，通常采用直接测量法，一般使用薄塑料闪烁体+硫化锌涂层的闪烁探测器型α、β表面污染监测仪和G-M计数管型α、β表面污染监测仪。

（1）检测方法依据：《表面污染测定第1部分：β发射体（$E_{\beta max}>0.15$ MeV）和α发射体》（GB/T 14056.1—2008）。

直接测量方法：采用α、β表面污染测量仪进行的，这种方法测量的是受污染表面可去除和固定的污染之和。

间接测量方法：常采用擦拭测量法，测量的是可去除的污染。

（2）检测放射工作场所表面污染的目的

①确定放射性污染物是否存在，以控制污染由较高污染区向较低污染区的转移和扩散；

②测定单位面积上的放射性活度，以确定表面污染是否超过控制水平。

对放射工作场所表面污染检测结果的评价应依据国家标准《电离辐射防护与辐射源安全基本标准》（GB 18871—2002）规定的污染水平限值进行。

（3）α、β表面污染直接测量法

①赴现场测量前，应按照检测仪器的有关技术说明和操作规程，检查仪器电池电量是否充足，工作状态是否正常；

②现场测量前，在无污染的地方测定被测场所的本底计数率。

③测量时，探测器与被测表面之间的距离应在可行的情况下尽可能得小。

在可能情况下，测量期间的几何条件应尽可能与仪器校准时的几何条件保持一致，以减小测量误差，为此可采用可移动的定位架。

④巡测中，在测量表面上应缓慢移动测量仪器，保证有足够的响应时间，注意观察计数变化趋势。

（4）α、β表面污染直接测量典型的测量几何条件

检测α表面污染：距离5 mm；检测β表面污染：距离10 mm。

（5）γ辐射干扰影响的排除

在放射工作场所，在测量α、β表面污染时常常伴随有γ辐射的影响，为此，应设法排除γ辐射对测量结果的干扰。

屏蔽法：将仪器的防护盖板或用可屏蔽掉β辐射的铝板盖在仪器探头的探测窗上，分别测量有屏蔽和屏蔽时的仪器计数率，无屏蔽计数率减去有屏蔽计数率，即得到所测β计数率。

（6）本底的扣除

①将仪器的防护盖板盖在仪器探头的探测窗上（可以使用可屏蔽掉β发射的铝板）屏蔽所测表面污染的辐射，此时测量的计数率是测点的本底，可记为n_b。

②然后取下探头探测窗上的盖板，测量被测污染表面的计数率，此时计数率是表面污染和本底贡献之和，可记为n_0。

③表面污染污染计数率n_s为：$n_s= n_0-n_b$。

（7）已知仪器的效率，计算α、β表面污染

按下式计算：

$$A_s = \frac{n_0 - n_b}{\varepsilon_i \times W \times \varepsilon_s} \qquad (7.30)$$

式中：ε_i表示仪器的探测效率；W表示探测器有效探测面积，cm^2；ε_s表示源的效率。

因为仪器效率：

$$\varepsilon = \varepsilon_i \times \varepsilon_s \qquad (7.31)$$

所以，上式可变换为：

$$A_s = \frac{n_0 - n_b}{W \times \varepsilon} \qquad (7.32)$$

（8）已知表面活度响应时计算α、β表面污染的方法

α、β表面污染监测仪经国家授权的计量检定时，一般给出的检定结果是表面活度响应，Bq/cm^2。α、β表面污染以Bq/cm^2为单位表示，α表面污染可按下式计算：

$$R_i = \varepsilon_i \times W \times \varepsilon_s = W \times \varepsilon_s \qquad (7.33)$$

$$A_i = \frac{n_0 - n_b}{R_i} \qquad (7.34)$$

计算时不用再除以α、β表面污染监测仪的探测器有效面积。

（9）α、β表面污染间接测量方法（擦拭法）

当现场进行α、β污染检测时，当表面有非放射性液体或固态沉积物，或存在较强γ辐射场时，可能无法准确测定污染水平，或者因工作场所条件限制不易接近测量表面，此时使用擦拭法更为合适。

擦拭法的缺点：无法测定固定污染（即不可擦除的污染），擦拭效率通常存在较大的不确定性，这对实际测定结果的正确性带来影响。擦拭法多用于去除污染的测量。如在热室中，机械切割封装^{60}Co等放射源时，清洗后需用擦拭法测量污染去污情况。一般用于定性测量。

我国计量检定部门在检定α、β表面污染检测仪时，主要用^{241}Am（平均能量E_α=5.466 MeV）放射源检定仪器对α粒子的表面活度响应，用^{204}Tl（平均能量E_β=0.763 MeV）检定仪器对β粒子的表面活度响应。

但在实际α、β表面放射性污染检测中，不可能检测核素的能量与检定仪器的核素完全一致，因此，应根据具体情况对检定因子进行修正。

三、数据处理及结果报道

（一）基本概念

1.平均值

实际测量时，对关注点测量并记录了n个读数值，数据处理时，需要计算其算术平均值。按下式计算其平均值：

$$\bar{x} = \frac{1}{n}\sum_{i=1}^{n} x_i$$

式中：$\bar{x}$是测量的平均值；n是某一测量关注点测量数据的个数；x_i是仪器测量的第i个读数值。

对于正态分布，$\bar{x}$的数学期望值是其真值μ。

2.标准偏差

实验样本的标准偏差按下述公式计算：

$$s(x_i) = \sqrt{\frac{1}{n-1}\sum_{i=1}^{n}(x_i - \bar{x})^2}$$

对于正态分布，$s(x_i)$ 的数学期望是σ。

3.标准偏差（A类不确定度）

n次测量值的平均值的标准偏差 按下式计算：

$$s(\bar{x}) = \frac{s(x_i)}{\sqrt{n}} = \sqrt{\frac{1}{n(n-1)}\sum_{n=i}^{n}(x_i - \bar{x})}$$

例如：测量一组数据为：1.10、1.15、1.08、1.18、1.12 μSv/h，计算其平均值、平均值标准偏差。

平均值的标准偏差：

$$s(\bar{x}) = \frac{s(x_i)}{\sqrt{n}} = \frac{0.04}{2.23} \approx 0.02$$

按有效数位的可疑位应与偏差首位对齐原则确定有效数字。

$$\bar{x} \pm s(\overline{x_i}):1.13 \pm 0.02$$

4.高斯分布

若随机变量X服从一个数学期望为μ、标准方差为σ^2的高斯分布，则其概率密度函数为：

$$f(x) = \frac{1}{\sigma\sqrt{2\pi}} e^{-\frac{(x-u)}{2\sigma^2}}$$

期望值μ决定了其位置，标准差σ决定了分布的幅度。

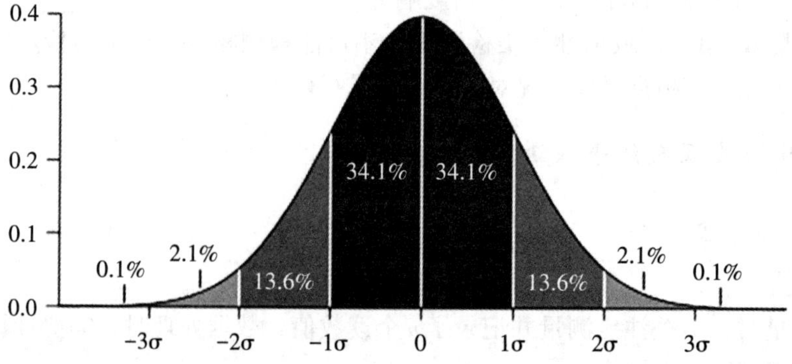

图7-43 μ=0时正态分布

5.泊松分布

$$P(x = k) = \frac{\lambda^k}{k!}e^{-\lambda}, k = 0,1,2,\cdots$$

泊松分布的参数λ是单位时间（或单位面积）内随机事件的平均发生率。泊松分布适合于描述单位时间内随机事件发生的次数。

泊松分布的期望和方差均为λ。

当二项分布的n很大而p很小时，泊松分布可作为二项分布的近似，其中λ为np。通常当$n \geq 10$，$p \leq 0.1$时，就可以用泊松公式近似地计算。

（二）测量结果中离群异常值的剔除

物理判别法：根据对客观事物已有的认识，判别由于仪器工作状态不正常，明显的外界干扰和人为误差等原因造成实测数据偏离正常结果。对此类异常数据，在检测过程中可随时判断、随时剔除。

统计分析判别法：根据统计学方法给定一个置信概率，并确定一个置信区间，凡超过此置信区间的误差，则认为它不属于随机误差，将该数据视为异常数据剔除。

1.3σ原则

若对被测量X进行n次独立测量，测得结果为x_1，x_2，…，x_n，则计算测量结果的算术平均值。

则对应于各测量结果的残差v_i按下式计算：

$$v_i = x_i - \bar{x}$$

用统计学方法剔除离群异常值，实质是给定一个置信因子和置信概率，找出相应的置信区间。凡是在此置信区间以外的数据，就可定为离群异常值予以剔除。即：

$$v_i = \left|x_i - \bar{x}\right| > ks(x_i)$$

式中：x_i表示第i个测量值；$\bar{x}$表示所有测量值的平均值；$s(x_i)$表示单次测量值的标准偏差；k表示包含因子，对于正态分布，k=1时置信水平P=68.27%，k=2时置信水平P=95.45%，k=3时置信水平P=99.73%。

$$v_i = \left|x_i - \bar{x}\right| > ks(x_i)$$

应用时应注意：置信因子k取值过小，有可能误将正常测量值作为可疑值剔除；k取值过大，又有可能无法识别可疑值，从而影响最终测量结果的准确度。通常取k=2时可足够保证测量结果的准确度。取k=3时，则称为3σ准则。

2.格拉布斯（Grubbs）准则

按照下式：

$$v_i = \left|x_i - \bar{x}\right|$$

计算出单次测量结果的残差，选取各残差中绝对值最大者，并且满足下式条件：

$$\left|v_i > G(\alpha.n)s(x_i)\right|$$

则可判断该值为离群异常值，可予以剔除。$G(\alpha, n)$与显著水平α和重复测量次数n有关的格拉布斯临界值见表7.8。

表7.8 判断离群异常值的格拉布斯准则临界值$G(\alpha, n)$

量	α		量	α	
	0.05	0.01		0.05	0.01
3	1.153	1.155	17	2.475	2.785
4	1.463	1.492	18	2.504	2.821
5	1.672	1.749	19	2.532	2.854
6	1.822	1.944	20	2.557	2.884
7	1.938	2.097	21	2.580	2.912
8	2.032	2.221	22	2.603	2.939
9	2.110	2.323	23	1.624	2.963
10	2.176	2.410	24	2.644	2.987
11	2.234	2.485	25	2.663	3.009
12	2.285	2.550	30	2.745	3.103
13	2.331	2.607	35	2.811	3.178
14	2.371	2.659	40	2.866	3.240
15	2.409	2.705	45	2.914	3.292
16	2.443	2.747	50	2.956	3.336

（三）有效数字及其运算法则

确定有效数字时，应按有效数位的可疑位与不确定度首位对齐的原则确定有效数字。例如：计算测量值为1.394 μSv/h，标准偏差为0.05，则测量结果为（1.39 ±0.05）μSv/h。该有效数字中，个位、十分位为可靠数位，百分位为可疑数位。

一般而言，对一个数据取其可靠位数的全部数字加上一位可疑数位，就称为该数据的有效数位。不能对有效数位进行取舍，只能对可疑数位右边算起的第一位进行取舍。

（1）需保留位数的后位数为4以下时舍弃；

（2）需保留位数的后位数为6以上时进一；

（3）需保留位数的后位数为5，且5后为0时，5前为奇数则进一，5前为偶数则舍去。

（四）测量结果的不确定度评定

1.《实验室资质认定评审准则》对检测实验室不确定度评定的要求

不确定度：与测量结果关联的一个参数，用于表征合理赋予被测量的值的分散性。

根据《实验室资质认定评审准则》《检测和校准实验室能力的通用要求》对实验室能力所提出的要求：检测实验室应具有并应用评定测量不确定度的程序。某些情况下，检测方法的性质会妨碍对测量不确定度进行严密的计量学和统计学上的有效计算。在这种情况下，实验室至少应努力找出不确定度的所有分量且做出合理评定，并确保结果的报告方式不会对不确定度造成错觉。合理的评定应依据对方法特性的理解和测量范围，并利用诸如过去的经验和确认的数据。

2.表示测量不确定度有效数字的要求

报告测量结果的不确定度时，通常要求只保留两位有效数字。

扩展不确定度有效数字首位数值≤3时，测量不确定度报告两位有效数字（例如：0.252→0.26）；扩展不确定度有效数字首位数值≥4时，测量不确定度报告一位有效数字（例如：0.423→0.5）。扩展不确定度数字修约时，只进不舍，以保证95%的置信概率。

3.标准不确定度的评定概念

测量不确定度通常由若干分量组成，每个分量用其概率分布的标准偏差估计值表征，称为标准不确定度。总不确定度由A类不确定度和B类不确定度合成得到。

$$U_c = \sqrt{U_A^2 + U_B^2}$$

测量不确定度的A类评定：用对测量示值的观测列进行统计分析的方法来评定A类标准不确定度。观测列又称为测量列，即仪器测量得到的一系列示值。所以，被测量平均值的A类标准不确定度按下式计算：

$$u_A(\bar{x}) = s(\bar{x}) = s(x_i)/\sqrt{n} = \sqrt{\frac{1}{n(n-1)}\sum_{i=1}^{n}\left(x_1 - \bar{x}\right)^2}$$

式中：$s(\bar{x})$为$\bar{x}$分布的标准偏差的估计，表征了被测量最佳估计值$\bar{x}$的分散性。

测量不确定度的B类评定：检定证书校准因子的标准不确定度；检测仪器的能量响应引起的不确定度；检测仪器的角响应引起的不确定度；周围环境温度的影响；周围环境湿度的影响；周围环境气压的影响；电磁场的影响；振动……

4.建立测量模型

测量中，当被测量Y（即输出量）由n个其他量X_1，X_2，…，X_n（即输入量）通过函数f来确定时，则其下述关系式称为测量模型

$$Y = f(X_1, X_2, \cdots, X_n)$$

标准形式的线性模型：

$$y = c_0 + c_1x_1 + c_2x_2 + c_3x_3 + \cdots c_nx_n$$

相乘模型：

$$y = cx_1x_2\cdots x_n$$

5.输入量的概率密度分布

高斯分布、矩形分布和三角分布是常用的分布形式，其分布的半宽度用符号a表示；其最佳估计值是分布的中心值，用符号X表示。

表7.9　输入量的概率密度分布

分布类型	标准不确定度	说明
矩形分布	$a/\sqrt{3}$	所有可能的值100%落在$x-a$至$x+a$间隔内
三角形分布	$a/\sqrt{6}$	所有可能的值100%落在$x-a$至$x+a$间隔内
高斯分布	$a/3$	所有可能的值99.7%落在$x-a$至$x+a$间隔内

第八章 放射卫生评价技术

第一节 X射线诊断项目职业病危害放射防护评价

一、概述

对一个医学X射线诊断设施（又称X射线机房）的建筑屏蔽设计的目的在于限制X射线对职业人员和公众成员的照射保持在一个可接受的水平上，使职业人员和公众成员在所留居的地区是安全的，符合国家法规和标准的要求。

医学X射线成像设备的种类繁多，用途各异，每一种设备都要有其专用的X射线机房，而且其屏蔽设计的要求和特点也有很大的差别，因此，对每一种机房必须进行专门的设计、计算、建造和评价。

在使用一台X射线机的过程中，由X射线管发射出辐射成分往往被分成两类：

一类是初级辐射，又称为有用线束，它是一种直接由X射线管的出射口经过准直能使患者成像的一种辐射束。由初级辐射指向的那面墙、天花板、地板或者其他一些结构性屏障统称为初级屏障（又称主屏蔽体）。另一类是次级辐射，它是由初级辐射照射到患者或其他一些物体（如成像链中一些硬件，包括暗盒及其附件、影像增强器及其附件和滤线栅等）所散射出的一种辐射，和由X射线管的外壳所泄漏出的一些辐射所组成。由次级辐射（散射和泄漏辐射）所指向的那面墙、天花板、地板或其他一些结构性屏障统称为次级屏障（又称副屏蔽体）。

关于对各类X射线机房的面积，从防护与安全考虑，机房面积不应太小，原则上普通X射线机房为24～30 m^2：特殊X射线机房（如血管造影介入放射学和CT扫描）以35～40 m^2为宜，而乳腺X射线摄影机房面积和牙科X射线机房面积往往要求较小，因为这些设备的X射线能量较低或辐射剂量较小。

一个新建的X射线机房，将其周围的区域划分为两类：一类称为控制区，另一类称为非控制区。控制区是指放射性工作人员所通过、留居和工作的一些地区，在这个地区的人员受到职业性照射，国家法规要求对这类人员需要进行辐射防护控制、监督和监测。非控制区是指除控制区外的，在X射线机房四周环境中的其他一些地区，往往一些非放射性医务工作人员、患者、访问者会经常路过或留居的一些地区，也必须对这些人员进行辐射防护的控制和评价。

美国对X射线机房（无论单个源或多个源）的屏蔽设计时，规定用屏蔽设计目标

（P）对某一个防护屏障背后一个参考点上的空气比释动能（K）的某一个限值加以控制，例如对控制区规定P值为每周0.1 mGy（相当于每年5 mGy），对于非控制区规定P值为每周0.02 mGy（相当于每年1 mGy）。而英国采用剂量约束（D_C）的概念作为X射线机房的屏蔽设计限值，不分控制区和非控制区，统统采用公众成员年剂量限制（1 mSv）的1/3，即每年0.3 mSv（相当于每周6 μSv）作为这个剂量约束限值。我国GBZ 130规定，对具有短时、高剂量率曝光的摄影程序（如DR、CR、屏片摄影）机房外的周围剂量当量率应不大于25 μSv，当超过时应进行机房外人员的年有效剂量评估。总之，规定这种量是为了供建筑设计人员和辐射防护人员，在设计、构建和评价一个新的X射线机房时，能保证放射性工作人员和公众成员在机房周围地区（控制区、非控制区）的留居是安全的。

二、辐射危害因素（相关设备及源项）

对于医用X射线诊断设施建设项目所涉及的相关设备及源项的辐射危害因素分析，概括起来讲很单一，它是由X射线高压发生装置和X射线管装置所构成的一套组件而发射出的不同能量的X射线组成的。然而，从辐射防护与安全角度分析，它又是很复杂的，因为医用X射线诊断设备的机型多种多样，用途差异非常大。因此，必须对每一种专用X射线机设备和其机房采取逐一分析与评价。为了能更好地了解这些不同类型和不同用途的X射线诊断设备特点，分四部分加以阐述，即X射线机的组成、X射线机的分类、专用X射线成像设施特点、X射线成像原理。

（一）X射线机的组成

虽然X射线机的型号不一，其结构差异很大，但其基本结构都是由X射线发生装置和外围装置两大部分组成。

1.X射线发生装置

X射线发生装置也称主机装置，其任务是产生X射线，并控制X射线的“质”和“量”。它主要由X射线管装置、高压发生装置、控制装置三部分组成。

（1）X射线管装置

有时也称X射线管头，或X射线管组件，简称管头。它是X射线机产生X射线的关键组件，主要由X射线管和防电击、防散射的管套组成。

（2）高压发生装置

有时也称高压发生器，或高压变压器组件。它是为X射线管产生X射线提供直流高压和灯丝加热电压的装置。X射线机大部分高压部件集中放置在高压发生装置中，以保证操作者和患者的人身安全，防止高压电击。

（3）控制装置

有时也称主机，或控制台。其主要任务是控制X射线的产生时间，调节X射线的质与量，并对其进行指示。控制装置的大部分元件和电路集中在控制台内，各种调节旋钮、控制按钮或开关、指示仪表等，则布置在控制台面板上，以方便操作者集中操作和观察。在大型X射线机中，除控制台外，尚有数量不等、大小不一，为存放各种电气元件及电路的专用机柜。

2.外围装置

外围装置是X射线机根据临床检查需要而装配的各种机械辅助装置、影像装置和记录装置。诊视床、荧光屏、影像增强器、摄像机、显示器、摄影床、体层装置、滤线器、管头支持装置（天轨、地轨、立柱）等都属于外围装置。

外围装置的多少、复杂程度和类型，取决于X射线机整机所具有的功能、功率的大小和自动化程度的高低。即不同类型的X射线机，其外围装置的数量和性能是不一样的。一般来说，功率越大、功能越多、自动化程度越高的X射线机，外围装置的数量越多，结构也越复杂。

把X射线发生装置和外围装置结合在一起，就组成了一台完整的X射线机。下面给出X射线机的组成方框图（图8-1），以方框代表各装置，以箭头表示各装置之间的内在联系和控制关系。

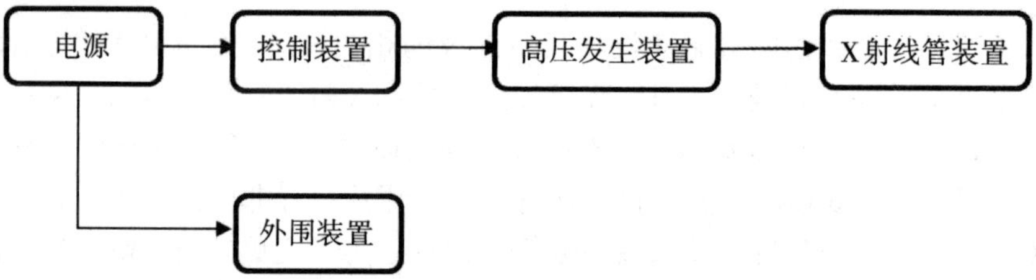

图8-1　X射线机的组成

（二）X射线机的分类

X射线机通常可按照高压电源频率、最大输出功率、结构形式、应用范围等分为多种类型。

1.按高压电源频率分

高压电源系指高压发生器中高压变压器初级的供电电源。高压电源频率决定着高压发生器输出高压的脉动率和波纹系数。小的脉动率和波纹系数，可提高X射线机输出X射线的单色性和高能性；可提高成像质量，降低患者的皮肤剂量。

按高压电源频率的高低，诊断用X射线机可分为工频X射线机、中频X射线机和高频X射线机三种。通常把高压电源频率等于供电电源频率（50 Hz或60 Hz）的称为工频X射线机，在400 Hz至20 kHz范围内的称为中频X射线机，在20 kHz以上的称为高频X射线机。中频X射线机和高频X射线机都采用了直流逆变技术，通常统称为逆变X射线机。

工频X射线机根据工作需要分为常规X射线机和程控X射线机两种。程控X射线机采用了计算机控制技术，X射线质与量的控制较为精确，操作简单方便，自动化程度较常规X射线机有所提高。

另外，按高压主电路的结构形式也可分为工频X射线机、逆变X射线机和电容充放电X射线机等。

2.按最大输出功率分

按最大输出功率分是指按X射线管的标称功率分类，如10 kW、20 kW、40 kW、

50 kW等。在我国，通常是以X射线管允许通过的最大管电流来分类的。

（1）小型X射线机：管电流小于200 mA、最高管电压在90～100kV之间。

（2）中型X射线机：管电流在200～500 mA、最高管电压在100～125kV之间。

（3）大型X射线机：管电流大于500 mA、最高管电压在125～150kV之间。

这类X射线机多配有两个或两个以上的旋转阳极X射线管；在外围装置方面，多数配有X-TV、摄影床和诊视床；整机结构复杂，输出功率较大，使用范围广，可一机多用。

3.按结构形式分

按照结构形式不同，X射线机通常可以分为便携式、移动式和固定式三类。

（1）便携式X射线机

该类X射线机结构简单，质量轻，装卸方便，X射线管装置和高压发生装置常融合成组合式机头。整机的机件可装在手提箱或背包内携带，对供电电源要求不高，一般照明电源即可使用。有的设计有直流逆变组件，在没有交流电源时，可使用直流电源（如蓄电瓶）供电。

（2）移动式X射线机

该类X射线机的主要特点是：结构紧凑，体积小，X射线发生装置和外围装置组装在机座上。机座装有滚轮或电瓶，由人力或电力驱动，可在小范围内移动。有的是将X射线管装置和高压发生装置融合成组合式机头。目前，移动式X射线机多采用直流逆变技术，使之整体质量减小，输出功率增大，移动方便，目前，已成为医院中床边X射线机摄影的重要设备。随着电子技术的发展，有的移动式X射线机外围装置采用小型C型臂，并且配备了影像增强器和X-TV，可用于手术监视和介入手术。

（3）固定式X射线机

该类X射线机的主要特点是：组件多而重，体积大，结构复杂，需固定在专用机房内使用；对供电电源和接地装置的要求比较严格；功能较多，可做多种X射线检查。

4.按应用范围分

按应用范围不同，X射线机通常可分为综合型和专用型两类。

（1）综合型X射线机

此类X射线机具有透视、摄影或特殊检查等多种功能，适合对患者各部位做多种疾患的X射线检查，是小、中型医院普遍使用的一类X射线机。

（2）专用型X射线机

此类X射线机是专为临床诊断工作的特殊需要或适应某些专科疾患的检查而设计的，并配有各种专用的外围装置，如乳腺摄影X射线机、牙科X射线机、口腔全景X射线机、床边X射线机、手术X射线机等。

5.按使用目的分

按使用目的分，可分为透视X射线机、摄影X射线机、胃肠X射线机、胸部专用X射线机、心血管造影X射线机。

（三）专用X射线成像设施特点

下面所描述的这几种专用X射线成像设施都需要构建独立的机房，而且这些机房的建造、布局和防护屏蔽要求都有各自特点，且不尽相同。

1.X射线摄影设施

普通摄影用X射线机目前有三种：屏/片系统、CR系统和DR系统。临床上应用X射线管电压在50～120 kVp范围。一般情况下，X射线管自上向下通过患者、摄影床，最终到达地板。但是，为了避免移动患者，X射线管能上下、左右和前后三维移动和其长轴和短轴可转动运动。因此，X射线束可指向任何墙壁，这种直接受到主射束照射的墙壁、地板均称为初级屏蔽体。此外，这种机器还设有胸片架，对患者进行立式胸部X射线摄影，这面墙壁应增加更厚些的屏蔽，为初级屏蔽体。

2.透视用X射线设施

最常应用X射线影像增强器和电视系统构成X射线透视电视系统，该系统应用电压范围通常为60～120 kVp，如果系统由一个X射线管构成单纯的X射线透视电视系统的机房的防护屏蔽，此时只考虑次级屏蔽防护就足够了。但是这种机房往往同时配备另一个X射线管供X射线摄影用，则这种机房同时考虑两种机型的联合工作负荷和屏蔽设计要求。

3.介入放射学X射线设施

介入放射学X射线机通常为心血管系统X射线造影专用的一种设备，它主要用于检查心脏、主动脉、各脏器（头部、胸腹部）血管、四肢血管及冠状动脉等疾病。这种机器主要包括大容量X射线机、X射线电视系统、X射线电影摄影机及X射线录像机、专用X射线管支架、导管床及高压注射器，可用多个X射线管完成血管造影透视和摄影功能。

针对应用目的在临床上可分为几种介入放射学机房，如心脏血管成像机房（又称心导管室）、外围血管造影机房和神经血管造影机房。

通常在影像增强器透视和摄影情况下，由于影像增强器对初始线束的屏蔽作用，对这种机房仅做次级屏蔽考虑就足够了。但是，如果机器由多个X射线管构成，不但进行长时间透视，还要进行电影或数字X射线摄影，必须对每种X射线管的取向情况单独进行屏蔽设计考虑，在这种情况下，既有初级屏蔽计算，也有次级屏蔽计算。

4.专用立式胸部摄影设施

胸部摄影是X射线摄影中最为常见的一种检查方式，患者通常站立，所以称为立位摄影。这种摄影往往为一种专用X射线设备，而且安装在一个专用机房中。

胸部摄影多采用高电压摄影，多用长焦距（120 cm）高栅比（0～12）的固定式滤线栅。胸片架是拍摄胸部X射线影像的一种专用装置。靠近胸片架这面墙为主射线照射，应考虑做初级屏蔽体设计，而其他墙为次级屏蔽体设计。

本书一些图中将该机房用下述英语名称表示：

Chest Room——专用立式胸部摄影机房

5.乳腺X射线摄影设施

乳腺摄影用X射线特点为：管电压调节范围较小，一般在20～50 kVp，临床上最常使用操作电压为25～35 kVp，多数使用钼X射线管，配用乳腺摄影专用支架，支架上方有乳房压迫板，起到压迫乳房和固定位置的作用。由于该专用支架和影像接收器的衰减作用，已阻挡初级线束的透过。因此，这种机房仅考虑次级辐射屏蔽设计，但是机房的门需要特殊考虑。

6.CT扫描设施

CT设备在临床常使用电压120～140 kVp，机器设置电压范围为80～150 kVp。

CT X射线束为绕患者身体旋转的准直扇形线束，通过患者身体和探测器后主线束被阻止，因此，对CT扫描机房只要求次级辐射的屏蔽体设计。由于CT工作负荷比普通摄影和透视设备都要高得多，而且这种高强度X射线作用于人体床板和其他物体造成大量次级辐射，在对墙壁、地板和天花板屏蔽设计时要做特殊考虑。此外，CT设备的散射和泄漏辐射都不是各向同性的，机架方向比沿患者轴向的辐射水平要低得多，因此对CT的机房前三种屏蔽计算方法选用各向同性辐射场计算。

7.牙科用X射线摄影设施

牙科用X射线机的容量小，控制台也简单。通常管电压调节范围为50～70 kVp，管电流为5～10 mA。使用照射野范围也很小，并采用指向强的遮线筒，直接对准患者口腔部位。机头由伸缩和升降的平衡曲臂支持，曲臂安装在专用立柱上或固定在墙壁上；有的组合到牙科治疗台上，随时可对患者进行口腔X射线摄影。

（四）X射线成像原理

1.普通X射线诊断

X射线透视：密度不同的人体组织，对X射线的穿透与吸收不同，将透过人体组织的X射线，投射到用硫化锌、硫化镉制成的荧光屏上，或通过探测器接收转变为数字信号经计算机处理，便可产生明暗不同的影像，借以进行X射线诊断。

X射线摄影：让X射线透过人体某部位，然后再投射到感光胶片上，使该部分结构成像在感光胶片上。或将X射线的衰减信号通过探测器接收后以数字的形式进行贮存，经转换，形成影像。X射线摄影可做永久性病案记录保存。

X射线造影：人体中有许多重要结构或器官，它们之间的密度大致相同，X射线对此缺乏分辨能力，不能使其清晰显影。为了使这些缺乏自然对比的结构或器官显影，借助于一种高密度造影剂使腔道密度明显增高，或使腔道密度明显减低，从而使这些组织器官显影。这种方法称为X射线造影。如“钡餐”是对消化道造影，要吞服吸收系数很高的硫酸坝。

2.CT机工作原理

CT是用X射线束对人体的某一部分按一定厚度的层面进行扫描，当X射线射向人体组织时，部分射线被组织吸收，部分射线穿过人体被检测器官接收，产生信号。因为人体各种组织的疏密程度不同，X射线的穿透能力不同，所以检测器接收到的射线就有了差异。将所接收的这种有差异的射线信号转变为数字信息后由计算机进行处理，输出到显示的荧光屏上显示出图像，这种图像被称为横断面图像。

X射线电子计算机辅助断层扫描装置（CT）利用X射线对物体的各个层面进行扫描，记录层面上各像素（把层面分成很小的区域，每个区域称为像素）的X射线的强度，经计算机计算，可得到各像素的吸收系数值，再经过电子学线路将各像素的吸收系数转化为相应的灰阶度，并在与像素相应的位置上排布起来，从而获得各断面的图象。

三、放射防护措施

（一）、X射线（设备）机房的防护屏蔽

1.在屏蔽设计中使用几个术语的简介

（1）屏蔽设计目标（P）或剂量约束（D_C），或剂量目标值（D）在对一个X射线机房屏蔽设计时，推荐做为屏蔽设计的计算的物理量是用X射线的空气比释动能，使用符号为K，初级辐射用K_p，散射辐射用K_s，泄漏辐射用K_L，次级辐射用K_{sec}表示。但是P、D_c和D值的基本含义是从职业人员和公众的年有效剂量（E）限值延伸而来的，应该是一种辐射防护的量（mSv），对于X射线而言，可以把P或D_c或D值看成与K相同的量是被允许的。因此，在屏蔽计算时都使用空气比释动能的单位mGy或Gy。

（2）留居区及留居区的距离

X射线机房的留居区是指在机房外附近可能会存在X射线辐射的一些地区，这包括人们固定地或周期性地停留在这些地区工作、居住、消遣和娱乐的任何房间、户外空间等。

留居区的距离（d）通常指从X射线源（包括初级或次级辐射源）到任何一个屏蔽体背后的留居区一个指定的参考点的距离（m）。在屏蔽计算时，对四面墙壁而言，这个参考点在墙壁背后不小于0.3 m，对机房屋顶上的房间地板上方至少为0.5 m，对机房地板下的房间地板上方不大于1.7 m。这样规定为便于计算d时统一。

（3）留居因子

通常用T表示，又称居留因子，它是指当一台X射线机开启并发出辐射时，对大多数人员（并非单个人员）在某一个留居区所占用的受照射的时间的分数（即百分数）。例如对于一名放射工作人员，在控制室工作，定为留居因子T=1或100%，表示他每天工作8 h，每周工作40 h，每年工作2000 h。如果一名公众成员在X射线机房外公共场所活动，定为留居因子T=1/40时，表示他每年中每一周在这个区域平均留居1 h（在X射线机房开机发出射线时），这显然，对屏蔽设计是安全保守的。

留居因子T因国家或地区而异，更因医院而异，因此，最好使用符合当地实际情况的留居因子。如果得不到这些实际数据，可采用一些文献中的数据，英国和美国建议的一些T值的比较见表8.1。

表8.1 英国和美国建议的留居因子T值比较

地点	英国推荐T值	美国推荐T值
工作人员办公室、实验室、登记室、药房、照料的候诊室、儿童活动地区、靠近X射线机房地区、胶片阅读室、护士站、X射线机房控制室	100%	1(100%)
患者诊断检查和治疗室	50%	1/2(50%)
走廊、病房、雇员休息室、工作人员休息室	20%	1/5(20%)

续表

地点	英国推荐T值	美国推荐T值
走廊门		1/8(12.5%)
共用厕所、机房周围户外活动区	10%	1/20(5%)
贮存间、无人照料候诊室	5%	1/20(5%)
无人关照停车场、无人关照电梯	5%	1/40(2.5%)
过路步行人员或公共交通的户外活动区、无人关照车辆疏散区、屋顶室、楼梯、收费厕所		1/40(2.5%)

（4）工作负荷及工作负荷的分布

工作负荷（W）就是对一个X射线源的使用的程度。对一台X射线成像的源的工作负荷就等于这台设备的X射线管的使用的管电流的时间积分，其单位采用mA·min。每周的工作负荷等于这一周对某一X射线源使用的总的工作负荷，用W_{tot}表示。对每一名患者使用平均工作负荷，又称归一化的工作负荷，用W_{norm}表示。如果一周内用某一X射线源检查了N名患者，则这一周的总工作负荷为：$W_{tot}=N\times W_{norm}$工作负荷与使用的X射线检查管电压有关系，例如对胸部检查多使用>100 kVp，腹部检查多使用70～80 kVp，而四肢检查多使用50～60 kVp，因此，这种工作负荷随电压不同而变化，可采用工作负荷分布表示这一特点。

表8.2列出了美国医院对不同X射线机房类型的每名患者平均工作负荷（W_{norm}），每周检查患者数目（N）和每周的总工作负荷（W_{tot}）的典型值数据，这些数据可供我们进行屏蔽计算时参考。

表8.2 美国医院中典型W_{norm}、N和W_{tot}的数值

机房类型	W_{norm}	每周检查患者数（按每周40 h计）		W_{tot}	
		平均	忙时	平均	忙时
X射线摄影机房(胸部bucky)	0.6	120	160	75	100
X射线摄影机房(地板或其他屏障)	1.9	120	160	240	320
专用立式胸部摄影机房	0.22	200	400	50	100
透视管(摄影+透视共用机房)	13	20	30	260	400
摄影管(摄影+透视共用机房)	1.5	25	40	40	60
乳房X射线摄影机房	6.7	80	160	550	1075
心血管造影机房	160	20	30	3200	4800
外周血管造影和神经血管造影机房	64	20	30	1300	2000

我国的情况可能与美国情况不相同，在得不到我国的更加准确的数据情况下，可以参考表8.2中这些数据。最关键的数据是W_{norm}值，如果某一医院能得到自己每名患者的归一化工作负荷值，用W_{site}表示，可利用校正公式，得到每周总工作负荷值：

$$W_{tot} = \frac{W_{site}}{W_{norm}} \times N \times W_{norm} \tag{8.1}$$

（5）使用因子

通常用U表示，它表示对初级线束指向所考虑的那一个屏障的工作负荷的分数。使用因子又称为线束的方向因子。

必须注意，使用因子主要用于X射线摄影机房和摄影与透视共用机房中的初级辐射线束，在这些机房中X射线机可允许有不同的主线束取向，因此，不同的屏障有不同的使用因子。例如在X射线摄影机房中，对安装胸部bucky的那面墙壁外侧留居区U=1，而对于其他一些屏障，当初级线束指向时，如其他墙壁、地板所使用的这个因子为一个分数。表8.3列出了美国Simpkin （1996）调查的普通X射线摄影机房的各种初级线束的使用因子可供参考。

表8.3　普通X射线摄影机房初级线束的使用因子

屏蔽类型	使用因子	运用于下述工作负荷分布
地板	0.89	X射线摄影机房(地板或其他屏蔽)
穿过床的墙壁	0.09	X射线摄影机房(地板或其他屏蔽)
其他墙壁[a]	0.02	X射线摄影机房(地板或其他屏蔽)
胸部bucky的墙壁	1.00	X射线摄影机房(胸部bucky)

注：a其他墙壁指除穿过床的墙壁和胸部bucky的墙壁以外的由初级线束指向的那些墙壁。

应注意，凡是仅有次级辐射射向的屏障，不考虑使用这个U因子，如X射线摄影机房中天花板和控制室的墙壁，乳腺X射线摄影机房和使用影像增强器的普通透视机房，以及CT扫描机房，都只考虑次级辐射的屏蔽。

（6）初级屏障

如前所述，它是为了屏蔽初级X射线而设计的一种屏障的总称。在普通X射线摄影机房、专用的胸部bucky X射线摄影机房和摄影/透视共用机房都需要设计初级屏障。普通透视机房、心脏导管室、外围（包括神经）血管造影机房、乳腺X射线摄影机房和CT机房等都不需要考虑初级屏障设计，而只考虑次级屏障设计。

对初级屏障设计需要考虑下述几个参数：

（1）初级辐射距离，d_p；

（2）距离1 m处未屏蔽的初级空气比释动能，K_p^1；

（3）在d_p点上未屏蔽的初级空气比释动能，$K_p^{(0)}$；

（4）前屏蔽，X_{pre}；

（5）使用因子，U；

（6）每周检查患者数目，N。

计算公式为：

$$K_p^{(0)} = \frac{K_p^1 UN}{d_p^2} \tag{8.2}$$

（7）次级屏蔽

为了屏蔽次级X射线（散射和泄漏辐射）而设计的一种屏障的总称。

对X射线管室发出泄漏辐射的强度，在国际和各国标准中，对生产X射线机的工厂有严格的限制，即在1 m处不得超过1 mGy/h（美国规定100 mR/h照射量，相当于0.876 mGy/h），这是在一个典型泄漏辐射因子条件：150 kVp和3.3 mA管电流所测出的曝光量。此时X射线管室屏蔽厚度为2.3 mmPb当量。测量表明，现代X射线机都比这个值小，而在临床使用条件下这个值小到可忽略不计的情况，因此，在屏蔽设计时需要考虑这一情况。

对散射辐射到达屏障的强度取决于散射角、入射到患者身上的初始光子数目和能量、线束射向患者部位和射野尺寸，以及患者体重和体形等几种自素。

对次级屏障设计时需要考虑下述几个主要参数：

①次级辐射距离，d_{sec}（往往设散射辐射和泄漏辐射距离相等）；

②距1米处未屏蔽的次级空气比释动能，K_{sec}^1；

③在d_{sec}点上未屏蔽的次级空气比释动能，$K_{sec}^{(0)}$；

④每周检查患者的数目，N。

计算公式为：

$$K_{sec}^{(0)} = \frac{K_{sec}^1 N}{d_{sec}^2} \tag{8.3}$$

（8）透射$B(x)$

又称为透射因子或透射函数，它被定义为一个宽束的X射线在被屏蔽的留居区某一参考点上的空气比释动能$K(x)$与在未屏蔽的条件下该参考点上的空气比释动能$K(O)$的比值。

透射$B(x)$取决于X射线能量、屏障物质的性质及其厚度。在屏蔽设计中人们往往假设散射辐射与初级辐射的能谱为一级近似，所以设二者的衰减具有相同性质，而泄漏辐射因穿过Pb当量厚度为2.3 mm而被硬化，其透过性质比初级和散射辐射要强，但假设泄漏辐射的HVL与透过一定厚度的初级辐射线束HVL是相同的。

2.X射线机房的屏蔽设计的计算方法

（1）投射因子B(X)的一般表述

如前所述，可以将B(X)用一个通用公式可表示如下：

$$B_x = \frac{K(X)}{K(O)} \tag{8.4}$$

由Archer等（1994）已测量了在50～150 kVp之间管电压下的一些现代的X射线机的初级宽束X射线透射数据，包括Pb、混凝土、钢、厚玻璃、石膏墙板和木材等屏蔽材料。由Simpkin对乳房X射线的能量（25～35 kVp）范围的投射进行测量，获得几种材料透射数据。

由 Archer 提供一个由宽束 X 射线通过上述各种屏蔽材料透射的通用数学表达式如下：

$$B(x)=[\left(1+\frac{\beta}{\alpha}\right)e^{\alpha\gamma x}-\frac{\beta}{\alpha}]^{\frac{1}{\gamma}} \tag{8.5}$$

将上式解 x，则得到下式：

$$x=\frac{1}{\alpha\gamma}\ln[\frac{B(x)^{-\gamma}+\frac{\beta}{\alpha}}{1+\frac{\beta}{\alpha}}] \tag{8.6}$$

式中：x 表示某种屏蔽材料的厚度；α、β、γ 表示与不同屏蔽材料有关的三个拟合参数。

式（8.5）和（8.6）被证明对于在某一操作电压下和所产生的临床工作负荷分布的初级辐射和次级辐射的透射曲线的描述是很有用的。

屏蔽计算的目的就是确定某个屏障的厚度使其留居区的空气比释动能足以降低到小于或等于某个 P/T 值（即≤ P/T）。对于一个可接受的屏障厚度（x_{barrier}），无论初级屏障还是次级屏障，下面给出宽束透射函数通用表达公式：

$$B\left(x_{\text{barrier}}\right)=\frac{P}{T}\cdot\frac{d^2}{k^1N} \tag{8.7}$$

式中：d 表示屏障留居区参考点距 X 射线源距离，m；k^1 表示距 X 射线源 1 m 处患者的未屏蔽的平均空气比释功能，mGy/患者；N 表示每周接受 X 射线检查的患者预期数目；T 表示留居因子；P 表示腐屏蔽设计目标值（为 0.1 mGy/周或 0.02 mGy/周）。

将式（8.7）中 $B\left(x_{\text{barrier}}\right)$ 代入式（8.6），则得到 x_{barrier} 的解：

$$x_{\text{barrier}}=\frac{1}{\alpha\gamma}\ln[\frac{(\frac{NTK^1}{Pd^2})^{\gamma}+\frac{\beta}{\alpha}}{1+\frac{\beta}{\alpha}}] \tag{8.8}$$

式中：x_{barrier} 表示某一屏蔽材料的屏障厚度，这个厚度可使透过的总的空气比释动能降低到 P/T 值时所需屏障的厚度：α、β、γ 表示宽束 X 射线通过屏蔽材料透射的数学模式中拟合的三个参数。

将式（8.7）和（8.8）用于初级辐射和次级辐射透射的两个重要的通用公式。

（2）初级屏障厚度的计算

下面给出初级屏障的透射因子（B_{p}）把 $K_p(O)$ 降到 P/T 值的计算公式：

$$B_{\text{P}}\left(x_{\text{barrier}}+x_{\text{pre}}\right)=(\frac{P}{T})\times\frac{d_P^2}{K_P^1UN} \tag{8.9}$$

式中：d_{P} 表示初级辐射束从 X 射线管至留居区参考点的距离，m；K_P^1 表示在距 X 射线源 1 m 处所指定的工作负荷分布情况下的每名患者未屏蔽的初级空气比释动能（mGy/患者），见表 8.4 所示；x_{pre} 表示某一材料的前屏蔽厚度，它是由一些成像硬件（如胶片暗盒、滤线栅、X 射线摄影床的胸部 bucky 暗盒架等）对初级辐射束的衰减所相当的某材料的厚度（mm），见表 8.5 所示，当计算出的初级屏障总厚度扣除前屏蔽厚度，才为所需要的该屏障的厚度；P、T、U、N等参数已在前面讨论了，T和U的值分别参考表8.1和表8.2。

表8.4 在指定的患者工作负荷（W_{norm}）和d_p=1 m处的未屏蔽的初级空气比释动能K_p^1值

指定的工作负荷分布	每名患者的W_{norm}（mA·min/患者）	1 m处每名患者的初级空气比释动能(mGy/患者)
X射线摄影机房(胸部bucky)	0.6	2.3
X射线摄影机房(地板或其他屏障)	1.9	5.2
X射线摄影管(摄影和透视共有机房)	1.5	5.9
专用立式胸部摄影机房	0.22	1.2

表8.5 对初级辐射线束的不同材料前屏蔽当量厚度（x_{pre}）

应用条件	x_{pre}/mm		
	Pb	混凝土	钢板
摄影床影像接受器或墙上安装的暗盒架(由滤线栅、暗盒和影像接受器支持构件的衰减造成的)	0.85	72	7
侧向投照束穿过摄影床(仅由滤线栅和暗盒衰减造成的)	0.3	30	2

利用上述已知各参数的具体数值，代入式（8.9），可求出$B_p(x_{barrier}+x_{pre})$透射因子，再利用Pb和混凝土的初级宽束X射线透射曲线，分别查出它们所需的屏障厚度，将这个厚度再扣除Pb或混凝土的x_{pre}，得到所需要设计的屏障的Pb或混凝土实际厚度值。

同样地，将式（8.9）代入上述通用式（8.6），可得到初级辐射屏障的另一种计算式为：

$$x_{barrier}=\frac{1}{\alpha\gamma}\ln\left[\frac{\left(\frac{NTK^1}{Pd^2}\right)^{\gamma}+\frac{\beta}{\alpha}}{1+\frac{\beta}{\alpha}}\right]-x_{pre} \qquad 8.10$$

式中：α、β、γ表示初级宽束X射线透射曲线拟合的3个参数。

初级宽束X射线对三种屏蔽材料的透射拟合3个参数值见表8.6。求某一材料的屏障的厚度$x_{barrier}$将已知P、T、d_p、K_p^1、U和N，用表8.6中某一材料的α、β、γ，代入式（8.10）可求出（$x_{barrier}+x_{pre}$）值，利用表8.5中数据扣除x_{pre}，最终得到$x_{barrier}$值。

（3）次级屏障厚度的计算

对于次级辐射，把$K_{sec}(O)$即在距离d_{sec}上的未屏蔽的次级辐射的空气比释功能降到P/T值时，计算某屏障的透射因子B_{sec}（$x_{barrier}$）公式如下：

$$B_{sec}\left(x_{barrier}\right)=\left(\frac{P}{T}\right)\frac{d_{sec}^2}{K_{sec}^1N} \qquad (8.11)$$

式中：K_{sec}^1表示距患者中心1 m处每名患者的未屏蔽的次级辐射空气比释动能

(mGy/患者)；d_{sec} 表示在次级屏障背后某一参考点距次级辐射源之间的距离（m）。

表8.6 对初级宽束X射线的透射曲线拟合三个参数值

不同工作负荷分布情况	Pb			混凝土			石膏墙板		
	α/mm^{-1}	β/mm^{-1}	γ	α/mm^{-1}	β/mm^{-1}	γ	α/mm^{-1}	β/mm^{-1}	γ
X射线摄影机房(所有屏障)	2.346	1.590×10^{1}	4.982×10^{-1}	3.626×10^{-2}	1.429×10^{-1}	4.932×10^{-1}	1.420×10^{-2}	5.781×10^{-2}	7.445×10^{-1}
X射线摄影机房(胸部bucky)	2.264	1.308×10^{1}	5.600×10^{-1}	3.552×10^{-2}	1.177×10^{-1}	6.007×10^{-1}	1.278×10^{-2}	4848×10^{-2}	8.609×10^{-1}
X射线摄影机房(地板或其他屏障)	2.651	1.656×10^{1}	4.585×10^{-1}	3.994×10^{-2}	1.448×10^{-1}	4.231×10^{-1}	1.679×10^{-2}	6.124×10^{-2}	7.356×10^{-1}
透视管(摄影+透视共用机房)	2.347	1.267×10^{1}	6.149×10^{-1}	3.616×10^{-2}	9.721×10^{-2}	5.168×10^{-1}	1.340×10^{-2}	4.283×10^{-2}	8.796×10^{-1}
摄影管(摄影+透视共用机房房)	2.295	1.300×10^{1}	5.573×10^{-1}	3.594×10^{-2}	1.164×10^{-1}	5.774×10^{-1}	1.300×10^{-2}	4.778×10^{-2}	8.485×10^{-1}
专用立式胸部摄影机房	2.283	1.074×10^{1}	6.370×10^{-1}	3.622×10^{-2}	7.766×10^{-2}	5.404×10^{-1}	1.286×10^{-2}	3.505×10^{-2}	9.356×10^{-1}
乳房X射线摄影机房	3.060	1.776×10^{1}	3.308×10^{-1}	2.577×10^{-1}	1.765	3.644×10^{-1}	9.148×10^{-2}	7.090×10^{-1}	3.459×10^{-1}
心血管造影机房	2.389	1.426×10^{1}	5.948×10^{-1}	3.717×10^{-2}	1.087×10^{-1}	4.879×10^{-1}	1.409×10^{-2}	4.814×10^{-2}	8.419×10^{-1}
外周血管造影或神经血管造影机房	2.728	7.852×10^{1}	4.614×10^{-1}	4.292×10^{-2}	1.538×10^{-1}	4.236×10^{-1}	1.774×10^{-2}	6.449×10^{-2}	7.158×10^{-1}

表8.7　距散射源1 m处对各种指定的工作负荷分布时的每名患者未屏蔽次级辐射的空气比释动能值

不同工作负荷分布情况	每名患者工作负荷(mA·min/患者)	1米处未屏蔽次级辐射空气比释动能(mGy/患者)	
		泄露+侧向散射总和(K_{sec}^{1})	泄露+前/背向散射总和(K_{sec}^{1})
X射线摄影机房(所有屏障)	2.5	3.4×10^{-2}	4.9×10^{-2}
X射线摄影机房(胸部bucky)	0.6	5.3×10^{-3}	7.3×10^{-3}
X射线摄影机房(地板或其他屏障)	1.9	2.3×10^{-2}	3.3×10^{-2}
透视管(摄影+透视共用机房)	13	3.2×10^{-1}	4.6×10^{-1}
摄影管(摄影+透视共用机房)	1.5	2.9×10^{-2}	4.0×10^{-2}
专用立式胸部摄影机房	0.22	2.7×10^{-3}	3.6×10^{-3}
乳房X射线摄影机房	6.7	1.1×10^{-2}	4.9×10^{-2}
心血管造影机房	160	2.7	3.8
外周血管造影或神经血管造影机房	64	6.6×10^{-1}	9.5×10^{-1}

通过已知几个参数值，代入式（8.11）计算出$B_{sec}(x_{barrier})$，再从Pb或混凝土算出屏蔽材料的屏障厚度$x_{barrier}$数值。

注意，式（8.9）和（8.11）的等号右边差一个使用因子U，这是因为散射辐射不考虑使用因子U，该因子只对初级辐射的一些特定条件下加以考虑和使用。

同样的，将式（8.11）带入式（8.6）中，得到如下计算次级辐射屏障厚度$x_{barrier}$的公式：

$$x_{barrier}=\frac{1}{\alpha\gamma}\ln\left[\frac{\left(\frac{NTK^1}{Pd_{sec}^2}\right)^{\gamma}+\frac{\beta}{\alpha}}{1+\frac{\beta}{\alpha}}\right] \tag{8.12}$$

式中：α、β、γ表示宽束次级辐射的透射曲线拟合的3个参数，三种屏蔽材料的3个拟合参数值见表8.8。利用式（8.12）和表8.8，将已知P、T、d_{sec}、K_{sec}^1和N代入，可以求出某一材料的$x_{barrier}$值。

（4）防护屏蔽材料种类及其铅当量厚度计算

防护屏蔽材料各种各样，类别之多举不胜举，但概括起来可分成七种主要类型：铅板（皮）类、混凝土类、钡基质类、石膏基质类、砖类、含铅玻璃类和含铅有机玻璃类等。

1）铅板（皮）类：这类材料密度最大为11350 kg/m³，制成标准化规格，按标称厚度（mm）分类，它是X射线机房中最常使用的一种屏蔽材料，尤其是门、窗和防护屏都会使用不同厚度铅皮（板）。

2）混凝土类：在X射线机房中，这种材料多用于天花板和地板，墙壁少见。普通（标准）混凝土的密度为2350 kg/m³，而重晶石混凝土的密度可达到3200～3600 kg/m³。因此，进行屏蔽计算时必须查明使用哪一种密度的混凝土材料。

3）钡基质类：主要以硫酸钡为屏蔽基质的各种制品，如钡基纤维板、钡基砖、钡基大理石板等，其密度能达到3000 kg/m³。

①钡基纤维防护板：该种防护板主要由硫酸钡、纤维、水泥及其他辅料经混匀机制加工而成，规格为2400 mm×1200 mm×n mm （n为5～20）。

经国家级辐射防护检测机构检测，在线质为120 kV、2.5 mmAl总过滤条件下，16 mm厚的钡基纤维防护板屏蔽衰减性能为1.35 mmPb，其比铅当量为0.08 mmPb/mm。

在实际应用中，25 mm厚的钡基纤维防护板铅当量在2.0 mmPb以上。

该产品可用于诊断X射线机机房墙面的屏蔽防护，其优势是：可干法施工，施工简便易行，省时省力，施工中可锯、可钻、可钉、可粘接，而且物美价廉，售价仅相当于铅板的1/3。

表8.8　对次级宽束X射线的透射曲线拟合三个参数值

工作负荷分布情况	Pb			混凝土			石膏墙板		
	α/mm^{-1}	β/mm^{-1}	γ	α/mm^{-1}	β/mm^{-1}	γ	α/mm^{-1}	β/mm^{-1}	γ
30 kVp	3.879×10^{1}	1.800×10^{2}	3.560×10^{-1}	3.174×10^{-1}	1.725	3.705×10^{-1}	1.198×10^{-1}	7.137×10^{-1}	3.703×10^{-1}
50 kVp	8.801	2.728×10^{1}	2.957×10^{-1}	9.030×10^{-2}	1.721×10^{-1}	2.324×10^{-1}	3.880×10^{-2}	8.730×10^{-2}	5.105×10^{-1}
70 kVp	5.369	2.349×10^{1}	5.883×10^{-1}	5.090×10^{-2}	1.697×10^{-1}	3.849×10^{-1}	2.300×10^{-2}	7.160×10^{-2}	7.300×10^{-1}
100 kVp	2.507	1.533×10^{1}	9.124×10^{-1}	3.950×10^{-2}	8.440×10^{-2}	5.191×10^{-1}	1.470×10^{-2}	4.000×10^{-2}	9.752×10^{-1}
125 kVp	2.233	7.888	7.295×10^{-1}	3.510×10^{-2}	6.600×10^{-2}	7.832×10^{-1}	1.200×10^{-2}	2.670×10^{-2}	1.079
150 kVp	1.791	5.478	5.678×10^{-1}	3.240×10^{-2}	7.750×10^{-2}	1.566	1.040×10^{-2}	2.020×10^{-2}	1.135
X射线摄影机房(所有屏障)	2.298	1.738×10^{1}	6.193×10^{-1}	3.610×10^{-2}	1.433×10^{-1}	5.600×10^{-1}	1.380×10^{-2}	5.700×10^{-2}	7.937×10^{-1}
X射线摄影机房(胸部bucky)	2.256	1.380×10^{1}	8.837×10^{-1}	3.560×10^{-2}	1.079×10^{-1}	7.705×10^{-1}	1.270×10^{-2}	4.450×10^{-2}	1.049
X射线摄影机房(地板或其他屏障)	2.513	1.734×10^{1}	4.994×10^{-1}	3.920×10^{-2}	1.464×10^{-1}	4.486×10^{-1}	1.640×10^{-2}	6.080×10^{-2}	7.472×10^{-1}
透视管(摄影+透视共用机房)	2.322	1.291×10^{1}	7.575×10^{-1}	3.630×10^{-2}	9.360×10^{-2}	5.955×10^{-1}	1.330×10^{-2}	4.100×10^{-2}	9.566×10^{-1}
摄影管(摄影+透视共用机房)	2.272	1.360×10^{1}	7.184×10^{-1}	3.560×10^{-2}	1.114×10^{-1}	6.620×10^{-1}	1.290×10^{-2}	4.570×10^{-2}	9.355×10^{-1}
专用立式胸部摄影机房	2.288	9.848	1.054	3.640×10^{-2}	6.590×10^{-2}	7.543×10^{-1}	1.300×10^{-2}	2.970×10^{-2}	1.195×10^{-1}
乳房X射线摄影机房	2.991×10^{1}	1.844×10^{2}	3.550×10^{-1}	2.539×10^{-1}	1.8411	3.924×10^{-1}	8.830×10^{-2}	7.526×10^{-1}	3.786×10^{-1}
心血管造影机房	2.354	1.494×10^{1}	7.481×10^{-1}	3.710×10^{-2}	1.067×10^{-1}	5.733×10^{-1}	1.390×10^{-2}	4.640×10^{-2}	9.185×10^{-1}
外周血管造影或神经血管造影机房	2.661	1.954×10^{1}	5.094×10^{-1}	4.219×10^{-2}	1.559×10^{-1}	4.472×10^{-1}	1.747×10^{-2}	6.422×10^{-2}	7.299×10^{-1}

②钡基防护砖：钡基防护砖是由硫酸钡矿粉、水泥、沙按一定比例配方，加适量专用外加剂定型加工而成。现生产七种规格的定型钡基防护砖，即400 mm×200 mm×60 mm、400 mm×200 mm×40 mm、300 mm×150 mm×60m、300 mm×150 mm×40 mm、240 mm×ll0 mm×50 mm、200 mm×200 mm×60 mm、200 mm×200 mm×40 mm。

经国家级辐射防护检测机构检测，在线质为120 kV、2.5 mmAl总过滤条件下，35 mm厚的钡基防护砖屏蔽衰减性能为2.69 mmPb，其比铅当量为0.08 mmPb/mm。钡基防护砖应用范围广泛，通常适用于2～50 mm铅当量的防护工程。目前，在国家全面禁止烧制黏土砖的情况下，许多医院放射诊疗机房、核医学科ECT机房的隔断墙采用空气砖或陶粒砖作为隔断墙，而这类材料的防护效果极差，通常必须进行防护工程改造，增加附加防护。

③人造钡基大理石防护板：人造钡基大理石防护板由高纯度硫酸钡、二氧化硅、色泽淡白或纯白的矿粉、无机不饱和树脂、石料、中沙按一定配比混配后，进行充分混合搅拌，经多种工序压制而成。

经国家级辐射防护检测机构检测，在线质为120 kV、2.5 mmAl总过滤条件下，16 mm厚的人造钡基大理石防护板屏蔽衰减性能为2.86 mmPb，其比铅当量约为0.18 mmPb/mm。该产品具有坚固性强、密度大、防护性能优越的特点，属于高档防护板材，可满足2～10 mmPb的辐射屏蔽防护要求，适用于要求规格较高的辐射场所墙面和地板的辐射屏蔽防护。

4）石膏基质类：主要含有硫酸钙作为屏蔽基质构成不同厚度的防护板，其密度较低，为840 kg/m^3，往往用于乳腺X射线机房和牙科X射线机房墙体屏蔽。而重晶石石膏板密度达到3200 kg/m^3，可以用于一些高能X射线机房墙体防护。

5）砖类：基于各地生产的砖的化学成分有极大差别，因此砖的密度也有极大差别，标准砖密度为1600 kg/m^3，但最小密度砖为1200 kg/m^3，而最大密度为2050 kg/m^3。通常X射线机房墙体多用砖砌成，建造过程中要注意砂浆充填的严密性，保证墙体的整体性。

6）铅玻璃类：除含有铅以外，有的也含有钡，由于含铅和钡的数量不同，导致这类玻璃密度差别很大，在3270～6200 kg/m^{3}范围变化。这类制品主要用于各种活动屏蔽或固定屏蔽设施上的观察窗。

7）含铅的有机玻璃类：由化学名称叫甲基丙烯酸甲酯（CPMMA）材料加入氧化铅的一种透明屏蔽材料，其防护性能随含铅量不同而异。其价格比铅玻璃贵，其密度较铅玻璃低，质材较软，易产生划痕而失去光泽，但不易破损，易加工成型，多用于低能X射线屏蔽防护。

表8.9　用于辐射屏蔽的各种材料的密度

屏蔽材料	平均密度/(kg/m^3)
铅	11350
铜	8900
铁(铜)	3400～7800
铅玻璃	3270～6200
石类:石灰石 花岗石 大理石	2460～2700
重晶石混凝土	3200～3600
普通混凝土	2350
砖类:黄砖、红砖、瓷砖	1650～2050
熔渣砖,空心砖	1200～1400
泥土类:土,泥,沙子,沙子灰泥,土墙	1500～1900
石膏	8400
木材	500～900

为了便于比较上述各种辐射屏蔽材料的防护效果，通常用铅作为参考标准，即把达到与一定厚度的某一种屏蔽材料相同屏蔽效果的铅的厚度称该厚度屏蔽材料的铅当量，单位用毫米铅（mmPb）表示。铅当量随入射光子能量和某种材料厚度不同而变化。在实际应用中，人们往往将计算出屏蔽体所需的铅厚度转换成所需某一种屏蔽材料的实际需要厚度，利用表格或公式得到。几种材料在不同的X射线管电压和不同厚度下的铅当量厚度数据见表8.10和表8.11。

Sutton等研究了几种屏蔽材料在不同的X射线管电压与铅材料的透射性质之间相关性，提供了包括混凝土、钢材、石膏、铅玻璃、砖、木材和钡石膏等七种不同屏蔽材料，在不同X射线管电压下由已知铅当量厚度（x）计算某种材料所需的实际厚度（y）的一个拟合三次方的多项式，给出了所需三个拟合系数（b_1、b_2、b_3），该公式表达如下：

$$y = b_1x + b_2x^2 + b_3x^2$$

式中：x表示在某个峰电压下计算出的所需铅当量厚度（mmPb）；y表示在该峰电压下所需材料对应的实际厚度（mm）；b_1、b_2、b_3表示三次方多项式中Pb的相应的系数。

表8.10 X射线宽束情况下各种材料的近似铅当量厚度*

材料	密度/(g/cm³)	材料厚度/mm									
		50 kV		100 kV				150 kV			
铅厚,mm		0.5	1.0	0.5	1.0	2.0	3.0	0.5	1.0	2.0	3.0
砖	1.8	100	200	70	120	195	260	85	150	260	340
空心砖	1.4	135	280	100	165	270	360	115	200	350	490
混凝土	2.2	62	130	44	80	140	190	60	105	180	250
钡水泥	3.2	15	31	4	9	17	24	7	15	33	51
铁	7.9	3	6.5	3.2	6.4	13	—	6.6	14	28	—
加气混凝土	0.63	230	480	145	270	470	—	190	340	600	—
石膏	0.84	140	290	110	200	—	—	140	270	—	—
黄砖	1.6	85	150	65	110	195	280	70	124	230	330
钡塑料(石膏底)	2.0	16	—	5	9	16	24	7	15	30	45
熔渣水泥	1.2							75	140	240	350
黄铜	8.3	3.1	5.4	2.1	3.7	8	—				

表 8.11 几种能量X射线屏蔽材料的铅当量

材料	材料密度/(g/cm^3)	材料厚度/cm	若干千伏工作电压下的厘米铅当量							
			50	75	100	150	200	250	300	400
砖土	1.6	10	0.06	0.08	0.09	0.08	0.08	0.10	0.11	0.13
		20	0.14	0.17	0.19	0.17	0.17	0.23	0.30	0.45
		30	0.22	0.27	0.31	0.26	0.26	0.40	0.55	0.85
		40	—	0.38	0.45	0.37	0.37	0.60	0.85	1.27
		50	—	—	—	0.48	0.48	0.81	1.13	1.71
重晶石石膏或重晶石混凝土	3.2	1.0	0.09	0.15	0.18	0.09	0.07	0.06	0.06	0.08
		2.0	0.18	0.27	0.33	0.18	0.14	0.13	0.14	0.16
		2.5	0.23	0.33	0.40	0.22	0.17	0.17	0.18	0.20
		5.0	—	—	—	0.43	0.34	0.36	0.39	0.43
		7.5	—	—	—	0.59	0.50	0.56	0.61	0.68
		10.0	—	—	—	—	0.68	0.77	0.84	0.95
		12.5	—	—	—	—	—	—	1.08	1.21
钢	7.8	0.1	—	0.01	0.02	0.01	0.01	—	—	—
		0.2	—	0.03	0.03	0.02	0.02	—	—	—
		0.3	—	0.05	0.05	0.03	0.03	—	—	—
		0.4	—	0.07	0.07	0.04	0.04	—	—	—
		0.5	—	0.09	0.09	0.05	0.04	0.03	0.03	0.04
		1.0	—	—		0.09	0.08	0.08	0.08	0.09
		2.0	—	—		0.17	0.16	0.17	0.19	0.24
		3.0	—	—		0.25	0.23	0.28	0.33	0.43
		4.0	—	—		0.33	0.30	0.38	0.47	0.65
		5.0	—	—		0.40	0.37	0.49	0.63	0.88

表8.12 对应其他材料厚度在不同峰电压下的铅厚度相关的三次方多项式的系数

材料	峰电压/kVp	b_1	b_2	b_3
混凝土	30	112	51.1	−78.9
	50	121	−30.7	11.2
	70	91.7	1.40	0.460
	90	76.1	−3.08	0.443
	100	71.7	−3.85	0.414
	125	91.4	−6.90	0.528
钢材	30	4.99	2.61	−5.09
	50	6.23	−0.735	0.115
	70	6.22	0.690	−0.118
	90	6.62	0.372	−0.039
	100	6.89	0.129	−0.0116
	125	9.93	0.288	−0.0303
石膏	30	277	208	−310
	50	337	−72.8	16.5
	70	310	−46.0	8.49
	90	259	−26.0	2.85
	100	248	−23.2	2.08
	125	291	−25.8	1.97
铅玻璃	30	121	42.2	−74.8
	50	150	−48.0	13.3
	70	124	−19.4	3.71
	90	99.7	−11.9	1.31
	100	93.5	−10.6	0.952
	125	103	−10.8	0.846
砖	50	164	−57.3	15.3
	70	146	−24.5	4.58
	90	126	−16.2	1.79
	100	117	−13.7	1.24
	125	134	−14.4	1.13
木材	30	2800	−5139	8077

续表

材料	峰电压/kVp	b_1	b_2	b_3
钡石膏板	50	20.4	−1.68	0.710
	70	7.80	−0.151	0.0322
	100	8.12	−0.524	0.0043
	125	12.9	0.0098	0.0003

3.屏蔽计算的一些实例介绍

对各种不同X射线机房大致可分为两类：一类是只考虑进行次级辐射的屏蔽；另一类既要考虑初级屏蔽，也要考虑次级辐射屏蔽。前者屏蔽计算较简单，而后者则较复杂。这两类机房的屏蔽设计特点的描述（表8.13），对设计屏障和计算其厚度会有帮助。

表8.13 不同X射线机房的屏蔽设计特点

机房名称	屏蔽的位置	考虑的辐射类型
X射线摄影机房	X射线管下穿过床的地板	初级辐射
	其他初级辐射入射到墙壁	
	胸部bucky的墙壁	
	天花板、地板、墙壁的次级辐射部分	次级辐射
摄影+透视共用机房	X射线管下穿过床的地板	初级辐射
	其他初级辐射入射到墙壁	
	胸部bucky的墙壁	
	天花板、地板、墙壁的次级辐射部分	次级辐射
专用立式胸部摄影机房	胸部bucky的墙壁	初级辐射
	所有其他屏蔽	次级辐射
心血管造影机房	所有屏蔽	次级辐射
外周血管造影或神经血管造影机房	所有屏蔽	次级辐射
乳腺X射线摄影机房	所有屏蔽	次级辐射
CT机房	所有屏蔽	次级辐射

4.机房屏蔽的现场检测与评价

当一个新的机房建成后，必须对机房的实际屏蔽效果进行现场检验与评价，保证能满足设计要求和国家防护标准规定，对这种检验与评价有两个目的：

其一：对屏蔽的完整性的检验，检查屏障是否存在某些孔隙、裂缝等缺陷。

其二：对屏蔽的适当性的评价，这个机房是否满足屏蔽设计要求，是否达到屏蔽设计目标值或剂量约束值被留居因子相除的数值（P/T）。

对第一项目的检验可使用放射源测量法完成，选择一个适当放射源，如^{241}Am（60 keV，γ射线）或^{99m}Tc（141 keV，γ射线），和使用一台灵敏度、能响、时间响应适宜的剂量仪器，在现场各墙体和地板、天花板进行测量，探查它们所存在的各种缺陷。往往容易存在缺陷的地方包括：

（1）屏蔽门或窗所在的那面墙壁；

（2）机房门或窗的结构部分；

（3）观察窗架和Pb玻璃连接处；

（4）通过墙体的各种管道，和使墙体整体性受到损坏的地方；

（5）屏蔽材料相互连接处（如Pb皮之间连接，石膏板间连接）。

对第二项目的评价，包括对机房工作负荷、工作负荷与峰电压间分布、使用因子和留居因子选择等的评价，和对机房的现场测试数据评价，选择透射因子（B）的适当性。这时需要利用上述各种公式和表、图的数据，进行实际计算，加以核实。

在评价中正确选择剂量仪器和放射源是非常重要的，最好的方法是使用一台X射线摄影机和性能良好的电离室型剂量仪，而防护用便携式电离室剂量仪对评价B时不合适，因为它对未屏蔽的X射线剂量率的测量，往往收集效率较低，使测量数据不准。

G-M计数管测量仪器和闪烁探头剂量仪器，尤其是带有声响信号的仪平器，对第一项目的检验，查找屏障的孔隙、裂缝等缺陷还是很有用的，它的灵敏度高，响应时间快，但这种仪器因能响不好，不适用对透射因子（B）的测量。

最后要出具一份调查评价报告，对这个评价报告应注意以下几个方面：

（1）满足各方面要求，包括建筑设计师、工程承包方和用户，三方会持有不同的要求，他们会利用报告中不同调查结果，各取所需。用户关注安全性表述，承包方关注机房建造中施工质量评价，设计师关注屏蔽厚度是否满足设计要求，因此，报告应尽量满足各方要求。

（2）最重要的是报告的结论。结论用语应明确、中肯，术语表达清楚而又容易理解，应确切地表述对这个机房同意或不同意预期使用。

（3）如果发现存在问题，讲清楚这些问题如何解决，提出具体方案，包括对机房安装设备改变，或者改变设备的使用工作负荷，限制主射束方向，改变周围环境使用方式等，也包括对机房采用一些附加屏蔽措施，等等。对问题解决总的原则是：先易后难、难中求简、花钱不多、着眼实效。

（二）X射线机房内的配套防护设施

1.机房门窗

国家标准规定，机房门窗必须合理设置，并有与其所在墙壁相同的防护屏蔽厚度。位于楼底层的X射线机房，其窗下缘最好离地面2 m以上。机房门外要有电离辐射标识，并安设醒目的工作指示订。防护门窗可用铁板、铅板、镀铅铁板或复合防护材料板等制作。防护门视情况可制成拉门或折页门等；防护窗有活动开启式百叶窗，固定式通风、遮光铁皮窗，以及铁皮、铅皮普通窗等。

通常应设立操作人员控制机器的控制室，其不应设在主射线束一面墙侧，并且在控制室这面墙上安装观察窗，使操作人员能在X射线机曝光时可观察到患者、诊视床和立式胸片架，观察窗尺寸不应少于45 cm×45 cm，窗中心距地面至少1.5 m，窗的铅当量厚度不应低于同侧墙壁的铅当量厚度。

2.机房通风

国家标准规定，机房要保持良好的通风。机房通风对消除射线与空气作用产生的射解产物臭氧、氮氧化物等有害气体和保持正负离子平衡等有重要作用。可采用不同形式的机械通风，或利用防护门底部百叶窗式进风口和活动开启式百叶窗加强自然通风。一般保持换气次数为每小时3～4次。

3.机房中辅助防护设施

（1）固定式防护设施

与X射线机房或X射线机联结在一起的防护设施称为固定式防护设施，如各种不同用途、不同材料制成的防护隔室或天花板悬吊式防护屏。国家标准规定X射线摄影操作台应安置在具有0.5 mm铅当量防护厚度的防护设施内。实践经验表明，设在机房内适当位置的操作隔室铅房，其铅当量均≥1 mm，才能满足放射工作人员的防护要求，工作区的剂量水平至少要达到墙外公众的剂量水平，甚至更低。

（2）移动式防护设施

在没有固定式透视隔室的X射线机房内，可配置移动式防护设施，如各种类型的透视防护室、防护屏、防护椅、卧位透视用防护屏等。有些检查程序不可能进行隔室操作，如在X射线透视下整骨，为加强放射防护，可采用整骨防护床。

在无固定式摄影隔室的X射线机房内，可配置摄影防护室或防护屏等。此外，还应备有用于受检者防护而设置在X射线管与受检者之间的阴影屏蔽设施，以及固定特殊受检者体位的各种设备。

（3）个人防护用品

个人防护用品是放射工作者自身行动决定的防护用品，如具有0.25 mm或以上的铅当量的铅橡胶手套、围裙、防护衣等。此外，还应配备供受检者使用的不小于0.5 mm铅当量的铅橡胶类接触屏蔽（如护颈防护帽、防护颈套、防护巾、性腺防护围裙、防护三角巾以及牙科摄影用高领防护背心）等。

（三）X射线机房防护中的特殊问题

1.阴影屏蔽

为了防止来自X射线源的直接照射，通常在工作人员停留的地点与X射线源之间，设置一道有足够厚的屏蔽体，称为阴影屏蔽。

进行阴影屏蔽时，不但要求屏蔽体有足够的铅当量厚度，而且还要求有足够的高度。在实际工作中，往往因屏蔽体的高度不够，来自天花板散射面积和空气的散射体积在人员停留点产生较高的照射剂量。当屏蔽墙增高后，天花板的散射面积和空气的散射体积显著减少，使得人员停留点的散射剂量大大降低。所以在屏蔽设计时应进行验算，适当调整屏蔽墙的高度。

对这种散射辐射的计算比较复杂，它与入射角、散射角、散射点的材料及光子的能量有关。

2.天空反散射

X射线机房周围常有人逗留或活动，一般对屏蔽墙的计算较为仔细。而屋顶上很少有人活动，有时认为可以不加屏蔽或采用普通屋顶。结果因大气散射（或称天空反散射）可能造成X射线机房周围出现很高的辐射水平。

屋顶的厚度虽然不必像周围墙那么厚，但需要一定的屏蔽。通过大气散射返回到地面的剂量率，应低于屏蔽设计所要求的目标值。

3.门窗

X射线机房需要设计门窗时，不但应考虑门窗的位置和大小，而且应考虑X射线从顶棚散射后，穿过门窗对附近地区的照射。屏蔽计算时，应对这些散射辐射在机房附近地区所产生的辐射水平进行验算。

4.泄露辐射

直接照射的屏蔽层，不允许有直通缝隙。如出现天然裂缝，裂缝宽度大于1 mm时，应灌注水泥浆堵死。若测量发现还有辐射漏逸，应挂上一层铅皮，将泄漏辐射减弱至容许水平。

如果工艺要求设计孔道时，应做成圆弧、螺旋或阶梯形，阶梯不必过大。

通常X射线机房利用砖墙做屏蔽，但砖缝往往产生过大的泄漏。因此，凡用来屏蔽直接照射的砖墙，砌砖时要用水泥浆填满缝隙，最好砖墙两侧要用2 cm厚的75号至100号水泥砂浆抹面。

四、评价应关注的要点

（一）X射线诊断工作场所的布局

X射线设备机房（照射室）使用面积及单边长度要求见表8.14。

表8.14　X射线设备机房（照射室）使用面积及单边长度要求

设备类型	机房内最小有效使用面积[d]/m²	机房内最小单边长度[e]/m
CT机(不含头颅移动CT)	30	4.5
双管头或多管头X射线设备[a]（含C形臂）	30	4.5
单管头X射线设备[b]（含C形臂、乳腺CBCT）	20	3.5
透视专用机[c]、碎石定位机、口腔CBCT卧位扫描	15	3.0

续表

设备类型	机房内最小有效使用面积[d]/m^2	机房内最小单边长度[e]/m
乳腺机、全身骨密度仪	10	2.5
牙科全景机、局部骨密度仪、口腔CBCT坐位扫描/站位扫描	5	2.0
口内牙片机	3	1.5

注：a.双管头或多管头X射线设备的所有管球安装在同一机房内；b.单管头、双管头或多管头X射线设备的每个管球各安装在1个房间内；c.透视专用机指无诊断床、标称管电流小于5 mA的X射线设备；d.机房内有效使用面积指机房内可划出的最大矩形面积；e.机房内单边长度指机房内有效使用面积的最小边长。

（二）可能接触X射线的有关人员

放射工作人员、受检者、公众。

（三）屏蔽材料及厚度

屏蔽材料：砖、混凝土、防护涂料、铅玻璃等（墙、天棚和地板、防护门和观察窗等）个人防护用品和辅助防护设施配置要求见表8.15。

表8.15 个人防护用品和辅助防护设施配置要求

放射检查类型	工作人员		受检者	
	个人防护用品	辅助防护设施	个人防护用品	辅助防护设施
放射诊断学用X射线设备隔室透视、摄影	—	—	铅橡胶性腺防护围裙（方形）或方巾、铅橡胶颈套 选配：铅橡胶帽子	可调节防护窗口的立位防护屏 选配：固定特殊受检者体位的各种设备
放射诊断学用X射线设备同室透视、摄影	铅橡胶围裙 选配：铅橡胶帽子、铅橡胶颈套、铅橡胶手套、铅防护眼罩	移动铅防护屏风	铅橡胶性腺防护围裙（方形）或方巾、铅橡胶颈套 选配：铅橡胶帽子	可调节防护窗口的立位防护屏 选配：固定特殊受检者体位的各种设备
口内牙片摄影	—	—	大领铅橡胶颈套	—
牙科全景体层摄影，口腔CBCT	—	—	大领铅橡胶颈套 选配：铅橡胶帽子	—
CT体层扫描（隔室）	—	—	铅橡胶性腺防护裙（方形）或方巾、铅橡胶颈套 选配：铅橡胶帽子	—

续表

放射检查类型	工作人员		受检者	
	个人防护用品	辅助防护设施	个人防护用品	辅助防护设施
床旁摄影	铅橡胶围裙 选配：铅橡胶帽子、铅橡胶颈套	—	铅橡胶性腺防护裙（方形）或方巾、铅橡胶颈套 选配：铅橡胶帽子	移动铅防护屏
骨科复位等设备旁操作	铅橡胶围裙 选配：铅橡胶帽子、铅橡胶颈套、铅橡胶手套、铅防护眼罩	移动铅防护屏	铅橡胶性腺防护围裙方形）或方巾、铅橡胶颈套 选配：铅橡胶帽子	—
介入放射学操作	铅橡胶围裙、铅橡胶颈套、铅防护眼睛、介入防护手套 选配：铅橡胶帽子	铅悬挂防护屏/铅防护吊帘、床侧防护帘/床侧防护屏 选配：移动铅防护屏	铅橡胶性腺防护裙（方形）或方巾、铅橡胶颈套 选配：铅橡胶帽子	—

注："—"表示不做要求；各类防护用品和辅助防护设施，指防电离辐射的用品和设施。鼓励使用非铅材料防护用品，特别是非铅介入防护手套不同类型X射线设备（不含床旁摄影设备和便携式X射线设备）机房的屏蔽防护应不低于表8.16的要求。

表8.16　不同类型X射线设备（不含床旁摄影设备和便携式X射线设备）机房的屏蔽防护要求

机房类型	有用线束方向铅当量/mmPb	非有用线束方向铅当/mmPb
标称125 kV以上的摄影机房	3.0	2.0
标称125 kV以下的摄影机房	2.0	1.0
C形臂X射线设备机房	2.0	2.0
口腔CBCT、牙科全景机房（有头颅摄影）	2.0	1.0
透视机房、骨密度仪机房、口内牙片机房、牙科全景机房（无头颅摄影）、碎石机房、模拟定位机房、乳腺摄影机房、乳腺CBCT机房	1.0	1.0
CT机房（不含头颅移动CT）、CT模拟定位机房	2.5	

不同屏蔽物质等效铅当量厚度（1 mmPb）见表8.17。

表8.17　不同屏蔽物质等效铅当量厚度（1mmPb）

管电压/kV	X/mm			
	混凝土	铁	石膏板	砖
30	122	5.3	318	—
70	93	6.8	271	125

续表

管电压/kV	X/mm			
	混凝土	铁	石膏板	砖
90	74	6.9	239	113
100(有用线束)	70	7.0	234	109
100(90 非有用线束)	69	7.1	221	—
125(有用线束)	87	9.8	278	127
100(90 非有用线束)	80	10.0	251	—
120(CT)	96	9.5	—	—
140(CT)	104	11.8	—	—
150(有用线束)	106	13.5	314	—
150(90 非有用线束)	90	12.8	267	—

宽束情况下各种材料的近似铅当量厚度见表8.18。

表8.18 宽束情况下各种材料的近似铅当量厚度

材料	密度/(g/cm³)	材料厚度/mm									
		50 kV		100 kV				150 kV			
铅厚/mm		0.5	1.0	0.5	1.0	2.0	3.0	0.5	1.0	2.0	3.0
砖	1.8	100	200	70	120	195	260	85	150	260	340
空心砖	1.4	135	280	100	165	270	360	115	200	350	490
混凝土	2.2	62	130	44	80	140	190	60	105	180	250
钡水泥	3.2	15	31	4	9	17	24	7	15	33	51
铁	7.9	3	6.5	3.2	6.4	13	-	6.6	14	28	-
加气混凝土	0.63	230	480	145	270	470	-	190	340	600	-
黄砖	1.6	85	150	65	110	195	280	70	124	230	330

其他防护材料，如铅玻璃、硫酸钡的铅当量，根据铅含量、规格不同及钡含量不同，铅当量也不同。

(四)、其他辐射安全措施

门灯（机）联锁、对讲（视频）装置、电离辐射警示标志、穿墙管线、通风。

(五)、放射防护管理及辐射事件（意外）应急

组织机构及其职责、管理制度的可行性、应急组织机构及职责、应急预案的可行性。

第二节 放射治疗建设项目职业病危害放射防护评价

一、概述

以医用电子直线加速器、头部伽马刀和后装治疗机为例介绍放射治疗建设项目职业病危害放射防护预评价报告书和控制效果评价报告书的内容。

（一）任务来源

介绍委托时间和委托内容。

（二）评价目的

（1）保护放射工作人员和公众健康；

（2）识别危害因素，评价危害程度，为建设项目职业病危害分类管理提供科学依据；

（3）对建设项目的放射防护设施和措施进行评价，确定建设项目辐射防护措施的可行性；

（4）为建设项目提供职业病危害防护对策和建议，为行政审批部门提供技术依据。

（三）评价范围

（1）人员范围；

（2）设备与区域范围；

（3）防护与安全设施和措施。（与建设项目有关的利旧部分以及建设项目在建设过程中的职业病危害因素不列入本评价报告书的评价范围）

（四）评价内容

提纲式列出评价的主要内容，包括辐射源项分析、防护措施评价、辐射监测评价、辐射危害评价、应急准备与响应、放射防护管理等。

（五）评价依据

1.法律、法规、规章

《中华人民共和国职业病防治法》；

《放射性同位素与射线装置安全和防护条例》；

《中华人民共和国放射性污染防治法》；

《放射诊疗管理规定》；

《放射工作人员职业健康管理办法》；

《放射诊疗建设项目卫生审查管理规定》；

《大型医用设备配置与使用管理办法》；

《卫生部核事故和辐射事故卫生应急预案》；

《职业病危害因素分类目录》；

《辐射损伤医学处理规范》；

《放射源分类办法》。

2.标准、技术规范

（1）通用

《电离辐射防护与辐射源安全基本标准》（GB 18871—2002）；

《医疗照射放射防护基本要求》（GBZ 179—2006）；

《建设项目职业病危害放射防护评价报告编制规范》（GBZ/T 181—2006）；

《放射治疗机房的辐射屏蔽规范第1部分：一般原则》（GBZ/T 201.1—2007）；

《建设项目职业病危害放射防护评价规范第2部分：放射治疗装置》（GBZ/T 220.2—2009）；

《放射治疗机房设计导则》（GB/T 17827-1999）；

《职业性外照射个人监测规范》（GBZ 128—2019）；

《职业性内照射个人监测规范》（GBZ 129—2016）；

《放射工作人员职业健康监护技术规范》（GBZ 235—2011）；

《放射工作人员健康要求》（GBZ 98—2017）；

《医学放射工作人员放射防护培训规范》（GBZ/T 149—2015）；

《放射事故医学应急预案编制规范》（WS/T 328—2011）；

《核与放射事故干预及医学处理原则》（GBZ 113—2006）；

《核和辐射事故医学应急处理原则》（GBZ/T 279—2017）。

（2）加速器

《放射治疗机房的辐射屏蔽规范第2部分：电子直线加速器放射治疗机房》（GBZ/T 201.2—2011）；

《电子加速器放射治疗放射防护要求》（GBZ 126—2011）；

《医用电子直线加速器质量控制检测规范》（WS 674—2020）；

《远距治疗患者放射防护与质量保证要求》（GB 16362—2010）；

《医用电子加速器验收试验和周期检验规程》（GB/T 19046—2013）；

《医用电子加速器性能和试验方法》（GB15213—2016）

（3）头部伽马刀、后装治疗机

《远距治疗患者放射防护与质量保证要求》（GB 16362—2010）；

《放射治疗机房的辐射屏蔽规范第3部分：γ射线源放射治疗机房》（GBZ/T201.3—2014）；

《X、γ射线头部立体定向外科治疗放射卫生防护标准》（GBZ 168—2005）；

《医用γ射束远距治疗防护与安全标准》（GBZ 161—2004）；

《后装γ源近距离治疗放射防护标准》（GBZ 121—2017）；

《后装γ源近距离治疗质量控制检测规范》（WS 262—2017）；

《螺旋断层治疗装置质量控制检测规范》（WS 531—2017）；

3.建设单位提供的资料

建设项目批复文件；

建设单位委托书；

建设单位和评价单位签订的《技术服务合同》；

建设单位关于管理目标值和建设项目剂量率控制水平的要求；

建设项目平面、立面图；

建设单位的辐射防护管理制度；

控评还需提供个人剂量监测报告、放射防护培训情况和职业健康检查结果以及辐射防护管理制度的落实情况。

（六）评价方法

1.理论计算法

通过各种公式和定律进行计算，得出衰减倍数、屏蔽厚度、剂量率、剂量等，与标准比较，判断是否符合要求。

2.检查表分析法

将拟评价项目列出检查单元、检查项目、检查内容、检查要求等，编制成表，逐项检查与有关法规标准符合情况，确定拟评价项目存在的问题。

3.类比法

通过对与拟评价项目相同或相似项目的职业卫生调查、职业病危害因素检测以及对拟评价项目有关的文件、技术资料的分析，类推拟评价项目的职业病危害因素的种类和危害程度，对职业病危害的隐患和后果进行评价。

4.放射卫生检测

依据检测规范和方法，对放疗设备防护性能以及机房屏蔽防护效果、安全设施运行状况等项目进行检测，并对检测结果进行综合分析。

（七）评价目标

1.剂量限值（表8.19）

表8.19　剂量限值

放射工作人员	相关公众
连续5年内年均有效剂量20 mSv(但不可做任何追溯性平均),且任何一年的有效剂量不超过50 mSv	年有效剂量1 mSv;特殊情况下,如果5个连续年的平均剂量不超过1 mSv ,则某一单一年份的有效剂量可以为5 mSv
眼晶状体的年当量剂量150 mSv 四肢(手和足)或皮肤的年当量剂量500 mSv	眼晶状体的年当量剂量15 mSv 皮肤的年当量剂量50 mSv

2.管理目标值

依据最优化原则，由建设单位制定（盖章确认），一般取剂量限值的1/4。

表8.20 管理目标值

项目	管理目标值/(mSv/a)
放射工作人员年有效剂量	5
相关公众年有效剂量	0.25

3.周围剂量当量率控制水平

现有标准中对加速器、头部伽马刀、后装治疗机等放疗设备的剂量率水平的要求。

表8.21 周围剂量当量率控制水平标准要求

<table>
<tr><th rowspan="2">设备名称</th><th colspan="6">周围剂量当量率控制水平标准要求</th></tr>
<tr><th>GBZ 126-2005</th><th>GBZ 168-2005</th><th>GBZ 121-2017</th><th>GBZ/T 201.2007</th><th>GBZ/T 201.2-2011</th><th>GBZ/T 201.3-2014</th></tr>
<tr><td>加速器</td><td>门外、控制室和加速器机房墙外30 cm处，2.5 μSv/h</td><td>—</td><td>—</td><td rowspan="3">墙和入口门外30 cm处，人员全居留场所2.5 μSv/h，部分偶然居留场所10 μSv/h</td><td>墙和入口门外30 cm处，人员全居留场所2.5 μSv/h，部分偶然居留场所10 μSv/h；室顶无建筑的，可控制到100 μSv/h（相应处设置电离辐射警示标志）</td><td>—</td></tr>
<tr><td>伽马刀</td><td>—</td><td>治疗室墙体外30 cm处，2.5 μGy/h</td><td>—</td><td>—</td><td>同GBZ/T 201. 2-2011</td></tr>
<tr><td>后装治疗机</td><td>—</td><td>—</td><td>治疗室屏蔽体外30 cm处，2.5 μSv/h</td><td>—</td><td>同GBZ/T 201. 2-2011</td></tr>
<tr><td>TOMO</td><td>—</td><td>—</td><td>—</td><td>—</td><td>同加速器</td><td>—</td></tr>
<tr><td>射波刀</td><td>—</td><td>—</td><td>—</td><td>—</td><td>机房外的剂量率参考控制水平，建议取为100 μSv/h</td><td>—</td></tr>
</table>

建设单位制定的标准值可以严于国家标准值。

4.β表面污染控制水平

《后装γ源近距离治疗卫生防护标准》（GBZ 121—2017）中6.9要求后装治疗机施源器、治疗床等表面因放射性物质所造成的β表面污染控制水平应低于4 Bq/cm^2。

（八）评价程序及质量控制程序

1.评价程序：程序图

评价工作分准备阶段、实施阶段和完成阶段三个阶段进行。

2.质量控制：质控图

（1）编制评价方案、会审；

（2）对评价报告书初稿进行三校、会审；

（3）审核人审核，修改形成审查版；

（4）专家评审，修改形成报批版。

二、建设项目概况与工程分析

（一）项目概况

（1）项目名称。

（2）建设单位。

（3）建设单位地址：文字描述具体位置，最好给出地理位置图。

（4）建设项目性质与建设规模：新、改、扩；面积、投资额。

（5）周围环境与居民情况：给出平面示意图，尽可能标出邻近建筑物的层数和距离。

（6）人员情况：拟配备人员或原有人员列表与《放射诊疗管理规定》和《大型医用设备配置与使用管理办法》比较其符合程度，提出人员配备方面的不足。控制效果评价时检查具体的工作人员数量和人员资质情况，分析评价是否符合法律法规的要求，能否满足放射治疗工作需要。

（7）设备情况：列表介绍建设单位放疗科拟配备的设备和利旧设备情况，与《放射诊疗管理规定》的要求比较，判定其符合情况。控制效果评价时查验具体的设备配备情况（是否按预评价计划配备设备），各参数是否与预评价计划相同（比如加速器最大能量、等中心点的最高剂量率、头部伽马刀和后装治疗机放射源的活度等重要参数）。

（8）发展规划。

（9）环境辐射水平：检测地点、检测日期。

（10）建设项目安装调试情况（控制效果评价）。

（11）建设单位对预评价报告书建议整改情况（控制效果评价）。

建设单位根据预评价报告书相关建议，对放射防护设施及措施进行了整改。整改情况列表分析评价。

（二）工程分析

（1）分别叙述加速器、头部伽马刀、后装治疗机的工作原理；

（2）各治疗机房和辅助用房情况及诊疗流程；

（3）评价设施布置规划是否符合标准要求；

（4）控制效果评价时核实布置规划的落实情况并给予评价。

三、辐射源项分析

（一）辐射源项概况

1.辐射源的主要技术参数

（1）加速器的主要技术参数见表8.22。

表8.22　建设单位拟配备的加速器技术参数

项目名称	技术参数
型号	Synergy
生产厂家	医科达(上海)医疗器械有限公司
辐射类型	X射线，6 MV、15 MV两档
	电子线，标称能量在4～18 MeV范围内5档可选，最高18 MeV
最大输出剂量率	X射线为600 cGy/min，常规治疗电子线为1000 cGy/min
X射线泄露辐射因子	≤0.1%
正常治疗距离(NTD)	1000 mm
源与等中心距离	1000 mm
等中心高度	≤1250 mm
最大照射野	400 mm×400 mm(SSD=100 cm)
有用线束半张角	13.9°

（2）建设单位拟配备的头部伽马刀技术参数见表8.23。

表8.23　建设单位拟配备头部伽马刀技术参数

项目名称	技术参数
放射源名称	^{60}Co
放射源初装总活度	2.65×10^8 MBq(7149 Ci)±10%
辐射类型及能量	γ射线，平均能量为1.25 MeV
装放射源数量	30枚
源轴距	397.6 mm
初装源设备焦点剂量率	≥3.0 Gy/min(水中)，最大3.4 Gy/min
聚焦野规格	4种(ϕ16 mm、ϕ8 mm、ϕ4 mm、ϕ3 mm)
旋转速度	1～6 r/min
自屏蔽体参数	放射源体外有420 mm厚的铸铁屏蔽球壳

（3）建设单位已配备后装治疗机基本情况和主要技术参数见表8.24。

表8.24 后装治疗机基本情况和主要技术参数（控制效果评价）

项目名称	基本情况或技术参数
生产厂家	Nucletron
设备型号	microSelectron-HDR-GENIE
生产日期	2013年12月16日
安装日期	2014年3月
出厂编号	10908
放射源名称	^{192}Ir
放射源半衰期	70.4天
初装源日期	2015年3月10日
装源活度	424.4 GBq
放射源编号	D36P1988
放射源生产厂家	Mallinckrodt Medical B.V
辐射类型及能量	γ射线，平均能量为0.37 MeV
装放射源数量	1枚
放射源移动距离（出源长度）	1500 mm
步进源治疗范围	117.5 mm

预评价时若设备尚未招标，不列出设备生产厂家和型号。控制效果评价时还应明确设备编号、生产及安装日期和/或放射源编号、活度等参数。

2.辐射源位置

控制效果评价时，核实加速器等中心点距各屏蔽墙的距离、头部伽马刀设备表面距屏蔽墙的距离，分析评价是否和设计图一致。

表8.25 加速器等中心点位置

屏蔽设施	施工图显示距离/mm	现场测量/mm	屏蔽设施	施工图显示距离/mm	现场测量/mm
西墙（主屏蔽墙）	5100	5000	东墙（主屏蔽墙）	3100	3049
南墙	3810	3797	北墙（迷路内墙）	3990	3897
室顶（主屏蔽）	2350	1708	地面	1250	1252

表8.26 头部伽马刀表面距各屏蔽墙距离

屏蔽设施	设备表面距各屏蔽墙距离/m	屏蔽设施	设备表面距各屏蔽墙距离/mm
东墙	3.108	西墙	1.045
南墙	0.910	北墙	1.051
屋顶	1.244		

（二）不同运行状态下的辐射源项

1.正常运行状态下的辐射源

（1）加速器

①有用线束：是加速器按X射线模式运行时发射出来的一种初级辐射，用于治疗肿瘤患者，是加速器治疗机房屏蔽防护的重点。拟/已引进的加速器设备在有用线束方向上距源1 m处（等中心处）最大输出剂量率是600 cGy/min。

②泄漏辐射：加速器在X射线模式下，穿过机头屏蔽壳体发射出的一种无用的X射线为泄漏辐射，具有较强的穿透能力。《电子加速器放射治疗放射防护要求》（GBZ 126—2011）5.3.2规定“患者平面外测试区泄漏辐射的吸收剂量与最大吸收剂量的比值不应超过0.5%”。拟/已引进的加速器设备的参数中X射线泄漏辐射因子不大于0.1%。

③散射辐射：是加速器发射的有用射线束照射到物体和患者上产生的次级辐射，散射辐射可分为一次、二次和多次散射辐射。散射X射线的能量比有用X射线和泄漏X射线能量低，穿透能力相对较弱。

④天空散射辐射：是指穿过加速器治疗机房顶的辐射与机房顶上方空气作用产生的在治疗机房外一定距离处地面附近人员驻留部位的散射辐射，一般以距辐射源约20 m处天空散射辐射水平最高。

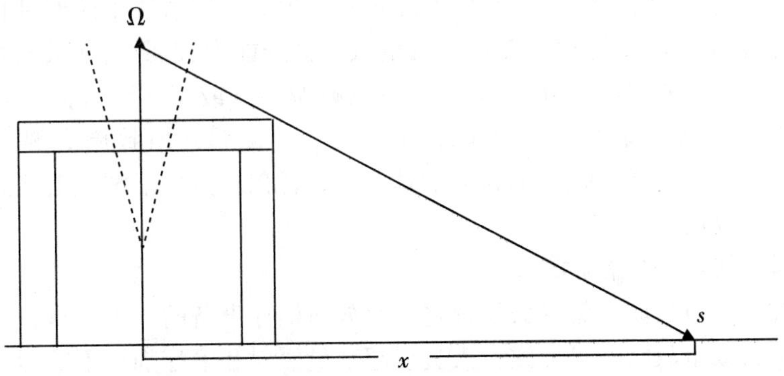

图8-2 天空散射示意图

⑤侧散射辐射：是指加速器产生的X射线射入加速器治疗机房顶的辐射与房顶屏蔽物质作用所产生的并穿出房顶的在辐射源至治疗机房顶所张立体角区域外的散射辐射。

⑥电子线和电子线所产生的轫致辐射：电子线是加速器在电子线模式下运行时，加

速的电子直接引出真空室照射患者的病灶部位而应用的一种射线。电子线穿透能力较弱，只要用大于它穿透深度的材料，就可完全屏蔽它。当工作在电子线模式时，电子束被物质（如钨靶）阻滞，在各个方向上产生轫致辐射光子。

⑦中子和感生放射性：当加速器的能量大于10 MeV时，产生中子。中子与加速器结构材料，如不锈钢、铜和硬铝等反应产生感生放射性核素。

（2）头部伽马刀

①有用辐射：是头部伽马刀正常运行时钴-60放射源衰变产生的一种辐射，用于治疗患者。《X、γ射线头部立体定向外科治疗放射卫生防护标准》（GBZ 168—2005）要求验收检测时焦点剂量率≥2.5 Gy/min；状态检测时焦点剂量率≥1.5 Gy/min。

②泄漏辐射和散射辐射：泄漏辐射是头部伽马刀在正常运行或钴-60放射源贮存状态下，穿过屏蔽壳体发射出的射线，具有较强的穿透能力。散射辐射是钴-60放射源衰变产生的有用射线束照射到物体上产生的次级射线，散射辐射可分为一次、二次和多次散射辐射。散射辐射的穿透能力较弱。《X、γ射线头部立体定向外科治疗放射卫生防护标准》（GBZ 168—2005）规定，非治疗状态下距设备表面5 cm处杂散辐射水平≤200 μGy/h，距设备表面60 cm处杂散辐射水平≤20 μGy/h。

（3）后装治疗机

①有用辐射

后装治疗机正常运行时放射源相当于一个“裸源”，衰变产生有用辐射用于治疗病人。有用辐射的射线束具有很强的穿透能力。《后装γ源近距离治疗放射防护要求》（GBZ 121—2017）规定，尽可能选择高比活度、能量合适的γ放射源。《后装γ源近距离治疗质量控制检测规范》（WS 262—2017）规定，放射源外观活度值与检测值的相对偏差应不超过±5%。

②泄漏辐射和散射辐射

泄漏辐射是后装治疗机^{192}Ir放射源贮存状态下，穿过的屏蔽壳体发射出的射线，具有较强的穿透能力。散射辐射是^{192}Ir放射源衰变产生的有用射线束照射到物体上产生的次级射线，能量比有用辐射和泄漏辐射能量低，穿透能力较弱。《后装γ源近距离治疗放射防护标准》（GBZ 121—2017）规定，运输贮源器（或工作贮源器）内装载最大容许活度时，距离贮源器表面5 cm处的任何位置，泄漏辐射所致周围剂量当量率不大于50 μSv/h；距离贮源器表面100 cm处的球面上，任何一点的泄漏辐射所致周围剂量当量率不大于5 μSv/h。

2.异常运行状态下的辐射源

设备故障、人员失职、管理失误都将导致放射治疗设备的异常运行，甚至出现事故状态。异常运行或事故状态可导致：人员受超剂量照射和治疗剂量不准确（实际照射剂量偏离处方剂量25%以上）。

防护门与加速器联锁失灵、计算机控制系统故障、工作指示灯损坏、相关人员疏忽大意、监视系统和对讲设备故障、辐射参数预选值联锁失控、剂量检测系统失效、设备性能指标不合格等均可引起设备异常运行或辐射事故的发生。

3.放射治疗装置的辐射危害因素（表8.27）

表8.27　放射治疗装置的辐射危害因素

序号	放射治疗装置	主要辐射源项
1	能量≤10 MeV加速器	X射线、电子线
2	能量＞10 MeV加速器	X射线、电子线、中子、感生放射性
3	头部伽马刀、后装治疗机	γ射线、核素污染

（三）非放射性危害因素

1.臭氧、氮氧化物

放射治疗设备运行时，空气在辐射照射下会发生辐射分解现象，其主要产物是臭氧（O_3）和氮氧化物（NO_x）。由于这些有害气体比重较空气大，一般聚集在治疗机房下部。

2.铅烟、铅尘

在制作挡铅块的熔铅过程中产生铅烟铅尘污染。铅模室铅烟铅尘的浓度与挡铅模具制作的时间和采取的通风措施有关。

（四）建设项目职业病危害分类

根据《放射诊疗建设项目卫生审查管理规定》第四条以及建设项目可能产生的放射性危害程度和诊疗风险，分析判定放射治疗建设项目为危害严重类的放射诊疗建设项目。

（五）职业病危害关键控制点

使用10 MeV以上加速器治疗患者时，若停机后摆位人员马上进入治疗机房内，可能受到感生放射性的影响；头部伽马刀和后装治疗机操作人员在治疗机房内摆位时受到漏射辐射的影响。所以上述放射治疗建设项目放射性危害关键控制点为患者治疗时的摆位环节，重点关注的放射工作人员为摆位人员。

四、防护措施评价

（一）工作场所布局与分区

（1）叙述建设项目放射治疗各机房及辅助用房的组成、位置关系；

（2）叙述分区及管理制度；

（3）评价工作场所布局是否合理，是否便于辐射防护管理和职业照射控制；分区及管理制度是否满足《电离辐射防护与辐射源安全基本标准》（GB 18871—2002）的要求；

（4）控制效果评价时查验其落实情况。

（二）屏蔽设施

1.加速器屏蔽设施

（1）加速器预评价屏蔽参数

查验设计图纸，叙述各治疗机房屏蔽墙/室顶、屏蔽门的屏蔽材料，列表给出各屏蔽墙/室顶厚度、各治疗机房面积、高度等。加速器治疗机房平面、剖面示意图见8-3和8-4。加速器治疗机房屏蔽墙设施厚度和主屏蔽投影区宽度参数见表8.28。迷路和机房门防护和其他相关参数见8.29。

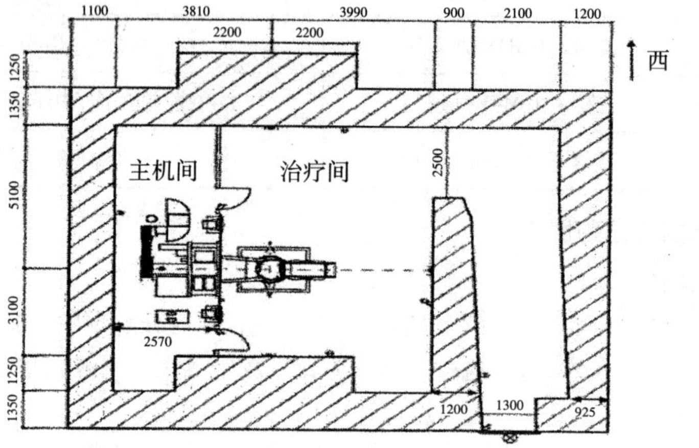

图8-3 加速器机房平面图

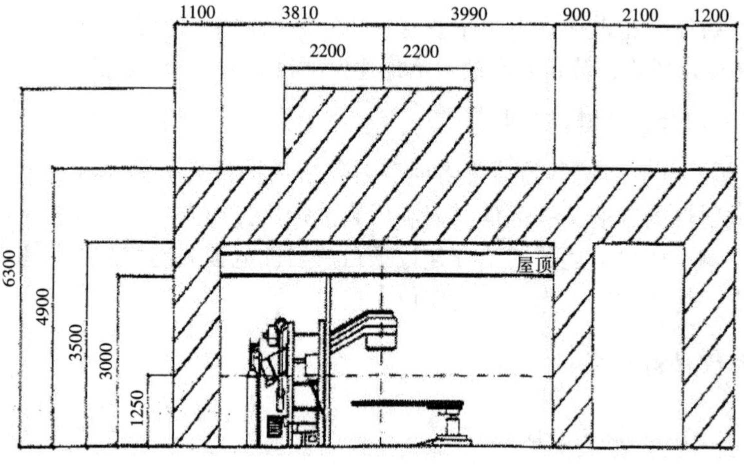

图8-4 加速器机房剖面图

表8.28 加速器机房屏蔽设施参数

屏蔽设施	厚度(宽度)/mm	等中心点距各墙的距离/mm
西主屏蔽墙	2600	5100
西次屏蔽墙	1350	5100
东主屏蔽墙	2600	3100
东次屏蔽墙	1350	4350

续表

屏蔽设施		厚度(宽度)/mm	等中心点距各墙的距离/mm
西主屏蔽墙		2600	5100
南屏蔽墙		1100	3810
北屏蔽墙	迷路内墙	900～1200	3990
	迷路外墙	925～1200	6990
室顶(主屏蔽)		2700	2350
室顶(次屏蔽)		1300	2350
主屏蔽区宽度		东墙(内凸)、西墙(外凸)、室顶(外凸)均为4400	等中心点在主屏蔽区中心,距南北两侧均为2200

表8.29 加速器治疗机房迷路、机房门和其他参数

设施	参数
机房门	15 mm铅当量和180 mm防中子材料
迷路	直迷路,总长约10.8 m,宽2.1 m,空间高度3.6 m。迷路通道与治疗室相连的部分为迷路内入口,迷路内入口宽2.5 m,高3.6 mm,内入口端截面积9.0 m^2,外入口宽1.3 m,高度2.20 mm,外入口端截面积2.86 m^2
其他情况	机房东西长8.2 m,南北宽7.8 m,机房面积(不包括迷路)约为63.96 m^2(主机间面积21.07 m^2,治疗间面积42.89 m^2),治疗室净高3.6 m,容积为230.3 m^3(主机间容积75.85 m^2,治疗间容积154.4 m^2)

(2) 加速器控制效果评价屏蔽参数核实结果

加速器治疗机房各屏蔽设施施工情况见表8.30。迷路、机房门防护和其他相关参数见表8.31。

表8.30 加速器机房屏蔽设施参数

屏蔽设施		原有厚度(宽度)/mm	现增加厚度(宽度)/mm
西主屏蔽墙		2600	500 mm防护砖
西次屏蔽墙		1350	500 mm防护砖
东主屏蔽墙		2600	60 mm厚铅砖
东次屏蔽墙		1350	20 mm厚铅砖
南屏蔽墙		1100	500 mm防护砖
北屏蔽墙	900-1200	900-1200	—
	925-1200	925-1200	—

续表

屏蔽设施	原有厚度（宽度）/mm	现增加厚度（宽度）/mm
室顶（主屏蔽）	2700	—
室顶（次屏蔽）	1300	—
主屏蔽区宽度	东墙（内凸）、西墙（外凸）、室顶（外凸）均为4400	西主屏蔽区两侧各加宽670 mm，蔽材料为重晶石混凝土和防护砖

表8.31　加速器治疗机房迷路、机房门和其他参数

设施	图纸参数	现场核实
机房门	15 mm铅当量和180 mm防中子材料	15 mm铅当量和180 mm防中子材料（查购置合同）
迷路	直迷路，总长约10800 mm，宽2100 mm，空间高度3600 mm。迷路通道与治疗室相连的部分为迷路内入口，迷路内入口宽2500 mm，高3600 mm，内入口端截面积9.0 m²，外入口宽1300 mm，高度2200 mm，外入口端截面积2.86 m²	直迷路，总长约10799 mm，宽1989 mm，空间高度2960 mm。迷路内入口宽2369 mm，高2960 mm，内入口端截面积7.01 m²，外入口宽1196 mm，高度2151 mm，外入口端截面积2.57 m²
其他情况	机房东西长8200 mm，南北宽7800 mm，机房面积（不包括迷路）约为63.96 m²（主机间面积21.07 m²，治疗间面积42.89 m²），治疗室净高3600 mm，容积约为230.3 m³（主机间容积75.85 m³，治疗间容积154.4 m³）	机房东西长8049 mm，南北宽7694 mm，机房面积（不包括迷路）约为61.93 m²（主机间面积21.06 m²，治疗间面积40.87 m²），治疗室净高2960 mm，容积约为183.3 m³（主机间容积62.34 m³，治疗间容积121.0 m³）

注：防护门为电动平开门。现场测量防护门与墙体距离为5～10 mm，上、下、南、北与门洞重叠宽度分别为412 mm、0 mm、208 mm、298 mm，除下缘外其余均大于防护门与墙体距离的10倍，符合相关标准要求。下缘的防护效果评价以检测结果为依据。

预评价报告书建议加速器治疗机房西主屏蔽墙增加100 mm混凝土，西副屏蔽墙增加150 mm混凝土，南墙增加220 mm混凝土（混凝土密度不小于2.35g/cm³），东主屏蔽墙增加60 mm厚铅板，东副屏蔽墙增加18 mm厚铅板。西主屏蔽区两侧各加宽300 mm混凝土，厚度与原主屏蔽区一致。

建设单位没有完全按照预评价报告书建议进行屏蔽防护改造，增加的屏蔽材料改为重晶石混凝土（密度为3.5g/cm³）和砖（密度为1.8g/cm³）。西主屏蔽区两侧各加宽670 mm重晶石混凝土和砖。改造后是否满足要求以检测结果为依据进行评价。

2.头部伽马刀和后装治疗机屏蔽设施（略）

参照“加速器屏蔽设施”叙述头部伽马刀和后装治疗机屏蔽设施。

（三）屏蔽设施评价

1.加速器屏蔽设施评价

（1）加速器治疗机房关注点设置

加速器治疗机房四周屏蔽墙及防护门口关注点设置见图8-5，室顶关注点设置见图8-6。

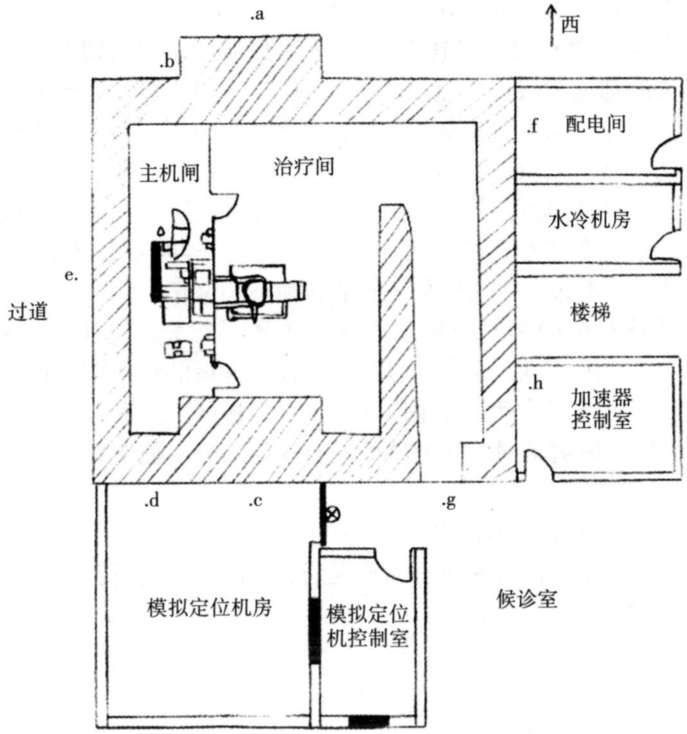

图8-5　加速器治疗机房关注点位置平面示意图

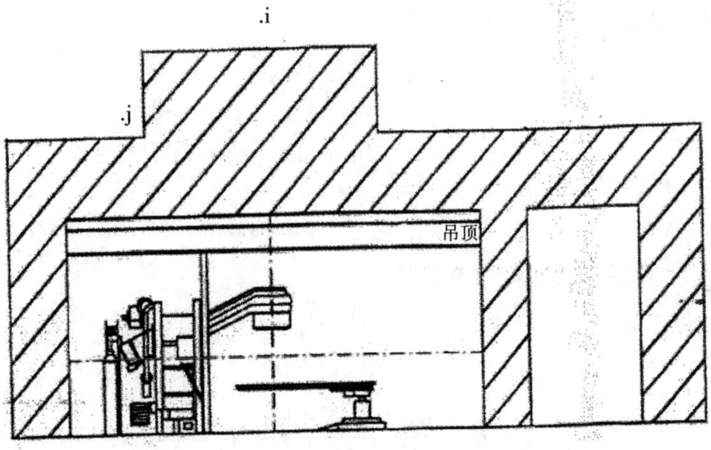

图8-6　加速器治疗机房关注点位置剖面示意图

（2）加速器治疗机房屏蔽防护厚度计算公式及方法

参照《放射治疗机房的辐射屏蔽规范 第1部分：一般原则》（GBZ/T 201.1—2007）和《放射治疗机房的辐射屏蔽规范 第2部分：电子直线加速器放射治疗机房》（GBZ/T 201.2—2011）中相关原则和计算公式对治疗机房屏蔽墙和防护门厚度进行了核算与评估。

在估算过程中，参照《放射治疗机房的辐射屏蔽规范 第1部分：一般原则》（GBZ/T 201.1—2007）中4.8.3项提出："治疗机房辐射屏蔽涉及诸多物理量：治疗装置有用束给予患者受治部位的剂量为吸收剂量（Gy）、治疗装置的泄漏辐射和可能产生的杂散中子及其散射辐射剂量为周围剂量当量或空气比释动能（Sv或Gy）、人员在治疗机房外的受照剂量为有效剂量（Sv）、在治疗机房外的辐射场和剂量仪表的测量值为周围剂量当量（Sv）。为了治疗机房屏蔽剂量估算和评价的方便及统一，在辐射屏蔽及其设计范畴内，不进行诸物理量与本标准中的周围剂量当量之间的转换系数修正。"故本评价报告书在辐射屏蔽计算时，不进行诸物理量之间的转换系数修正。

根据《放射治疗机房的辐射屏蔽规范 第2部分：电子直线加速器放射治疗机房》（GBZ/T 201.2—2011）中"4.3.2 治疗机房不同位置应考虑的辐射束"相关原则，主屏蔽区的屏蔽厚度应按有用线束估算；与主屏蔽区直接相连的次屏蔽区应按有用线束水平照射或向顶照射时人体的散射辐射和加速器的漏射辐射估算；侧屏蔽墙的屏蔽厚度应按加速器的泄漏辐射估算。

①加速器机房墙/顶屏蔽计算公式

公式来源于《放射治疗机房的辐射屏蔽规范 第2部分：电子直线加速器放射治疗机房》（GBZ/T 201.2—2011）。

a.有效屏蔽厚度

$$X_e = X \cdot \mathrm{Sec}\,\theta \tag{8.13}$$

b.屏蔽厚度与屏蔽透射因子关系

$$X_e = \mathrm{TVL} \cdot \lg B^{-1} + (\mathrm{TVL}_1 - \mathrm{TVL}) \tag{8.14}$$

TVL_1和TVL的取值参考GBZ/T 201.2—2011表B.1

c.有用线束和泄露辐射的屏蔽与剂量估算

$$B = \frac{\dot{H}_C}{\dot{H}_0} \cdot \frac{R^2}{f}$$

$$\delta = \frac{\dot{H}_0 \cdot f}{R^2} \cdot B$$

$$B = 10^{-\left(X_d + \mathrm{TVL} - \mathrm{TVL}_1\right)/\mathrm{TVL}} \tag{8.15}$$

d.患者一次散射辐射的屏蔽与剂量估算

$$B = \frac{\dot{H}_C \cdot R_S^2}{\dot{H}_0 \cdot \alpha_{ph}(F/400)}$$

$$\dot{H} = \frac{\dot{H}_0 \cdot \alpha_{ph} \cdot (F/400)}{R_S^2} \cdot B \tag{8.16}$$

α_{ph}的取值参考GBZ/T 201.2—2011表B.2。

②加速器迷路内墙屏蔽计算公式

公式来源于《放射治疗机房的辐射屏蔽规范第2部分：电子直线加速器放射治疗机房》（GBZ/T 201.2—2011）。

$$B = \frac{\dot{H}_C}{\dot{H}_0} \cdot \frac{R^2}{f}$$

$$X_e = \text{TVL} \cdot \lg B^{-1} + (\text{TVL}_1 - \text{TVL}) \tag{8.17}$$

$$X = X_e \cos\theta$$

③加速器机房门屏蔽计算公式

加速器（≤10 MV）机房迷路剂量估算（有用束不向迷路照射）。

公式来源于《放射治疗机房的辐射屏蔽规范第2部分：电子直线加速器放射治疗机房》（GBZ/T 201.2—2011）。

$$\dot{H}_G = \dot{H}_0 \cdot \frac{\alpha_{pb}(F/400)}{d_1^2} \cdot \frac{\alpha_2 \cdot A}{d_1^2}$$

$$B = \frac{\dot{H}_c - \dot{H}_{OG}}{H_G}$$

$$H = H_G \cdot 10^{-(X/\text{TVL})} + \dot{H}_{OG}$$

$$X = \text{TVL} \cdot \lg B^{-1} \tag{8.18}$$

α_{ph}的取值参考GBZ/T 201.2—2011表B.2，α_2的取值参考GBZ/T 201.2—2011表B.6。

若加速器有用束朝向迷路，计算迷路内墙和防护门的厚度时还需考虑迷路内墙作为主屏蔽区的情况，以及有用线束穿过患者或迷路内墙，垂直射入屏蔽墙并散射至机房门外关注点的散射辐射。考虑因素以及计算方法参考《放射治疗机房的辐射屏蔽规范 第2部分：电子直线加速器放射治疗机房》（GBZ/T 201.2—2011）4.3.2.5.2和5.2.6.2项。

若加速器>10 MV还应计算中子俘获γ射线和中子的周围剂量当量率。考虑因素以及计算方法参考《放射治疗机房的辐射屏蔽规范 第2部分：电子直线加速器放射治疗机房》（GBZ/T 201.2—2011）5.2.7和附录C，以及附录D.1.4.2 的举例。

④天空散射的计算公式

公式来源于《建设项目职业病危害放射防护评价规范 第2部分：放射治疗装置》（GBZ/T 220.2—2009）。

$$\dot{H}_s = 2.5 \times 10^{-2} \times \dot{H}_1 \times \Omega^{1.3} \times r^{-2} \tag{8.19}$$

⑤侧散射计算公式

公式来源于NCRP 151号报告书。

$$\dot{H}_{ss} = \frac{\dot{D}_0 F f(\theta)}{\left(X_R^2 10^{1+[\frac{(t-\text{TVL}_1)}{\text{TVL}}]}\right)} \tag{8.20}$$

⑥主屏蔽墙投影区宽度计算公式

公式来源于《放射治疗机房的辐射屏蔽规范第2部分：电子直线加速器放射治疗机房》（GBZ/T 201.2—2011）。

a.主屏蔽区内凸

$$Y = \left(100 + \alpha + X_2\right)\text{tg}14° + 30 \tag{8.21}$$

建设项目加速器主屏蔽区向机房内凸的情景，见图8-7。

b.主屏蔽区外凸

$$Y = \left(100 + \alpha + X_1 + X_2\right)\text{tg}14° + 30 \tag{8.22}$$

建设项目加速器主屏蔽区向机房内凸的情景，见图8.8。

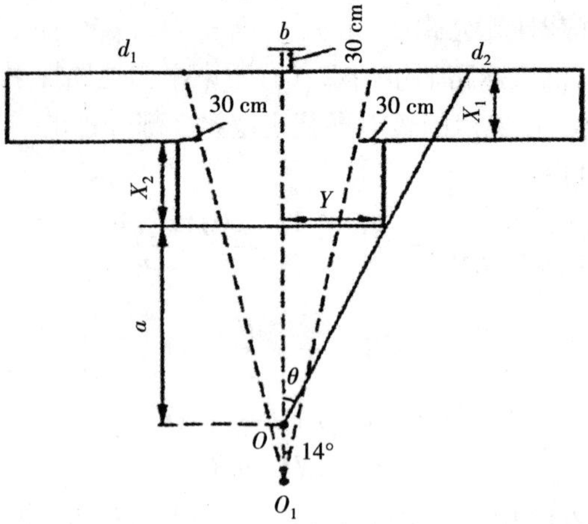

图8-7　主屏蔽区内凸

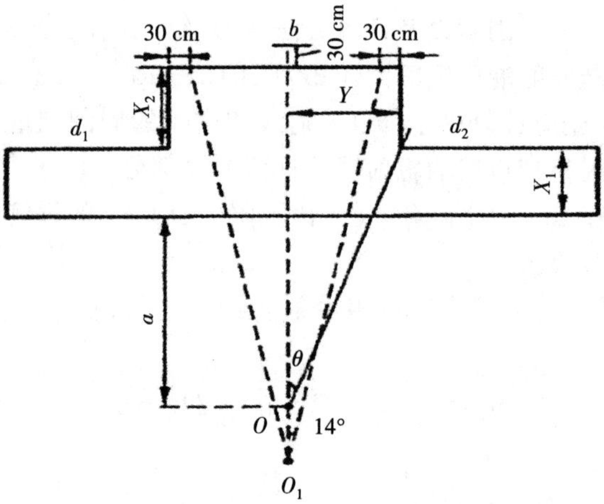

图8-8　主屏蔽区外凸

⑦确定屏蔽防护厚度时所用到的参数

a. 调强因子：根据建设单位拟购置加速器的调强功能（动态调强和动态弧形调强放射治疗），偏安全考虑，屏蔽设计中漏射辐射调强因子N取5。

b. 工作负荷：建设项目预计每天治疗患者最多60人，其中强调治疗占65%。根据《放射治疗机房的辐射屏蔽规范 第2部分：电子直线加速器放射治疗机房》（GBZ/T 201.2—2011）中屏蔽设计中工作负荷计算方法，建设项目有用线束及其散射辐射的周工作负荷约为1350 Gy，泄漏辐射的周工作负荷约为4860 Gy。

c. 等中心处的输出剂量率$\dot{H}_0$:加速器等中心点最大输出剂量率为600 cGy/min，在计算过程中换算为3.6×10^8μSv/h（公式中用$\dot{D}_0$。表示周吸收剂量率3.6×108 μGy，Sv与Gy之间的转换不修正）。

d.周治疗时间：工作负荷与等中心处输出剂量率的商即为周治疗时间，有用辐射及其散射辐射的周治疗时间为3.8h，泄漏辐射周治疗时间即为14h。

e.使用因子（*U*）：旋转式加速器有用辐射朝向的墙和室顶*U*=1/4；散射辐射和泄漏辐射U=l。

f.居留因子（*T*）：控制室（关注点：h）*T*=1；模拟定位机房（关注点c、d）*T*=1/2；配电间（关注点f）*T*=1/4；机房门口（关注点：g）*T*=1/8；西墙外（关注点a、b）*T*=1/4（考虑到邻近办公楼一层和二层相对应的房间为卫生间和仓库）；南墙外过道（关注点：e）*T*=1/16；加速器机房室顶（关注点：i、j）*T*=1/20。

g.泄漏辐射因子（*f*）：有用辐射*f*取1；泄漏辐射*f*取0.001。

⑧屏蔽设计的周剂量及周围剂量当量率控制水平

a.周剂量控制水平

建设单位制订了屏蔽设计的有效剂量管理目标值：放射工作人员照射剂量限值为5 mSv/a；公众照射剂量限值为0.25 mSv/a。每年按50个工作周计算，建设项目放射工作人员的周剂量控制水平为≤100 μSv；对公众的周剂量控制水平为≤5 μSv/wk。

b.周围剂量当量率控制水平

由周剂量控制水平、使用因子（*U*）、居留因子（*T*）以及确定的周工作负荷等相关参数计算值、建设单位提供值和评价所用的各关注点周围剂量当量率控制水平见表8.32。

表8.32　建设项目屏蔽关注点周围剂量当量率控制水平（μSv/h）

关注点	涉及人员	*U*	*T*	*N*	计算值	GBZ 126—2011要求	建设单位提供值	评价报告采用值[1]
a(过道)	公众	1/4	1/4	1	21.0	2.5	2.5	2.5
b(过道)	公众	1	1/4	5	1.96(散射1.25，漏射0.71)	2.5	2.5	1.9
c(模拟定位机房	职业	1/4	1/2	1	211	2.5	0.5	0.5
d(模拟定位机房	职业	1	1/2	5	8.39(散射7.14，漏射1.25)	2.5	0.5	0.5
e(过道)	公众	1	1/16	5	5.71	2.5	2.5	2.5
f(配电间)	职业	1	1/4	5	28.6	2.5	2.5	2.5
g(控制室)	职业	1	1	5	7.14	2.5	0.5	0.5
h(机房门口)	公众	1	1/8	5	2.86	2.5	2.5	2.5
i(室顶)	公众	1/4	1/20	1	105	—	10	10
j(室顶)	公众	1	1/20	5	8.57(散射5.0，漏射3.57)	—	10	8.5

注：按GBZ/T 201.2—2011 中4.2.1（c）规定，关注点的剂量率控制水平应取导出剂量率控制水平和建设单位提供的控制水平中较小者，本评价报告书采用计算值、GBZ 126—2011规定值以及建设单位提出的剂量率控制水平中较严格的值进行评价。

（3）加速器屏蔽计算结果

①以屏蔽墙厚度计算关注点处周围剂量当量率，计算结果见表8.33

表8.33　以屏蔽墙厚度计算关注点处剂量率

<table>
<tr><th>关注点</th><th colspan="2">屏蔽防护墙</th><th>参数</th><th>屏蔽厚度(混凝土)/mm</th><th colspan="2">周围剂量当量率/(μSv/h)</th></tr>
<tr><td>a(过道)</td><td colspan="2">西主屏蔽墙</td><td>R=9.00 m</td><td>2600</td><td colspan="2">2.99×10^{0}</td></tr>
<tr><td rowspan="2">b(过道)</td><td colspan="2" rowspan="2">西次屏蔽墙</td><td rowspan="2">R=6.75 m</td><td rowspan="2">1350/1420[1]</td><td>漏射8.61×10^{-1}</td><td rowspan="2">3.81×10^{0}</td></tr>
<tr><td>散射2.95×10^{0}</td></tr>
<tr><td>c(模拟定位机房)</td><td colspan="2">东主屏蔽墙</td><td>R=7.00 m</td><td>2600</td><td colspan="2">4.95×10^{0}</td></tr>
<tr><td rowspan="2">d(模拟定位机房)</td><td colspan="2" rowspan="2">东次屏蔽墙</td><td rowspan="2">R=6.00 m</td><td rowspan="2">1350/1559[1]</td><td>漏射4.34×10^{-1}</td><td rowspan="2">1.78×10^{0}</td></tr>
<tr><td>散射1.35×10^{0}</td></tr>
<tr><td>e(过道)</td><td colspan="2">南次屏蔽墙</td><td>R=5.21 m</td><td>1100</td><td colspan="2">1.21×10^{1}</td></tr>
<tr><td>f(配电间)</td><td colspan="2">北次屏蔽墙(迷路外墙)</td><td>R=8.49 m</td><td>1200/1386[1]</td><td colspan="2">6.84×10^{-1}</td></tr>
<tr><td rowspan="2">g(机房门口)</td><td colspan="2">迷路内墙</td><td>R_1=7.46 m</td><td>1200/1386[1]</td><td colspan="2">8.84×10^{-1}</td></tr>
<tr><td>防护门</td><td>俘获γ射线</td><td>R_2=11.1 m</td><td>15 mm铅当量</td><td colspan="2">6.12×10^{-2}</td></tr>
<tr><td>h(控制室)</td><td colspan="2">迷路内墙+迷路外墙</td><td>R=8.49 m</td><td>2100</td><td colspan="2">5.97×10^{-2}[2]</td></tr>
<tr><td>i(室顶)</td><td colspan="2">主屏蔽顶</td><td>R=6.35 m</td><td>2700</td><td colspan="2">3.45×10^{0}</td></tr>
<tr><td rowspan="2">j(室顶)</td><td colspan="2" rowspan="2">次屏蔽顶</td><td rowspan="2">R=3.95 m</td><td rowspan="2">1300/1501[1]</td><td>漏射1.47×10^{0}</td><td rowspan="2">6.22×10^{0}</td></tr>
<tr><td>散射4.75×10^{0}</td></tr>
</table>

注：[1] 为有效厚度；[2] 远低于环境本底辐射水平

②以关注点周围剂量当量控制率水平计算加速器机房屏蔽体需要厚度，结果见表8.34。

表8.34　加速器机房屏蔽厚度计算结果

<table>
<tr><th>关注点</th><th>屏蔽防护体</th><th>周围剂量当量率控制水平/(μSv/h)</th><th>屏蔽厚度/mm</th><th>计算厚度/mm[2]</th></tr>
<tr><td>a(过道)</td><td>西主屏蔽墙</td><td>2.5</td><td>2600</td><td>2633</td></tr>
<tr><td rowspan="2">b(过道)</td><td rowspan="2">西次屏蔽墙</td><td>漏射0.71</td><td rowspan="2">1350/1420[1]</td><td>1378</td></tr>
<tr><td>散射1.25</td><td>1463</td></tr>
<tr><td>c(模拟定位机房)</td><td>东主屏蔽墙</td><td>0.5</td><td>2600</td><td>3013</td></tr>
<tr><td rowspan="2">d(模拟定位机房)</td><td rowspan="2">东次屏蔽墙</td><td>漏射0.25</td><td rowspan="2">1350/1559[1]</td><td>1422</td></tr>
<tr><td>散射0.25</td><td>1549</td></tr>
<tr><td>e(过道)</td><td>南次屏蔽墙</td><td>2.5</td><td>1100</td><td>1338</td></tr>
</table>

续表

关注点	屏蔽防护体	周围剂量当量率控制水平/(μSv/h)	屏蔽厚度/mm	计算厚度/mm[2]
f(配电间)	北次屏蔽墙(迷路外墙)	2.5	1200/1386[1]	1031
g(机房门口)	迷路屏蔽墙	0.5	1200/1386[1]	1275
	防护门	2.0	15 mm铅当量	8 mm铅当量
h(控制室)	迷路内墙+迷路外墙	0.5	2100	1433
i(室顶)	主屏蔽顶	10	2700	2509
j(室顶)	次屏蔽顶	漏射3.5	1300/1501[1]	1187
		散射5.0		1294

注：[1] 为有效厚度；[2] 与主屏蔽直接相连的次屏蔽区分别估算屏蔽漏射辐射和患者散射辐射所需要的厚度，较厚者为该关注点的所需屏敲厚度。

③主屏蔽墙投影区计算宽度

主屏蔽墙投影区计算宽度计算结果见表8.35。

表8.35 主屏蔽墙投影区计算宽度

屏蔽防护墙	参数	计算宽度/mm	设计半宽度/mm
西墙	a=5100 mm X_1=1350 mm X_2=1250 mm θ=14°	2469	2200
东墙	a=3100 mm X_2=13250 mm θ=14°	1634	2200
室顶	a=2350 mm X_1=1300 mm X_2=1400 mm θ=14°	1808	2200

④天空散射和侧散射辐射

建设项目天空散射对放疗科东侧约12 m处（距加速器等中心点23.7m处）最大，但东侧5 m外即为建设单位二十五层病房楼，因此不再考虑天空散射对放疗科东侧地面区域居留人员的影响。根据公式和相关参数计算机房外西侧办公楼自层区域辐射水平最大为0.014 μSv/h，小于环境本底辐射水平。因此，加速器侧散射辐射剂量贡献对该关注区域的辐射水平和在该区域居留人员的影响可以忽略不计。

（4）加速器放射防护屏蔽设计评价

①对加速器治疗机房各屏蔽墙/顶的评价

加速器机房西墙、南墙和东墙屏蔽厚度均不能满足建设项目剂量率控制水平的要求。建议：西主屏蔽墙增加100 mm混凝土，西副屏蔽墙增加150 mm混凝土，南墙增加220 mm混凝土，东主屏蔽墙增加60 mm厚铅板，东副屏蔽墙增加18 mm厚铅板。

表8.36 加速器治疗机房各屏蔽墙/顶的评价

关注点	屏蔽墙	计算结果/(μSv/h)	周围剂量当量率控制水平/(μSv/h)	评价
模拟定位机房c点	东主屏蔽墙	4.95	0.5	不符合
模拟定位机房d点	东副屏蔽墙	1.78	0.5	不符合
过道a点	西主屏蔽墙	2.99	2.5	不符合
过道b点	西副屏蔽墙	3.81	1.9	不符合
过道e点	南墙	12.1	2.5	不符合

②对加速器治疗机房主屏蔽墙投影区宽度评价

加速器治疗室西主屏蔽墙投影区半宽度小于计算宽度，需在主屏蔽区两侧各加宽300 mm，厚度与原主屏蔽区一致。

③对加速器治疗机房防护门的评价

建设项目拟采用的防护门厚度及材料符合标准要求。

④对加速器治疗机房屏蔽的综合评价

建设项目加速器治疗机房东墙、西墙和南屏蔽墙厚度以及西主屏蔽墙投影区宽度小于计算结果，其余防护设施屏蔽效果可以满足建设项目管理目标值和剂量率控制水平的要求。因此建议加速器治疗机房应主屏蔽墙增加100 mm混凝土，西副屏蔽墙增加150 mm混凝土，南墙增加220 mm混凝土（混凝土密度不小于2.35g/cm^3），东主屏蔽墙增加60 mm厚铅板，东副屏蔽墙增加18 mm厚铅板。西主屏蔽区两侧各加宽300 mm混凝土，厚度与原主屏蔽区一致。

2.头部伽马刀屏蔽设施评价

（1）头部伽马刀治疗机房关注点设置

头部伽马刀治疗机房四周屏蔽墙/顶及防护门口关注点设置见图8-9

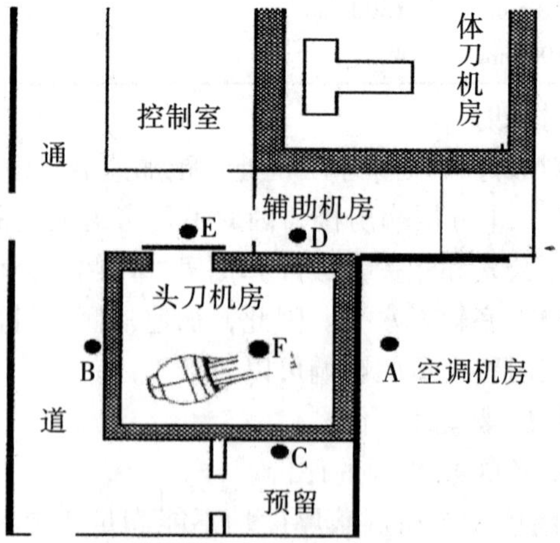

图8-9 头部伽马刀治疗机房四周屏蔽墙/顶及防护门口关注点平面示意图

（2）头部伽马刀治疗机房屏蔽防护厚度计算公式及方法

参照《放射治疗机房的辐射屏蔽规范 第1部分：一般原则》（GBZ/T 201.1—2007）和《放射治疗机房的辐射屏蔽规范 第3部分：γ射线源放射治疗机房》（GBZ/T 201.3—2014）中相关原则和计算公式对头部伽马刀治疗机房屏蔽墙和防护门厚度进行核算与评估。

参照GBZ/T 201.1—2007 中4.8.3项，辐射屏蔽计算时，不进行诸物理量之间的转换系数修正。

《放射治疗机房的辐射屏蔽规范 第3部分：γ射线源放射治疗机房》（GBZ/T 201.3—2014）中第4.2.3中c）项：头部伽马刀治疗机房屏蔽只需考虑散射辐射，包括治疗射线和准直器的泄漏辐射的散射，其中防护以患者散射为主；自头部伽马刀治疗焦点至可开启的治疗装置屏蔽门的张角相应的屏蔽区和部分屏蔽顶区域为一次散射辐射区；治疗机房入口处于治疗装置后部的二次散射区，辐射能量接近0.2MeV，门的防护还应考虑在治疗装置屏蔽门关闭的储源状态下的泄漏辐射；第7项a）中：头部伽马刀治疗机房不考虑有用线束的屏蔽；第7项c）中：头部伽马刀治疗机房根据厂家提供的最大准直器照射条件下的散射辐射场，以最接近机房墙内表面的散射辐射剂量按照距离平方反比关系计算机房外关注点剂量率。

设备厂家未提供治疗状态下的散射辐射场，本评价报告书参考以上原则，根据设备厂家提供的焦点剂量率和在治疗照射时主束外距焦点1 m处的辐射剂量率占焦点剂量率的百分数，从而估算出1 m处的散射辐射剂量率，再以焦点作为辐射源点，测量出源点至相应主散射墙的距离，即可估算出该面墙外关注点的散射辐射剂量率。

头部伽马刀散射辐射示意图见图8-10。

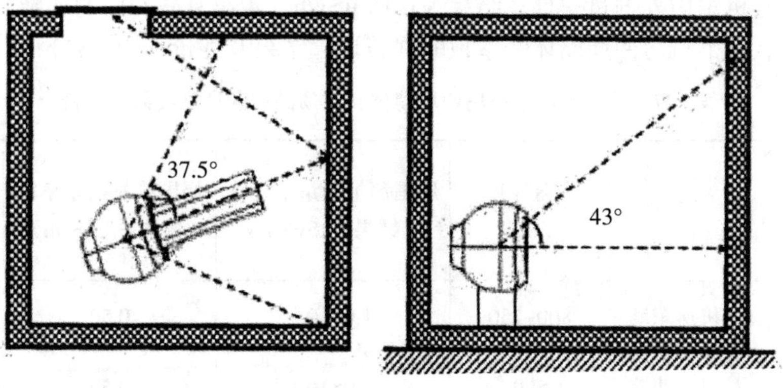

图8-10 头部伽马刀散射辐射示意图（左为平面图，右为立面图）

①头部伽马刀机房墙/顶屏蔽计算公式

a.有效屏蔽厚度

$$X_e = X \cdot \sec\theta \tag{8.23}$$

b.屏蔽厚度与屏蔽透射因子关系

对于给定的屏蔽物质的厚度，相应的辐射屏蔽透射因子的计算公式

$$B = 10^{-(X_e/\mathrm{TVL})} \tag{8.24}$$

对于计算出的屏蔽透射因子的计算所需屏蔽厚度公式

$$X_e = \mathrm{TVL} \cdot \lg B^{-1} \tag{8.25}$$

c.散射辐射的屏蔽与剂量估算

$$B = \frac{\dot{H}_c}{\dot{H}_0} \cdot \frac{R^2}{f}$$

$$\dot{H} = \frac{\dot{H}_0 \cdot f}{R^2} \cdot B \tag{8.26}$$

②头部伽马刀机房门屏蔽计算公式

$$\dot{H}_g = \frac{f \cdot \dot{H}_0 \cdot S \cdot \alpha_w}{R_1^2 \cdot R_2^2}$$

$$\dot{B} = \frac{\dot{H}_c}{\dot{H}_g}$$

$$\dot{H} = \dot{H}_g \cdot B \tag{8.27}$$

（3）头部伽马刀计算结果及评价

①非治疗状态时机房的屏蔽分析

设备厂家提供资料显示：头部伽马刀距源1 m处最大剂量率为12.6 μGy/h（厂家），屏蔽墙外距源最近关注点距源分别为2.6 m，按照射线与距离平方成反比的衰减规律及机房屏蔽体的屏蔽作用可推算出头部伽马刀机房屏蔽墙外关注点最大周围剂量当量率为 9.5×10^{-3} μSv/h，对该建设项目的放射工作人员及相关公众的剂量贡献可以忽略不计，头部伽马刀机房门外关注点距源最小距离4.5 m，设计铅防护门屏蔽厚度为24 mmPb，非治疗状态下其机房门外剂量率计算结果为0.16 μSv/h（距离衰减和门的屏蔽）。

②治疗状态下机房四周墙体和室顶的屏蔽计算结果及评价（表8.37）

表8.37　治疗状态下机房四周墙体和室顶的屏蔽计算结果及评价

关注点	屏蔽体	屏蔽厚度/mm	周围剂量当量率计算结果/(μSv/h)	周围剂量当量率控制水平/(μSv/h)	计算厚度/mm
a(机房)	机房东墙	800+250	1.0×10^{-1}	0.50	920
b(走廊)	机房西墙	500	7.0×10^{-3}	0.50	—
c(预留备用)	机房南墙	500	1.1×10^{-2}	2.5	—
d(设备机房)	机房北墙	700	8.4×10^{-1}	1.25[1]	635
f(院内通道)	机房室顶	700+200	2.1×10^{-3}	0.50	590

注：该关注点可能同时受头部伽马刀和体部伽马刀影响，故取周围剂量当量率控制水平的一半。

③治疗状态下机房门的屏蔽计算结果及评价

机房入口为二次散射区，剂量贡献主要来自机房东墙及部分北墙二次散射，同时还应考虑非治疗状态下的泄漏辐射影响。头部伽马刀机房门外关注点E周围剂量当量率为0.66 μSv/h（泄漏辐射贡献为0.16 μSv/h，二次散射贡献为0.50 μSv/h），小于周围剂量当量率控制水平（1.25 μSv/h）。

3.后装治疗机屏蔽设施评价

（1）后装治疗机关注点设置

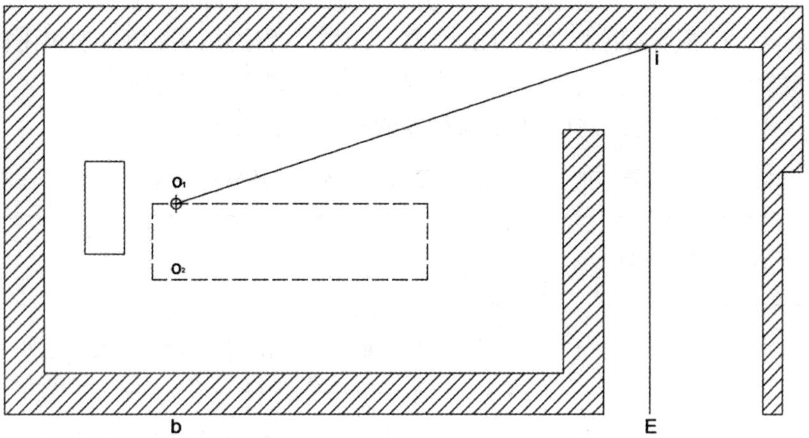

图8-11 后装治疗机关注点设置

（2）后装治疗机房屏蔽防护厚度计算公式

后装机治疗状态下，放射源发出的γ射线穿过患者躯体后向周围散射。辐射防护屏蔽计算时，从偏安全的角度出发，忽略人体对射线的衰减作用，将放射源视为裸源进行防护计算。

后装治疗机机房屏蔽墙厚度计算公式来源于《放射治疗机房的辐射屏蔽规范 第3部分：γ射线源放射治疗机房》（GBZ/T 201.3—2014）。

①后装治疗机机房屏蔽墙厚度计算公式

$$B = \frac{\dot{H}_c}{\dot{H}_0} \cdot \frac{R^2}{f}$$

$$\dot{H}_0 = A \cdot K_r \tag{8.28}$$

$$X_e = \text{TVL} \cdot \lg B^{-1} + (\text{TVL}_1 - \text{TVL})$$

②后装治疗机机房入口屏蔽厚度计算公式

$$\dot{H} = \frac{A \cdot K_\gamma \cdot S_w \cdot \alpha_w}{R_1^2 \cdot R_2^2}$$

$$X_e = \text{TVL} \cdot \lg B^{-1} + (\text{TVL}_1 - \text{TVL}) \tag{8.29}$$

（四）防护安全设施

1.预评价阶段

叙述和分析建设项目拟购放射治疗设备本身和拟建放射治疗机房的紧急停机按钮、手动回源装置、手动关闭屏蔽门装置、门-机联锁、剂量联锁、时间联锁、应急照明灯、机房门开关、防撞防挤压装置、固定式剂量监测系统、辐射警示灯和辐射标志、治疗机房监视对讲装置等安全防护设施的设计情况，与《放射诊疗管理规定》、《放射治疗机房设计导则》（GB/T 17827-1999）、《电子加速器放射治疗放射防护要求》（GBZ 126—2011）、《X、γ射线头部立体走向外科治疗放射卫生防护标准》（GBZ 168—2005）、《后装γ源近距离治疗放射防护标准》（GBZ 121—2017）等法规标准的要求相比较，评价其是否符合相关法规标准的要求，对不符合要求的方面提出改进的建议。

此外，各放射治疗设备机房面积及高度的标准要求如下：

表8.38 几种放射治疗设备机房面积及高度要求

设备名称	标准名称	标准要求
加速器	GBZ 126—2011	治疗室应有足够的使用面积，新建治疗室不应小于45 m^2
伽马刀	GBZ 168—2005	面积应不小于30 m^2，层高应不低于3.5 m
后装治疗机	GBZ 121—2017	治疗室内有效使用面积应不小于20 m^2

2.控制效果评价阶段

按照预评价建议和相关法规标准的要求，检查上述防护安全设施的设置和运行情况，对不符合项提出改进意见。

3.放射源的管理

对含放射源的治疗装置，还应该对照《放射性同位素与射线装置安全和防护条例》相关要求对放射源的运输、装源、换源和返役源拟采取的管理措施进行评价。控制效果评价是核实落实情况。

4.其他防护措施

（1）防护用品：个人剂量报警仪、常规个人剂量计。

（2）通风系统：描述治疗机房通风方式，进风和排风管道位置和穿墙方式，排风口位置、距地面高度、大小、形状，通风量设计参数等。控制效果评价时核实通风系统的落实情况，根据测量的风速值和治疗机房的容积计算通风次数，判断是否符合标准要求。

《电子加速器放射治疗放射防护要求》（GBZ 126—2011）6.1.10要求“治疗室通风换气次数应不小于4次/h”；《X、γ射线头部立体定向外科治疗放射卫生防护标准》（GBZ 168—2005）6.6要求“治疗室内应有良好通风，机械通风换气次数一般为每小时

3～4次”；《后装γ源远距离治疗放射防护标准》（GBZ 121—2017）5.2要求“治疗室应设置机械通风装置，其通风换气能力应达到治疗期间使室内空气每小时交换不小于4次”。

（3）感生放射性防护：对于感生放射的防护主要有两方面的措施：建议进行调强治疗时尽量使用低能X射线模式（6 MV）；对于高能X射线的照射，工作人员应在停机一段时间（具体时间需根据加速器使用的能量、剂量率的大小、出束时间等具体情况而定）后进入治疗室进行摆位。

五、辐射监测评价

（一）预评价阶段对建设单位制定的辐射监测计划的评价

对照相关法规标准的要求，对建设单位制定的辐射监测计划进行分析和评价，不符合的提出具体的建议。可从下列几个方面分别叙述：

1. 自主监测

（1）技术性能监测（稳定性检测）：加速器参考《电子加速器放射治疗放射防护要求》（GBZ 126—2011）附录E；伽马刀参考《X、γ射线头部立体走向外科治疗放射卫生防护标准》（GBZ 168—2005）表1和表2以及设备厂家要求：后装治疗机参考《后装γ源治疗的患者防护与质量控制检测规范》（WS 262—2017）3.1表1。

（2）工作场所辐射水平监测：依据《中华人民共和国职业病防治法》第二十六条规定“用人单位应当实施由专人负责的职业病危害因素日常监测，并确保监测系统处于正常运行状态”。《放射诊疗管理规定》第四章第二十一条明确规定：“医疗机构应当定期对放射诊疗工作场所、放射性同位素储存场所和防护设施进行放射防护检测，保证辐射水平符合有关规定或标准要求。”

（3）安全防护装置检验：依据《电子加速器放射治疗放射防护要求》（GBZ 126—2011）、《X、γ射线头部立体定向外科治疗放射卫生防护标准》（GBZ 168—2005）、《后装γ源近距离治疗放射防护标准》（GBZ 121—2017）等标准评价。

2. 委托监测

（1）设备技术性能（验收检测、状态检测）：依据《放射诊疗管理规定》第四章第二十条（一）、（二）的要求，对于新安装、维修或更换重要部件后的设备，应当经省级以上卫生行政部门资质认证的检测机构对其进行检测，合格后方可启用。医疗机构的放射诊疗设备应由省级以上卫生行政部门资质认证的检测机构每年至少进行一次状态检测。

（2）工作场所辐射水平：依据《电子加速器放射治疗放射防护要求》（GBZ 126—2011）5.1.5规定，“在加速器正常运行情况下，工作场所和周围区域辐射水平每年监测一次。”《后装γ源近距离治疗质量控制检测规范》（WS 262—2017）规定，后装治疗机验收检测和每年一次的状态检测项目包括贮源器表面（5 cm、100 cm）泄漏辐射所致的周围剂量当量率。

（3）个人剂量监测：依据《放射工作人员职业健康管理办法》《职业性外照射个人

监测规范》（GBZ 128—2019）评价。

3.放射治疗质量保证大纲

参考《远距治疗患者放射防护与质量保证要求》（GB 16362—2010）第4项和第5项，《医疗照射放射防护的基本要求》（GBZ 179—2006）第6.2.3和6.3.1等项。

（二）控制效果评价阶段对辐射监测计划的落实情况的评价

核实建设单位是否按预评价的建议完善了辐射监测计划，完善之后是否符合法规和标准的要求，并对其落实情况进行核查和评价。可从下列几个方面分别叙述：

（1）自主监测制度及落实情况；

（2）委托监测制度及落实情况；

（3）验证检测与评价：验证检测的范围与内容、检测仪器与方法、验证检测质量控制措施、检测结果评价；

（4）放射治疗质量保证大纲及落实情况。

六、辐射危害评价

（一）正常运行条件下辐射危害评价

建设项目辐射危害评价中涉及的人员主要是放射工作人员及进入监督区的公众。

（1）预评价阶段，以屏蔽体外关注点估算的最高剂量率，结合预计工作量、居留因子、使用因子估算放射工作人员和相关公众的剂量，并对其危害进行评价。

（2）控制效果评价阶段，个人剂量监测结果是评价放射工作人员的辐射危害的基本依据。对于相关公众，采用建设项目工作场所辐射水平检测结果，结合预计工作量进行估算。对于设备未投入使用，或运行时间短，对工作人员的辐射危害可采用建设项目工作场所辐射水平检测结果结合预计工作量来估算。当估算结果低于年剂量管理目标值，即符合要求。

（3）估算时应考虑设备治疗状态下工作人员在机房外相关区域的受照剂量和摆位时设备泄漏辐射和感生放射性的影响。

（二）异常和事故情况下的辐射危害评价

（1）分析产生异常运行或事故状态的原因；

（2）异常和事故状态下的辐射源及导致后果；异常运行或事故状态下的辐射源；异常和事故状态下人员受照剂量估算；异常和事故状态下辐射危害。

（3）预防和减少异常或事故危害的措施：从设备规范安全操作、人员专业知识培训、设备的维护保养、放射事故应急处理、放射源的安全管理上给出具体的预防措施。

（三）非放射性危害评价

（1）对臭氧、氮氧化物等有害气体的危害进行分析描述；

（2）对建设项目的通风设施的布局及通风换气次数进行描述和评价。

七、应急准备与响应

（一）应急组织与职责

介绍应急组织具体成员及其职责。若下设有工作小组（应急指挥中心、现场处置组、现场救护组、后勤保证组），则亦应对其成员及其职责进行介绍。

（二）应急预案

介绍建设单位应急预案、针对建设项目的应急制度。可参考《后装γ源近距离治疗放射防护要求》（GBZ 121—2017）第7项后装治疗机应急程序和紧急处理程序评价其应急制度的可行性。

（三）应急准备

应急中心的指挥和协调、应急通信响应、培训、演习、技术支持体系、物资储备、资金保障等。

（四）事故报告制度

使用放射源的建设单位，还应该建立事故报告制度，内容包括报告程序、报告时限、报告内容、联系电话等。

八、放射防护管理

（一）预评价阶段

对照法规标准的要求对下述内容进行评价，判定其能否满足放射治疗管理工作的要求。不符合的部分给出可行性建议。（在本项目建设之前已经开展放射治疗工作的，尽可能介绍建设单位放射防护管理工作现状）

1.放射防护管理组织

介绍建设单位拟成立或已成立的放射防护管理组织、组织成员、职责（依据《中华人民共和国职业病防治法》第二十条、《放射诊疗管理规定》第十九条评价）。

2.拟制定或已制定的管理规章制度

参考《远距治疗患者放射防护与质量保证要求》（GB 16362—2010）、《电子加速器放射治疗放射防护要求》（GBZ 126—2011）、《X、γ射线头部立体定向外科治疗放射卫生防护标准》（GBZ 168—2005）、《后装γ源近距离治疗放射防护标准》（GBZ 121—2017）等标准进行评价。

3.放射工作人员健康管理方面的管理制度

（1）放射工作人员培训

依据《医学放射工作人员放射防护培训规范》（GBZ/T 149—2015）和《放射工作人员职业健康管理办法》评价。

（2）个人剂量监测和职业健康检查

依据《放射诊疗管理规定》《放射工作人员职业健康管理办法》《放射工作人员职业

健康监护规范》（GBZ 235—2011）评价。

（3）档案管理

依据《放射工作人员职业健康管理办法》和《医学放射工作人员放射防护培训规范》（GBZ/T 149—2015）评价。

（4）放射防护专项经费

依据《中华人民共和国职业病防治法》第四十一条评价。

（二）控制效果评价阶段

查阅有关的工作记录和档案，核实建设单位在下达几个方面是否按预评价的建议完善了制度，成立了相应的组织，进行了相应的工作，对不足之处提出建议。（报告书中尽可能附加相关工作记录的照片）。

（1）管理组织及其职责

（2）管理制度

（3）放射工作人员健康管理：包括放射工作人员制度、个人剂量监测、职业健康检查和档案管理和放射防护专项经费。

九、结论和建议

（一）结论

用简练的语言，高度概括前面各章的评价小结，主要内容和顺序包括：职业病危害分类和主要危害因素；布局和分区是否符合标准要求；工作人员和公众受照剂量是否满足管理目标值要求；放射防护设施和措施是否符合法规标准要求，正常运行时能否控制职业危害，事故情况下能否有效预防和控制潜在照射；预评价报告书要明确建设项目的放射防护设施和措施的设计是否可行；控制效果评价报告书要明确建设项目改进后可否向卫生计生部门申请竣工验收。

（二）建议

建议要有针对性，要具体，操作性要强，便于建设单位改进。

附件的内容：

委托书、建设项目预评价报告批复、建设项目施工图、建设项目设备购置批复、预评价报告书结论与建议、建设单位提供相关制度、建设项目检测报告建设项目相关落实资料、《评价报告书》专家审查意见、《评价报告书》修改说明。

第三节 核医学诊疗项目职业病危害放射防护评价

一、概述

核医学是医学和医学影像学（医学成像）的一个分支，其利用放射性核素发射出射线的特性对受检者或患者进行诊断和治疗以及医学研究。随着科学技术的发展及核仪器、核药物的不断更新，以及计算机的升级换代，核医学近年来发展迅速，已经走向分科专业化，衍生出了核心脏病学、核肿瘤学、神经核医学、内分泌核医学等专业，已成为临床检查疾病、诊断疾病、核肿瘤学、神经核医学、内分泌核医学等专业，已成为临床检查疾病、诊断疾病、治疗疾病的重要手段。

在医疗上，放射性同位素及核辐射可以用于诊断、治疗和医学科学研究；在药学上，可以用于药物作用原理的研究、药物活性的测定、药物分析和药物的辐射消毒等方面。以应用和研究的范围侧重点不同，可大致分为实验核医学和临床核医学两部分，其中实验核医学主要包括放射性药物学、放射性核素示踪技术、放射性核素动力学分析、体外放射分析、活化分析、放射自显影与磷屏成像技术、动物PET的应用以及稳定性核素分析等。临床核医学包括核素显像、核素治疗、脏器功能测定和体外分析等内容。上述某些功能主要通过γ照相机、SPECT、PET、PET-CT、PET-MRI等仪器检查来实现。

鉴于核医学的应用范围和人们的接触情况，从职业病危害时防护评价角度考虑，主要结合临床核医学检查和治疗过程中的有关放射防护内容进行阐述。

（一）核医学的发展过程

1934年，Fermi发明核反应堆，生产第一个碘的放射性同位素。

1936年，Lawrence首先用^{32}P治疗白血病，这是人工放射性同位素治疗疾病的开始。

1937年，Herz首先对兔进行碘［^{128}I］半衰期（半衰期$T_{1/2}$：25min）的甲状腺试验，以后被^{131}I（8.4天）替代。

1942年，Hamilton首先应用^{131}I测定甲状腺功能和治疗甲状腺功能亢进症。

1943年至1946年，用^{131}I治疗甲状腺癌转移。

1946年7月14日，美国宣布放射性同位素可以进行临床应用，开创了核医学的新纪元。

1951年，Cassen发明线性扫描机。

1958年，Anger发明Anger照相机。

1959年，Berson和Yalow发明放射免疫分析等，对影像核医学和体外测定的发展都起到了很大的推动作用。

20世纪50年代，钼［^{99}Mo］-锝［^{99m}Tc］（^{99}Mo-^{99m}Tc）发生器的出现，70年代单光子断层仪的应用和80年代后期正电子断层仪进入临床应用，使影像核医学在临床医学中的地位有了显著提高。PET、SPECT已成为目前核医学科最常用的显像仪器，实现了全身显像和断层显像，从而大大提高了图像的空间分辨率、诊断的灵敏度及准确性，进一步加速了临床核医学的发展。

（二）临床核医学的应用

临床核医学主要应用包括诊断和治疗，详见图8-12。

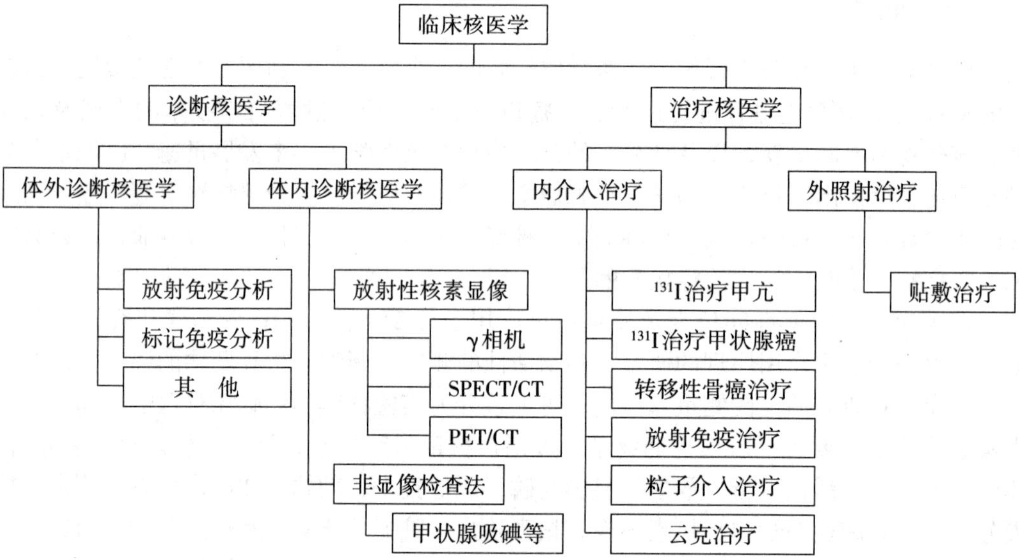

图8-12　临床核医学的应用

二、核医学诊断和治疗原理

（一）核医学诊断主要显像设备及工作原理

1.发射型计算机断层成像技术（ECT）

发射型计算机断层成像技术（ECT）检查原理是利用仪器探测人体内同位素的动态分布而成像，不仅可得人体脏器的解剖图像，还可得到生理、生化、病理过程及功能图像。ECT是由电子计算机断层（CT）与核医学示踪原理相结合的高科技技术。与通常CT的不同之处是射线源在成像体的内部。ECT成像是先让人体接受某种放射性药物，这些药物聚集在人体某个脏器中或参与体内某种代谢过程，再对脏器组织中的放射性核素的浓度分布和代谢进行成像。单光子发射计算机断层成像技术（single-photon emission computed tomography，SPECT，简称ECT）和正电子发射断层成像技术（positron emission tomography，PET）是核医学的两种CT技术，由于它们都是对从患者体内发射的γ射线成像，故统称发射型计算机断层成像术（emission computed tomography，ECT）。

（1）γ相机

γ相机是一次成像的医疗设备，它主要由探测器（包括准直器、闪烁晶体、光电倍增管等）、电子学读出系统和图像显示记录装置等几部分组成。

（2）单光子发射计算机断层成像技术——SPECT

SPECT工作基本原理是利用能够放出γ射线的放射性核素或药物注入或吸入人体，通过显像仪的探头对准所要检查的脏器接收被检部位发出的射线，再通过光电倍增管将光电脉冲放大转化成信号，经计算机连续采集信息进行图像的处理和重建，最后以三级显像技术使被检脏器成像。目前SPECT检查主要应用的主要放射性核素为^{99m}Tc。

（3）正电子发射断层成像技术——PET

正电子发射断层成像技术（positron emission computerized tomography，PET）是目前最先进的医疗诊断设备之一。当人体内含有发射正电子的核素时，正电子在人体中很短的路程内（几毫米）即可和周围的负电子发生湮灭而产生一对γ光子，这两个γ光子的运动方向相反，能量均为0.511 MeV，因此，用两个位置相对的探测器分别探测这两个γ光子，并进行符合测量，即可对人体的脏器成像。与其他影像技术相比，PET显像剂能最大限度地与自然存在于机体内活性分子保持一致。目前PET检查应用的主要放射性核素为^{18}F。

（4）PET与SPECT的区别

SPECT是单光子发射计算机断层成像，PET是正电子发射断层成像。PET与SPECT根本的不同有两点：一是采用正电子核素标记的放射性药物，使用的正电子核素（比如^{18}F、^{150}O、^{13}N、^{11}C）本身为人体组成的基本元素，可标记参与活体代谢的生物活性分子，可进行分子水平上反映体内代谢的影像；二是不使用准直器，而采用符合探测，可以使分辨率及灵敏度同时得到大幅度提高。

2.其他核医学检查设备

（1）PET-CT（SPECT-CT）

PET检查获得影像在空间分辨率上与CT相比，单一的PET图像比X线CT图像差。PET-CT是将螺旋CT和PET组合起来构成的复合系统，一次扫描可得到两种图像。将这两个图形融合，使它们互相取长补短，获得更全面的诊断信息。这两套扫描装置除联合使用外，也可独立使用。

（2）PET-MRI

PET-MRI是将PET的分子成像功能与MRI（核磁共振成像）卓越的软组织对比功能结合起来的一种新技术。它可以对在软组织中扩散的疾病细胞进行成像。它使病患能够在各个模式下进行扫描，该系统还可以分别收集PET和MRI影像。

PET-MRI检查与目前常用的PET-CT比较，放射对人体的损伤可以大幅度减低，MRI对人体无任何放射损伤。

（3）脏器功能测定仪

在核医学检查过程中，除上述使用设备，还有应用甲状腺功能仪、心功能仪、肾图仪等设备对甲状腺、心脏和肾脏等器官的功能进行测定。

（二）核医学治疗主要应用的放射性核素及治疗原理

当进行治疗时，医生将治疗用的放射性药物经口服或注射到病人体内，这些放射性药物进入人体后，就会特异性地聚集到病灶内，利用放射性核素发出的极短射程的β粒子或α粒子破坏病灶，达到治疗疾病的目的。临床正常组织由于治疗所用的射线射程短、辐射吸收剂量低而损伤很小。

目前临床常用的是发射β射线的放射性核素，包括 ^{131}I、^{89}Sr、^{32}P、^{90}Y 等。主要用于以下疾病：

（1）甲状腺疾病的治疗，包括 ^{131}I 治疗甲状腺功能亢进症、功能自主性甲状腺腺瘤及甲状腺癌等。^{131}I 能被甲状腺选择性地吸收，并参与甲状腺激素（TSH）的合成，利用 ^{131}I 的射线来破坏甲状腺细胞。^{131}I 发射的主要β射线为606.3 keV（90%），在组织中的射程较短，可有效地杀伤摄入 ^{131}I 的细胞，对邻近组织损伤不大。

（2）皮肤、角膜及黏膜疾病的治疗，包括β射线敷贴治疗皮肤毛细血管瘤、鲜红斑癣、瘢痕疙瘩、病变较局限的慢性湿疣、牛皮癣、扁平苔藓以及神经性皮炎、角膜和结膜非特异性炎症、角膜溃疡、翼状胬肉、角膜移植后新鲜血管、浅表鸡眼、寻常疣、尖锐湿疣、口腔黏膜白斑和外阴白斑等。

（3）骨转移癌的治疗，包括 ^{89}Sr 和 ^{153}Sm-EDTMP 治疗前列腺癌、肺癌、乳腺癌等癌症所致的多发性骨转移。^{89}Sr 是一种优良的骨肿瘤缓解治疗核素。其 β^- 射线最大能量为1.463 MeV，平均能量为0.58 MeV，能同时发射分支比为0.0095%，能量为0.909 MeV 的γ射线。^{89}Sr 的 β^- 射线在软组织的平均射程约2.4 mm，是目前较为理想的骨肿瘤放射性治疗核素。$^{32}PO_4$ 在骨肿瘤病灶内浓集，可用于骨转移癌的镇痛，但它也渗透入骨髓细胞，对造血功能有较大的抑制作用。

（4）实体肿瘤的放射性粒子植入治疗，包括 ^{125}I 粒子植入治疗前列腺癌、胰腺癌、肝癌、乳腺癌、肺癌及卵巢肿瘤等。

（5）嗜铬细胞瘤、神经母细胞瘤和肾上腺外恶性副神经节瘤的 ^{131}I-MIBG 治疗。

（6）血液病的 ^{32}P 治疗，包括真性红细胞增多症与原发性血小板增多症。

（7）体腔与滑膜疾病的放射性核素胶体 ^{32}P 治疗，包括癌性胸膜腔积液与关节滑膜炎等。

（8）风湿及免疫性疾病的 ^{99}Tc-MDP 治疗，包括治疗类风湿性关节炎、银屑病、关节炎、甲亢伴浸润性突眼、强直性脊柱炎、骨质疏松及其他骨关节疾病。

三、辐射危害因素

（一）医用放射性核素

1.放射性核素的来源

临床应用的放射性核素可通过反应堆生产、从裂变产物中提取、加速器生产和放射性核素发生器淋洗获得。

（1）反应堆是最强的中子源，利用核反应堆强大的中子流轰击各种靶核，可以大量生产用于核医学诊断和治疗的放射性核素。医学中常用的反应堆生产的放射性核素有 ^{99}Mo、^{113}Sn、^{125}I、^{131}I、^{32}P、^{14}C、^{3}H、^{89}Sr、^{133}Xe、^{186}Re、^{153}Sm 等。

（2）核燃料衰变后产生400多种裂变产物，有实际提取价值的仅十余种。在医学上有意义的裂变核素有 ^{99}Mo、^{131}I、^{133}Xe 等。

（3）加速器能加速质子、氘核、α粒子等带电粒子，这些粒子轰击各种靶核，引起不同核反应，生成多种放射性核素。医学中常用的加速器生产的放射性核素有^{11}C、^{13}N、^{15}O、^{18}F、^{123}I、^{201}Tl、^{67}Ga、^{111}In等。

（4）放射核素发生器是从长半衰期的核素（称为母体）中分离短半衰期的核素（称为子体）的装置。放射性核素发生器使用方便，在医学上应用广泛。医学中常用的发生器有^{99}Mo-^{99m}Tc发生器、^{188}W-^{188}Re发生器、^{82}Sr-^{82}Rb发生器、^{81}Rb-^{81m}Kr发生器等。

2.放射性药物质量控制

放射性药物在注射和服入受检者体内前必须进行质量控制（quality control，QC）。质量控制至关重要，它直接影响其有效性和安全性。质量控制的主要内容有物理性质、化学性质和生物学性质三方面。

（1）物理性质主要包括性状（澄明度、颜色、颗粒度）、放射性核纯度（指特定放射性核素的放射性活度占总放射性活度的百分数，radionuclide purity）、放射性活度（单位时间内原子核衰变数，radioactivity）等。

（2）化学性质主要包括pH、化学纯度（指以某一形式存在的物质的质量占该样品总质量的百分数）、放射化学纯度（是指以特定化学形态存在的放射性活度占总放射性活度的百分比，radiochemical purity，RCP或Rp）等。其中放射化学纯度对于放射性药物非常重要，有些放化杂质会浓集于现液和非靶器官，影响图像质量，甚至影响结果判断。放射化学纯度测定包括各成分的分离和放射性测量两个步骤，主要方法有放射性色谱法（如纸色谱和薄层色谱）、高效液相色谱法（HPLC）、电泳法等。

（3）生物学性质主要包括无菌、无热源、毒性检定、生物分布试验。

（二）核医学诊断过程中的辐射危害因素

用于放射性核素显像（radionuclide imaging）的药物种类繁多，新研发的放射性药物不断涌现，目前临床核医学放射性核素显像常用的放射性药物见表8.39。从表8.39中可以看出，^{99m}Tc应用得最为广泛。本节也将以^{99m}Tc、^{18}F的应用为例，对其应用过程中的放射防护进行分析。

表8.39 临床放射性核素显像常用的放射性药物

分类	放射性药物	临床应用
神经系统显像剂	^{99m}Tc-ECD、^{99m}Tc-HMPAO	脑血流灌注显像
	^{99m}Tc-DTPA	脑池显像
	^{99m}Tc-DTPA、^{99m}Tc-GH	脑血管显像
	^{18}F-FDG、$^{15}O_2$	脑代谢显像
心血管系统显像剂	$^{201}TICI$、^{99m}Tc-MIBI、^{99m}Tc-P53	心肌灌注显像
	^{99m}Tc-RBC、^{99m}Tc-HSA	心室显像
	^{99m}Tc-PYP	急性心肌梗死灶显像
	^{99m}Tc-MAA、^{99m}Tc-血小板	血栓显像

续表

分类	放射性药物	临床应用
	^{18}F-FDG、^{11}C-乙酸盐、^{11}C-PA、^{123}I-MIBG	心肌代谢显像、心肌受体显像
肺显像剂	^{99m}Tc-MAA	肺灌注显像
	^{99m}Tc-DTPA气溶胶、^{133}Xe、^{127}Xe、^{81}Kr^{m}	肺通气显像
消化系统显像剂	^{99m}Tc-PHY、^{99m}Tc-SC	肝显像
	^{99m}Tc-PHY、^{99m}Tc-变性RBC	脾显像
	^{99m}Tc-RBC	肝血池显像
	^{99m}Tc-EHIDA	肝胆显像
	^{99m}Tc-DTPA、^{99m}Tc-SC	胃排空显像、胃食道反流显像
	$^{99m}TcO_4^-$	异位胃黏膜显像
内分泌系统显像剂	$^{99m}TcO_4^-$	甲状腺显像
	^{123}I或^{131}I-NaI	吸碘试验，甲状腺显像、功能性甲癌转移灶显像
	^{201}TICI、^{99m}Tc-MIBI、^{99m}Tc-P53	甲状腺显像
	^{131}I-胆固醇	肾上腺皮质显像
	^{131}I或^{123}I-MIBG	肾上腺髓质显像
骨显像剂	^{99m}Tc-MDP、^{18}F	骨显像
泌尿系统显像剂	^{9m}Tc-DTPA	肾动态显像及肾小球滤过功能测定
	^{123}I或^{131}I-OIH、^{99m}Tc-MAG_3、^{99m}Tc-EC	肾动态显像及肾小管分泌功能测定
泌尿系统显像剂	^{99m}Tc-DSMA、^{99m}Tc-GH	肾静态显像
炎症显像剂	^{67}Ga-枸橼酸镓、^{111}In或^{99m}Tc-白细胞	炎症显像
淋巴显像剂	^{99m}Tc-硫化锑、^{99m}Tc-Tc-ASC、^{99m}Tc-DX	淋巴显像
肿瘤显像剂	^{67}Ga-枸橼酸镓、^{201}TICI、^{99m}Tc-MIBI	肿瘤非特异显像
	^{18}F-FDG、^{11}C-MET	肿瘤代谢显像
	放射性核素标记的单克隆抗体	肿瘤免疫显像
	^{123}I、^{111}In或^{99m}Tc-奥曲肽	肿瘤受体显像

1.SPECT 诊断工作场所辐射源项（以 ^{99}Mo-^{99m}Tc 为例）

放射性核素在核医学中应用的特点决定了作为SPECT 诊断检查最常用的放射性核素 ^{99m}Tc 的放射防护从生产开始至患者检查结束一直贯穿整个过程。作为非密封放射性核素，其工作场所为开放性工作场所。因此，对在该场所中工作的放射工作人员，除了考虑 ^{99m}Tc 产生的外照射，还应考虑吸入体内可能产生的内照射。按照 ^{99m}Tc 检查显像过程，其辐射源项的分布大致分为核素的生产和药物制备、放射性药物的注射以及受检者的检查三个阶段，辐射源项的分布详见表8.40。目前核医学检查显像所应用的 ^{99m}Tc 主要通过 ^{99}Mo-^{99m}Tc 发生器生产，一般情况下由医务人员自己进行淋洗。

表8.40　SPECT检查显像过程辐射源项（^{99m}Tc）的分布

序号	工作场所(或操作过程)	主要辐射源项
1	^{99}Mo-^{99m}Tc 淋洗场所(如果自己生产)	生产装置(γ射线)
2	^{99m}Tc 分装质控场所	放射性药物(γ射线)
3	^{99m}Tc 转运过程(从分装后到注射)	放射性药物(γ射线)
4	注射过程	放射性药物、受检者(γ射线)
5	注射后放射性药物受检者的休息场所	受检者(γ射线)
6	注射后放射性药物受检者的检查场所及过程	受检者(γ射线)
7	检查后受检者离开过程	受检者(γ射线)
8	专用卫生间	受检者排泄物(γ射线)
9	有关废弃物	注射用针头和针管等(γ射线)
10	气态放射性废物	受污染的空气(γ射线)
11	贮存场所	放射性药物(γ射线)

注：上述过程还应考虑放射性药物可能造成的表面污染问题，如淋洗台面、操作者工作服、手套以及注射台（或注射车）等。

在上述场所内工作的放射工作人员受到的辐射危害主要来自 ^{99m}Tc 释放的γ射线，这些照射表现为来自放射性药物的直接照射、泄漏辐射和散射辐射。在操作过程中，由于手部需要经常近距离接触放射性核素，其对手部产生的局部照射剂量相对于身体其他部位要大得多，因此应注意加强对手部的防护。^{99m}Tc 的物理化学特性详见表8.41。

表8.41 ^{99m}Tc的物理化学特性

放射性核素	锝-99m(^{99m}Tc)			物理半衰期	有效半衰期
原子序数	43	原子量	99	6.02 h	4.8 h
年摄入量限值(Bq)					
食入	所有化合物:9.0×10^8				
吸入	不指定化合物:1.0×10^9	氧化物、氢氧化物、卤化物、硝酸盐:7.0×10^8			
射线特性					
主要射线	最大能量/MeV	1 m处剂量率/(mSv/GBq)		铅半值层厚度/mm	
γ射线	0.141	0.033		0.27	

受检者接受检查后，由于仍有部分放射性核素在体内存留，受检者作为可移动的放射源，尽管其离开检查场所所引发的照射不属于职业照射范围，但其可对周围的公众产生额外照射，因此对其进行放射防护应引起足够的重视。

2.PET-CT诊断检查工作场所辐射源项（以^{18}F为例）

放射性核素^{18}F的应用流程向放射性核素^{99m}Tc的应用基本相同，也大致分为放射性生产和药物制备、放射性药物的注射以及受检者的检查三个阶段。不同的是，^{18}F是通过回旋加速器生产获得，^{18}F应用在PET-CT检查过程中。一般情况下PET-CT检查系统分为回旋加速器制药区（如果从外部购置含^{18}F的放射性药物，则没有该区域）和PET-CT检查区两部分，辐射源项的分布详见表8.42。

表8.42 PET-CT检查显像过程辐射源项（^{18}F）的分布

序号	工作场所(或操作过程)	主要辐射源项
1	^{18}F生产场所(如果自己使用回旋加速器生产)	回旋加速器(γ射线、中子)
2	^{18}F合成场所	合成箱(γ射线)
3	^{18}F质控过程	放射性药物(γ射线)
4	^{18}F分装过程	放射性药物(γ射线)
5	注射过程	放射性药物、受检者(γ射线)
6	^{18}F转运(从生产到注射)	放射性药物(γ射线)
7	注射后放射性药物受检者的休息场所	受检者(γ射线)
8	注射后放射性药物受检者的检查场所及过程	受检者(γ射线)
9	检查后受检者离开过程	受检者(γ射线)
10	专用卫生间	受检者排泄物(γ射线)
11	有关废弃物	注射用针头和针管等(γ射线)
12	气态放射性废物	受污染的空气(γ射线)
13	贮存场所	放射性药物(γ射线)

注：上述过程还应考虑放射性药物可能造成的表面污染问题，如合成和质控台面、操作者工作服、手套以及注射台（或注射车）等。

除^{18}F外，由于检查和科研的需要，核医学科的回旋加速器通过使用不同的离子源，还可能生产^{15}O、^{11}C、^{13}N等放射性同位素。表8.43列出了PET用核素及相关参数。

表8.43　PET用核素特征参数

核素	半衰期	正电子能最大能量/MeV	发射光子/MeV	光子数/衰变	剂量率常数 μSv·m²h⁻¹/MBq	1 h累积剂量/(μSv·m²/MBq)
^{11}C	20.4 min	0.96	0.511	2.00	0.148	0.063
^{13}N	10.0 min	1.19	0.511	2.00	0.148	0.034
^{15}O	2.0 min	1.72	0.511	2.00	0.148	0.007
^{18}F	109.8 min	0.63	0.511	1.93	0.143	0.119
^{64}Cu	12.7 h	0.65	0.511,1.346	0.38,0.005	0.029	0.024
^{68}Ca	68.3 min	1.9	0.511	1.84	0.134	0.101
^{82}Rb	76 s	3.35	0.511,0.776	1.92,0.13	0.159	0.006
^{124}I	4.2 d	2.17	0.511,0.603,1.693	0.5,0.62,0.3	0.185	0.184

表8.44　核医学PET检查常用核素的半值层

核反应	产物(核素)	HVL_{Pb}^{1}(mm)	$HVL_{砼}$^{2}(cm)
$^{18}O(p,n)^{18}F$	^{18}F	5	3.6
$^{16}O(p,\alpha)^{13}N$	^{13}N	5	3.6
$^{15}N(p,n)^{13}O$	^{13}O	5	3.6
$^{14}N(p,\alpha)^{11}C$	^{11}C	5	3.6

注：1.铅的HVL值，在不同的资料中有4 mm、4.2 mm、5 mm和5.5 mm 4种不同数据，取其中间值5 mm。

2.混凝土的HVL值，不同资料中也不一致，有3.6 cm和5 cm两种不同数据，需酌情应用。

表8.45　^{18}F的物理化学特性

<table>
<tr><td>放射性核素</td><td colspan="3">氟-18(^{18}F)</td><td colspan="2">物理半衰期</td><td>有效半衰期</td></tr>
<tr><td>原子序数</td><td>9</td><td>原子量</td><td>18</td><td colspan="2">1.83 h</td><td>1.83 h</td></tr>
<tr><td colspan="7">年摄入量限值/Bq</td></tr>
<tr><td>食入</td><td>所有化合物:4.0×10^8</td><td colspan="3">吸入</td><td colspan="2">所有化合物:2.2×10^8</td></tr>
<tr><td colspan="7">射线特性</td></tr>
<tr><td>主要射线</td><td>最大能量/MeV</td><td colspan="2">1 m处剂量率/(mSv/GBq)</td><td colspan="3">铅半值层厚度/mm</td></tr>
<tr><td>γ射线</td><td>0.662</td><td colspan="2">0.103</td><td colspan="3">6.5</td></tr>
</table>

（三）核医学治疗过程中的辐射危害因素

随着医学技术研究的深入开展，放射性核素治疗的范围也逐渐得到了拓展。表8.46列出了临床核医学目前主要应用的放射性核素。

表8.46　放射性核素治疗

放射性核素治疗药物	临床应用
^{131}I-NaI	甲亢与甲癌治疗
^{32}P-$CrPO_4$胶体	腔内治疗、组织间介入治疗
^{32}P-Na_2HPO_4	治疗真性红细胞增多症和原发性血小板增多症
^{32}P或^{90}Y-微球、^{188}Re-碘油	肿瘤动脉栓塞治疗
$^{89}SrCl_2$、^{153}Sm-EDTMP、^{188}Re-HEDP、^{125}I、^{103}Pd、^{198}Au粒籽源	骨转移癌骨疼治疗 肿瘤粒子植入内照射治疗
^{131}I-MIBG	嗜铬细胞瘤治疗

目前临床核医学开展最多的放射治疗是以^{131}I治疗甲状腺癌和甲亢为主。同诊断显像使用的^{18}F和^{99m}Tc相比，^{131}I释放的光子能量更高，其穿透能力更强。

对于^{131}I治疗甲亢，目前我国大部分医院一般采取的做法是首先与患者预约服药时间，在核医学科医生或护士监视服药后，自行离开核医学科返回家中休息，在该过程中除了^{131}I放射性药物，服完药物的患者都是需要考虑的辐射源项。对于^{131}I治疗甲状腺癌，相对甲亢治疗，患者服用的放射性药物量要大得多，这部分患者必须在专用的放射性核素治疗病房内进行住院治疗，待患者体内的放射性核素活度衰减到国家标准规定的水平（400 MBq），方可出院，在此过程中有关辐射源项的分布见表8.47。

表8.47　^{131}I治疗甲状腺癌过程辐射源项的分布

序号	工作场所（或操作过程）	主要辐射源项
1	^{131}I服务场所（^{131}I由外部购置）	放射性核素（γ射线、β射线）
2	^{131}I治疗场所（病房）	患者（γ射线）
3	专用卫生间（一般在病房内）	受检者排泄物（γ射线、β射线）
4	治疗后受检者离开过程	受检者（γ射线）
5	有关废弃物	服药器具（γ射线、β射线）
6	气态放射性废物	受污染的空气（γ射线）
7	贮存场所	放射性药物（γ射线）

表8.48　^{131}I的物理化学特性

放射性核素	碘-131(^{131}I)			物理半衰期	有效半衰期
原子序数	53	原子量	131	8.5 d	7.6 d
年摄入量限值/Bq					
食入	所有化合物:9.0×10^{8}		吸入	所有化合物:2.0×10^{6}	
射线特性					
主要射线	最大能量/MeV	1 m处剂量率/(mSv/GBq)		防护屏蔽	
γ射线	0.3645	0.076		铅半值层厚度:2.4 mm	
β射线	0.606	1.2			
β粒子射程/cm	空气	水/组织		塑胶	
	165	0.2		0.3	

同诊断显像使用^{18}F和^{99m}Tc一样，服用^{131}I后的患者，即使体内的放射性核素的活度达到国家标准规定的水平，其出院回家后短期内应尽可能避免外出和近距离接触家人，减少对其他人员产生不必要的照射。

四、放射防护设施及措施

（一）工作流程

1.诊断流程

核医学诊断显像涉及放射性操作的流程主要包括放射性核素的制备、药物合成、药物质控、药物分装、药物注射以及诊断检查等过程。此外，注射放射性药物后的受检者作为可移动的“放射源”，其在候诊和离开核医学科过程中对周围人员所造成的照射也应该进行控制。

（1）PET-CT检查

一般情况下，PET-CT检查的主要操作流程如下：

①回旋加速器制备放射性核素

制备前对回旋加速器进行调试，设置相应参数。回旋加速器在每次正式制备放射性同位素前均进行预处理。用水清洗和纯氮吹干药物传递管道；然后注入靶物质，以一定的束流轰击相应的时间（视所需制备量而定）后，将制备的核素自动传输到相应合成热室中；再用高纯氮气将药物传递管道吹干。回旋加速器运行期间，工作人员不进入加速器机房内，仅在回旋加速器质控室内操作。

②放射性药物合成和质控

加速器生产正电子核素以气体推送方式至热室中的化学合成装置，工作人员在热室操作间进行操作，放射性药物的合成由计算机控制的自动化程序完成。药物合成完毕，化学师分装少量药物，传送至质控室内进行放射性药物放化纯度及 无菌检测等质控操作。

③分装及药物转运

药物合成后，由化学师利用自动分装仪根据注射单标注的药量分装药物，分装好后，将注射器套入钨合金防护套，再装入药物转运防护罐内。药物转运防护罐传递注射准备室内（一般采用药物专用电梯运送药物）。一般情况下，化学师每次只分装一位受检者的使用药量。

④注射和候诊

注射：注射护士在注射准备室内，通过注射窗口对注射室内的受检者进行放射性药物静脉注射（或者采用注射车）。一般情况下，注射护士在每次注射前，为受检者建立静脉通道，每隔约20 min注射一位受检者。

候诊：受检者注射药物前，在注射前休息区候诊。注射药物后的受检者进入注射后候诊区内静卧候诊，注射后候诊时间一般为30～60 min。

⑤PET-CT诊断检查流程

摆位：工作人员在控制室通过传呼通话系统告知候诊区域内的受检者到PET-CT检查室内接受检查。由技师为受检者摆位，摆位完毕，技师回到PET-CT操作间。

检查：PET-CT检查前排空小便，待受检者摆位后，关闭PET-CT检查室防护门，技师在PET-CT操作间通过操作台控制完成自动诊断扫描检查程序。

留观：检查完毕后，受检者在留观室留观一段时间，经主管医生确认图像质量满意后，受检者方可离开；根据病情需要，部分受检者可能需要进行延迟显像CT增强扫描，CT增强检查前需签署知情同意书。

诊断：PET-CT图像重建，出具报告。检查资料原始数据及图像储存。

PET-CT检查工作流程见图8-13。

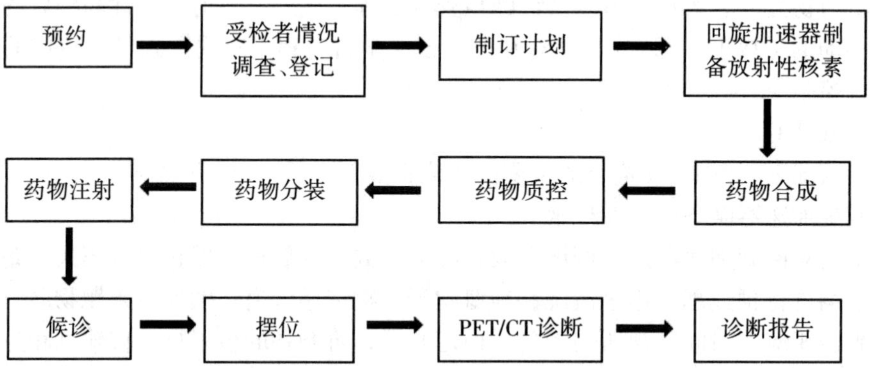

图8-13 PET-CT检查工作流程图

（2）SPET检查

SPECT检查流程与PET-CT检查流程主要不同点是前期放射性核素的生产。以SPECT检查常用的主要放射性核素^{99m}Tc为例，^{99m}Tc通过^{99}Mo-^{99m}Tc发生器获得，而不是通过加速器获得，药物合成后的操作流程与PET-CT检查流程基本相似。

2.治疗流程

对于 ^{131}I 治疗甲亢，目前我国大部分医院一般采取的做法是首先与患者预约服药时间，在核医学科医生或护士监视服药后，自行离开核医学科返回家中休息；^{131}I 治疗甲癌时，患者服药后需要住院，待患者体内的放射性核素衰变到国家标准规定的限值以下，方可离院。

（二）工作场所分区

根据《电离辐射防护与辐射源安全基本标准》的有关要求，应把放射工作场 所分为控制区和监督区，以便辐射防护管理和职业照射控制。

控制区：采取专门的防护手段和安全措施以便控制正常照射或防止污染扩展，并防止潜在照射或限制其程度。

监督区：未被确定为控制区，通常不需要采取专门防护手段和安全措施，但要不断检查其职业照射条件。

以PET-CT诊断为例，介绍核医学诊断场所的工作场所的布局和分区。

1.放射工作场所布局

核医学工作场所的合理布局，对于辐射危害的控制和管理至关重要。合理的布局不但便于管理，还可以避免放射性污染的扩散。一般的布局原则如下：

（1）核医学科与非放射性工作科室之间应有明显的分界隔离，有单独的出入口；

（2）相关功能区域按照工作流程从低活度区向高活度区进行布置；

（3）气流方向也应符合从低活度区向高活度区流向的原则；

（4）放射性药物运送路线、工作人员行走路线、注射前和注射后的受检者的行走路线之间尽量避免相互交叉；

（5）病人候诊区域内应有专用卫生间，专用卫生间和其他场所产生的放射性废液应汇集到衰变油中。

以PET-CT诊断场所为例，PET-CT诊断场所一般包括自旋加速器制药区和PET-CT检查区。图8-14给出了布局的示意图及行走路线的示例。在回旋加速器制药区中，药物在合成后通过传递窗传送到质控室进行质控操作，质控合格后，分装的药物通过药物电梯直接传送到注射准备室内，药物运送路线的合理安排避免了药流和人流的交叉；在PET-CT检查区中，注射前的受检者，注射药物后由注射室的单向门进入候诊区域，检查完毕后进入留观室，最后由留观室离开。合理的工作场所布局使工作人员与注射后的受检者的行走路线能够相互独立。

图8-15给出了核医学治疗室房间布局示意图。

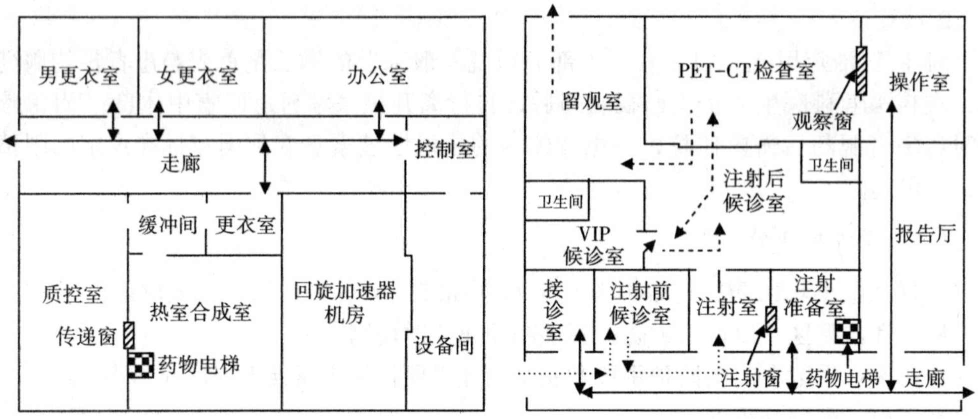

a.回旋回速器制药区　　　　b.PET-CT检查区

注：点线“……”为受检者注射药物前的行走路线，虚线“------”为受检者注射药物后的行走路线，实线“——”为放射工作人员进出路线，箭头代表行走方向。

图8-14　PET-CT场所及行走路线示意图

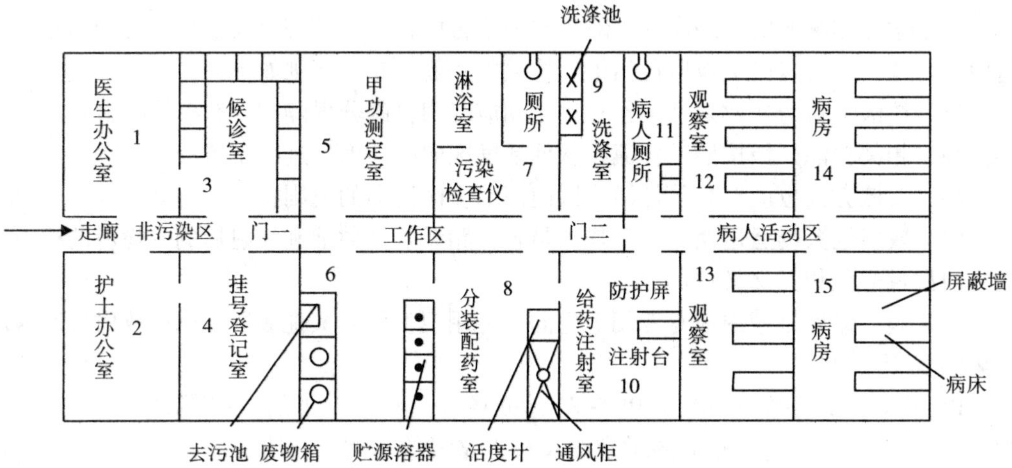

图8-15　核医学治疗室房间布局示意图

2.放射工作场所分区

以PET-CT诊断场所的工作场所（见图8-14）为例，一般情况下工作场所进行如下分区。

（1）控制区

回旋加速器制药区的控制区：回旋加速器机房、热室合成室；

PET-CT检查区的控制区：注射室、注射准备室、注射后候诊室、VIP候诊室、PET-CT检查室和留观室等。

控制区内禁止无关人员进入，进入热室合成室需更换工作服及鞋套，在控制区场所设置警示灯，悬挂电离辐射警示标识。注射后候诊区内应对候诊人员严格管理，不允许注射放射性药物后的候诊人员随便出入，除特别需要外，不允许其他人员陪护候诊，也不允许放射工作人员滞留在注射后候诊区内。病人使用的棉球等物品，及时清理，作为低放废物暂存，排泄物由专用卫生间排入衰变池中。

（2）监督区

回旋加速器制药区的监督区：回旋加速器控制室、质控室、设备间、缓冲间、更衣室等PET-CT检查区的监督区；操作室划为监督区。禁止无关人员进入此区。

其他工作区域，如接诊室、注射前候诊区、办公室、报告厅、走廊等划分为 非放射工作区。

（三）辐射防护屏蔽

1.辐射屏蔽材料

涉及放射性的功能房间一般首选普通混凝土作为主要的辐射屏蔽材料。有时也可以根据实际情况，选择实心砖、防护涂料等。防护门一般以铅作为主要的辐射防护材料，回旋加速器机房的防护门还可能需要考虑增加聚乙烯等轻质材料以屏蔽中子。操作箱/柜一般采用铅和高铅玻璃作为防护材料。

2.屏蔽设计和计算原则

一般情况下，在进行辐射防护屏蔽设计和计算时，应考虑以下原则：

（1）屏蔽目标应为核医学工作相关人员管理目标的一个较小份额（如取管理目标5 mSv/a的1/5）；

（2）习惯上$T<1/4$处按2.5 μSv控制，但不应苛求，如注射室、注射药物后的候诊室和受检者卫生间等；对于$T=1$处，满足公众0.1 mSv/a、职业人员1 mSv/a的同时，剂量率应小于2.5 μSv/h。

（3）应综合考虑时间因素（有效组织人流，减小实际驻留时间以及核素活度随时间的衰减因素）和距离因素及房间大小；

（4）注意不同核素的射线能量、空气比释动能率常数和γ射线在屏蔽物质中的HVL与TVL值。

3.辐射屏蔽计算

下面以PET-CT为例，简要介绍核医学检查过程中的辐射屏蔽计算。

（1）回旋加速器室的屏蔽计算

回旋加速器在生产放射性核素过程中主要产生中子和γ射线，对于回旋加速器室辐射防护屏蔽可参照《放射防护实用手册》等资料给出计算公式。

$$H_R = \left[\frac{r_0}{R}\right]^2 \times H \times 10^{-x/\mathrm{TVL}} \tag{8.30}$$

式中：H_R表示关注点周围当量剂率，μSv/h；r_0表示参考点γ辐射源的距离，m；H表示参考点中子或者γ射线的剂量率，μSv/h；x表示屏蔽材料的厚度，m；TVL表示中子在相应屏蔽材料中的什值层TVL_n或者γ射线在相应屏蔽材料中的什值层TVL_γ，m。

对于质子能量达到10 MeV，最大束流为100 μA的回旋加速器，当回旋加速 器正常运行时，其自屏蔽体各表面参考点的中子和γ射线的剂量率、平均能量、最大能量分别见表8.49和表8.50；计算中将参考点到源的距离设为1 m。

表8.49 医用回旋加速器自屏蔽体外的剂量率

参考点		中子/(μSv/h)	γ/(μSv/h)
A	左侧	11.5	6.5
B	右侧	5.0	3.0
C	上侧	9.0	5.0
D	前侧	28	17
E	后侧	7.5	4.5

表8.50 回旋加速器产生辐射的能量

辐射	中子/MeV	γ/MeV
平均能量	2.52	4.96
最大能量	10	10

参照《放射防护实用手册》等资料，保守考虑，对于平均能量为2.52 MeV的中子在铅中的TVL_n≈47.8 cm进行估算。

参考《辐射安全手册》提供的资料，“查图不同能量单能单向中子入射在普通混凝土中剂量当量十分之一值层”，计算可知：对于平均能量为2.52 MeV的中子，普通混凝土（ρ=2.5 g/cm^3）的TVL≈31.5 cm。对于钡水泥，以密度ρ=3.5 g/cm^{3}近似计算得TVL≈22.6 cm；查图“球壳屏蔽的中子剂量当量十分之一值层与中子的平均能量关系”，平均能量为2.52 MeV的中子在聚乙烯密度为0.94 g/cm^{3}中的TVL_n≈14.6 cm。

查图“屏蔽材料的平均半值层和十分之一值层”，计算可知：对于平均能量为4.96 MeV的γ射线，铅（ρ=11.3 g/cm^3）的TVL_γ≈6.5 cm，钡水泥（ρ=3.5 g/cm^3）的TVL_γ≈18.3 cm，混凝土（ρ=2.5 g/cm^3）的TVL_γ≈35.2 cm。

根据上述分析，可以核算回旋加速器室屏蔽设计。计算中，关注点选为房间天花板上1 m处，房间墙体、门、窗外30 cm处。对有自屏蔽的回旋加速器的辐射屏蔽计算，一般情况散射辐射可以忽略。

（2）其他放射性工作场所的屏蔽计算

其他放射性工作场所的屏蔽计算以屏蔽γ射线为主，参照《放射防护实用手册》等资料给出计算公式如下：

$$H_R = A \times f \times R^{-2} \times 10^{-X/\mathrm{TVL}} \tag{8.31}$$

公式中：H_R表示经屏蔽材料屏蔽后，关注点的剂量率，μSv/h；A表示药物的放射性活度，Bq；f表示剂量率常数，（μSv·m^2）/（h·MBq）；R表示关注点到辐射源的距离，m；x表示拟采用的屏蔽厚度，cm；TVL表示γ射线在相应屏蔽材料中的什值层，cm。

实际日最大操作量根据实际情况确定。放射性工作场所射线的TVL可按照0.511

MeV射线进行考虑。

屏蔽计算核实采用的源活度可按下列情况考虑：

①受检者注射的放射性药物活度，参考《PET-CT诊断学》。

单个受检者的 ^{18}F-FDG 用药量可按555 MBq（15mCi）进行计算。

②热室的源活度，合成柜可按照源活度为 3.7×10^{10} Bq（1 Ci）计算，分装柜按555 MBq（15mCi）进行计算。

③质控室的源活度，可按0.1 mCi计算。

④每次传送放射性药物活度，可按555 MBq（15mCi）进行考虑。

⑤对于废物桶，废物量可按185 MBq（10mCi）考虑。

⑥注射室、注射后VIP候诊间、注射后卫生间和注射后受检者走廊的源活度，按555 MBq（15mCi）进行估算。

⑦注射后休息区的源活度，一般1 h内，最多可以接受3个受检者进行检查，注射后休息区以同时候诊3人的活度（受检者体内药物活度555 MBq，分别经过0、20和40 min衰变后的总活度）估算，即约1500 MBq。

⑧PET-CT扫描间的源活度，应考虑到受检者候诊期间的放射性药物衰变，根据候诊时间为30～60 min，可采用30 min进行估计，PET-CT扫描间则按照单人体内药物活度约为459 MBq（受检者体内药物活度555 MBq，经过30 min衰减）计算屏蔽。

⑨留观室的源活度，受检者扫描检查完后一般在留观室留观15～30 min再离开，按留观30 min估算，留观室则按照2人体内药物总活度约为798 MBq（两人体内的 ^{18}F-FDG活度555 MBq），分别按45 min和60 min衰减计算屏蔽。

可参考《辐射安全手册》提供的资料，查图"屏蔽材料的平均半值层和十分之一值层"可知：对于能量为0.511 MeV的γ射线，铅（ρ=11.3 g/cm^3）的TVL≈1.65 cm，钡水泥（ρ=3.5 g/cm^3）的TVL≈9.1 cm，普通混凝土（ρ=2.5 g/cm^3）的TVL≈16.7 cm；灰砂砖（ρ=1.6 g/cm^3）的TVL≈26.3 cm，加气砖（ρ=0.6 g/cm^3）的TVL≈70.0 cm。

按照GBZ/T180—2006的要求："一般工作量下的机房屏蔽16 cm混凝土（密度2.35 t/m^3）或24 cm砖（密度1.65 t/m^3）或2 mm铅当量。较大工作量时的机房屏蔽：20 cm混凝土（密度2.35 t/m^3）或37 cm砖（密度1.65 t/m^3）或2.5 mm铅当量"。一般情况下，PET-CT墙体（含天花板），防护门和观察窗的等效铅当量大于2.5 mm铅当量数倍，满足对X射线防护的要求，同屏蔽γ射线相比，射线导致的增量可以忽略。

对于 ^{18}F的恰当的剂量率常数可参考AAPM Task Group 108：PET and PET/CT Shieldin，注射前为0.143（μSv·m^2)/(h·MBq)，注射后为0.092（μSv·m^2)/(h·MBq)。其他核医学工作场所的屏蔽计算可参考上述计算方法。核医学工作场所的辐射屏蔽应适当。按照使用不同放射性核素的活度结合空气比释动能率常数进行计算。图8-16给出了核医学科常见放射性核素距1 GBq裸源1 m处的剂量率，表8.51给出了常用放射性核素使用铅屏蔽所需的铅当量厚度，表8.52给出了不同核素的γ射线在屏蔽物质中的HVL。

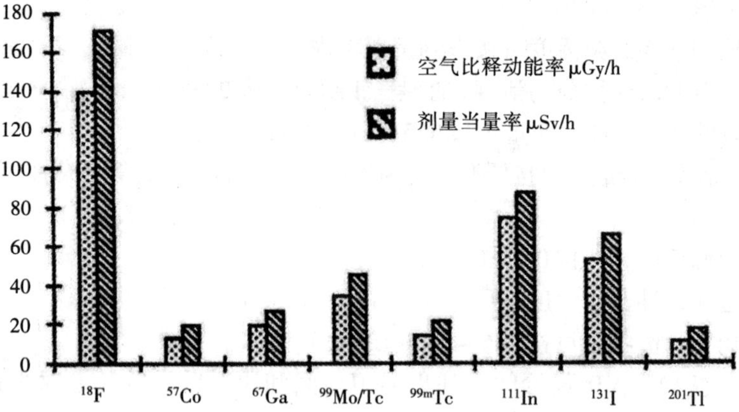

图8-16 距1GBq裸源1m处的剂量率

表8.51 核医学领域的放射性核素使用铅屏蔽所需的铅当量率

能量/keV	放射性核素	铅当量厚度/mm
<100	^{201}Tl、^{125}I、^{133}Xe、^{153}Gd	<0.7
<150	^{57}Co、^{99m}Tc	0.9
<250	^{111}In	2.5
<300	^{67}Ga	5.3
<400	^{131}I	11
<700	^{18}F、^{99}Mo	20

注意：第一半值层、第一什值层和以后的半值层、什值层的不同；“铅当量”是与γ射线能量有关的，并不同于医用诊断X射线铅当量。对于^{131}I、^{18}F等核素综合考虑后，铅不是首选建筑屏蔽材料。

表8.52 不同核素的γ射线在屏蔽物质中的HVL

屏蔽物质	不同核素的$HVL_1(TVL_1)$/mm							
	^{18}F	^{57}Co	$^{99}Mo-^{99m}Tc$	^{99m}Tc	^{111}In	^{125}I	^{131}I	^{201}Tl
Pb	6(17)	<1(<1)	1(19)	<1(1)	<1(3)	<1(<1)	3(11)	<1(1)
Fe	27(64)	6(18)	13(55)	1(19)	9(31)	<1(<1)	23(56)	3(12)

(四) 回旋加速器及制药区的放射防护

1.工作站

回旋加速器在控制间内设有固定的工作站，工作站是计算机控制的加速器操作系统，比操作台具有更广泛、更精细、更准确的功能：①显示加速器各系统运行参数是否正常，并进行控制；②设定各种运行参数，如束流、轰击时间等。回旋加速器系统在工作流程上采用自动化操作，从回旋加速器准备工作到放射性核素生成后传输都是自动控制的，避免了操作人员接受不必要的照射。

2. 自屏蔽

一般情况下，回旋加速器整体采用自屏蔽设施，在离子源部位设置有效吸收中子和γ辐射的材料，将回旋加速器生产过程中产生的各类射线的部分同外界环境隔离，对各种射线进行有效防护。自屏蔽设施设有安全门，用于检查维修。安全门与回旋加速器进行联锁，回旋加速器运行期间安全门不能被打开。

3. 防护门

回旋加速器室的防护门一般采用专用驱动门控系统，设置两套控制开关（控制室一套，门口一套），控制室内开启装置并与主机联锁。

电动门运行一般有三重保护：到位自停功能、运行极限断电功能、时间保护功能；设置远红外线保护型防夹装置，并采用继电器信号的门机联锁装置。并在门外配置工作指示灯和电离辐射警示标识。

4. 场所固定式剂量报警仪

回旋加速器制药区一般配置一套多通道辐射监测剂量监控系统，用于连续测量回旋加速器制药区内的γ辐射的剂量率值，可根据需要配备多个探测器，一般设置于回旋加速器室、回旋加速器的控制室、热室和全检质控室等场所。当剂量率超过所设定阈值时，自动给出声、光报警信号，并给出报警触点，可接报警灯铃。每通道可在测量范围内任意设置报警值。

5. 内照射及放射性污染的控制

核医学科的放射防护除考虑外照射防护外，还应该考虑内照射以及表面污染地防护，合理的通风和布局是控制核医学工作场所减少污染的重要措施。不同的核医学工作场所如果开展的工作不同，其所采取的防护措施也可能不同。一般情况下，核医学操作放射性核素的有关场所的地面与墙壁接缝无缝隙，而且光滑易清洗，在操作区域应设置通风橱和抽风机。

为了控制内照射污染，核医学科应设置合理的通风系统，保证控制区内的空气从低活度向高活度方向流动，必要时设置过滤装置。

6. 放射性药物操作防护措施

（1）按照 GB 11930—2010 和 GBZ 120—2006 的有关规定，操作放射性药物时应采取以下防护措施：

①操作放射性药物应有专门场所，放射性药物使用前应有恰当的屏蔽；

②装有放射性药物的注射器应有适当屏蔽；

③操作放射性药物应在衬有吸水纸的托盘内进行；

④工作人员应穿戴个人防护用品；

⑤在放射性工作场所不得进食、饮水、吸烟，也不得进行无关工作及存放无关物品；

⑥工作人员离开放射性工作室前应先洗手，进行表面污染监测，如果超过规定值，则应采取相应的去污措施；

⑦从控制区取出的任何物品都要进行表面污染水平检测；

⑧非密封源的操作应尽可能在通风橱、工作箱或手提箱内进行；

⑨可能造成污染的操作步骤，应在铺有塑料或不锈钢等易去除污染的工作台面上或搪瓷盘内进行。

（2）分装、注射等远距离操作的防护措施：

①尽可能保持制剂的屏蔽状态，如 ^{131}I治疗时制剂分装。

②采用固定的或可移动式屏蔽，如分装操作箱（台），注射屏蔽车。

③注射可使用带屏蔽的注射器。

④屏蔽与时间、距离防护结合。

⑤注意铅围裙的适用性，如对PET用 ^{18}F的 γ 射线几乎没有屏蔽效能。应获取实际的数据（控评）和可类比的数据（预评）。

⑥操作者应使用指、腕部剂量计。

7.放射性废物处理措施

《放射诊疗管理规定》第三十条规定，核医学诊疗产生的放射性固体废物、废液及受检者的放射性排出物应当单独收集，与其他废物、废液分开存放，按照国家有关规定处理。

（1）液态放射性废物

根据《医用放射性废物的卫生防护管理》，使用放射性核素日等效最大操作量等于或大于 2×10^{7} Bq的临床核医学单位，应设置放射性污水池以存放放射性废水直至符合排放要求时方可排放。核医学科产生的放射性废液应排放到专用污水池中，经过10个半衰期后按普通废水排放。按照估计的废水量，一般采用具有计算机自动控制的三级衰变池，配置的专用污水贮水池的容纳能力能够满足液态放射性废物储存要求。

液态放射性废物主要来源于受检者注射放射性药物 ^{18}F-PDG后所产生的排泄物、呕吐物和洁具间废水等放射性废液，放射性废液的活度主要受到使用注射后卫生间的受检者人数和时间间隔，以及冲水量等的影响，同时还需要考虑废液在管道内残留的影响。

（2）固态放射性废物

固态放射性废物主要来源于放射性药物 ^{18}F-PDG 操作过程中污染的注射器、手套、导管、药棉、纱布、吸水纸和破碎器皿等，以及回旋加速器更换下的过滤网、传输放射性同位素的导管等。

回旋加速器制药区：热室内应配备不低于20 mmPb的废物桶，回旋加速器是在注射室内的分隔屏蔽贮存盒、分隔屏蔽贮存盒装满时，再暂存到正电子药物使用废物桶中。固体废物贮存衰变10个半衰期后由医院集中处理。

（3）气态放射性废物

回旋加速器运行时，会产生少量气态感生放射性核素，尤其是加速器自屏蔽体内空气活化，应加以重视并采取措施进行处理。回旋加速器停止运行24 h内工作人员不进入机房，正常情况下气态感生放射性核素对工作人员不会造成严重危害。但应注意回旋加速器自屏蔽体打开时的危害，应制定相应操作规程和管理规定，并采取合理有效措施，保护工作人员的健康。

回旋加速器室应设立单独送风，废气排放管道末端应高出楼顶。

PET-CT检查区：注射后卫生间、PET-CT扫描间、药物暂存室、注射室、注射后休息室、注射后VIP候诊室、留观室和注射后受检者走廊等场所的废气采用管道汇集后，升至屋顶再进行排放，条件允许时，放射性废气最好过滤后再排放到大气中。

8.辐射防护检测设备和个人用品

《中华人民共和国职业病防治法》第二十三条规定，用人单位必须采用有效的职业病防护设施，并为劳动者提供个人使用的职业病防护用品。用人单位为劳动者提供的职业病防护用品必须符合防治职业病的需求；不符合要求的，不得使用。

核医学工作场所应配备以下辐射防护检测设备和个人防护用品，详见表8.53和表8.54。

表8.53 辐射防护检测设备

类别	配置场所(情况)
便携式表面污染监测设备	可用于PET-CT中心任何场所
个人剂量报警仪	工作时佩戴
场所固定和便携式监测报警设备	回旋加速器、回旋加速器的控制室、热室、全检质控室

表8.54 个人防护用品性能参数

名称	铅当量	用途
铅眼镜、柔软型铅背心(及膝)、铅帽和铅围脖四件为一套	0.5 mmPb	个人防护
正电子药物注射防护车	≥20 mmPb	注射备用
钨合金翻转防护罐	50 mmPb	药物转运(用于外包)
注射器钨合金防护套	15 mmPb	注射器防护
药物转运防护罐	≥20 mmPb	药物转运
正电子药物使用废物桶	≥20 mmPb	储存固体废物
铅防护废物桶	≥20 mmPb	存储维护更换的靶膜等废物，储存注射器、棉签等固体废物
分隔屏蔽贮存盒	≥20 mmPb	暂存注射器、棉签等固体废弃物

9.公告及警示标识

《中华人民共和国职业病防治法》第二十五条规定：产生职业病危害的用人单位，应当在醒目位置设置公告栏，公布有关职业病防治的规章制度、操作规程、职业病危害事故应急救援措施和工作场所职业病危害因素检测结果。

核医学工作场所，如加速器控制室、热室、全检质控室、药物传送室、PET-CT操作间等房间墙上应张贴相关操作规程和注意事项等。

《中华人民共和国职业病防治法》第二十五条规定，对产生严重职业病危害 的作业岗位，应当在其醒目位置，设置警示标识和中文警示说明。《中华人民共和国放射性污染防治法》第十六条规定，放射性物质和射线装置应当设置明显的放射性标识和中文警示说明。生产、销售、使用、贮存、处置放射性物质和射线 装置的场所，以及运输放射性物质和含放射源的射线装置的工具，应当设置明显 的放射性标志。《放射性同位素与射线装置安全和防护条例》第二十四条规定，生产、销售、使用、贮存放射性同位素和射线装置的场所，应当按照国家有关规 定设置明显的放射性标志。《放射诊疗管理规定》第十条规定，医疗机构应当对 下列设备和场所设置醒目的警示标志：装有放射性同位素和放射性废物的设备、容器，设有电离辐射标志；放射性同位素和放射性废物储存场所，设有电离辐射符号标志及必要的文字说明；放射诊疗工作场所的入口处，设有电离辐射警告标志；放射诊疗工作场所应当按照有关标准的要求分为控制区、监督区，在控制区进出口及其他适当位置，设有电离辐射警告标志和工作指示灯。此外，《操作非密封源的辐射防护规定》5.1.2节规定，宜在辐射工作场所的醒目位置悬挂（张贴）辐射警告标志。《工作场所职业病危害警示标识》规定，存在放射性同位素和使用放射性装置的作业场所，设置“当心电离辐射”警告标识和相应的指令标识。《X射线计算机断层摄影放射防护要求》5.3节规定，X射线CT机房门外应张贴电离辐射警示标志，并安装工作状态指示灯。

核医学工作场所如回旋加速器室和PET-CT扫描间外应设置工作状态指示灯，在回旋加速器室、热室、PET-CT扫描间、注射室、注射准备室、注射后候诊室、留观室、药物传送室和控制区出入口外应设置电离辐射警示标识。

10.其他防护措施

根据《放射诊疗管理规定》要求，事先告知患者或受检者辐射对健康的危害。在实施放射诊断检查前，分析不同检查方法的利弊，在保证诊断准确有效的前提下，尽量采用对人体健康危害最小的检查方法。医疗机构制定相关规章制度，检查前告知患者或受检者辐射对健康的危害，在保证诊断准确有效的前提下，尽量采用对人体健康危害最小的检查方法。

根据《放射诊疗管理规定》要求，开展核医学工作，须配备活度计。用于检测分装的药物活度是否准确，核对注射前的药物活度。

为减少受检者照射，应为受检者增加相应的防护用品，如注射后休息区采用铅板隔断，留观室内的受检者之间增加铅屏风，将注射后的受检者隔开，受检者的相互距离保持在1 m以上，以减少受检者相互间的照射。

表8.55为30例操作调查结果。

表8.55 30例 ^{18}F PET显像工作者剂量

工作内容	部位	平均剂量/μSv	年有效剂量/mSv
分装	左手	30.0	16.63
	右手	6.0	6.45
	全身	0.5	1.18
注射	手	3.00	—
	全身	1.27	—
显像摆位和采集	全身	9.9	4.99

第四节 射线探伤放射防护检测与评价

一、概述

射线探伤（radiographic testing，RT）是利用电离辐射（X射线等）探测物体的表面及内部的缺陷或结构的一种无损检测方法。射线探伤在工业上有着非常广泛的应用，它是工业无损探伤中主要采用的方法。工业无损探伤也使用非电离辐射手段，如磁粉检测、超声波检测、渗透检测、涡流检测等，但射线探伤占80%以上。随着射线探伤的广泛应用，其可能产生的放射性职业病危害防治不容忽视。

（一）射线探伤原理

X射线、γ射线等具有贯穿物质能力的辐射，在与物质相互作用过程中辐射强度逐渐减小，不同厚度、不同材质的物质对辐射强度的减弱程度不同。采用强度均匀的射线束照射物体，当物体局部区域存在缺陷或结构存在差异时，射线透过物体的衰减程度将发生改变，检测透射射线的强度，即可判别物体的局部区域缺陷和结构。

射线探伤技术应用最广泛的是X射线和γ射线工业探伤技术。射线探伤检测基本原理见图8-17所示。

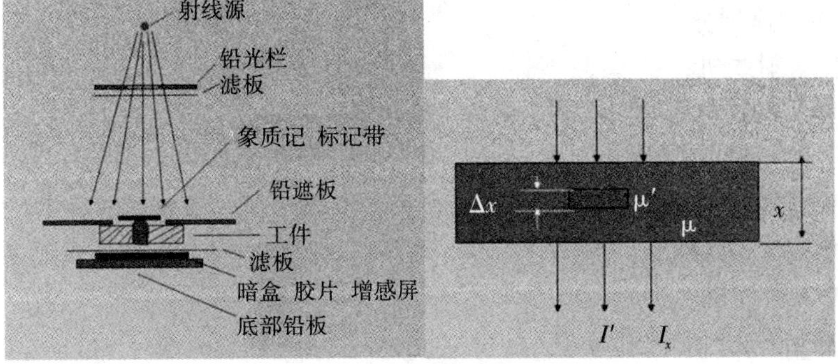

图8-17 射线探伤检测基本原理

假设窄束单能射线穿过物体，透过的射线将按以下指数规律减弱：

$$\frac{\Delta I}{I}=\frac{(\mu-\dot{\mu})\Delta T}{1+n},\Delta I=\dot{I}-I \tag{8.32}$$

当$\mu'<\mu$时，可得

$$\frac{\Delta I}{I}=\frac{\mu\Delta T}{1+n} \tag{8.33}$$

式中：I_0表示入射线强度；I、$\dot{I}$表示透射线强度，是受检物体的线吸收系数；$\dot{\mu}$表示缺陷的线吸收系数；T表示受检物体厚度，ΔT表示缺陷厚度；n表示散射比，定义为散射线强度与入射线强度之比；$\frac{\Delta I}{I}$表示物体对比度。只要缺陷在透射方向上具有一定的尺寸、其衰减系数与物体的线衰减系数具有一定差别，散射比控制在一定范围内，就能够获得由于缺陷存在而产生的对比度，从而发现缺陷。

射线探伤常用感光胶片检测由物体透射射线所形成的影像，将受检物体置于射线源与感光胶片之间，曝光后冲洗胶片，然后通过对感光胶片的评阅，以发现物体的内部缺陷。随着技术的进步，目前已出现带有固体探测器的工业X射线CT探伤机等设备检测射线。工业X射线CT探伤机采用锥状或线状X射线束对受检物体进行断层扫描，以获得二维断层图像或三维立体图像，通过图像分析受检物体内部结构、组成、材质及缺损状况。

（二）射线探伤种类

射线探伤使用的设备主要分为X射线机、密封放射源和粒子加速器等。按照射线种类可分为X射线探伤、γ射线探伤、β射线探伤、质子探伤、中子探伤等。在此主要介绍X射线探伤和γ射线探伤应用的职业病危害。

1.X射线探伤

射线机由射线发生器、高压发生器、冷却系统、控制系统四部分组成。

（1）按结构划分

a.携带式X射线机：体积小、重量轻、易携带、可用于施工现场、野外及高空作业；

b.移动式X射线机：能在车间或实验室移动，适用于固定或半固定场所的中、厚板焊件的探伤；

c.固定式X射线机：固定在确定的工作环境中，靠移动焊件未完成探伤工作。

（2）按用途划分

a.定向X射线机；

b.周向X射线机；

c.管道爬行器；

d.软X射线机；

e.微焦点X射线机；

f.脉冲X射线机。

（3）按频率划分

按X射线管高压波形式的频率可分为工频X射线机（50～60 Hz）、变频X射线机

（300～800 Hz）和高频X射线机（>5 kHz）。

（4）按绝缘介质种类划分

可分为绝缘介质为变压器油的油绝缘X射线机和绝缘介质为SF_6的气体绝缘X射线机。

常用X射线机见图8-18。

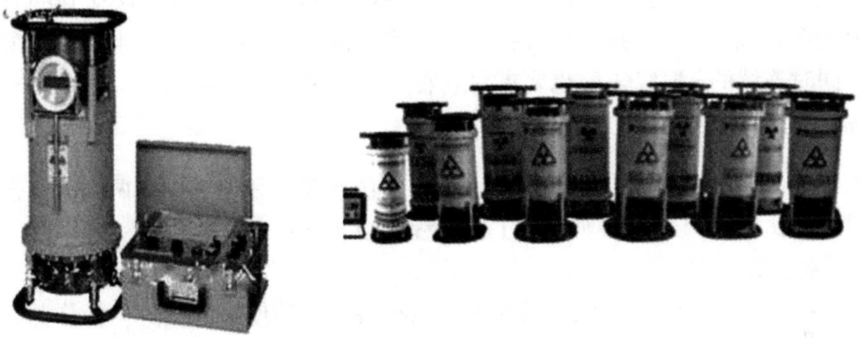

图8-18　常用X射线机

2.γ射线探伤

γ射线探伤机主要由五部分组成：源组件（密封γ射线源）、源容器（主机体）、输源（岛）管、驱动机构和附件。

γ射线探伤机可分为固定式、移动式和可携式三类。可携式γ射线探伤机轻便，体积小，重量小，方便携带，使用方便。但从辐射防护的角度看，其不能装备能量高的射线源。常用γ射线探伤源有^{60}Co、^{137}Cs、^{192}Ir等。^{192}Ir射线能量相对较低，容易屏蔽，在移动式探伤机中使用最多。

对于可携式的探伤装置，源容器中设有源闸，其启闭与安全锁联锁，在源容器的出源口外还设有屏蔽保护板，在装置处于贮源的非工作状态下必须使用该板保护出源口。

（三）探伤设备的选择

选择探伤设备考虑的首要因素是探伤机射线源发出的射线对待检工件的穿透能力。对于X射线机主要取决于管电压，γ射线源主要取决于源的核素种类（能量）。

常用辐射源适用的受检材料的厚度见表8.56。

表8.56　常用辐射源适用的受检材料的厚度

辐射源	受检材料厚度/cm		
	铁	钛	铝
管电压为40～100 kV的X射线装置	0.4～15	0.1～30	0.5～45
放射源^{170}Tm、^{192}Ir、^{137}Cs、^{60}Co γ射线探伤机	0.1～20	0.2～30	0.3～50
能量为4～35 MeV的电子加速器	5～45	9～90	15～180

X射线机和γ射线机由于结构区别较大，适用的工作条件也不同，选择探伤设备时需对此加以考虑。

X射线探伤的优点是保管方便，射线强度调整快捷，且源强不随时间衰减。但X射线探伤机工作时需要电源，故适合在固定场所或电源有保障的情况下使用。

γ密封放射源探伤的优点是射线穿透能力强，源体积小，辐射具有各向同性且不受外部影响，对水、电无特殊要求，因此可在X射线机和加速器无法达到的狭小部位工作。但受源强限制，γ密封放射源探伤灵敏度略低于X射线机，且半衰期短的源需频繁更换，同时连续的γ射线辐射也要求对其有严格的射线防护措施。

（四）射线探伤工艺流程

按照工作场所的不同，射线探伤可分为探伤室探伤和现场探伤两类。以采用感光胶片的射线探伤为例，射线探伤主要工艺流程介绍如下：

1.准备工作

（1）接到检测申请后，依据检测工作量准备出足够使用的胶片。探伤前，工作人员将被检工件送入探伤室并调整至合适的位置，在工件待检部位布置感光胶片并加以编号；

（2）班组工作人员佩戴个人剂量计、个人剂量报警仪，携带便携式剂量巡测仪；

（3）进行场所与装置安全防护检查，包括固定探伤室的安全设施、现场探伤场所控制区与监督区划分及分区管制设施。

2.曝光检测

一般曝光检测流程为：设备对焦与固定→标记→贴片→X射线机设置参数→安全及防护检查→曝光。

3.暗室准备和处理

暗室处理的工作内容包括：显影液和定影液配置、切片、装片、冲片等工作。

4.评片、审核、形成报告

由评片人员评定出结果，经审核人员审核后形成报告。此工作包括底片整理、评片、记录、审核、形成报告等过程。

二、放射性职业病危害因素识别与分析

对于X射线机和γ放射源的射线探伤作业，主要的放射性职业病危害因素为X射线或γ射线。

常用的X射线机探伤机管电压一般分为160 kV、220（225）kV、250 kV、300 kV、320 kV和450 kV。500 kV以上的X射线一般由加速器产生。X射线机采用X射线发生器产生X射线，只有在其开机时才会存在辐射危害。而γ射线探伤装置上所带的射线源是放射性同位素，其生产、运输、安装、调试、运行和放置等各个环节都必须考虑辐射防护。

按照《建设项目职业病危害风险分类管理目录（2012年版）》，射线探伤的职业病危害类别属于严重类。按照《关于发布射线装置分类办法的公告》（国家环境保护总局

公告2006年第26号），射线探伤装置属于Ⅱ类射线装置。按照《关于发布放射源分类办法的公告》（国家环境保护总局公告2005年第62号）和《基于危险指数的放射源分类》（GBZ/T 208—2008），工业射线探伤源属于Ⅱ类源。

（一）辐射源项

1.有用线束

辐射源发出的用于射线探伤的辐射。对于X射线探伤装置，由装置壳体的窗口（或准直器）限定。对于放射源探伤装置，各个方向均可受到放射源的照射，有用线束呈4π立体角方向照射。

2.泄漏辐射

辐射源发出的并穿过屏蔽介质（如探伤装置屏蔽壳体、准直器、墙体）的全部无用辐射。

3.散射辐射

由有用线束、泄漏辐射入射到散射体（如受检物体、墙体等）而发生方向偏离或（和）能量降低的辐射。

（二）正常工作时的放射性职业病危害因素

（1）穿过探伤室屏蔽体的透射辐射；

（2）探伤室内的辐射经探伤室屏蔽体上的管孔散射，在管孔出口处的杂散辐射；

（3）现场探伤时在控制区边界外的控制台处的辐射和在监督区外界的辐射；

（4）放射源装置探伤时，涉源容器操作受源容器泄漏辐射的照射。

（三）非正常工作意外时的放射性职业病危害因素

（1）探伤室内探伤装置照射工作中（包括探伤作业和探伤装置维修、检测），人员误入探伤室内所受照射；

（2）有人员滞留探伤室内时，操作人员启动探伤装置，使室内人员受到照射；

（3）现场探伤时因控制区设置不合理或未有效管制控制区边界，人员受到超过预期控制量的照射；

（4）放射源探伤装置，因放射源与源链意外脱节，或因装置、操作问题源链输出后不能收回，导致辐射事故及对其进行应急处置时的照射；

（5）放射源丢失等意外事故时，对涉源人员的照射。

三、职业病危害放射防护设施与措施

（一）工业X射线探伤放射防护要求

按照《工业X射线探伤放射防护要求》（GBZ 117—2015），射线探伤作业应满足如下要求：

1.射线现场探伤作业

只有在探伤室内不能完成的工作，才采取现场探伤的作业方式；应按探伤对象选择探伤；在达到检测目的条件下，应该以便辐射剂量合理降至最低水平为原则控制照射条件。

（1）X射线现场探伤作业分区设置要求

①探伤作业时，应对工作场所实行分区管理，并在相应的边界设置警示标识。

②一般应将作业场所中周围剂量当量率大于15 μSv/h 的范围内划为控制区。如果每周实际开机时间明显不同于7 h，控制区边界周围剂量当量率应按公式（8.34）计算：

$$K=100/t \quad (8.34)$$

式中：K表示控制区边界周围剂量当量率，μSv/h；t表示每周实际开机时间，h；100～5 mSv平均分配到每年50工作周的数值，即100 μSv/周。

③控制区边界应悬挂清晰可见的“禁止进入X射线区”警告牌，探伤作业人员在控制区边界外操作，否则应采取专门的防护措施。

④现场探伤作业工作过程中，控制区内不应同时进行其他工作。为了使控制区的范围尽量小，X射线探伤机应用准直器，视情况采用局部屏蔽措施（如铅板）。

⑤控制区的边界尽可能设定实体屏障，包括利用现有结构（如墙体）、临时屏障或临时拉起警戒线（绳）等。

⑥应将控制区边界外、作业时周围剂量当量率大于2.5 μSv/h 的范围划为监督区，并在其边界上悬挂清晰可见的“无关人员禁止入内”警告牌，必要时设专人警戒。

⑦现场探伤工作在多楼层的工厂或工地实施时，应防止现场探伤工作区上层或下层的人员通过楼梯进入控制区。

⑧探伤机控制台应设置在合适位置或设有延时开机装置，以便尽可能降低操作人员的受照剂量。

（2）X射线现场探伤作业的准备

①在实施现场探伤工作之前，运营单位应对工作环境进行全面评估，以保证实现安全操作。评估内容至少应包括工作地点的选择、接触的工人与附近的公众、天气条件、探伤时间、是否高空作业、作业空间等。

②运营单位应确保开展现场探伤工作的每台X射线装置至少配备两名工作人员。

③应考虑现场探伤对工作场所内其他的辐射探测系统带来的影响（如烟雾报警器等）。

④现场探伤工作在委托单位的工作场地实施的准备和规划，应与委托单位协商适当的探伤地点和探伤时间、现场的通告、警告标识和报警信号等，避免造成混淆。委托方应给予探伤工人充足的时间以确保探伤工作的安全开展和所需安全措施的实施。

（3）X射线现场探伤作业安全警告

①应有提示“预备”和“照射”状态的指示灯和声音提示装置。两种信号灯应有明显区别，且与工作场所内其他报警信号有区别。

②警示信号指示装置应与探伤机联锁。

③在控制区的所有边界都应能清楚地听见或看见“预备”信号和“照射”信号。

④应在监督区边界和建筑物的进出口的醒目位置张贴电离辐射警示标识和警告标语等提示信息。

（4）X射线现场探伤作业安全操作要求

①周围式探伤机用于现场探伤时，应将X射线管头组装体置于被探伤物件内部进行

透照检查。做定向照射时应使用准直器（仅开定向照射口）。

②应考虑、控制器与X射线管和被检物体的距离、照射方向、时间和屏蔽条件等因素，选择最佳的设备布置，并采取适当的防护措施。

（5）X射线现场探伤作业的边界巡查与监测

①开始现场探伤之前，探伤工作人员应确保在控制区内没有任何其他人员，并防止有人进入控制区。

②控制区的范围应清晰可见，工作期间要有良好的照明，确保没有人员进入控制区。如果控制区太大或某些地方不能看到，应安排足够的人员进行巡查。

③在试运行（或第一次曝光）期间，应测量控制区边界的剂量率以证实边界设置正确。必要时应调整控制区的范围和边界。

④现场探伤的每台探伤机应至少配备一台便携式剂量仪。开始探伤工作之前，应对剂量仪进行检查，确认剂量仪能正常工作。在现场探伤工作期间，便携式测量仪应一直处于开机状态，防止X射线曝光异常或不能正常终止。

⑤现场探伤期间，工作人员应佩戴个人剂量计、直读剂量计和个人剂量报警仪。个人剂量报警仪不能替代便携巡测仪，两者均应使用。

2.射线探伤室探伤

（1）防护安全要求

①探伤室的设置应充分考虑周围的辐射安全，操作室应与探伤室分开并尽量避开有用线束照射的方向。

②应对探伤工作场所实行分区管理。一般将探伤室墙壁围成的内部区域划为控制区，与墙壁外部相邻区域划分为监督区。

射线探伤室墙和入口门的辐射屏蔽应同时满足：

a.人员在关注点的周剂量参考控制水平，职业工作人员不大于100 μSv/周，公众不大于5 μSv/周；

b.关注点最高周围剂量当量率参考控制水平不大于2.5 μSv/h。

探伤室顶的辐射屏蔽应满足：

a.探伤室上方已建、拟建建筑物或探伤室旁邻近建筑物在自辐射源点到探伤室顶内表面边缘所张立体角区域内时，探伤室顶的辐射屏蔽要求同③；

b.对不需要人员到达的探伤室顶，探伤室顶外表面30 cm处的剂量率参考控制水平通常可取为100 μSv/h。

③探伤室应设置门-机联锁装置，并保证在门（包括人员门和货物门）关闭后X线装置才能进行探伤作业。门打开时应立即停止X射线照射，关上门不能自动开始X射线照射。门-机联锁装置的设置应方便探伤室内部的人员在紧急情况下离开探伤室。

④探伤室门口和内部应同时设有显示“预备”和“照射”状态的指示灯和声音提示装置。“预备”信号应持续足够长的时间，以确保探伤室内人员安全离开。

⑤照射状态指示装置应与X射线探伤装置联锁。

⑥探伤室内、外醒目位置处应有清晰的对“预备”和“照射”信号意义的说明。

⑦探伤室防护门上应有电离辐射警告标识和中文警示说明。

⑧探伤室内应安装紧急停机按钮或拉绳，确保出现紧急事故时，能立即停止照射。按钮或拉绳的安装，应使人员处在探伤室内任何位置时都不需要穿过主射线束就能够使用。按钮或拉绳应当带有标签，标明使用方法。

⑨探伤室应设置机械通风装置，排风管道外口避免朝向人员活动密集区。每小时有效通风换气次数应不小于3次。

（2）安全操作要求

①探伤工作人员进入探伤室时除佩戴常规个人剂量计外，还应配备个人剂量报警仪。当辐射水平达到设定的报警水平时，剂量仪报警，探伤工作人员应立即离开探伤室，同时阻止其他人进入探伤室，并立即向辐射防护负责人报告。

②应定期测量探伤室外周围区域的辐射水平或环境的周围剂量当量率，包括操作者工作位置和周围毗邻区域人员居留处。测量值应当与参考控制水平相比较。当测量值高于参考控制水平时，应终止探伤工作并向辐射防护负责人报告。

③交接班或当班使用剂量仪前，应检查剂量仪是否正常工作。如在检查过程中发现剂量仪不能正常工作，则不应开始探伤工作。

④探伤工作人员应正确使用配备的辐射防护装置，如准直器和附加屏蔽，把潜在的辐射降到最低。

⑤在每一次照射前，操作人员都应该确认探伤室内部没有人员驻留并关闭防护门。只有在防护门关闭、所有防护与安全装置系统都启动并正常运行的情况下，才能开始探伤工作。

⑥开展探伤室设计时未预计到的工作，如工件过大必须开门探伤，应遵循“X射线现场探伤作业”中（1）、（3）、（4）、（5）的要求。

（二）X射线探伤屏蔽计算

依据《工业X射线探伤室辐射屏蔽规范》（GBZ/T 250—2014），X射线探伤需用屏蔽的辐射包括有用线束、泄露辐射和散射辐射。有用线束的整个墙面均考虑有用线束屏蔽，不考虑进入有用线束区的散射辐射。散射辐射考虑以0°入射探伤工件的90°散射辐射。

X射线探伤屏蔽计算包含两种情况：①已知关注点的剂量率参考水平Hc，求所需的屏蔽物质厚度X；②已知屏蔽物质厚度X，求关注点的剂量率H。

1.剂量率参考控制水平Hc的确定

人员在探伤室墙外或门外的周剂量参考控制水平H_c应满足：对于工作人员小于100 μSv/周，对于公众小于5 μSv/周。相应的剂量率参考控制水平$H_{c,d}$由（8.35）式计算：

$$H_{c,d} = \frac{\dot{H}_C}{(t \cdot U \cdot T)} \tag{8.35}$$

式中：$\dot{H}_C$表示周剂量参考控制水平，μSv/周；U表示探伤装置向关注点方向照射的使用因子；T表示人员在相应关注点驻留的居留因子；t表示探伤装置周照射时间，h/周。

同时探伤室墙外关注点的剂量率不得超过$H_{c,max}$，$H_{c,max}$=2.5 μSv/h。实际屏蔽计算时，H_c取$H_{c,d}$和$H_{c,max}$中较小者。

2.有用线束

(1) 已知关注点的剂量率参考控制水平H_c

第一步：按（8.36）式计算屏蔽设计所需的屏蔽投射因子B：

$$B=\frac{\dot{H}_C \cdot R^2}{I \cdot H_0} \tag{8.36}$$

式中：$\dot{H}_C$表示剂量率参考控制水平，μSv/h；R表示辐射源点（靶点）至关注点的距离，m；I表示X射线探伤装置在最高管电压下的常用最大管电流，mA；H_0表示距辐射源点（靶）1 m处输出剂量，μSv·m²/（mA·h），见表8.57。

表8.57 X射线输出量

管电压/kV	虑过条件	输出量/[(mGy·m²)/(mA·hmin)]
150	2 mm铝	18.3
	3 mm铝	5.2
200	2 mm铝	28.7
	3 mm铝	8.9
250	0.5 mm铜	16.5
	3 mm铝	13.9
300	3 mm铝	20.9
	3 mm铜	11.3
400	3 mm铜	23.5

第二步：查出屏蔽透射因子B对应的屏蔽物质厚度X。

(2) 给定屏蔽物质厚度X

第一步：查出相应的屏蔽投射因子B。

第二步：关注点的剂量率H按（8.37）式计算：

$$\dot{H}=\frac{I \cdot H_0 \cdot B}{R^2} \tag{8.37}$$

式中：I表示X射线探伤装置在最高管电压下的常用最大管电流，mA；H_0表示距辐射源点（靶点）1 m处输出量，μSv·m²（mA·h），见表8.57；B表示屏蔽透射因子；R表示辐射源点（靶）至关注点的距离，m。

3.泄漏辐射

(1) 已知关注点的剂量率参考控制水平H_C

第一步：按（8.38）式计算屏蔽设计所需的屏蔽透射因子B：

$$B=\frac{\dot{H}_C \cdot R^2}{\dot{H}_L} \tag{8.38}$$

式中：$\dot{H}_C$表示剂量率参考控制水平，μSv/h；R表示辐射源点（靶点）至关注点的距离，m；$\dot{H}_L$表示距靶点1 m射线管组装体的泄漏辐射剂量率，μSv/h，其典型值见表8.58。

第二步：按（8.39）式计算出所需的屏蔽物质厚度

$$X = -\mathrm{TVL} \cdot \lg B \tag{8.39}$$

式中TVL由表8.58确定，X与TVL取相同的单位。

表8.58 X射线束在铅和混凝土中的半值层和什值层厚度

X射线管电压/kV	半值层厚度/mm		什值层厚度/mm	
	铅	混凝土	铅	混凝土
150	0.29	22	0.96	70
200	0.42	26	1.4	86
250	0.86	28	2.9	90
300	1.7	30	5.7	100
400	2.5	30	8.2	100

表8.59 X射线探伤机的泄漏辐射剂量率

X射线管电压/kV	距靶点1 m处的泄漏辐射剂量率/(μSv/h)
<150	1×10^3
150～200	2.5×10^3
>200	5×10^3

（2）给定屏蔽物质厚度X

第一步：由（8.40）式计算相应的屏蔽投射因子B。

$$B = 10^{-x/\mathrm{TVL}} \tag{8.40}$$

式中，TVL由表8.58确定，X与TVL取相同的单位。

第二步：关注点的剂量率$\dot{H}$按（8.41）式计算：

$$\dot{H} = \frac{\dot{H}_L \cdot B}{R^2} \tag{8.41}$$

式中：B表示屏蔽投射因子；R表示辐射源点（靶点）至关注点的距离，m；H_L表示距靶点1 m射线管组装体的泄露辐射剂量率，μSv/h，其典型值见表8.59。

4.散射辐射

X射线以0°入射到探伤工件上，被探伤工件90°散射时，散射辐射的最高能量低于入射X射线的最高能量。散射辐射与入射X射线的对应关系见表8.60。须使用该散射X射线能量相应的什值层（见表8.58）计算其在屏蔽物质中的辐射衰减。

表8.60　原始X射线入射后，相应的90°散射辐射

原始X射线/kV	散射辐射/kV
150≤kV≤200	150
200<V≤300	200
300<V≤400	250

注：该表仅用于以什值层计算散射辐射在屏蔽物质中的衰减。

（1）已知关注点的剂量率参考控制水平H_C

第一步：按（8.42）式计算屏蔽设计所需的屏蔽投射因子B

$$B = \frac{\dot{H}_C \cdot R_S^2}{I \cdot H_0} \cdot \frac{R_0^2}{F \cdot \alpha} \tag{8.42}$$

式中：$\dot{H}_C$表示剂量率参考控制水平，μSv/h；R_s表示散射体至关注点的距离，m；R_0表示辐射源点（靶点）至探伤工件的距离，m；I表示X射线探伤装置在最高管电压下的常用最大电流，mA；H_0表示距辐射源点（靶点）1 m处输出量，μSv·m²/（mA·h），以mSv·m²/（mA·min）为单位的值乘以6×10^4，见表8.57；

F表示R_0处的辐射面积，m²；α表示散射因子，入射辐射被单位面积（1 m²）散射体散射到距其1 m处的散射辐射剂量率与该面积上的入射辐射剂量率的比。α与散射物质有关，在未获得相应物质的α值时，以水散射体的α值保守估计（见表8.61）。

表8.61　入射辐射面积为400 cm²水模体散射至1 m处的相对剂量比值α_w

管电压/kV	90°散射角的α_w
150	1.6×10^{-3}
200	1.9×10^{-3}
250	1.9×10^{-3}
300	1.9×10^{-3}
400	1.9×10^{-3}

注：（8.42）式计算时散射因子α可保守地取$\alpha_w \cdot 10000/400$。

第二步：根据表8.60并查表8.58的相应值，确定90°散射辐射的TVL。

第三步：由（8.39）式计算出所需的屏蔽物质厚度X 。

（2）给定屏蔽物质厚度X

第一步：根据表8.60并查表8.58的相应值，确定90°散射辐射的TVL。

第二步：由（8.38）式计算出所需的屏蔽透射因子B。

第三步：关注点的剂量率$\dot{H}$按（8.40）式计算：

$$\dot{H} = \frac{I \cdot H_0 \cdot B}{R_S^2} \cdot \frac{F \cdot \alpha}{R_0^2} \tag{8.43}$$

式中：I表示X射线探伤装置在最高管电压下的常用最大管电流，mA；H_0表示距辐射源点（靶点）1 m处输出剂量，μSv·m²/（mA·h），以mSv·m²/（mA·min）为单位的值乘以6×10^4，见表8.57；B表示屏蔽透射因子；F表示R_0处的辐射面积，m²；α表示散射因子，入射辐射单位面积（1 m²）散射体散射到距其1 m处的散射辐射剂量率与该面积上的入射辐射剂量率的比。与散射物质有关，在未获得相应物质的α时，可以以水的α值保守估计，见表8.61。R_0表示辐射源点（靶点）至探伤工件的距离，m；R_S表示散射体至关注点的距离，m。

（三）工业γ射线探伤要求

按照《工业γ射线探伤放射防护标准》(GBZ 132)，γ射线探伤应满足如下要求:

1.γ射线探伤通用防护要求

（1）应使用为γ射线探伤设计的专门设备，探伤人员应全面熟悉所使用设备，以及操作方法和潜在可能发生的问题。

（2）所用放射源的核素和活度应优化选择，既获得足够的探伤检查信息，对控制工作人员的受照射剂量符合“合理达到尽量低的水平”原则。

（3）探伤作业人员应佩戴符合审管部门要求的个人剂量计，并配备能在现场环境条件下被听见的并可读出的个人剂量报警仪。每一个工作小组应至少配备一台经计量检定合格并持有检定证书的便携式巡测仪。

（4）探伤作业之前，应对探伤机做如下检查：检查源容器和输源导管特别是管端连接处；确认放射源紧锁装置工作正常；源链与控制导管连接有效；检查源容器和源导管连接牢固。检查源罐标签和源的标志内容是否清晰；测量源容器表面的空气比释动能率是否符合表8.62要求，并确认放射源处于安全屏蔽状态。如发现以上情况与正常情况不一致，应检查与维修设备。

（5）探伤作业中，每次接近探伤和导管端头或源容器，必须携带巡测仪监察。每次曝光结束取片和准备下一张检测片时，应在巡测仪监察下关闭源容器的快门再进行操作。

表8.62　不同类型探伤机源容器外围的空气比释动能率控制值

探伤机类别与代号		距容器表面不同距离处空气比释动能率控制值/(mGy/h)		
		0 cm	5 cm	100 cm
手提式	P	2	0.5	0.02
移动式	M	2	1	0.05
固定式	F	2	1	0.10

（6）工作完毕离开现场前，探伤人员应对探伤装置进行检查，确认放射源被锁紧。用剂量率巡测仪检测探伤机的源容器和输源导管，确认放射源已处于源容器的安全屏蔽位置。

2.固定式探伤的附加防护要求

（1）γ射线探伤室的屏蔽墙厚度应充分考虑直射、散射、屏蔽物材料和结构等各种因素。在进行屏蔽设计时，工作人员的剂量管理目标为2～5 mSv/a，公众成员的剂量约束值为0.1～0.3 mSv/a，并要求辐射防护墙外30 cm处空气比释动能率不大于2.5 μGy/h，无迷路探伤室门的防护性能与同侧墙的防护性能相同。

（2）安装门机联锁装置和工作指示灯，在屏蔽墙内外合适位置上设置紧急停机按钮，探伤室各入口（包括被探物体出入口）处必须设置声光报警装置，在探伤室门口醒目位置粘贴电离辐射警告标志。

（3）应在探伤室内固定安装辐射剂量监测仪，并与防护门联锁。同时，还应配置经计量检定合格并持有检定证书的便携式巡测仪和在现场环境条件下被听见的并可读出的个人剂量报警仪。

（4）定期对探伤室的门机联锁装置、紧急停止按钮、出束信号指示灯等安全措施进行检查。

（5）工作人员进出探伤室时应佩戴个人剂量计、剂量报警仪和便携式巡测仪。每次工作前，探伤作业人员应检查安全装置、联锁装置的性能及警告信号、标志的状态。只有确认探伤室内无人且门已关闭、所有安全装置起作用并给出启动信号后才能启动照射。

3.移动式探伤的附加防护要求

（1）现场探伤作业应使用合适的准直器并充分考虑γ射线探伤机与被检物体的距离、照射方向、时间和现场屏蔽条件。

（2）探伤作业开始前应备齐下列防护有关物品，并使其处于正常合格的状态：

①便携式巡测仪和个人剂量计、个人剂量读出与报警仪；

②导向管、控制缆和遥控；

③准直器和局部屏蔽，现场需用的屏蔽部件；

④警告提示和信号；

⑤应急箱（包括放射源的远距离处理工具）；

⑥其他辅助设备，如夹钳和定位辅助设施。

（3）进入探伤作业前，应先将工作场所划分为控制区和监督区。

控制区边界外空气比释动能率应低于15 μGy/h，控制区边界设置警戒线并围住控制区，合适位置设置电离辐射警告标志并悬挂清晰可见的“禁止进入放射工作场所”标牌。安排人员进行巡逻，未经许可人员不得进入。探伤作业期间应对边界上的代表点的剂量率进行检测，尤其是辐射束方向发生变化时，如有必要可调整控制区的边界。

监督区位于控制区之外，允许与探伤有关的人员在此区活动，其边界空气比释动能率应不大于2.5 μGy/h，边界设置电离辐射警告标志，公众不得进入该区域。

（4）控制放射源传输的地点应尽可能设置于控制区外，同时应保证操作人员之间有效沟通。

对爬行器和水下γ射线探伤的特殊要求见GBZ 132第7.5和7.6条的要求。

4.放射源的管理

（1）放射源的选用和退役

应按 GB 4075 确定密封源应达到的级别。对于工业γ探伤，无保护的密封源为43515级，装置里的源为43313级。

退役或不用的放射源按照事先达成的协议返还给设备制造商或其他经授权的废物管理单位进行处置，并有详细的记录转移交接文件，归档保存。

（2）放射源的储存和领用

探伤装置使用单位应设立专用的放射源（或带源的探伤装置）的储存库。储存库应为单独的建筑，不能和爆炸物品、腐蚀性物品一起存放。储存库的相应位置应设置电离辐射警告标志。固定探伤室探伤机，其含源容器部件若可搬移，应置于探伤室内专设的储存罐中储存。源容器出入源库时应进行监测并有详细记录。

工作间歇临时储存含源源容器、探伤机、爬行器、控制源，应在辐射剂量满足要求并具有安全管制条件的场所贮存。放射源储存设施应做到：

①严格限制对周围人员的照射，防止放射源被盗或损坏，并能防止非授权人员采取任何损伤自己或公众的行动，储存设施外应有警告提示；

②应能在常规环境条件下使用，结构上防火，远离腐蚀性和爆炸性等危险因素；

③如其外表面能接近公众，其屏蔽应能使设施外表面的空气比释动能率小于2.5 μGy/h或者审管部门批准的水平；

④门应保持锁紧状态，钥匙仅由授权人员掌管；

⑤定期检查物品清单，确认探伤源、源容器和控制源的存放地点。

储存要求按国家有关规定执行。

探伤装置使用单位应设立放射源管理组织，制定领用及交还制度，建立放射源领用台账，明确放射源的流向，并由专人负责。

领用含放射源的源容器或照射容器探伤装置时，进行辐射剂量率测量，确认放射源在源容器或照射容器的安全位置。工作完毕交还时，再次进行测量，确认放射源在容器的安全位置，并将放射源及其容器放回原存放位置。装置的领用和交还都应有详细的登记。

（3）放射源和照射装置的运输和移动

放射源的货运运输要求按 GB 11806 有关规定执行，应满足A类与B类运输货包要求。

在公路上运送照射装置时，司机和车辆应符合国家和国际对其有关的要求。

照射装置应置于储存设施内运输，只有在合适的容器内正确锁紧并取出钥匙后方能移动。

在工作地点移动时应使用小型车辆或手推车，使照射装置处于人员监视之下。

委托运输时，应有委托合同，明确任务与责任。至探伤现场的自运输，应建立规程，确定车辆与人员的资质并应得到监管部门的批准。

四、辐射防护测量

在建设项目职业病危害评价和日常辐射防护检测中，最常涉及的工业射线探伤放射工作场所是：工业X射线探伤、工业γ射线探伤、γ射线工业CT探伤。

（一）工业X射线探伤放射工作场所

主要检测标准依据：500 kV以下的X射线探伤依据《工业X射线探伤放射防护要求》（GBZ 117—2015），《500 kV以下工业X射线探伤机防护规则》（GB 22448—2008）；500 kV以上的X射线探伤的工作场所检测要求，参照加速器放射防护检测与评价。依据《工业X射线探伤放射防护要求》（GBZ 117—2015），工业X射线探伤作业场所的主要放射防护要求：

（1）射线探伤室墙和入口门的辐射屏蔽应使关注点最高周围剂量当量参考控制水平不大于2.5 μSv/h（并且人员在关注点的周剂量参考控制水平，对职业工作人员不大于100 μSv/周，对公众不大于5 μSv/周）；

（2）探伤室上方已建、拟建建筑物或探伤室旁邻近建筑物在自辐射源点到探伤室顶内表面边缘所张立体角区域内时，探伤室顶的辐射屏蔽要求同（1）；

（3）对不需要人员到达的探伤室顶，探伤室顶外表面30 cm处的周围当量剂量率参考控制水平通常可取100 μSv/h。

1.工业X射线探伤室周围辐射剂量水平的主要检测要求

（1）检测条件

测试时，探伤机应工作在额定工作条件下，没有探伤工件、探伤装置置于与测试点可能的最近位置。如使用周向式探伤装置，应使装置处于周向照射状态。

（2）巡测要求

①巡测范围应根据探伤室设计特点、照射方向及建造中可能出现的问题决定，并关注天空反散射对周围的辐射影响；

②无固定照射方向的探伤室在有用线束照射四面屏蔽墙时，应巡测墙上不同位置及门上、门四周的辐射水平。

（3）定点检测要求

①通过巡测，发现的辐射水平异常高的位置；

②探伤室门外30 cm离地面高度为1 m处，门的左、中、右侧3个点和门缝四周；

③探伤室墙外或邻室墙外30 cm离地面高度为1 m处，每个墙面至少测3个点；

④人员可能到达的探伤室屋顶或探伤室上层外30 cm处，至少包括主射束到达范围的5个检测点；

⑤人员经常活动的位置；

⑥每次探伤结束后，应检测探伤室的入口，以确保X射线探伤机已经停止工作。

（4）检测周期

探伤室建成后应由有资质的技术服务机构进行验收检测；投入使用后每年至少进行1次常规检测。

2.工业X射线现场探伤作业的监测要求

（1）使用移动式X射线探伤装置进行现场探伤时，应通过巡测确定控制区和监督区。

（2）当X射线探伤装置、场所、被检物体（材料、规格、形状）、照射方向、屏蔽等条件发生变化时，均应重新进行巡测，确定新的划区界线。

（3）在工作状态下应检测操作位置，确保操作位置的辐射水平是可接受的。

（4）在工作状态下应检测控制区和监督区边界线周围剂量当量率，确保其低于国家法规和运营单位制定的指导水平。

（5）探伤机停止工作时，还应检测操作者所在位置的辐射水平，以确认探伤机确已停止工作。

（二）工业γ射线探伤放射工作场所

检测标准依据《工业γ射线探伤放射防护标准》（GBZ 132—2008），《γ射线探伤机》（GB/T 14058—2008）。

1.工业γ射线探伤室周围辐射水平的主要检测要求

（1）探伤室屏蔽要求：γ射线探伤室的屏蔽厚度应充分考虑直射、散射、屏蔽物材料和结构等因素。可按0.1～0.3 mSv/a的剂量约束值进行屏蔽设计。要求屏蔽墙外30 cm处空气比释动能率≤2.5 μGy/h，无迷路探伤室防护门的防护性能应与同侧屏蔽墙的防护性能相同。

（2）检测条件：检测时探伤位置应不放置探伤工件、探伤装置置于与测试点可能的最近位置。

（3）监测位置要求：用便携式辐射剂量（率）仪巡测探伤室屏蔽墙外侧30 cm处的剂量率水平。探伤室四面屏蔽墙外及楼上如有人员活动的可能，应巡测墙上及防护门外30 cm门四周的辐射剂量水平。

（4）定点监测：探伤室防护门外30 cm距地面高度为1 m处，检测防护门的左、中、右侧3个位置和门缝四周；探伤室墙外或邻室墙外30 cm距地面高度为1m处进行巡测，每个墙面至少测量3个点；人员可能到达的探伤室屋顶上方1 m处，至少包括主射束到达范围的5个监测点；人员经常活动的位置。上述检测位置的空气比释动能率应≤2.5 μGy/h。

（5）监测周期：探伤室启用前必须进行上述检测，合格后方能使用；每年进行一次操作场所及探伤室邻近区域的辐射水平测量；当探伤机的放射源的活度增加时，应重新测量上述辐射水平。

2.工业γ射线移动探伤现场作业的监测要求

（1）分区边界剂量率监测。在探伤机处于照射状态，用便携式辐射测量仪从探伤位置四周从远及近测量，直到2.5 μGy/h为监督区地界，到15 μGy/h为控制区边界。收回放射源至屏蔽位置后，在探伤位置四周以该剂量的等剂量线为基础，确定控制区和监督区边界。

（2）每次移动探伤作业前，凡属下列情况应由有资质的放射卫生技术服务机构进行该项监测：新开展射线探伤的单位；在居民区进行的现场探伤，发现个人有效剂量可能超过5 mSv/年的征兆与情况。

3.工业γ射线探伤机验收检验的检测

（1）检测方法：对使用单位新进的射线探伤机应按GB/T 14058—200和GBZ 132—2008的放射防护性能要求进行验收检验，结果应符合表8.62中的要求。

（2）检测周期：每次新进γ射线探伤机和设备大修或换源后进行一次。新投入使用的工业γ射线探伤机应由有资质的放射卫生技术服务机构进行验收检测。

4.工业γ射线探伤机防护性能常规检验的检测

（1）检测方法：γ射线探伤机防护性能的常规检验方法按GB/T 14058—2008和GBZ 132—2008的放射防护性能要求进行检测，结果应符合表8.62中的要求。

（2）检测周期：使用单位应经常对安全装置的性能进行检测，并委托有资质的机构每年对γ探伤机进行一次常规检验检测。探伤机移动后，必须用相应仪器进行安全装置的性能检测。

5.工业γ射线探伤机密封放射源泄漏检测

（1）检测方法：用滤纸或软质材料蘸取5% EDTA-Na_2溶液或其他去污剂擦拭密封导向管内壁，测量擦拭物有无放射性，如有明显增高（例如20 Bq），应将放射源送回生产厂家进一步检验。

（2）检测周期：每年对探伤机、传输管道进行放射性污染检测，检查密封放射源的密封性能。

6.工业γ射线探伤机型式试验和出厂检验的检测

生产厂家应按GB/T 14058—2008和GBZ 132—2008的要求进行型式试验和出厂检验的检测。源容器和照射容器周围的空气比释动能率不超过表8.62中要求的数值。

7.工业γ射线探伤贮源室辐射监测

原则上与γ射线探伤室辐射监测相同。

（三）γ射线工业CT放射工作场所

检测标准依据《γ射线工业CT放射卫生防护标准》（GBZ 175—2006）。

1.工业CT设备监测

工业CT设备正式使用前，自使用单位申请具有相应资质的单位进行验收监测和检查，合格后方能投入使用。验收监测包括源塔的放射防护性能检测、工业CT设备检测室的放射防护检测。

2.源塔的放射防护性能检测

监测方法：在放射源处于关闭状态下（即处于贮源位置），使用X、γ巡测仪分别在距源塔外表面进行巡测。测量距源塔外表面5 cm的空气比释动能率（或周围剂量当量率），在不超过10 cm^2的范围内取测量结果的平均值；测量距源塔外表面100 cm处的空气比释动能率（或周围剂量当量率），在不超过100 cm^2的范围内取测量结果的平均值。

防护要求：源塔中的射线束处于关闭状态时，距源塔外表面5 cm处任何位置的空气比释动能率小于0.2 mGy/h；距源塔外表面100 cm处任何位置的空气比释动能率小于

0.02 mGy/h。源塔外表面的放射性污染、β污染不应超过4 Bq/cm^2。

3.场所监测

工业CT设备使用单位应配置适当的辐射监测仪，按照GBZ 175—2006的要求对控制室、检测室等工作场所和周围环境进行放射防护监测，并进行详细记录。

监测方法：在放射源处于开启状态，工业CT设备正常工作时，使用X、γ巡测仪检测控制室内操作台和电缆线管道口等位置，及检测室防护门和墙体外等位置的空气比释动能率（或周围剂量当量率）。

防护要求：各检测位置的空气比释动能率应≤2.5 μGy/h。

4.特殊监测

（1）工业CT设备的放射源、放射源活度、源塔结构、工业CT设备使用场所等需要变更时，应由具有相应资质的部门进行变更监测，变更监测包括源塔泄露辐射剂量、源塔外表面的污染和场所辐射剂量的监测。

（2）出现放射源无法关闭等紧急事件时，立刻按照GB 18871应急照射情况干预的有关规定采取相应的应急干预措施，并按照GB 18871的10.4条做好照射事故后的评价和监测。

参考文献

[1]罗明泉,郑桂芳,高怀伟.辐射危害与防护[M].西安:陕西科学技术出版社,1998.

[2]王祥云,刘元芳.核化学与放射化学[M].北京:北京大学出版社,2007.

[3]杨占山,涂彧.放射医学教程[M].北京:原子能出版社,2008.

[4]牛丽梅,刘刚.职业照射与职业健康[M].兰州:兰州大学出版社,2017.

[5]刘元芳,江林根.放射化学[M].北京:科学出版社,2014.

[6]ICRP. 1990 Recommendations of the International Commission on Radiological Protection:ICRP Publication 60[M].Oxford:Pergamon Press,1991:23-69.

[7]王陇德.实验室建设与管理[M].北京:人民卫生出版社,2005.

[8]刘德文,徐锦章.实验室管理[M].西安:西北大学出版社,1986.

[9]顾乃谷,吴锦海.核(放射)突发公共卫生事件应急处置[M].上海:复旦大学出版社,2004.

[10]北京大学化学与分子工程学院,实验室安全技术教学组.化学实验室安全知识教程[M].北京:北京大学出版社,2012.

[11]Jacob S. Radiation Protection-A Guide for Scientists and Physicians[M]. London:Havard Universitu Press,2002.

[12]肖雪夫,岳清宇.环境辐射监测技术[M].哈尔滨:哈尔滨工业大学出版社,2013.

[13]沙连茂.环境中低水平放射性核素测量技术的进展[J].辐射防护通讯,2011,31(1):1-9.

[14]李树棠,李大亭,刘玉莲,等.大面积低水平放射新能谱源的制备和样品的测定方法[J].核化学与放射化学,1989,11(3):149-155.

[15]欧阳琛,潘仲韬.BH1216Ⅲ二路低本底α、β测量仪[J].核电子学与探测技术,2002,23(4):337-342.

[16]吴炳麟,代主得,傅凤茹.BH1217型四路低本底α、β测量装置[J].核电子学与探测技术,1992,12(5):257-262.

[17]李君利．实验室γ能谱测量与分析[M]．北京：人民交通出版社股份有限公司，2010．

[18]潘自强．电离辐射环境监测与评价[M]．北京：原子能出版社，2007.

[19]刘运祚．常用放射性核素衰变纲图)[M]．北京：原子能出版社，1990．

[20]Debertin K，Helmer R G. Gamma-And X-ray Spectrometry with Semiconductor Detectors[M]. Amsterdam：North Holland，1988．

[21]庞巨丰．γ能谱数据分析[M]．西安：陕西科学技术出版社，1990.

[22]古当长．放射性核素活皮测量的方法和技术[M]．北京：科学出版社，1994．

[23]张小林，王世联．环境水平样品中放射性含量的γ能谱分析[J]．核电子学与探测技术，2005，25：404-408．